全国高等教育中药、药学专业系列教材

方 剂 学

李笑然 主编

苏 州 大 学 出 版 社

图书在版编目(CIP)数据

方剂学/李笑然主编. —苏州：苏州大学出版社，2004.8(2014.8 重印)
全国高等教育中药、药学专业系列教材
ISBN 978-7-81090-323-3

Ⅰ. 方… Ⅱ. 李… Ⅲ. 方剂学—医学院校—教材
Ⅳ. R289

中国版本图书馆 CIP 数据核字(2004)第 072844 号

方　剂　学
李笑然　主编
责任编辑　许周鹈

苏州大学出版社出版发行
(地址：苏州市十梓街 1 号　邮编:215006)
常州市武进第三印刷有限公司印装
(地址：常州市武进区湟里镇村前街　邮编：213154)

开本 787mm×1 092mm　1/16　印张 19　字数 422 千
2004 年 8 月第 1 版　2014 年 8 月第 3 次印刷
ISBN 978-7-81090-323-3　定价:35.00 元

苏州大学版图书若有印装错误，本社负责调换
苏州大学出版社营销部　电话:0512-65225020
苏州大学出版社网址　http://www.sudapress.com

《方剂学》编委会

主　审　李　冀（黑龙江中医药大学）

主　编　李笑然（苏州大学）

副主编　阮时宝（福建中医学院）

顿宝生（陕西中医学院）

郝丽莉（苏州大学）

王　迪（长春中医学院）

编　委　（按姓氏笔画为序）

王春丽（上海中医药大学）

刘艳丽（苏州大学）

许琼明（苏州大学）

杨　蕾（广州中医药大学）

周永学（陕西中医学院）

胡方林（湖南中医学院）

曹　莉（苏州大学）

阎忠红（黑龙江中医药大学）

韩向东（上海中医药大学）

编写说明

本教材是高等教育中药、药学专业系列教材之一，是参照全国高等中医药院校《方剂学教学大纲》的要求，结合中药、药学专业特点编写的。

全书共分24章。总论第1～6章重点阐述方剂的组方原则与变化形式，以及方剂学的起源与发展，方剂与治法的关系，方剂的分类、剂型、煎服法等基本理论和基本知识。各论第7～24章依据以法统方的原则，选择具有代表性的、临床常用方剂253首，分为解表、泻下、和解、清热等18章，阐述其组成、用法、功用、主治、方解以及运用等项内容。

【组成】抄录原书该方的药物名称、炮制方法，其用量亦遵循原著，以便理解制方人的学术思想和配伍原理。为了便于临证应用，凡可作汤剂使用的方剂，均在原用量之后注明现代常用量，即括号中的用量一律为汤剂的参考用量，计量以“g”为单位。方中凡遇使用濒危野生保护动物药如犀角者均改为水牛角替代。

【用法】一律按原书抄录，除某些只作丸散剂之外，均在括号内注明现代用法。

【主治】首列病、证，其后分列主要症状和舌、脉象。主治病证较多的，则按次序分行书写。

【方解】首先简要分析该方主治证的病因病机与治疗方法，继而重点阐述组方原则、配伍意义以及组方特点、鉴别应用等。

【运用】首先，重点阐述该方的适应证与使用注意事项。其次，扼要叙述临床运用与常用的加减方法。再次，列出现代的主治疾病，但仍依据辨证施治为准则。

【方论选录】每首方剂选录有代表性的方论1～2则，以深化学习者的理论基础和培养阅读古典医籍的能力。

【附方】列于正方之后。此类方剂在君药不变的前提下，其他药的药味、药量或剂型有所出入，但功用、主治有所变化。对于这类方剂均作为附方，如麻黄汤后之三拗汤、华盖散；大承气汤后之小承气汤、调胃承气汤等。

【方歌】供学习背诵，以便熟记方剂的组成，且利于永久性记忆。同时，通过熟记方剂歌诀，亦有利于对其功用、主治及其方义的理解。以汪昂《汤头歌诀》方歌为范本，只对某些方剂的个别词句作适当修饰。

为加深学习者对方剂的理解，每章之后附有思考题，作为教学复习及自学参考。

附篇包括方剂药理研究进展、常用中成药选录和方名索引三部分。方剂药理研究进展对近年有关方剂的研究成果、实验资料（包括药效物质基础研究及药理学研究）进行简明扼要的综述，进一步证实该方剂的功效与组方的合理性，培养研究意识。常用中成药选录按笔画顺序，以表格形式列出《药典》（最新版）中常用中成药204方。为了便于查阅方目，本教材附有以汉字笔画为序的方名索引。

由于编著者水平所限，教材中难免有不足之处，希望广大同道与读者提出宝贵意见，以便再版时修改。

编　者

2004年6月

目　录

附　篇

总 论

方剂学是中国医药学理、法、方、药的重要组成部分，是研究治法与方剂配伍规律及其临证运用的一门学科。处方遣药是中医临床辨证之后进行治疗的主要措施之一。辨证明理是施治的前提，治法是组方的依据，遣药是组方的基础，即所谓“方从法出”，“法随证立”。方剂的组成与运用正确与否，直接反映制方者辨证论治水平的高低和医疗技艺的优劣，对疾病的转归起着决定性的作用，将直接关系到使用者的健康。明代医家李士材说：“方者，定而不可易者也；法者，活而不可拘者也。非法无以善其方，非方无以疗其证。”(《伤寒括要·总论》)。清代陆九芝说：“方者，法也，必有法乃可云方。”(《世补斋医书》)

通过方剂学的学习，使学习者比较全面地、系统地掌握方剂学的基本理论、基本知识和基本技能，深入理解方剂的组方原理与配伍规律，培养分析、运用方剂以及临证组方的能力；掌握具有代表性和实用性较强的70首方剂的组成、功用、主治、配伍意义、组方特点以及使用注意事项等；熟悉55首常用方剂的组成、功用、主治及其主要配伍意义；了解70首一般方剂的主要组成药物、主要功用与主治病证；并对经典方或实用方剂的药效物质基础和药理学研究进展有概要的了解，为后续学科及毕业后能较好地适应工作需要打下基础。

学习方剂学首先要有扎实的中药学知识，因为方剂是由药物组成的，尽管经过配伍之后其性能会发生很多甚至很大的变化，但总以其固有属性为基础。同时，要具备熟练的中医基础理论和中医诊断学知识，如脏腑的生理、病理，病因、病机，四诊、八纲以及各种辨证方法等，以便更好地理解各首方剂的功用、主治与方义分析。

方剂的核心是药物配伍，学习每首方剂要着重掌握方剂的组成药物，深刻理解方中君、臣、佐、使的配伍意义，进而解析其功用、主治与应用。在理解的基础上，背诵和熟记一定数量的方剂歌诀，在背诵中再加深理解组方原理、基本的功用主治及配伍特点。对组成或功用主治近似的方剂，加以鉴别比较，分析其用药、用量、功用、主治的异同，从比较中掌握配伍规律及配伍变化。这样才能打下扎实的基本功，记得牢固，理解深刻，才能够加速提高方剂学的理论水平和应用方剂的能力。

第一章 方剂与方剂学的源流

中医药学历史悠久，源远流长。中医方剂，是我们的祖先在与疾病作斗争的过程中，经过无数次的尝试和长期的经验积累，认识并逐步掌握了药物的性能，并由单味药逐渐发展为复方用药而形成了方剂。

在现存医籍中，最早记载方剂的著作是《五十二病方》。它是1973年在长沙马王堆三号汉墓中发现的帛书，原著无名，为考古者所定。从字义和内容分析，其成书年代可能早于《黄帝内经》。该书首有目录，共五十二疾病，以疾病为标题，下载方剂与疗法。现存医方283首，药名多达240余种，有不见于古本草者。《五十二病方》标志着中医方剂已具雏形。

《黄帝内经》为医经七家之一，约成书于春秋战国时期，是现存最早的中医理论经典著作，虽载方只有13首，但在剂型上已有汤、丸、散、膏、丹、酒之分，并总结出有关辨证、治则、治法、组方原则等理论，为方剂学的发展奠定了理论基础。

《伤寒杂病论》为东汉张仲景著，后经晋代王叔和整理，分为《伤寒论》与《金匮要略》。前者载方113首，后者载方262首，去其重复者，共收载方剂314首。因其方剂组织严谨，用药精当，疗效卓著，创造性地融理、法、方、药于一体，被后世医家奉为制方之圭臬，誉为"方书之祖"，对方剂学的发展具有深远的影响。

晋唐时期，随着医学的发展，出现了许多方书。东晋的葛洪收集价廉、易得、有效的民间单方、验方，编成《肘后备急方》，便于临时急用。唐代孙思邈撰《备急千金要方》，载方5 000余首，其后30年又著《千金翼方》，载方、论、法2 900余首。这两部著作堪称我国第一部医药学百科全书。林亿赞其"辨论精博，囊括众家，高出于前辈"。其后，王焘取数十年搜集视为"秘密枢要"的医方，编著《外台秘要》，载方6 000余首，保存了《深师》、《集验》、《小品方》、《广济方》等众多方书的部分内容，是研究唐以前方剂的重要文献。

宋代由政府和医家编著了大批方书，982年朝廷命翰林医官使王怀隐等编著的《太平圣惠方》，共100卷，载方16 834首，是一部临床实用的方书。其后，政府组织曹宗孝等医官，广泛征集民间及医家验方和"内府"所藏秘方，汇编成《圣济总录》，全书200卷，载方近20 000首，内容极其丰富，是方剂文献的又一次总结。《太平惠民和剂局方》是宋代官府药局的成药配方范本，初刊只载方297首，后经多次重修，增补到788首，是我国历史上第一部由政府编制的成药药典。其中许多方剂至今仍在临床中广泛应用。陈言的《三因极一病证方论》，陈自明的《妇人大全良方》，严用和的《济生方》等，都是实践经验的总结，对后世方剂的发展都有一定的影响。

金元时期，由于学术争鸣产生了不同流派，刘完素善用寒凉，著《宣明论方》；张从正擅长攻下，著《儒门事亲》；李杲长于补土，著《脾胃论》；朱震亨力倡滋阴，著《丹溪心法》等。这些著作对方剂都有各自的创新和发挥。

在方论方面，金代成无已的《伤寒明理论·药方论》是首次依据君、臣、佐、使剖析组方原理的专著，虽只分析了《伤寒论》中的20首方剂，却开了方论之先河，把方剂学理论推向了一个新的阶段。元代赵以德撰《金匮方论衍义》及一些后世医家，亦从各个方面对有关方剂作了证治机理与配伍意义的阐发，使方剂学成为一门具有完整理论体系的学科。

明清时期，方剂又有了很大的发展，明代朱棣编纂的《普济方》集明以前方书之大成，刊于1406年，载方61 739首，是我国现存古籍中最大的一部方书。清代温病学派的崛起，又创立了许多治疗温热病和传染性疾病的有效方剂。其代表著作如余霖的《疫疹一得》、吴瑭的《温病条辨》、王士雄的《温热经纬》等，均丰富了方剂学的内容。

新中国成立以来，随着中医药事业的振兴，众多医家研制了不少新的有效方剂，对民间单方、验方进行了大量的发掘和整理，编写出系统的方剂学教材和专著，其中1993年出版的、由南京中医学院主编的《中医方剂大辞典》，广搜博采，古今合璧，辑秦汉以来一直到1986年的医学文献中有方名的方剂共96 500余首，堪称当今方剂之大成。方剂的剂型亦有很大的发展，新的中成药日益增多，特别是利用现代科学技术与方法对一些方剂作了临床与实验研究，这些都为方剂学的研究开创了新的局面。

综上可见，方剂学是在历代医学家广泛实践基础上逐步发展成熟的，不仅积累了大量行之有效的方剂，而且形成了能够指导临床实践的理论体系，成为祖国医学宝库中的瑰宝之一。因此，学习和研究方剂学是继承和发展祖国医学遗产的一个重要方面。

思 考 题

1. 简述方剂学的起源及其在中医药学中的地位。
2. 试举我国历史上著名方书2部，简要介绍其内容梗概。
3. 哪部方书被称为我国历史上第一部由政府编制的成药药典？其意义何在？

第二章 治法概述

辨证论治是中医诊治疾病的基本原则，理、法、方、药是辨证论治的全部过程。中医治病首先是"辨证"，即根据疾病所表现的证候，分析、辨别疾病的病因、病机、病性、病位等，然后才能"论治"。论治就是在辨证的基础上，对该病确定恰当的治疗方法，在治法的指导下选用适宜的药物组成方剂。

概括起来说，治法是组方的依据，方剂是治法的体现，即"方从法出"，"法随证立"。从这个意义上讲，方剂的功用与治法是一致的。方剂的功用与治法相同，治法与病证相符，就能邪去正复，药到病除。否则，治法与辨证不一，用方与治法相悖，或辨证不清，治法不详，方剂不当，非但失去了辨证论治的意义，而且必然导致治疗无效，甚至使病情恶化。因此，辨证、治法、方剂三者必须紧密结合，任何一环发生舛错，不仅治病无效，而且还可能误治。

关于治法，早在《黄帝内经》中就有详细的论述，《素问·阴阳应象大论》云："形不足者，温之以气；精不足者，补之以味。其高者，因而越之；其下者，引而竭之；中满者，泻之于内。其有邪者，渍形以为汗，其在皮者，汗而发之。"《素问·至真要大论》曰："寒者热之，热者寒之，微者逆之，甚者从之，坚者削之，客者除之，劳者温之，结者散之，留者攻之，燥者濡之，急者缓之，散者收之，损者益之，逸者行之，惊者平之。上之下之，摩之浴之，薄之劫之，开之发之。"汉代张仲景在《伤寒杂病论》中又总结出若干具体治法；其后，历代医家在长期医疗实践中又制定了许多治法，以治疗复杂多变的各种疾病。

在众多治法当中，"八法"较为全面系统，一直沿用至今。"八法"是清代医家程钟龄在总结前人归类治法的基础上概括而成的。他在《医学心悟》中说："论病之原，以内伤外感四字括之。论病之情，则以寒热虚实表里阴阳八字统之。而论治病之方，则又以汗、和、下、消、吐、清、温、补八法尽之。"现将"八法"的内容简要介绍如下。

1. 汗法

汗法是通过发汗解表、宣肺散邪的方法，使在表的六淫之邪随汗而解的一种治法。《素问·阴阳应象大论》说："其在皮者，汗而发之。"这就是汗法的主要理论依据。凡外感表证、疹出不透、疮疡初起以及水肿、泄泻、咳嗽、疟疾而见恶寒发热、头痛身疼等表证者，均可用汗法治疗。程钟龄"汗者，散法也"，可谓汗法之总义。具体应用时由于病情有寒热，邪气有兼夹，体质有强弱，故汗法又有辛温、辛凉的区别，以及汗法与补法、下法、消法、清法、温法等其他治法的结合运用。

2. 吐法

吐法是通过涌吐的方法，使停留在咽喉、胸膈、胃脘的痰涎、宿食以及毒物等从口中吐出的一种治法。《素问·阴阳应象大论》说："其高者，因而越之。"这是吐法的主要理论依据。吐法有宣壅去实的作用，中风痰壅，宿食壅阻胃脘，毒物尚在胃中，痰涎壅盛的癫狂、喉痹以及干霍乱吐泻不得等，属于病情急迫而又急需吐出之证，均可使用吐法治之。但吐法易伤胃气，故体虚气弱、妇人新产、孕妇均应慎用。

3. 下法

下法是通过荡涤肠胃、通泄大便的方法，使停留在肠胃的有形积滞从大便排出的一种治法。《素问·阴阳应象大论》曰："其下者，引而竭之；中满者，泻之于内。"这是下法的主要理论依据。凡燥屎内结，冷积不化，瘀血内停，宿食不消，结痰停饮以及虫积等，均可用下法治之。由于积滞有寒热，正气有盛衰，邪气有夹杂，故下法有寒下、温下、润下、逐水、攻补兼施之别，以及与汗法、消法、补法、清法、温法等的配合运用。

4. 和法

和法是通过和解与调和的方法，使半表半里之邪，或脏腑、阴阳、表里失和之证得以解除的一种治法。适用于邪犯少阳，肝脾不和，寒热错杂，表里同病等。《伤寒论》中尚有和营卫、和胃气及"消息和解其外"等，亦都属于和法的范畴。戴天章又广其义说："寒热并用之谓和，补泻合剂之谓和，表里双解之谓和，平其亢厉之谓和。"何廉臣又增加了"苦辛分消"、"平其复遗"、"调其气血"的论述，使和法的范围逐渐扩大。常用的有和解少阳、开达膜原、调和肝脾、疏肝和胃、调和寒热、表里双解等。其用药特点突出"和"为贵，祛邪之中兼顾正气，扶正之用总在祛邪，不峻不猛，于平和之中使邪去正安。

5. 清法

清法是通过清热、泻火、凉血等方法，使在里之热邪得以解除的一种治疗方法。《素问·至真要大论》说"热者寒之"，"温者清之"，"治热以寒"，这就是清法的主要理论依据。凡是热证、火证、热甚成毒以及虚热等证，均可用清法治之。由于里热证有热在气分、热入营血、气血俱热，以及热在某一脏腑之分，因而清法中又有清气分热、清营凉血、气血两清、清热解毒、清脏腑热之别。热证最易伤阴，大热又能耗气，所以清热剂中常配伍生津、益气之品，此时切不可纯用苦寒泻火之法，苦能化燥伤阴，服之热反不退。此即王冰所谓："寒之不寒，是无水也。"根据病情之虚实，邪气之兼夹，清法又常与汗法、下法、温法、消法、补法配合应用。

6. 温法

温法是通过温里祛寒的方法，使在里之寒邪得以消散的一种治疗方法。《素问·至真要大论》说"寒者热之"，"治寒以热"，"清者温之"，这就是温法的主要理论依据。凡脏腑间的沉寒痼冷，寒饮内停，寒湿不化，以及阳气衰微等，均可用温法治之。由于寒邪所在部位不同，寒邪与阳虚的程度不同，因而温法中又有温中散寒、温暖肝肾、回阳救逆之区分。其他尚有温肺化痰、温胃降逆、温肾纳气、温中行气、温血活血、温阳止血、温里解表等，这又是温法与汗法、下法、消法、补法的配合运用。

7. 消法

消法是通过消食导滞、行气活血、化痰利水及驱虫的方法，使气、血、痰、食、水、虫等所结成的有形之邪渐消缓散的一种治法。《素问·至真要大论》中"坚者削之"，"结者散之，留者攻之"是消法的主要理论依据。凡是饮食停滞，气滞血瘀，癥瘕积聚，水湿内停，痰饮不化，疳积虫积等，均可用消法治之。消法与下法虽皆治有形之实邪，但两者有所不同。下法是对于病势急迫，形证俱实，必须急下，并且可以从下窍而出的情况下使用。消法则是对病在脏腑、经络、肌肉之间渐积而成，病势较缓，且多虚实夹杂，必须渐消缓散而不能急于排除的病情而设。但两者亦可配合使用，并依据病情之寒热，与温法、清法合用，若兼正虚者，又需与补法配合应用。

8. 补法

补法是通过补养的方法，恢复人体正气的一种治法。《素问·阴阳应象大论》说“形不足者，温之以气，精不足者，补之以味”；《素问·至真要大论》说“损者益之”，这就是补法的主要理论依据。凡是各种虚证均可用补法治之。由于虚证有气虚、血虚、阴虚、阳虚以及脏腑虚损之分，所以补法有补气、补血、气血双补、补阴、补阳、阴阳并补以及补心、补肝、补肺、补脾、补肾、滋补肝肾、补脾养心等。若正虚感受外邪，肺虚停饮，脾虚停湿，宿食，气虚留瘀等，则补法又需与汗法、消法合用。此外，尚有峻补、缓补、温补、清补及“虚则补其母”等法。

上述八种治法适应了表里寒热虚实不同的证候。但病情往往是复杂的，不是单独一种治法所能奏效的，常需数种方法配合运用，才能无遗邪，无失正，照顾全面。上面提到的汗法与补法、下法、消法、清法、温法并用；下法与汗法、消法、补法、清法、温法并用；清法与汗法、下法、温法、消法、补法配合应用等，均是临床常用的数法合用的治法。数法合用有主次之分，一法为主，多法配合；多法之中，又有轻有重。所以虽为八法，但配合之后变化多端。正如《医学心悟》中说：“一法之中，八法备焉，八法之中，百法备焉。”因此，临证处方，应针对具体病证，灵活运用八法，使之切合病情，方能收到满意的疗效。

思 考 题

1. 简述方剂与治法的关系。
2. 简要分述“八法”的具体含义及其主治病证。

第三章　方剂的分类

方剂及方书数量之多，不可胜数。制方者或因学术观点不尽相同，或因编写体例各具特色，更因某些方剂的主治病证较多，因此方剂的分类历代不一，仁智互见。有以病证分类，有以病因分类，有以脏腑分类，有以组成分类，有以治法（功能）分类等。分述如下：

1. 病证分类法

以病证分类的首推《五十二病方》，该书记载了52类疾病，医方283首，涉及内、外、妇、儿、五官等科。但组成简单，用量粗略，部分病名、药名已无从查考，现已不具有临床指导意义。汉代张仲景的《伤寒杂病论》，唐代王焘的《外台秘要》，宋代的《太平圣惠方》，明代的《普济方》，清代的《医宗金鉴》、《兰台轨范》等，都是按病证分类方剂的代表作。这种分类方法便于临床以病索方。

2. 病因分类法

以病因分类的首见于宋代陈言的《三因极一病证方论》，如该书卷九中的"失血"，下列外因衄血证治、内因衄血证治、不内外因证治、三因吐血证治，并有伤胃吐血证治、肺疽吐血证治、折伤吐血证治、折伤瘀血证治、病余瘀血证治、汗血证治、便血证治、风痢下血证治、尿血证治，每一证治之下，又有不同的病证与方剂。明代虞抟的《医学正传》载有中风、伤寒、中暑、湿证、燥证、火热等；清代张璐的《张氏医通》卷十三"专方"，下列中风门、伤寒门、暑门、湿门、燥门、火门、伤饮食门、劳倦门等，既是病因分类，又系病证分类。

3. 脏腑分类法

以脏腑分类首推唐代孙思邈所著的《备急千金要方》，该书卷十一至卷二十以肝、胆、心、小肠、脾、胃、肺、大肠、肾、膀胱为纲，分别记载若干方剂的主治病证。明代的《普济方》、清代的《古今图书集成・医部全录》等"脏腑身形"分类方法对于临证按病位选方较为方便。

4. 组成分类法

以组成分类的上可追溯至《内经》，《素问・至真要大论》中就有大、中、小、缓、急、奇、偶等记载。至金代成无己明确提出"七方"的名称，他在《伤寒明理药方论・序》中说："制方之用，大、小、缓、急、奇、偶、复七方是也。"并将《内经》的"重"改为"复"。于是，后人引申为"七方"，这是最早的方剂分类法。"七方"的实质是以病邪的轻重、病位的上下、病势的缓急、病体的强弱作为制方的依据。所谓"大方"，是指药味多或用量大，以治邪盛病重或病情复杂所需的重剂；"小方"是指药味少或用量小，以治病浅邪微的轻剂；"缓方"是指药性缓和，以治病势缓慢需长期服用的方剂；"急方"是指药性峻猛，以治病势急重、急于取效的方剂；"奇方"是指由单数药味组成的方剂；"偶方"是指由双数药味组成的方剂；"复方"则是两方或数方组合的方剂。

5. 功能分类法

以功能分类，亦称治法分类。始于北齐徐之才的《药对》，但原书已佚。据《本草纲目・序例》记载:“徐之才曰:药有宣、通、补、泄、轻、重、涩、滑、燥、湿十种。”金代成无己提出“十剂”概念,在《伤寒明理药方论》中说:“方之体,宣、通、补、泻、轻、重、涩、滑、燥、湿十剂是也。”清代陈修园《时方歌括》选103首方剂,按宣、通、孙、泻、轻、重、燥、湿、涩、滑、寒、热十二剂分类。

明代张景岳以“补、和、攻、散、寒、热、固、因”即“八阵”分类。《景岳全书》共选古方1 516首,自制新方186首,均按“新方八阵”、“古方八阵”分类。八阵之外,复列有妇人、小儿、痘疹、外科诸方,以便临证应用。清代汪昂著《医方集解》开创了新的功能分类法,选“正方三百有奇,附方之数过之”,分为补养、发表、涌吐、攻里、表里、和解、理气、理血、祛风、祛寒、清暑、利湿、润燥、泻火、除痰、消导、收涩、杀虫、明目、痈疡、经产及救急良方共22剂。这种分类方法,概念比较明确,切合临床与教学的实际需要。所以,后来吴仪洛的《成方切用》、张秉成的《成方便读》以及全国中医药院校《方剂学》教材等,大多仿其法而加以增改。本教材从有利于教学和方便实用考虑,依据汪氏分类法和历版《方剂学》教材,选择常用类型分为18章。由于一些方剂功用不止一端,编著者仁智互见,归类不尽一致,尚待进一步完善。

6. 其他分类法

近年来,一些方剂学参考书、工具书等多采用汉字笔画排序分类。由南京中医学院主编的《中医方剂学大辞典》,集古今96 500余首方剂;康广盛、李冀主编的《中医名方临床新用》,精选历代名方251首,按方名汉字笔画为序排列,这对于同名异方的鉴别、探求方剂来源以及按名索方均极为方便。

思 考 题

1. 常见的方剂分类有哪几种?
2. 简述“七方”说与“十剂”说。二者属于何种分类方法?
3. 例举代表方说明“十剂”的具体内容。

第四章　方剂的组成

方剂是由药物组成的，但不是随意组合药物，而是依据中医理论在辨证立法的基础上，选择适宜的药物组合成方。药物的功用各有所长，也各有所偏，通过合理的配伍，增强或改变其原有的功用，调其偏性，制其毒性，消除或减缓其对人体的不利因素，使各具特性的药物发挥综合作用。所谓“药有个性之专长，方有合群之妙用”，即是此意。徐大椿在《医学源流论·方药离合论》中说：“方之与药，似合而实离也。得天地之气，成一物之性，各有功能，可以变易气血，以除疾病，此药之力也。然草木之性，与人殊体，入人肠胃，何以能如人之所欲，以致其效？圣人为之制方，以调剂之，或用以专攻，或用以兼治，或以相辅者，或以相反者，或以相用者，或以相制者，故方之既成，能使药各全其性，亦能使药各失其性，操纵之法，有大权焉，此方之妙也。”所以，方剂是运用药物治病的进一步发展与提高。

一、组方原则

方剂的组方原则是根据病情，在辨证立法的基础上，选用适当药物及必要剂量组织而成，即依法立方。一般方剂的结构多由君、臣、佐、使组成。方剂的组方原则最早见于《黄帝内经》。《素问·至真要大论》说：“主病之谓君，佐君之谓臣，应臣之谓使。”又说：“君一臣二，制之小也，君一臣三佐五，制之中也，君一臣三佐九，制之大也。”张元素则明确说：“力大者为君。”（《本草纲目》）。李杲在《脾胃论》中再次申明：“君药分量最多，臣药次之，使药又次之。不可令臣过于君，君臣有序，相与宣摄，则可以御邪除病矣。”张介宾进一步解释说：“主病者，对证之要药也，故谓之君。君者，味数少而分两重，赖之以为主也。佐君者谓之臣，味数稍多，而分两稍轻，所以匡君之不迨也。应臣者谓之使，数可出入，而分两更轻，所以备通行向导之使也。此则君、臣、佐、使之义。”根据历代医家的论述，现归纳分析如下。

君药　这是针对主证或主病起主要治疗作用的药物。其药力居方中之首，用量较作为臣、佐药应用时要大。在一个方剂中，君药是首要的，是不可缺少的药物。

臣药　其意有二，一是辅助君药加强治疗主证或主病的药物。二是针对主要兼证或兼病起治疗作用的药物。它的药力小于君药。

佐药　其意有三，一是佐助药，即协助君、臣药以加强治疗作用，或直接治疗次要的兼证；二是佐制药，即用以消除或减缓君、臣药的毒性与烈性；三是反佐药，即根据病情需要，使用与君药性味相反，又能在治疗中起相成作用的药物。佐药的药力小于臣药，一般用量较轻。

使药　其意有二，一是引经药，即能引方中诸药以达病所的药物；二是调和药，即具有调和药性作用的药物。一般使药的药力较小，用量亦轻。

综上所述，除君药外，臣、佐、使都各具两种以上含义。在每首方剂中不一定每种意义的臣、佐、使药都具备，也不一定每味药只任一职。若病情比较单纯，用一二味药即可奏效，或君、臣药无毒烈之性，便不需加用佐药。主病药物能至病所，则不必再加引经的使药。在组方体例上，君药宜少，一般只用一味。若病情比较复杂，亦可用至二味。但君药不宜过多，多则药力分散，而且互相牵制，影响疗效。正如陶弘景所说："若多君少臣，多臣少佐，则药力不周也。"臣药可多于君药，佐药常常多于臣药，而使药则一二味即可。

总之，每一方剂的药味多少，以及臣、佐、使是否齐备，当视病情与治法的需要，并与所选药物的功用、药性密切相关。为了进一步理解君、臣、佐、使的含义及其具体运用，现以麻黄汤为例分析如下。

麻黄汤出自《伤寒论》，主治外感风寒表实证，见有恶寒发热，头痛身疼，无汗而喘，苔薄白，脉浮紧等症。其病机是风寒外束，卫闭营郁，毛窍闭塞，肺气失宣，治宜发汗解表、宣肺平喘之法。方用麻黄三两(9g)、桂枝二两(6g)、杏仁七十个(6g)、炙甘草一两(3g)。根据药物性能及用量分析，其药力最大的为麻黄，依次为桂枝、杏仁、甘草。其君、臣、佐、使与方义如下。

君药：麻黄　味辛性温，入肺与膀胱经，善开腠理，功用发汗散风寒，兼宣肺平喘。

臣药：桂枝　性味辛甘温，有解肌发表、透达营卫之功，能助麻黄发汗。与麻黄合用，可使风寒去，营卫和。

佐药：杏仁　可宣利肺气，配合麻黄宣肺散邪，利肺平喘。一宣一降，可使邪气去，肺气和，其喘自愈。

使药：炙甘草　性味甘平，既能调和诸药，又能缓和麻、桂峻烈之性，使汗出不致伤耗正气。

通过以上对麻黄汤的大略分析，可知组成一首方剂，首先是依据辨证、治法的需要，选定恰当的药物，并酌定用量，明确君、臣、佐、使的不同地位及其相互配伍关系，发挥其综合作用，制约其不利因素，使之用药适宜，配伍严谨，主次分明，恰合病情，无实实虚虚之蔽，才能取得良好的治疗效果。

二、组成变化

方剂的组成既有严格的原则性，又有极大的灵活性。临证组方时在遵循君、臣佐、使的原则下，要结合患者的病情、体质、年龄、性别与季节、气候以及生活习惯等，组成一首精当的方剂。在选用成方时，亦须根据病人的具体情况，予以灵活化裁，加减运用，做到"师其法而不泥其方"。但药物加减、用量多寡、剂型更换都会使其功用发生不同的变化，这一点必须十分重视。

1. 药味增减变化

方剂是由药物组成的，药物是决定方剂功用的主要因素。因此，方剂中药味的增减，必然使方剂的功效发生变化。药味增减变化有两种情况，一种是佐、使药的加减，因为佐、使药在方中的药力较小，不至于引起功效的根本改变，所以这种加减是在主证不变的情况下，对某些药进行增减，以适应一些次要兼证的需要。另一种是臣药的加减。这种加减改变了方剂的配伍关系，会使方剂的功效发生根本变化。例如，三拗汤，即麻黄汤去桂枝。此方仍以麻黄为君，但无桂枝的配合，则发汗力弱，且配以杏仁为臣，其功专主宣肺散寒，止咳平喘，是一首治疗风寒犯肺咳喘的基础方。再如麻黄加术汤，即麻黄汤原方加入白术四两(12g)，此方白术亦为臣药，形成一君二臣的格局。麻黄、桂枝发散风寒，白术祛湿，组成发汗祛风寒湿邪之方，是治疗痹证初起的主要方剂。

通过上述分析可以看出，三拗汤与麻黄加术汤虽均以麻黄汤为基础，但由于臣药的增减，其主要药的配伍关系发生了变化，所以其功用与主治截然不同。

2. 药量增减变化

药量是标识药的效力的。方剂的药物组成虽然相同，但药物的用量各不相同，其药力则有大小之分，配伍关系则有君、臣、佐、使之变，从而其功用、主治各有所异。例如，小承气汤与厚朴三物汤虽均由大黄、厚朴、枳实三药组成，但小承气汤以大黄四两为君，枳实三枚为臣，厚朴二两为佐，其功用为攻下热结，主治阳明里热结实证的潮热，谵语，大便秘结，胸腹痞满，舌苔老黄，脉沉数。而厚朴三物汤则以厚朴八两为君，枳实五枚为臣，大黄四两为佐、使，其功用为行气消满，主治气滞腹满，大便不通。前者行气以助攻下，病机是因热结而浊气不行；后者是泻下以助行气，病机是因气郁而大便不下（见表 4-1）。

表 4-1　小承气汤与厚朴三物汤的鉴别

方剂名称	药物用量与配伍				功　用	主治病证	备　注
	君	臣	佐	使			
小承气汤	大黄四两	枳实三枚	厚朴二两		攻下热结	阳明腑实证，潮热，谵语，大便秘结，舌苔老黄，脉沉数。	大黄直入阳明，不再加使药。
厚朴三物汤	厚朴八两	枳实五枚	大黄四两		行气通便	气滞腹满胀痛，大便不通，身无热，脉弦。	

由此可见，方剂中的用量是很重要的，不能认为只要药物选得适宜，就可以达到预期治疗的目的，若用量失宜则药亦无功。所以，方剂必须有用量，无量则是"有药无方"，无量则不能说明其确切的功用、主治。

3. 剂型更换变化

方剂的剂型各有特点，同一方剂，尽管用药、用量完全相同，但剂型不同，其作用亦异。这种差异只是药力大小与峻缓的区别，在主治病情上有轻重缓急之分而已。例如，理中丸与人参汤，两方组成、用量完全相同，前者共为细末，炼蜜为丸如鸡子黄大，治中焦虚寒，脘腹疼痛，自利不渴，或病后喜唾；后者为汤剂，主治中上二焦虚寒之胸痹，症见心胸痞闷，气从胁下上逆抢心。前者虚寒较轻，病势较缓，取丸以缓治；后者虚寒较重，病势较急，取汤剂作用快、药力强以速治（见表 4-2）。

表 4-2　理中丸与人参汤的鉴别

方剂名称	药物组成与用量				主治病证	备　注
	人参	干姜	白术	炙甘草		
理中丸	三两	三两	三两	三两	中焦虚寒，脘腹疼痛，自利不渴，病后喜唾。	蜜丸如鸡子黄大，每服 1 丸。
人参汤	三两	三两	三两	三两	中上二焦虚寒，心胸痞闷，气从胁下上逆抢心。	煎汤分 3 次服。

从以上两种变化形式可以看出，方剂的药味加减、药量增减、剂型更换都会对其功用产生不同的影响，特别是主要药的更易与药量的增减，会改变其君、臣的配伍关系，从而改变作用部位和药物性能，因而其功用与主治迥然有别。

思　考　题

1. 试述方剂的组成原则及其配伍意义。

2. 试述反佐法在方剂中的运用。
3. 简述方剂的药味加减变化及意义。
4. 简述方剂的药量加减变化及意义。
5. 简述方剂的剂型更换变化及意义。

第五章　剂　　型

中药剂型由来已久,《黄帝内经》中有汤、丸、散、膏、酒、丹等剂型,历代医家又有很多发展,《本草纲目》所载剂型已有40余种;随着制药工业的发展,又研制了许多新的剂型,如片剂、冲剂、注射剂等。现将常用剂型简介如下。

1. 汤　剂

汤剂古称汤液,是将药物饮片加水或酒浸泡后,再煎煮一定时间,去渣取汁,制成的液体剂型。主要供内服,如麻黄汤、小承气汤等。外用的多作洗浴、熏蒸及含漱。汤剂的特点是吸收较快,能迅速发挥药效,能够充分体现以人为本的科学文化内涵和因人、因时、因地而异的辨证施治理念。使用灵活,特别是能根据病情的变化而随证加减,适用于病证较重或病情不稳定的患者。李杲说:"汤者荡也,去大病用之。"汤剂的不足之处是量大、苦口,不利于服用。某些药物的有效成分不易煎出或易挥发而散失,不适宜规模性生产,亦不便于携带。

2. 散　剂

散剂是将药物粉碎,混合均匀,制成粉末状制剂。分为内服与外用两类。内服散剂一般是研成细粉,以温开水冲服,量小者亦可直接吞服,如七厘散。亦有制成粗末,以水煎取汁服,称为煮散,如银翘散。散剂的特点是制作简便,吸收较快,节省药材,便于服用与携带。李杲说:"散者散也,去急病用之。"外用散剂一般作为外敷,掺撒疮面或患病部位,如金黄散、生肌散。亦有作点眼、吹喉等,如八宝眼药、冰硼散等。外用时应研成极细粉末,以防刺激疮面。传统散剂的不足之处是生药直接入药,且粉末粒径较大,不利于吸收。

3. 丸　剂

丸剂是将药物研成细粉或取药材提取物,加适宜的黏合剂制成球形的固体剂型。丸剂与汤剂相比,吸收较慢,药效持久,节省药材,便于携带与服用。李杲说:"丸者缓也,舒缓而治之也。"适用于慢性、虚弱性疾病,如六味地黄丸等。但也有些丸剂药性比较峻急,此则多为含芳香类药物与毒剧药物,不宜作汤剂煎服,如安宫牛黄丸、舟车丸等。常用的丸剂有蜜丸、水丸、糊丸、浓缩丸等。

(1) **蜜丸**　蜜丸是将药物细粉用炼制的蜂蜜为黏合剂制成的丸剂,分为大蜜丸和小蜜丸两种。蜜丸性质柔润,作用缓和而持久,并有补益和矫味作用,常用于治疗慢性病和虚弱病,需要长期服用。

(2) **水丸**　水丸习称水泛丸,是将药物细粉用水(冷开水或蒸馏水)或酒、醋、蜜水、药汁等为粘合剂制成的小丸。水丸较蜜丸崩解、溶解、溶散得快,易于吸收,药效快,适用于多种疾病,且易于服用,如防风通圣丸、左金丸、越鞠丸等。

(3) **糊丸**　糊丸是将药物细粉用米糊、面糊、曲糊等为黏合剂制成的小丸。糊丸黏合力强,质地坚硬,崩解、溶散迟缓,内服可延长药效,减轻毒剧药的不良反应和对胃肠的刺激,如舟车丸、黑锡丹等。

（4）**浓缩丸** 浓缩丸是将药物经提取，以浸膏粉作为半成品，加适宜辅料，主要采用泛制法或塑制法制成的丸剂。因其体积小，便于保存和服用，易于溶出和吸收，能显著提高疗效。

（5）**滴丸** 滴丸是将药材的固体或液体提取物与基质加热熔化，混悬或乳化均匀后，滴入不相混溶的冷却液中，收缩冷凝而制成的丸状制剂。

（6）**微丸** 微丸指直径小于2.5mm的各类丸剂。其特点是药效强，物料精，用量少，如六神丸、麝香保心丸等。新的制剂工艺可利用微丸解决处方中有化学配伍禁忌组分的配伍问题；也据药物释药要求对其包以不同缓释材料，以达到缓释长效的目的。

4. 膏 剂

膏剂是将药物用水或植物油煎熬去渣而制成的剂型。有内服和外用两种。内服膏剂有流浸膏、浸膏、煎膏三种；外用膏剂分软膏、硬膏两种。其中流浸膏与浸膏大多用做调配其他制剂使用，如合剂、糖浆剂、冲剂、片剂等。现将煎膏与外用膏剂分述如下。

（1）**煎膏** 煎膏又称膏滋，是将药物加水反复煎煮，去渣浓缩后，加炼蜜或糖制成的半液体剂型。其特点是体积小，含量高，便于服用，有滋润补益作用，一般用于慢性虚弱病人，有利于较长时间用药，如鹿胎膏、八珍益母膏等。

（2）**软膏** 软膏又称药膏，是将药物细粉与适宜的基质制成具有适当稠度的半固体外用制剂。其中用乳剂型基质的亦称乳膏剂，多用于皮肤、黏膜或创面。软膏具有一定的黏稠性，外涂后渐渐软化或溶化，使药物慢慢吸收，持久发挥疗效，适用于外科疮疡疖肿、烧烫伤等。

（3）**硬膏** 硬膏又称膏药，古称薄贴，系以植物油将药物煎至一定程度，去渣，煎至滴水成珠，加入黄丹等搅匀、冷却制成的硬膏。用时加温摊涂在布或纸上，软化后贴于患处或穴位上，可治疗局部疾病和全身性疾病，如疮疡肿毒、跌打损伤、风湿痹证以及腰痛、腹痛等，常用的有狗皮膏、暖脐膏等。

5. 酒 剂

酒剂又称药酒，古称酒醴，是将药物用白酒或黄酒浸泡，或加温隔水炖煮，去渣取液供内服或外用。酒剂有活血通络、易于发散和助长药效的特性，故适用于祛风通络和补益剂中使用，如风湿药酒、参茸药酒、五加皮酒等。外用酒剂尚可祛风活血，止痛消肿。

6. 丹 剂

丹剂有内服与外用两种，内服丹剂没有固定剂型，有丸剂，也有散剂，每以药品贵重或药效显著而名之曰丹，如至宝丹、活络丹等；外用亦称丹药，是以矿物类药经高温烧炼制成的不同结晶形状的制品，常研粉涂撒疮面，亦可制成药条、药线和外用膏剂应用。

7. 冲 剂（颗粒剂）

冲剂是将药材提取物加适量赋形剂或部分药物细粉制成的干燥颗粒或块状制剂，用时以开水冲服。冲剂具有作用迅速、服用方便等特点。

8. 胶囊剂

根据囊材的性质，胶囊剂主要分为硬胶囊、软胶囊和特殊品种胶囊三类。硬胶囊常用规格有6种（0～5号），空胶囊由专业厂家生产，可根据用药剂量、堆密度等选择胶囊。软胶囊是以软质囊材包裹液态物料为主，分滴制法和压制法两种。特殊品种胶囊是通过药剂学修饰，改变囊材的结构与性质，如抗湿性包衣胶囊、保护性包衣胶囊、抗黏结性包衣胶囊、直肠胶囊等;或改变内容物的组成与性质,如磁性胶囊、泡腾胶囊、骨架胶囊等。

9. 片　剂

片剂是将药物细粉或药材提取物与辅料混合压制而成的片状制剂。片剂体积小,用量准确。为增加药物的稳定性,片剂可以防潮、避光、隔离空气;掩盖不良臭味,减少刺激;改善外观,便于识别;控制药物释放部位,如避免胃液影响,使其在肠中释放;控制药物扩散、溶出速度,以达长效;克服配伍禁忌;调节药效等而采用包衣,现采用的包衣类型有糖衣、半薄膜衣、薄膜衣和肠溶衣 4 种。

此外,尚有口含片、泡腾片等。

10. 茶　剂

茶剂是将药物经粉碎加工而制成的粗末状制品,或加入适宜黏合剂制成的块状制剂。用时以沸水泡汁或煎汁,不定时饮用。大多用于治疗感冒、食积、腹泻,近年来又有许多健身、减肥的新产品,如午时茶、刺五加茶、减肥茶等。

11. 露　剂

露剂亦称药露,多用新鲜含有挥发性成分的药物,用蒸馏法制成具有芳香气味的澄明水溶液。一般作为饮料及清凉解暑剂,常用的有金银花露、青蒿露等。

12. 锭　剂

锭剂是将药物研成细粉,加适当的黏合剂制成规定形状的固体剂型。可供外用与内服,研末调服或磨汁服,外用则磨汁涂患处,常用的有紫金锭、万应锭、蟾酥锭等。

13. 条　剂

条剂亦称药捻,是将药物细粉用桑皮纸粘药后搓捻成细条,或将桑皮纸捻成细条再粘着药粉而成。用时插入疮口或瘘管内,能化腐拔毒,生肌收口,常用的有红升丹药条等。

14. 线　剂

线剂亦称药线,是将丝线或棉线置药液中浸煮,经干燥制成的外用制剂。用于治疗瘘管、痔疮或赘生物,通过所含药物的轻度腐蚀作用和药线的机械紧扎作用,使其引流通畅或萎缩、脱落。

15. 搽　剂

搽剂是将药物与适宜溶媒制成的专供揉搽皮肤表面或涂于敷料贴用的溶液型、乳状液或混悬液制剂。有保护皮肤和镇痛、抗刺激作用,常用的有松节油搽剂、樟脑搽剂等。

16. 栓　剂

栓剂古称坐药或塞药,是将药物细粉与基质混合制成的一定形状的固体制剂。用于腔道并在其间融化或溶解而释放的药物,有杀虫止痒、滑润、收敛等作用。近年来,栓剂发展较快,可用以治疗全身性疾病。婴幼儿直肠给药尤为方便。常用的有小儿解热栓、消痔栓等。

17. 糖浆剂

糖浆剂是将药物煎煮去渣取汁浓缩后,加入适量蔗糖溶解制成的浓蔗糖水溶液。糖浆剂具有服用方便、吸收较快等特点,尤其适用于儿童服用,如止咳糖浆、桂皮糖浆等。

18. 口服液

口服液是将药物提取精制而成的内服液体制剂。该制剂集汤剂、糖浆剂、注射剂的制剂特色,具有剂量较小、吸收较快、服用方便、口感适宜等优点。

19. 注射剂

注射剂亦称针剂，是将药物经过提取、精制、配制等步骤而制成的供皮下、肌肉、静脉注射的制剂，具有剂量准确、药效迅速、适于急救、不受消化系统影响等特点。

以上诸种剂型，各有特点，临证根据病情与方剂的特点酌以选用。此外，尚有灸剂、熨剂、灌肠剂、气雾剂等，临床中都在广泛应用，而且还在不断研制新剂型，以提高药效，便于临床使用。

思　考　题

1. 试述汤剂、散剂、膏剂、丹剂的剂型及其特点。
2. 分述丸剂的各种剂型，各有何特点？
3. 除传统剂型外，还有哪些改革后的新剂型？

第六章　方剂的用法

辨证施治是中医药学的精髓，合理、灵活配伍是方剂学的核心，而最能体现辨证施治和配伍的剂型是汤剂。因此，汤剂的煎法与服法是方药用法的主要内容，亦是方剂运用的一个重要环节。历代医家对汤剂的煎法、服法颇为重视。李时珍在《本草纲目》中论曰："凡服汤药，虽品物专精，修治如法，而煎药者鲁莽造次，水火不良，火候失度，则药亦无功。"《医学源流论》云："病之愈不愈，不但方必中病，方虽中病，而服之不得其法，则非特无功，而反有害，此不可不知也。"说明煎药法与服药法正确与否，将直接影响疗效。现将煎药法与服药法分述如下。

一、煎药法

汤剂是临床最常用的剂型，根据药物性质及病情的差异，应采取不同的煎药方法。煎法是否适宜，对疗效有一定的影响，药物配伍与剂型选择虽皆严密，若煎法与服法不当，则药亦无功。《医学源流论》说："煎药之法，最宜深讲，药之效不效，全在乎此。"

1. 常规煎法

(1) **煎药用具**　一般以瓦罐、沙锅为好，搪瓷器具或铝制品亦可，忌用铁器、铜器。煎具的容量宜略大些，以利于药物的翻动，并可避免药汁外溢；同时应加盖，以防药味过分散失或水分蒸发过快，使药物的有效成分损失或不全释放。

(2) **煎药用水**　宜用洁净的冷水，如自来水、井水、蒸馏水均可。前人常用流水、泉水、甘澜水(亦称劳水)、米泔水等。根据药物的特点和疾病的性质，也有用酒或水酒合煎者。用水量可视药量、药物质地及煎药时间而定，一般以漫过药面 2～3cm 为宜。目前，每剂药大多煎煮 2 次，有的煎煮 3 次，第 1 煎水量可适当多些，第 2 煎、第 3 煎则可略少。每次煎得 50～200ml 即可。

(3) **浸泡**　煎药前，先将药物浸泡 20～30 分钟之后再煎煮，其有效成分则易于煎出。浸泡时间可根据季节、温度不同等有所不同，一般认为，夏季或气温较高时，浸泡时间略短；冬季或气温较低时，浸泡时间可适当增加。

(4) **煎药火候**　前人有"武火"、"文火"之分，急火煎谓"武火"，慢火煎谓"文火"。一般先用武火，沸腾后即用文火。同时，要根据药物性味及所需煎煮时间的要求，酌定火候。解表与泻下之剂，煎煮时间宜短，其火宜急，水量宜少；补益之剂，煎煮时间宜长，其火宜慢，水量略多。切勿将药煎煮焦枯。

2. 特殊煎法

(1) **先煎**　介壳与矿物类药物，因质地坚实，药力难于煎出，应打碎先煎，煮沸后 20 分钟左右，再加入其他药同煎。某些质地较轻而又用量较多以及泥沙多的药物(如灶心土、糯稻根等)，亦可先煎取汁，然后以其药汁代水煎药。

(2) **后下**　先煎一般药物，后加入该药同煎。某些气味芳香的药物，以其挥发油取效的，煎5～10分钟左右即可。用大黄取其攻下，一般煎10～15分钟即可。对所有后下药物，都应先浸泡再煎。

（3）包煎 某些药物煎后药液混浊，或对咽喉有刺激作用，以及易于粘锅的药物，如赤石脂、旋覆花、车前子等，要用纱布包好，再放入锅内与其他药同煮。

（4）单煎 某些贵重药物，如羚羊角、西洋参等，为了避免其有效成分被其他药物吸收，可切片单煎取汁，再与其他药液和服，亦可单独服用。

（5）溶化（烊化） 胶质、黏性大而且容易溶解的药物，如阿胶、蜂蜜等，应单独溶化，趁热与煎好的药液混合均匀，顿服或分服，以免因其性黏而影响其他药的煎煮。

（6）冲服 某些芳香或贵重药物，不宜加热煎煮的，应研为细末，用药液或温水冲服，如麝香、牛黄、琥珀等。

此外，汤剂煎汤取药液后，应对药渣适当压榨，可以再收取部分有效药液，有利于提高药材有效成分的浸出率。

二、服药法

服药方法是否恰当对疗效亦有一定的影响，其中包括服药时间、服用方法以及药后调护。

1. 服药时间

《神农本草经》记载："病在胸膈以上者，先食后服药；病在心腹以下者，先服药而后食；病在四肢血脉者，宜空腹而在旦；病在骨髓者，宜饱食而在夜。"一般来说，病在上焦，宜食后服；病在下焦，宜食前服；补益药与泻下药，宜空腹服；安神药宜临卧服；对胃肠有刺激的，亦应食后服。急性重病则不拘时服，慢性病应按时服，治疟药宜在发作前2小时服。十枣汤服在平旦，鸡鸣散服在五更。服药时间对提高疗效有重要的临床意义。

2. 服用方法

服用汤剂，一般1日1剂，分2～3次温服。根据病情需要，有的1日只服1次，有的可以1日数服，有的又可煎汤代茶服，甚至1日连服2剂。李杲说："病在上者，不厌频而少；病在下者，不厌顿而多。少服则滋荣于上，多服则峻补于下。"

另外，尚有热服、冷服。通常是治疗热证可以寒药冷服，治疗寒证可以热药热服，这样可以辅助药力。但若病情严重时，又应寒药热服，热药冷服，以防邪药格拒。《素问·五常政纪大论》曾有"治热以寒，温而行之；治寒以热，凉而行之"以及"治温以清，冷而行之；治清以温，热而行之"的记载，后者即是常法，前者则是反佐服法。对于服药呕吐者，宜加入少量姜汁，或先服姜汁，然后服药，亦可采取冷服、小量频服的方法。对于昏迷或口噤的病人，吞咽困难者，可用鼻饲法给药。

使用峻烈药与毒性药时，宜从小量开始，逐渐加量，取效即止，慎勿过量，以免中毒和损伤正气。《神农本草经》说："若用毒药疗病，先起如黍粟，病去即止，不去倍之。不去十之，取去为度。"总之，应根据病情、病位、病性和药物的特点采取不同的服用方法。

3. 药后调护

服药后的调养与护理是用法的内容之一，它不仅直接影响着药效，而且关系到病体的康复。《伤寒论》在桂枝汤的用法中说："啜热稀粥一升余，以助药力。温覆令一时许，遍身絷絷微似有汗者益佳，不可令如水流漓，病必不除。"十枣汤服后则"得快下利后，糜粥自养"。一般服解表药，应取微汗，不可大汗，然亦不可汗出不彻。服泻下剂后，应注意饮食，不宜进生冷难消化的食物，以免影响脾胃的健运。

服药后的饮食宜忌有两方面因素，一是疾病对饮食的宜忌，如水肿病宜少食盐，消渴病宜忌糖，下利慎油腻，寒证禁生冷等；二是药物对饮食的宜忌，如含地黄的方药应忌食萝卜，有土茯苓的忌茶叶，服荆芥时宜忌河豚与无鳞鱼等。《本草纲目》在“服药食忌”中列诸药忌食之后，总括地说：“凡服药，不可杂食肥猪犬肉，油腻羹脍，腥臊陈臭诸物。凡服药，不可多食生蒜、胡荽、生葱、诸果、诸滑滞之物。”

其他尚有汗后避风，以及慎劳役、戒房事、节恚怒等，以防“劳复”、“食复”或影响治疗效果。

思　考　题

1. 方剂中的一些药物有哪些特殊煎法？各有何意义。
2. 汤剂的服法应注意什么问题？

附　古方药量考证

由于历代度量衡的改变和地区的不同，所以古今用量差别很大，计量单位的名称亦不一致。古秤（汉制）以铢、分、两、斤计算，即 6 铢＝1 分，4 分＝1 两，16 两＝1 斤。及至宋代，遂立两、钱、分、厘之目，即 10 厘＝1 分，10 分＝1 钱，10 钱＝1 两，16 两＝1 斤。元、明以及清代，沿用宋制，很少变易。故宋、明、清之方，凡言分者，均是分厘之分，不同于古之二钱半为一分之分。李时珍在《本草纲目》中说：“今古异制，古之一两，今用一钱可也。”现从其说，古之一两，可用 3g。

古方容量，有斛、斗、升、合、勺之名，均以十进制，即 10 勺＝1 合，10 合＝1 升，10 升＝1 斗，10 斗＝1 斛。如何折算重量，宋《重修政和经史证类备用本草》记载：“凡方云半夏一升者，洗毕秤五两为正；蜀椒一升者，三两为正；吴茱萸一升者，五两为正。”

依据药物质地的轻重，一升约三至九两左右。至于量散剂尚有刀圭、方寸匕、钱匕、一字等名称，所谓方寸匕者，即作匕正方一寸，抄散取不落为度。刀圭，即方寸匕的十分之一。钱匕者，即以汉五铢钱抄取药末，亦以不落为度。一字，即以开元通宝钱币（币上有“开元通宝”四字分列四周）抄取药末，填去一字之量。其中一方寸匕药散约合五至八分，今用 2～3g；一钱匕药散约合三至五分，今用 1～2g。

另外，丸剂的大小与数量，有弹丸大、梧桐子大以及麻子仁大等。1 鸡子黄＝1 弹丸＝40 梧桐子＝80 粒大豆＝160 粒小豆＝480 粒大麻子＝1 440粒小麻子（古称细麻，即胡麻）。

古今医家对历代方剂用量虽曾作了很多考证，但至今仍未作出结论。汉、晋时期的衡与量肯定比现在为小，且用法亦不相同。张仲景之方每剂只作一煎，多数分 3 次服用，今则每剂作两煎，分 2～3 次服，所以其用量差别较大。本教材对古方仍录其原来的用量，主要是作为理解古方的配伍意义、组方特点以及临证用药配伍比例的参考。在临床应用时，须参考《中药学》和近代各家医案所用剂量，并随地区、气候、年龄、体质及病情需要来决定。

根据国务院的批示，从 1979 年 1 月 1 日起，全国中医处方用药一律采用以“g”为单位的公制计量单位。兹附十六进制与公制计量单位换算率如下：

1 斤(16 两)=0.5kg=500g

1 两=31.25g

1 钱=3.125g

1 分=0.312 5g

1 厘=0.031 25g

(注:换算时尾数可忽略不计。)

各　论

第七章　解　表　剂

凡以解表药为主组成，具有发汗、解肌、透疹等作用，可以治疗表证的方剂，统称解表剂，属“八法”中的“汗法”。

解表剂主要用于六淫病邪侵袭肌表、肺卫所致的表证，故凡风寒所伤或温病初起以及麻疹、疮疡、水肿、疟疾、痢疾等初起之时，症见恶寒、发热、头痛、身疼、苔白或黄、脉浮等表证者，均可用解表剂治疗。

由于外感六淫有寒热之别，人体有虚实之异，因此解表剂分为辛温解表、辛凉解表、扶正解表三类，分别适用于表寒证、表热证以及虚人外感证等。

运用本类方剂，首先要辨清表证的寒热属性，以免以热治热，火上浇油，或以寒治寒，雪上加霜。解表发汗应以遍身漐微汗为佳，不可使汗出太过或汗出不彻。因汗出不彻，病邪不解；汗出太过，易耗气伤阴，甚至导致亡阴亡阳之变。外感表证，须及时解表，以防传变。若表邪未尽，又出现里证，一般应先解表，后治里，表里俱急者，则当表里双解。若病邪已经入里、麻疹已透、疮疡已溃、虚性水肿、吐泻失水等，均不宜用。解表剂多用辛散轻扬之品组成，宜于轻煎，不可过煮，以免药性耗散，作用减弱。服解表剂后，应注意避风寒，增加衣被，以助发汗。同时，应忌食生冷、油腻之品，以免影响药物的吸收。

第一节　辛温解表

辛温解表剂，主治外感风寒表证。症见恶寒发热，头痛项强，肢体酸疼，口不渴，舌苔薄白，脉浮紧或浮缓等。代表方如麻黄汤、桂枝汤、九味羌活汤、小青龙汤等。

麻　黄　汤

《伤寒论》

【组成】麻黄去节，三两(9g)　桂枝去皮，二两(6g)　杏仁去皮尖，七十个(6g)　甘草炙，一两(3g)

【用法】上四味，以水九升，先煮麻黄，减二升，去上沫，内诸药，煮取二升半，去滓，温服八合。覆取微似汗，不须啜粥，余如桂枝法将息(现代用法：水煎服，温覆取微汗)。

【功用】发汗解表，宣肺平喘。

【主治】外感风寒表实证。恶寒发热，头身疼痛，无汗而喘，舌苔薄白，脉浮紧。

【方解】本方证为外感风寒所致。风寒束表，卫阳被遏，营阴郁滞，故恶寒、发热、无汗、头身疼痛；腠理闭塞，肺气失宣，则上逆而为咳喘。治当发汗解表，宣肺平喘。方中麻黄味苦辛性温，善升浮宣散，为肺经专药，长于宣肺气，开腠理，透毛窍，散风寒，故用以为君药。由于本证属卫郁营滞，所以又用温通血脉、透营达卫的桂枝为臣药。协同麻黄营卫并治，使汗出表解而风寒尽除。杏仁降肺气、散风寒与麻黄相伍，一宣一降增强宣肺平喘之功，用为佐药。炙甘草既能调和宣降之麻、杏，又能缓麻、桂相合的峻烈之性，使汗出不致过猛而伤耗正气，是使药而兼佐药之用。四药合用，可使汗出表解，肺气宣通，诸证悉除。

本方的配伍特点是：麻黄、桂枝相配，一发卫气之郁以开腠理，一透营分之郁以和营卫，相须为用，以增强发汗解表之功。

【运用】

1. 本方是治疗外感风寒表实证的代表方。以恶寒发热、无汗而喘为辨证要点。因本方为辛温发汗之峻剂，故《伤寒论》对“疮家”、“淋家”、“衄家”、“亡血家”以及外感表虚自汗，血虚而脉兼“尺中迟”，误下而见“身重心悸”等，虽有表证，亦皆禁用。

2. 本方常用于感冒、流行性感冒以及急性支气管炎、支气管哮喘属风寒表实证者。

【方论选录】

《医方集解》：此足太阳药也。麻黄中空，辛温气薄，肺家专药而走太阳，能开腠散寒，皮腠肺之所主，寒从此入，仍从此出。桂枝辛温，能引营分之邪达之肌表。桂入营血，能解肌，营卫和，始能作汗。杏仁苦甘，散寒而降气。甘草甘平，发散而和中。经曰：寒淫于内，治以甘热，佐以苦辛是已。

《金镜内台方议》：阴盛阳虚，汗之则愈，下之则死。今此头痛发热，身疼腰痛，骨节疼痛，恶寒无汗而喘者，此阴盛也。若脉浮紧者，为寒邪为盛，故与麻黄汤，汗之则愈也。此正伤寒发汗之证也。头痛体痛，骨节腰痛者，乃寒气不得散，循太阳之经，自足行于背脊而升于头者也。发热者，寒重生热也。恶寒无汗者，则阴寒伤营，营实而卫虚，故无汗而喘也。麻黄味苦辛，专主发汗，故用之为君。桂枝味辛热，以辛热之气佐以散寒邪，用之为臣。杏仁能散气解表，用之为佐。甘草能安中，用之为使。经曰：寒淫于内，治以甘热，佐以辛苦是也。先圣配此四味之剂，以治伤寒者，乃专主伤寒脉浮紧恶寒无汗之所至也。若脉微弱自汗者，不可服此也。

【附方】

1. **三拗汤**（《太平惠民和剂局方》） 甘草不炙 麻黄不去根节 杏仁不去皮尖，各等分(30g) 上为粗末，每服五钱(15g)，水一盏半，姜五片，同煎至一盏，去滓，通口服。以衣被盖覆睡，取微汗为度。功用：宣肺解表。主治：外感风寒，肺气不宣证，鼻塞声重，语音不出，咳嗽胸闷。

2. **华盖散**（《博济方》） 紫苏子炒 麻黄去根节 杏仁去皮尖 陈皮去白 桑白皮 赤茯苓去皮，各一两(30g) 甘草半两(15g) 上为末，每服2钱(6g)，水一盏，煎至六分，食后温服。功用：宣肺解表，祛痰止咳。主治：素体痰多，肺感风寒证。咳嗽上气，呀呷有声，吐痰色白，胸膈痞满，鼻塞声重，恶寒发热，苔白润，脉浮紧。

三拗汤与华盖散所治在肺，二方在麻黄汤基础上，去解肌发表之桂枝，故功用重在宣散肺中风寒，主治风寒犯肺之咳喘证。但三拗汤为在宣散解表的基础上，主治风寒袭肺的咳喘轻证；华盖散主治素体痰多而风寒袭肺证，故更加苏子、陈皮、桑白皮、赤茯苓以降气祛痰，加强化痰止咳的作用。

【方歌】

麻黄汤中用桂枝，杏仁甘草四般施；
发热恶寒头项痛，伤寒服此汗淋漓。

桂 枝 汤

《伤寒论》

【组成】桂枝去皮，三两(9g) 芍药三两(9g) 甘草炙，二两(6g) 生姜切，三两(9g) 大枣擘，十二枚(3枚)

【用法】上五味，㕮咀，以水七升，微火煮取三升，适寒温，服一升。服已须臾，啜热稀粥一升余，以助药力。温覆令一时许，遍身絷微似有汗者益佳，不可令如水流漓，病必不除。若一服汗出病瘥，停后服，不必尽剂；若不汗，更服，依前法；又不汗，后服小促其间，半日许令三服尽。若病重者，一日一夜服，周时观之，服一剂尽，病证犹在者，更作服；若汗不出，乃服至二三剂。禁生冷、黏滑、肉、面、五辛、酒酪、臭恶等物(现代用法：水煎服，温覆取微汗)。

【功用】解肌发表，调和营卫。

【主治】外感风寒表虚证。恶风发热，汗出头痛，鼻鸣干呕，苔白不渴，脉浮缓或浮弱。

【方解】本方证因风寒束表、营卫不和所致。处感风寒表虚证，其病机关键是卫强营弱，风寒客表，卫气浮盛于表与邪抗争，则发热；卫气失其固护之性，营阴失守而泄越于外，故在发热的同时，伴见汗出，恶风；脉浮缓乃风邪在表之象。风寒在表，应以辛温发散以解表，但本方证属表虚，腠理不固，故以解肌发表，调和营卫法治之，方中桂枝辛散温通，解肌发表以调卫散邪为君药。白芍酸苦微寒，敛阴益阴以和营为臣药。二药相伍，一治卫强，一治营弱，使辛散而不伤阴，酸敛而不碍邪，于解表中寓敛汗养阴之意。生姜既助桂枝辛散表邪，又兼和胃止呕，大枣补中养脾胃而扶营弱。姜枣相配，补脾胃，调营卫，共为佐药。炙甘草调和诸药，合桂枝辛甘化阳以实卫，合芍药酸甘化阴以和营，功兼佐、使之用。药虽五味，结构严谨，可使表邪得解，营卫调和，诸证可平。

本方的配伍特点是：散收并用，发中有补，散中有敛，邪正兼顾，阴阳并调。故柯琴在《伤寒附翼》中称赞桂枝汤"为仲景群方之冠，乃滋阴和阳、调和营卫、解肌发汗之总方也"。

麻黄汤和桂枝汤同属辛温解表剂，均可治处感风寒表证。麻黄汤中麻、桂并用，佐以杏仁，发汗散寒力强，又能宣肺平喘，为辛温发汗之重剂，适用于外感风寒、恶寒发热而无汗喘咳之表实证。桂枝汤中桂、芍并用，佐以姜枣，发汗解表之力逊于麻黄，但有调和营卫之功，为辛温解表之和剂，适用于外感风寒、发热有汗而恶风之表虚证。

【运用】

1. 本方为治疗外感风寒表虚证的基础方，又是调和营卫、调和阴阳治法的代表方。以营卫不和，发热恶风，自汗出，脉浮缓或浮弱为辨证要点。对于表实无汗，或表寒里热，不汗出而烦躁，以及温病初起，见发热口渴，咽痛脉数者，皆不宜使用。

2. 用于感冒、流行性感冒、汗出异常、荨麻疹、产后低热及妊娠恶阻等属阴阳营卫不和者。

【方论选录】

《医宗金鉴·删补名医方论》：凡风寒在表，脉浮弱自汗出者，皆属表虚，宜桂枝汤主之。名曰桂枝汤者，君以桂枝也。桂枝辛温，辛能散邪，温从阳而扶卫。芍药酸寒，酸能敛汗，寒走阴而益营。桂枝君芍药，是于发散中寓敛汗之意；芍药臣桂枝，是于固表中有微汗之道焉。生姜之辛，佐桂枝以解肌表；大枣之甘，佐芍药以和营里。甘草甘平，有安内攘外之能，用以调和中气，即以调和表里，且以调和诸药矣。以桂、芍之相须，姜、枣之相得，借甘草之调和阳表阴里，气卫血营，并行而不悖，是刚柔相济以为和也。而精义在服后须臾啜热粥以助药力。盖谷气内充，不但易为酿汗，更使已入之邪不得少留，将来之邪不得复入也。又妙在温覆令一时许，漐微似有汗，是授人以微汗之法。不可令如水流漓，病必不除，是禁人以不可过汗之意也。此方为仲景群方之冠，乃解肌发汗、调和营卫之第一方也。凡中风，伤寒，脉浮弱，汗自出而表不解者，皆得而主之。其他但见一二证即是，不必悉具。

【方歌】

桂枝汤治太阳风，芍药甘草姜枣同；
桂麻相合名各半，太阳如疟此方功。

九味羌活汤

张元素方，录自《此事难知》

【组成】羌活一两半(9g) 防风一两半(9g) 苍术一两半(9g) 细辛五分(3g) 川芎一两(6g) 香白芷一两(6g) 生地黄一两(6g) 黄芩一两(6g) 甘草一两(6g)

【用法】上九味㕮咀，水煎服。若急汗，热服，以羹粥投之；若缓汗，温服，而不用汤投之(现代用法：水煎温服)。

【功用】发汗祛湿，兼清里热。

【主治】外感风寒湿邪，兼有里热。恶寒发热，无汗，头痛项强，肢体酸楚疼痛，口苦微渴，舌苔白或微黄，脉浮。

【方解】本方证由外感风寒湿邪，内有蕴热所致。风寒湿邪侵犯肌表，腠理闭塞，故恶寒发热，无汗头痛，寒湿困滞经络，则肢体酸楚疼痛，口苦微渴，是里有蕴热；苔白，脉浮，是邪犹在表之象。治当发汗祛湿为主，兼清里热。方中羌活性温气燥，是优于止痛的散风寒、祛风湿药，用以除在表之风寒湿邪最宜，故以为君药。防风祛风除湿止痛；苍术发汗祛湿；两药合用，共助羌活解表祛湿止痛，是为臣药。细辛、白芷、川芎散风寒，宣湿痹，行气血，除头身疼痛；生地黄、黄芩清泄里热，并防大队辛温燥烈之品伤中，皆是佐药。甘草调和诸药为使。九药配伍，共奏发汗祛湿、兼清里热之功。

本方配伍特点有二：一是升散药与清热药合用；二是体现了分经论治的基本结构。

【运用】

1. 本方是主治外感风寒湿邪而兼有里热证的常用方，亦是体现“分经论治”思想的代表方。以发热恶寒、无汗头痛、肢体酸楚疼痛、口苦微渴为辨证要点。因本方为辛温燥烈之剂，故风热表证及阴虚内热者不宜使用。

2. 用于感冒、流行性感冒、风湿性关节炎等属外感风寒湿邪，兼有里热证候者。

【方论选录】

《医方考》：触冒四时不正之气而成时气病，憎寒壮热，头疼身痛口渴，人人相似者，此方主之。谓春时应暖而反大寒，夏时应热而反大凉，秋时应凉而反大热，冬时应寒而反大温，此非其时而有其气，是以一岁之中，长幼之病多相似也。药之为性，辛者得天地之金气，于人为义，故能匡正而黜邪。羌、防、苍、辛、川、芷，皆辛物也，分经而主治，邪在太阳者治以羌活，邪在阳明者治以白芷，邪在少阳者治以黄芩，邪在太阴者治以苍术，邪在少阴者治以细辛，邪在厥阴者治以川芎，而防风者又诸药之卒徒也。用生地所以祛血中之热，而甘草又所以和诸药而除气中之热也。易老自序云：此方冬可以治寒，夏可以治热，春可以治温，秋可以治湿，是诸路之应兵也。用之以治四时瘟疠，诚为稳当，但于阴虚气弱之人，在所禁尔。

【附方】

羌活胜湿汤(《内外伤辨惑论》)　羌活　独活各一钱(6g)　藁本　防风　甘草炙　川芎各五分(3g)　蔓荆子二分(2g)　上㕮咀，都作一服，水二盏，煎至一盏，去滓，大温服，空心食前。功用：祛风胜湿止痛。主治：风湿在表，肩背痛不可回顾，头痛身重，或腰脊疼痛，难以转侧，苔白脉浮。

本方与九味羌活汤组成中都有羌活、防风、川芎、甘草，均可祛风除湿，止头身痛。但九味羌活汤配有苍术、白芷、细辛、生地黄、黄芩，而解表之力略胜，兼能清内热，故其主治以恶寒发热为主，兼口苦微渴。本方则配有独活、蔓荆子、藁本，重在祛周身之湿，而解表之力弱，故其主治以头身重痛为主，恶寒发热之表证不著。

【方歌】

九味羌活用防风，细辛苍芷与川芎；

黄芩生地同甘草，分经论治宜变通。

香　薷　散

《太平惠民和剂局方》

【组成】香薷去土一斤(9g)　白扁豆微炒　厚朴去粗皮姜制，各半斤(6g)

【用法】上为粗末。每服三钱(9g)，水一盏，入酒一分，煎七分，去滓，水中沉冷。连吃二服，不拘时服(现代用法：作汤剂，水煎服，或加酒少量同煎)。

【功用】祛暑解表，化湿和中。

【主治】外感风寒，气郁不舒证。恶寒身热，头痛无汗，胸脘痞闷，不思饮食，舌苔薄白，脉浮。

【方解】本方所治证候乃夏月乘凉饮冷、外感风寒、内伤于湿所致。夏月感寒，肌表受束，卫阳被遏，故见恶寒发热、无汗、身痛头重、脉浮等风寒表实证。夏月人多喜冷饮，湿伤脾胃，气机不畅，升降失常，则胸闷泛恶，腹痛吐泻，舌苔白腻，乃寒湿之候。治宜解散肌表之寒湿，内化脾胃之湿滞。方中香薷辛温芳香，有“夏月麻黄”之称，既有发汗解表之能，又可祛暑化湿，故以为君。厚朴苦辛而温，芳香化湿，行气除满，为臣药。白扁豆健脾和中，渗湿消暑，为佐药。入酒少许同煎，意在增强散寒通经之力。三药合用，共奏祛暑解表、化湿和中之功。使表寒祛，湿邪除，而诸证可愈。

【运用】

1. 本方是夏月乘凉饮冷、外感风寒、内伤湿滞的常用方剂。以恶寒发热、头重身痛、无汗、胸闷、苔白腻、脉浮为辨证要点。若属表虚有汗，或中暑发热汗出，心烦口渴者，则不可使用。

2. 用于夏季感冒、急性胃肠炎等属暑湿外感风寒证者。

【方论选录】

《成方便读》：此因伤暑而兼感外寒之证也。夫暑必挟湿，而湿必归土，乘胃则吐，乘脾则泻。是以夏月因暑感寒，每多呕泻之证，以湿感于内，脾胃皆困也。此方香薷之辛温香散，能入脾肺气分，发越阳气，以解外感之邪。厚朴苦温，宽中散满，以祛脾胃之湿。扁豆和脾利水，寓匡正御邪之意耳。

【方歌】

三物香薷豆朴先，散寒化湿功效兼；

若益银翘豆易花，新加香薷祛暑煎。

小青龙汤

《伤寒论》

【组成】麻黄去节，三两(9g)　芍药三两(9g)　细辛三两(6g)　干姜三两(6g)　甘草炙，三两(6g)　桂枝去皮，三两(9g)　五味子半升(6g)　半夏洗，半升(9g)

【用法】上八味，以水一斗，先煮麻黄，减二升，去上沫，内诸药，煮取三升，去滓，温服一升(现代用法：水煎温服)。

【功用】解表散寒，温肺化饮。

【主治】外寒里饮证。恶寒发热，头身疼痛，无汗，喘咳，痰涎清稀而量多，胸痞，或干呕，或痰饮喘咳，不得平卧，或身体疼重，头面四肢浮肿，舌苔白滑，脉浮。

【方解】本方证系由外感风寒、水饮内停所致。风寒束表，卫阳被遏，故见恶寒发热，无汗，身体疼痛；外寒引动内饮，水寒射肺，肺失宣降，故咳喘痰多而稀，甚则不能平卧；水饮溢于肌肤，故浮肿身重。舌苔白滑，脉浮，是外寒内饮之象。此时草草解表则水饮不化，草草化饮则风寒不散。惟解表化饮、表里同治为宜。方中麻黄、桂枝相须为君。发汗解表散寒，且麻黄兼可宣肺平喘，桂枝兼以温阳化饮。干姜、细辛为臣，温肺化饮，兼助麻、桂解表。五味子酸收敛气，芍药和营养血，与前药相配，散中有敛，以防燥散太过，耗气伤津，共为佐制之用；半夏燥湿化痰，亦为佐药。炙甘草益气和中，又能调和诸药，是兼佐、使之用。诸药相配，共奏解表散寒、温肺化饮之功。

麻黄、桂枝与白芍相配，散中有收；干姜、细辛、半夏与五味子相伍，令开中有合，使之散不伤正，收不恋邪，是本方的主要配伍特点。

【运用】

1. 本方是治疗外感风寒、水饮内停咳喘的常用方。以咳嗽喘息、痰涎清稀、恶寒发热、无汗为辨证要点。因本方辛散温化之力较强，必须确属水寒相搏于肺者，方可使用，且应视病人体质强弱酌定剂量。阴虚干咳无痰或痰热证者，不宜使用。

2. 用于慢性气管炎、支气管哮喘、老年性肺气肿以及慢性气管炎急性发作等属外寒内饮证者。

【方论选录】

《金镜内台方议》：伤寒表不解，则发热；心下有水气，则干呕而咳，此乃水气与寒邪相搏而成。此证也，或渴，或利，或噎，或小便不利，小腹满，或喘者，皆有水气内攻也。故与此方主之。以麻黄为君，桂枝为臣，芍药行荣而散表邪。以干姜、细辛、半夏之辛为使，而行水气止呕咳。以五味子之酸而敛肺之逆气，以甘草之甘而和诸药为佐。

【方歌】

小青龙汤治水气，喘咳呕哕渴利慰；

姜桂麻黄芍药甘，细辛半夏兼五味。

第二节　辛凉解表

辛凉解表剂，适用于外感风热所致的表证。症具发热、微恶风寒、有汗、口渴、咽痛、咳嗽、舌苔微白或兼微黄、脉浮等。代表方如银翘散、桑菊饮、麻黄杏仁甘草石膏汤。

银　翘　散

《温病条辨》

【组成】连翘一两(30g)　银花一两(30g)　苦桔梗六钱(18g)　薄荷六钱(18g)　竹叶四钱(12g)　生甘草五钱(15g)　芥穗四钱(12g)　淡豆豉五钱(15g)　牛蒡子六钱(18g)

【用法】上杵为散。每服六钱(18g)，鲜苇根汤煎，香气大出，即取服，勿过煎。肺药取轻清，过煎则味厚入中焦矣。病重者，约二时一服，日三服，夜一服；轻者，三时一服，日二服，夜一服；病不解者，作再服(现代用法：作汤剂，水煎服)。

【功用】辛凉透表，清热解毒。

【主治】温病初起。发热，微恶风寒，无汗或有汗不畅，头痛口渴，咳嗽咽痛，舌尖红，苔薄白或薄黄，脉浮数。

【方解】本方主治风热侵袭肺卫之证。温病初起，邪在卫分，卫气被郁，开合失司，故发热，微恶风寒，无汗或有汗不畅；温邪上熏咽喉，故咽痛，热伤津液，故口渴，肺失清肃则咳嗽；舌尖红，舌苔薄白或微黄，脉浮弱，皆为邪在卫分之象。治宜辛凉透表，清热解毒。方中重用金银花、连翘为君，既有辛凉透邪、清热解毒之效，又具芳香辟秽之功。臣药有二：一是辛凉的薄荷、牛蒡子相须为用，疏散风热，清利头目，且可解毒利咽；二是辛温的荆芥穗、淡豆豉，助君药开皮毛而透邪外出，且有防止凉遏之意。竹叶清上焦热，芦根清热生津，桔梗宣肺利咽，共为佐药。甘草既可调和诸药，护胃安中，又可合桔梗清利咽喉，是为佐使。

本方配伍特点有二：一是疏散风热与清热解毒、芳香辟秽之品相配，构成清疏兼顾；二是辛凉之中配伍少量辛温之品，既有利于透邪，又不悖辛凉之旨。

【运用】

1.《温病条辨》称本方为“辛凉平剂”，是治疗外感风热表证的常用方。以温病初起，邪在肺卫上焦，发热，微恶风寒，咽痛，口渴，脉浮数为辨证要点。因方中药物多为芳香轻宣之品，不宜久煎。对于外感风寒及湿热病初起则当禁用。

2. 用于感冒、流行性感冒、急性扁桃体炎、流行性乙型脑炎、流行性脑脊髓膜炎、腮腺炎以及麻疹、风疹、疮疡初起属卫分风热证候者。

【方论选录】

《温病条辨》：本方谨遵《内经》“风淫于内，治以辛凉，佐以苦甘；热淫于内，治以咸寒，佐以甘苦”之旨；又宗喻嘉言芳香逐秽之说，用东垣清心凉膈散，辛凉苦甘，病初起，且去入里之黄芩，勿犯中焦；加银花辛凉，芥穗芳香，散热解毒，牛蒡子辛平润肺，解热散结，除风利咽，皆手太阴药也。合而论之，经谓“冬不藏精，春必温病”，又谓“藏于精者，春不病温”，又谓“病温虚甚死”。可见病温者，精气先虚。此方之妙，预护其虚，纯然清肃上焦，不犯中下，无开门揖盗之弊，有轻以去实之能，用之得法，自然奏效。

【方歌】

银翘散主上焦疴，竹叶荆牛豉薄荷；
甘桔芦根凉解法，风温初感此方宜。

桑菊饮

《温病条辨》

【组成】桑叶二钱五分(7.5g)　菊花一钱(3g)　杏仁二钱(6g)　连翘一钱五分(5g)　薄荷八分(2.5g)　苦桔梗二钱(6g)　生甘草八分(2.5g)　苇根二钱(6g)

【用法】水二杯，煮取一杯，日二服(现代用法：水煎服)。

【功用】疏风清热，宣肺止咳。

【主治】风温初起，表热轻证。咳嗽，身热不甚，口微渴，脉浮数。

【方解】本方主治风热侵袭肺络之证。风温初起，风热病邪自口而入，邪犯肺气，肺失清肃，故以咳嗽为主证，受邪轻浅，略伤津液，故身不甚热，口微渴；风热在表，则脉浮数。治宜疏风清热，宣肺止咳。方中桑叶、菊花相须为用，疏散上焦风热，且桑叶善清透肺络而止咳嗽，菊花兼清利头目而肃肺，故共为君药。薄荷辛凉助君药疏散风热，杏仁、桔梗一升一降，宣利肺气以止咳，三者共为臣药。连翘清热解毒，透散上焦之热，芦根清热生津止渴，共为使药。生甘草调和诸药，且与桔梗相合而利咽喉，以为佐使。诸药配合，共奏疏风清热、宣肺止咳之功。

银翘散与桑菊饮都是治疗温病初起的辛凉解表方剂，组成中都有连翘、桔梗、甘草、薄荷、芦根五药。但银翘散用银花配伍荆芥、淡豆豉、牛蒡子、竹叶，解表清热之力强，为“辛凉平剂”；桑菊饮用桑、菊配伍杏仁，肃肺止咳之力大，而解表清热作用较银翘散为弱，故为“辛凉轻剂”。

【运用】

1. 本方是主治风热犯肺之咳嗽证的常用方。以咳嗽、身微热、口微渴、脉浮数为辨证要点。方中药物均系轻清宣透之品，故不宜久煎。

2. 本方常用于感冒、急性支气管炎、上呼吸道感染、肺炎、急性结膜炎、角膜炎等属风热犯肺或肝经风热者。

【方论选录】

《温病条辨》：此辛甘化风、辛凉微苦之方也。盖肺为清虚之脏，微苦则降，辛凉则平，立此方所以避辛温也。今世佥用杏苏散，通治四时咳嗽，不知杏苏散辛温，只宜风寒，不宜风温，且有不分表里之弊。此方独取桑叶、菊花者，桑得箕星之精，箕好风，风气通于肝，故桑叶善平肝风……菊花晚成，芳香味甘，能补金水二脏，故用之以补其不足。风温咳嗽，虽系小病，常见误用辛温重剂，销铄肺液，致久咳成痨者，不一而足。

【方歌】

桑菊饮中桔杏翘，芦根甘草薄荷饶；
清疏肺卫轻宣剂，风温咳嗽服之消。

麻黄杏仁甘草石膏汤

《伤寒论》

【组成】麻黄去节，四两(9g)　杏仁去皮尖，五十个(9g)　甘草炙，二两(6g)　石膏碎，绵裹，半斤(18g)

【用法】上四味，以水七升，煮麻黄，减二升，去上沫，内诸药，煮取二升，去滓。温服一升(现代用法：水煎服)。

【功用】辛凉疏表，清肺平喘。

【主治】外感风邪，邪热壅肺证。身热不解，咳逆气急，甚则鼻煽，口渴，有汗或无汗，舌苔薄白或黄，脉浮而数者。

【方解】本方证是由风热袭肺，或风寒郁而化热，壅遏于肺所致。热壅于肺，肺失清肃，故见身热不解，咳逆气急鼻煽；热伤阴液，则口渴；肺热炽盛，迫津外泄，则汗出；若热闭于肺，或皮毛闭塞，则无汗；舌苔薄白或黄，脉滑而数，为风邪化热之象。治当清泄肺热，宣肺散邪。方中麻黄辛甘温，宣泄肺气而平喘；石膏大寒，用量倍于麻黄，清泄肺热以生津，两药相合，宣泄肺热，使宣肺而不助热，清肺而不留邪，故共为君药。杏仁味苦，降肺气，与麻黄相配则一宣一降，宣降肺气以平喘；合石膏则清降协同，用为臣药。炙甘草既能益气和中，又与石膏合用而生津止渴，更能调和于寒温宣降之间，为佐使药。四药相合，清、宣、降三法俱备，共奏辛凉宣泄、清肺平喘之功。

【运用】

1. 本方为治疗表邪未解、肺热咳喘的基础方。以风热袭肺，或风寒化热壅肺，身热不解，咳喘气急，口渴为辨证要点。风寒咳喘，痰热壅盛者，非本方所宜。

2. 用于急性气管炎、肺炎、百日咳等病属表证未解、邪热壅肺者。

【方论选录】

《伤寒贯珠集》：发汗后，汗出而喘，无大热者，其邪不在肌腠，而入肺中。缘邪气外闭之时，肺中已自蕴热。发汗之后，其邪不从汗而出之表者，必从内而并于肺耳。故以麻黄、杏仁之辛而入肺者，利肺气，散邪气。甘草之甘平，石膏之甘辛而寒者，益肺气，除热气，而桂枝不可更行矣。盖肺中之邪，非麻黄、杏仁不能发，而寒郁之热，非石膏不能除。甘草不特救肺气之困，抑以缓石膏之悍也。

《王旭高医书六种》：按《伤寒论》原文本作“汗出而喘，无大热者”，柯韵伯《伤寒来苏集》改作“无汗而喘，大热者”，颇属理正辞明。盖汗出何可更用麻黄。无大热何可更用石膏，其说良是。然以余阅历，喘病肺气内闭者，往往反自汗出。外无大热，非无热也，热在里也，必有烦渴、舌红见症。用麻黄是开达肺气，不是发汗之谓，重用石膏，急清肺热以存阴，热清喘定，汗即不出而阳亦不亡矣。

【附方】

越婢汤(《金匮要略》)　麻黄六两(12g)　石膏半斤(18g)　生姜三两(9g)　甘草二两(5g)　大枣十五枚(5枚)　上五味，以水六升，先煮麻黄，去上沫，内诸药，煮取三升，分温三服。功用：发汗利水。主治：风水。一身悉肿，恶风，脉浮，不渴，续自汗出，无大热者。

越婢汤与麻杏甘石汤俱用麻黄配石膏清肺泄邪。越婢汤证以“一身悉肿”为主，是水在肌表，故麻黄用量大，并配生姜以发泄肌表之水湿，枣、草益气健脾，培土生津，因不喘，故去杏仁。而麻黄杏仁甘草石膏汤证以咳喘为主，属肺失宣降，故以麻黄配杏仁、甘草宣降肺气，以止咳平喘为主。

【方歌】

伤寒麻杏甘石汤，汗出而喘法度良；
辛凉宣泄能清肺，定喘除热效力彰；
重用麻黄加姜枣，发泄风水越婢汤。

第三节　扶正解表

扶正解表剂，主治体质素虚又感外邪的表证。此时若单发表则正气不支，单补虚则易留邪，只有扶正解表，邪正兼顾，才能使解表不伤正，补益不恋邪。故常以解表药分别配伍益气、助阳、滋阴、养血药物组成方剂。代表方如人参败毒散、参苏饮、再造散、加减葳蕤汤。

人参败毒散

《小儿药证直诀》

【组成】柴胡去苗　前胡去苗，洗　川芎　枳壳去瓤　羌活去苗　独活去苗　茯苓去皮　桔梗　人参去芦　甘草各三十两(9g)

【用法】上为粗末。每服二钱(6g)，水一盏，加生姜、薄荷各少许，同煎七分，去滓不拘时服，寒多则热服，热多则温服(现代用法：作汤剂煎服)。

【功用】散寒祛湿，益气解表。

【主治】气虚外感证。憎寒壮热，头项强痛，肢体酸痛，无汗，鼻塞声重，咳嗽有痰，胸膈痞满，舌淡苔白，脉浮而按之无力。

【方解】本方证乃由正气素虚，又感风寒湿邪所致。风寒湿邪困滞肌表，邪正交争于肌腠之间，故憎寒壮热无汗，头项强痛，肢体酸痛；风寒犯肺，肺气失宣，故鼻塞声重，咳嗽有痰，胸膈痞闷；舌苔白腻，脉浮按之无力，正是虚人外感风寒兼湿之证。治当散寒除湿，益气解表。方中羌活、独活为君，辛温发散，通痹止痛，通治一身上下之风寒湿邪。柴胡辛散解肌；川芎行血祛风，共助君药祛外邪，除头身疼痛，并为臣药。桔梗开宣肺气，枳壳下气宽胸，二药相伍，一升一降，功能行气宽中；前胡祛痰，茯苓渗湿，则利肺气、除痰止咳之效更显；配用少量人参，扶助正气以鼓邪外出，并寓于解表药之中，可使散中有补，不致过汗而耗散真元。上述五味皆为佐药。甘草益气和中，调和诸药；生姜、薄荷为引，以助解表之力，共为佐使。诸药相合共奏散寒祛湿、益气解表之功。

【运用】

1. 本方为益气解表的常用方，以正气不足，外感风寒湿邪，憎寒壮热，头痛无汗，肢体酸痛，脉浮无力，舌苔白腻为辨证要点。对外感风热，邪已入里化热，及阴虚外感者，均应忌用。

2. 用于感冒、流行性感冒、痢疾等属外感风寒湿邪兼气虚者。

【方论选录】

《医宗金鉴·删补名医方论》：仲景医门之圣，立法高出千古，其言冬时严寒，万类深藏，君子固密，不伤于寒，触冒之者，乃名伤寒，以失于固密而然。可见人之伤寒，悉由元气不固，腠理之不密也。昔人常言伤寒为汗病，则汗法其首重矣。然汗之发也，其出自阳，其源自阴，故阳气虚，则营卫不和而汗不能作；阴气弱，则津液枯涸而汗不能滋。但攻其外，不顾其内可乎？表汗无如败毒散、羌活汤，其药如二活、二胡、芎、苍、辛、芷，群队辛温，非不发散，若无人参、生地之大力者居乎其中，则形气素虚者，几至亡阳；血虚挟痰者，必致亡阴，而成痼疾矣。是败毒散之人参，与冲和汤之生地，人谓其补益之法，我知其托里之法。盖补中兼发，邪气不至于流连；发中带补，真元不至于耗散，施之于东南地卑气暖之乡，最为相宜，此古人制方之义。然形气俱实，或内热炽盛，则更当以河间法为是也。

【附方】

荆防败毒散（《摄生众妙方》）　羌活　柴胡　前胡　枳壳　茯苓　荆芥　防风　桔梗　川芎各一钱五分（5g）　甘草五分（3g）　水煎服。功用：发汗解表，散风祛湿。主治：外感风寒湿邪，以及时疫疟疾、疮疡具有风寒湿表证者。

本方于败毒散去人参、生姜、薄荷，而更加荆芥、防风，故解表发散之力增强而无益气扶正之功，多用于外感风寒湿邪较重而正气不虚者；败毒散则适用于正气不足、而感受风寒挟湿者。

【方歌】

人参败毒草茯苓，枳桔柴前羌独芎；
薄荷少许姜三片，时行感冒有奇功；
荆防减去参薄姜，解表发散寒湿风。

参　苏　饮

《太平惠民和剂局方》

【组成】人参　紫苏叶　干葛洗　半夏汤洗七次，姜汁制炒　前胡去苗　茯苓去皮，各三分（6g）　枳壳去瓤，麸炒　桔梗去芦　木香　陈皮去白　甘草炙，各半两（4g）

【用法】上㕮咀。每服四钱（12g），水一盏半，姜七片，枣一个，煎六分，去滓，微热服。不拘时候（现代用法：加生姜 7 片，大枣 1 枚，水煎服）。

【功用】益气解表，理气化痰。

【主治】气虚外感风寒，内有痰湿证。恶寒发热，无汗，头痛，鼻塞，咳嗽痰白，胸脘满闷，倦怠无力，气短懒言，苔白，脉弱。

【方解】本方证乃由脾肺气虚、外感风寒所致。风寒外袭，肺气闭郁，则恶寒发热，无汗，头痛鼻塞；外寒引动内饮，气郁痰阻，则咳嗽痰白，胸膈满闷；倦怠无力，气短懒言，脉弱，皆为正气不足之征。治宜益气解表，理气化痰。方中苏叶、葛根为君，发散风寒，解肌透邪。前胡、半夏、桔梗止咳化痰；陈皮、枳壳理气宽胸，共为臣药。木香醒脾行气；人参补气健脾，扶正祛邪；茯苓健脾渗湿消痰，用为佐药。使以甘草补气和中，调和诸药。诸药相配，共奏益气解表、理气化痰之功。

本方与败毒散均有人参，皆治气虚外感风寒证。所不同者：败毒散所治以风寒夹湿之表证为主，气虚程度较轻，故用羌活、独活、川芎、柴胡祛邪为主；此方所治为风寒表证，且气虚程度较重，故用苏叶、葛根、人参益气解表为主，加之痰湿与气滞亦甚，则又增半夏、木香、陈皮等化痰行气之品。

【运用】

1. 本方为治气虚外感风寒、内有痰湿证的常用方。临床应用以恶寒发热，无汗头痛，咳痰色白，胸脘满闷，倦怠乏力，苔白，脉弱为辨证要点。

2. 本方常用于感冒、上呼吸道感染等属气虚外感风寒兼有痰湿者。

【方论选录】

《医方集解》：风寒宜解表，故用苏、葛、前胡；劳伤宜补中，故用参、苓、甘草；橘、半除痰止呕；枳、桔利膈宽肠；木香行气破滞，使内外俱和，则邪散矣。

《医宗金鉴·删补名医方论》：盖邪之所凑，其气必虚，故君人参以补之。皮毛者，肺之合也，肺受风寒，皮毛先病，故有头痛无汗、发热憎寒之表，以苏叶、葛根、前胡为臣散之。肺一受邪，胸中化浊，故用桔、枳、二陈以清之，则咳嗽、涕唾稠黏、胸膈满闷之证除矣。加木香以宣诸里气，加姜、枣以调诸表气，斯则表里之气和，和则解也。

【方歌】

参苏饮内用陈皮，枳壳前胡半夏齐；

干葛木香甘桔茯，气虚外感最相宜。

再造散

《伤寒六书》

【组成】黄芪(6g) 人参(3g) 桂枝(3g) 甘草(1.5g) 熟附子(3g) 细辛(2g) 羌活(3g) 防风(3g) 川芎(3g) 煨生姜(3g)

【用法】水二盅，加大枣二枚，煎一盅。槌法再加炒白芍一撮，煎三沸，温服(现代用法：加大枣 2 枚，炒白芍 1 摄，水煎服)。

【功用】助阳益气，解表散寒。

【主治】阳气虚弱，外感风寒证。恶寒发热，热轻寒重，无汗肢冷，倦怠嗜卧，面色苍白，语声低微，舌淡苔白，脉沉无力或浮大无力。

【方解】本方证是由阳虚气弱、外感风寒所致。风寒束表，卫阳被遏，则身热恶寒，无汗头痛；阳气虚弱，故见热轻寒重，时冷嗜卧，神疲懒言，面色苍白，脉沉细无力等症。治当助阳益气与解表散寒兼顾。方用黄芪、人参为君，补元气、固肌表，既助药势以鼓邪外出，又可预防阳随汗脱；熟附子、桂枝、细辛助阳散寒以解表邪，是为臣药；羌活、川芎、防风增强解表散寒作用，赤芍调营凉血，以资汗源，并制桂、附、羌、辛之温燥，使之不重动阴血，煨姜、大枣、甘草合以升腾脾胃生发之气，调和营卫以助汗出，均为佐使之品。本方助阳益气与疏表散寒并投，使发汗而不伤正，补益而不恋邪，共奏助阳益气、发汗解表之功。

【运用】

1. 本方是益气助阳解表的代表方。以恶寒重，发热轻，头痛无汗，面色苍白，肢冷，舌淡，脉沉无力或浮大无力为辨证要点。血虚感寒或温病初起不可使用本方。

2. 现用以治疗老年人感冒、风湿性关节炎等病，证属阳气虚弱、外感风寒者。

【方论选录】

《成方切用》：经曰：阳之汗，以天地之雨名之。汗之无汗，邪盛而真阳虚也，故以参、芪、甘草、姜、桂、附子大补其阳，而以羌、防、芎、细发其表邪，加芍药者，散中有收，且能滋调营卫，为诸阳药取汗之助也。

《医方概要》：此方治伤寒病阳虚不能作汗，须在表药中加参、芪之补气，附、桂之助阳，芍药之和阴，气血得补益之力，营卫充足，然后表药得力，一汗而解。

【方歌】

再造散用参芪甘，桂附羌防芎芍参；

细辛加枣煨姜煎，阳虚无汗法当谙。

加减葳蕤汤

《通俗伤寒论》

【组成】生葳蕤二钱至三钱(9g)　生葱白二枚至三枚(6g)　桔梗一钱至钱半(4.5g)　东白薇五分至一钱(3g)　淡豆豉三钱至四钱(12g)　苏薄荷一钱至钱半(4.5g)　炙草五分(1.5g)　红枣二枚

【用法】水煎，分温再服。

【功用】滋阴解表。

【主治】阴虚外感风热证。头痛身热，微恶风寒，无汗或有汗不多，咳嗽，心烦，口渴，咽干，舌红，脉数。

【方解】本方主治阴虚之体外感风热者。邪气束表，卫气不疏，肺失清肃，则见头痛身热、微恶风寒、无汗或有汗不畅、咳嗽口渴等症，阴虚者多内热，感受外邪，更亦热化，故见咽干、心烦、舌红脉数等症。治当辛凉解表，滋阴清热。方中葳蕤(即玉竹)味甘性寒，入肺胃经，为滋阴润燥主药，用以滋阴增液，资汗源，润肺燥，且滋而不腻，对阴虚而有表证者颇宜；臣以葱白、淡豆豉、薄荷辛散解表。白薇味苦性寒，善于清热而不伤阴，于阴虚有热者甚宜；桔梗宣肺止咳；大枣甘润养血，均为佐药。甘草调和诸药为使。诸药合用，汗不伤阴，滋不恋邪，实为滋阴解表之良剂。

【运用】

1. 本方专为素体阴虚、感受风热之证而设。以阴虚外感、头痛身热、微恶风寒、咽干、口渴、舌赤、脉数为辨证要点。外感表证而阳虚者，不宜使用。

2. 现代常用于感冒、流行性感冒、上呼吸道感染等属阴虚外感者。

【方论选录】

《重订通俗伤寒论》：方以生玉竹滋阴润燥为君，臣以葱、豉、薄、桔疏散风热，佐以白薇苦咸降泄，使以甘草、红枣甘润增液，以助玉竹之滋阴润燥，为阴虚之体感冒风温，以及冬温咳嗽、咽干、痰结之良剂。

【附方】

葱白七味饮(《外台秘要》)　葱白连根切，一升(9g)　干葛切，六合(9g)　新豉绵裹，一合(6g)　生姜切，二合(6g)　生麦门冬去心，六合(9g)　干地黄六合(9g)　劳水八升，以杓扬之一千遍。上药用劳水煎之三分减二，去渣，分三次温服，相去行八九里。如觉欲汗，渐渐覆之。功用：养血解表。主治：血虚外感风寒证。病后阴血亏虚，调摄不慎，感受外邪，或失血(吐血、便血、咳血、衄血)之后，感冒风寒致头痛身热、微寒无汗。

葱白七味饮与加减葳蕤汤均系滋阴养血药与解表药相配的扶正解表方剂。葱白七味饮系补血药与辛温解表药并用，故为治血虚外感风寒证之代表方，临床应用以头痛身热、恶寒无汗兼见血虚或失血病史为主要依据；而加减葳蕤汤是补阴药与辛凉解表药同用，为治阴虚外感风热证之代表方，临床应用以身热、微恶寒、有汗或汗出不多、口渴、心烦、咽干、舌红、脉数为用方指征。

【方歌】

加减葳蕤用白薇，豆豉生姜桔梗随；
草枣薄荷八味共，滋阴发汗功可慰。

小 结

1. **辛温解表** 适用于外感风寒表证。麻黄汤麻、桂并用，发汗散寒力强，又可宣肺平喘，为辛温发汗之重剂，适用于外感风寒致恶寒发热、无汗而喘之表实证。桂枝汤中桂、芍并使，发汗解表之力逊于麻黄汤，但有调和营卫之功，为辛温解表之和剂，适用于外感风寒、发热有汗而恶风之表虚证，以及一切营卫不和的杂病。九味羌活汤发汗祛湿之力较强，且兼清里热，适用于外感风寒挟湿兼有里热者，症见恶寒发热、无汗身痛、口苦微渴等。香薷散功能祛暑解表，化湿和中，适用于暑月乘凉饮冷，外感于寒，内伤于湿之恶寒发热，头重身痛，无汗胸痞，腹痛吐泻等症。小青龙汤长于解表散寒，温肺化饮，主治素有寒饮又外感风寒者。

2. **辛凉解表** 适用于外感风热或风温初起的表证。银翘散与桑菊饮均为治疗风热表证的常用方剂，但银翘散解表之力大，且能清热解毒，主治风热犯卫之热重寒轻、咳嗽咽痛、口渴等症，为辛凉平剂；桑菊饮解毒之力轻，重在宣肺止咳，主治风热较轻，邪在肺络，以咳嗽为主症者，为辛凉轻剂。麻黄杏仁甘草石膏汤长于辛凉宣肺，清热平喘，主治外邪入里化热所致的肺热喘咳证，为辛凉重剂。

3. **扶正解表** 此类方剂适用于正虚而感受外邪之证。败毒散散寒祛湿，益气解表，主治体虚而感风寒湿邪之表证，痢疾初起见表寒证者亦可应用。参苏饮功能益气解表，且长于理肺化痰，适用于气虚外感风寒，兼有痰阻气滞证。再造散功能助阳益气，散寒解表，适用于阳气虚弱、外感风寒证。加减葳蕤汤功能滋阴解表，适用于阴虚之体感受风热证。

思 考 题

1. 使用解表剂应注意哪些问题？
2. 麻黄汤与桂枝汤在组成、功用、主治方面有何异同？
3. 桂枝汤证已有汗出，为何仍用汗法？
4. 九味羌活汤为何人所制？该方配伍有何特点？
5. 小青龙汤主治外寒里饮之咳喘，何以配伍收敛之五味子、白芍？
6. 暑为阳邪，为何用香薷？临床应用时应如何辨证？
7. 银翘散主治温病初起，方中何以配伍辛温的荆芥、淡豆豉？
8. 试从组成、功用、主治方面比较银翘散与桑菊饮的异同。
9. 为什么有汗、无汗皆可用麻黄杏仁甘草石膏汤？
10. 人参败毒散与参苏饮均伍用人参，皆可治疗气虚外感证，临床应如何区别使用？
11. 再造散、麻黄杏仁甘草石膏汤皆可助阳解表，临床应如何区别使用？
12. 试从组成、功用、主治方面比较加减葳蕤汤与葱白七味饮的异同。

第八章　泻　下　剂

凡以泻下药为主组成，具有通便、泻热、攻积、逐水等作用，治疗里实证的方剂，称为泻下剂，属于“八法”中的“下法”。《素问·阴阳应象大论》说：“其下者，引而竭之”，“其实者，散而泻之”，即是泻下剂的立论依据。

泻下剂是为里实证而设，由于里实积滞证的病因、病机不同，证候表现有热结、寒结、燥结、水结的区别，兼之人体体质有虚实之差别，因此其立法处方亦随之不同。根据泻下剂的不同作用，本章方剂分为寒下、温下、润下、攻补兼施、逐水五类。

使用泻下剂，必待表邪已解，里实已成。若表证未解、里未成实者不宜用。若表证未解，里实已成，应视表里证的轻重，先表后里，或表里双解；若兼瘀血、虫积或痰浊，宜分别配伍相应的药物治之；对年老体虚者、孕妇、产妇或正值经期者，病后伤津及亡血证者，均应慎用或禁用。另外，泻下剂易伤胃气，得效即止，慎勿过剂。同时，服药期间应调饮食，忌进油腻及不易消化的食物，以防重伤胃气。

第一节　寒　　下

本类方剂有泻下、清热作用，适用于里热积滞实证。症见大便秘结或泻下不畅，腹痛拒按，发热，舌红，苔黄厚，脉沉实等。常用寒下药物如大黄、芒硝等为主组成。由于里热积滞实证往往影响肠胃气机的升降通畅，甚或气血的流通，导致气滞血瘀，故有时配伍行气与活血祛瘀药，如枳实、厚朴、桃仁、牡丹皮之类。代表方如大承气汤、大黄牡丹汤等。

大承气汤

《伤寒论》

【组成】大黄四两，酒洗(12g)　厚朴八两，去皮，炙(24g)　枳实五枚(12g)　芒硝三合(6g)

【用法】上四味，以水一斗，先煮二物，取五升，去渣，内大黄煮取二升，去渣，内芒硝，更上微火一两沸，分温再服。得下，余勿服(现代用法：水煎，先煎厚朴、枳实，后下大黄、芒硝溶服)。

【功用】峻下热结。

【主治】

1. 阳明腑实证。大便不通，频转矢气，脘腹痞满，腹痛拒按，日晡潮热，神昏谵语，手足濈然汗出，舌苔黄燥起刺或焦黑燥裂，脉沉实。

2. 热结旁流。下利清水，色纯清，其气臭秽，脐腹疼痛，按之坚硬有块，口舌干燥，脉滑数。

3. 里热实证之热厥、痉病或发狂。

【方解】本方为寒下的常用代表方剂。在《伤寒论》中主治阳明腑实证，系由伤寒邪传阳明之腑，入里化热，与肠中燥屎相结，阻塞肠道，腑气不通所致。故见大便不通，频转矢气，脘腹痞满，腹痛拒按，按之则硬，脉沉实等症。阳明经气旺于日晡，阳明经气与邪气相争，故日晡潮热。四肢禀气于脾胃，阳明有病，脾胃应之，故手足濈然汗出。热盛伤津，燥实内结，故见舌苔黄或焦黄起刺，甚则焦黑燥裂。至于"热结旁流"一证，乃腑热炽盛、积滞内结不出，逼迫肠中浊液从旁而下所致。热厥、痉病、发狂是因邪热积滞，闭阻于内，或阳气受遏，不达四肢；或伤津劫液，筋脉失养；或热扰神明，心神浮越，致诸证丛生。前人把本方主证归纳为"痞、满、燥、实"四字。"痞"即自觉胸脘有闷塞压重感；"满"是指脘腹胀满，按之有抵抗；"燥"是指肠中燥屎，干结而不下；"实"即腹痛拒按，大便不通或下利清水而腹痛不减，以及谵语、潮热，脉实有力等。"痞"、"满"是无形的气滞；"燥"、"实"是有形的热结，二者相互影响而互为因果。其证虽异，病机则同，均是实热积滞内结肠胃所致，治疗均当急下邪热积滞，以救阴液，即"釜底抽薪，急下存阴"之法。方中大黄苦寒通降，泻热通便，荡涤胃肠实热积滞，为君药。芒硝咸寒润降，软坚润燥，泻热通便，用以为臣。两者相须为用，峻下热结之力益峻。积滞内停，腑气不行，故佐以厚朴苦温下气，消胀除满，枳实苦辛破结，行气消痞，合而用之，既能消痞除满，又使胃肠气机通降下行以助泻下通便。六腑以通为用，胃气以下降为顺，本方峻下热结，承顺胃气下行，故方名"大承气"。正如吴瑭《温病条辨》说："承气者，承胃气也……曰大承气者，合四药观之，可谓无坚不破，无微不入，故曰大也。"

热结旁流之证，下利清水，腹痛不减，治以大承气汤，是因"旁流"是现象，燥屎坚结才是本质，故以峻下，使热结得去，"旁流可止"，即"通因通用"之法。

热厥，治以大承气汤，是因四肢厥冷是假象，里实热结才是本质，所谓"热深者，厥亦深"，在四肢厥逆的同时，必有大便不通，腹痛拒按，口舌干燥，脉滑实等实热症状，故用本方寒下治之，使热结得下，气机宣畅，阳气敷布外达，而厥逆可回，即"寒因寒用"之法。

本方煎服方法为先煎枳、朴，后下大黄，芒硝溶服。因硝、黄煎煮过久，会减缓泻下之力。正如《伤寒来苏集·伤寒附翼》所说："生者气锐而先行，熟者气钝而和缓。"

【运用】

1. 本方为治疗阳明腑实证的基础方，又是寒下法的代表方。临床运用以数日不大便，脘腹胀满，舌苔黄厚而干，或焦黑燥裂，脉沉实有力为辨证要点。凡气阴亏虚，或肠胃无热结，及年老、体弱以及孕妇等均应慎用。

2. 本方常用于急性单纯性肠梗阻、细菌性痢疾、急性胆囊炎、急性胰腺炎，以及某些热性疾病过程中出现高热、谵语、神昏、惊厥、发狂而见大便不通，苔黄脉实等属于里热积滞实证者。

【方论选录】

《注解伤寒论》：《内经》曰：燥淫所胜，以苦下之。大黄、枳实之苦，以润燥除热。又曰：燥淫于内，治以苦温。厚朴之苦，下结燥。又曰：热淫所胜，治以咸寒、芒硝之咸，以攻蕴热。

《医宗金鉴·订正伤寒论注》：诸积热结于里而成满痞燥实者，均以大承气汤下之也。满者，腹胁满急䐜胀，故用厚朴以消气壅；痞者，心中痞塞硬坚，故用枳实以破气结；燥者，肠中燥屎干结，故用芒硝润燥软坚；实者，腹痛大便不通，故用大黄攻积泻热。然必审四证之轻重，四药之多少，适其宜始可与也。若邪重剂轻，则邪气不服；邪轻剂重，则正气转伤，不可不慎也。

【附方】

1．**小承气汤**（《伤寒论》）　大黄四两，酒洗（12g）　厚朴二两，去皮，炙（6g）　枳实三枚，大者，炙（9g）　上三味，以水四升，煮取一升二合，去渣，分温二服。初服汤，当更衣，不尔者，尽饮之；若更衣者，勿服之。功用：轻下热结。主治：阳明腑实证。大便不通，谵语潮热，脘腹痞满，舌苔老黄，脉滑而疾；或痢疾初起，腹中胀痛，里急后重者。

2．**调胃承气汤**（《伤寒论》）　大黄四两，去皮，清酒洗（12g）　甘草二两，炙（6g）　芒硝半升（10g）　上三味，㕮咀，以水三升，煮二物至一升，去渣，纳芒硝，更上微火一二沸，温顿服之，以调胃气。功用：缓下热结。主治：阳明腑实证。大便不通，恶热口渴，舌苔正黄，脉滑数，以及胃肠积热引起的发斑、口齿咽痛等症。

大承气汤去芒硝名小承气汤；去枳、朴，加甘草名调胃承气汤。大承气汤硝、黄后下，且加枳、朴，而厚朴用量倍于大黄，是泻下与行气并重，攻下之力颇峻，主治痞、满、燥、实俱备之阳明热结重证；小承气汤不用芒硝，且三味同煎，枳、朴用量亦减，故攻下之力较轻，主治痞、满、实之热结轻证，而燥证未具；调胃承气汤不用枳、朴，虽后纳芒硝，而大黄与甘草同煎，故泻下之力较上两方缓和，主治阳明燥热内结，有燥、实而无痞、满之证。

【方歌】

大承气汤用芒硝，枳实大黄厚朴饶；
救阴泻热功偏擅，急下阳明有数条；
去硝名曰小承气，调胃只用硝黄草。

大黄牡丹汤

《金匮要略》

【组成】大黄四两（12g）　牡丹一两（9g）　桃仁五十个（12g）　冬瓜仁半升（30g）　芒硝三合（9g）

【用法】以水六升，煮取一升，去渣，内芒硝，再煮沸，顿服之（现代用法：水煎服）。

【功用】泻热破瘀，散结消肿。

【主治】肠痈初起。右下腹疼痛拒按，按之其痛如淋，小便自调，或右足屈而不伸，伸则痛甚，甚则局部肿痞，或时时发热，自汗恶寒，舌苔薄腻而黄，脉滑数。

【方解】肠痈初起，多由湿热郁蒸，气血凝滞，结于肠中，肠络不通所致。湿热与气血互结成痈，不通则痛，故见右下腹疼痛拒按，甚则局部肿痞；按之其痛如淋，而小便自调，无淋沥不畅之感，则知其非淋证；右足屈而不伸，伸则痛甚是为缩脚肠痈；气血瘀积，正邪交争，营卫失调，故时时发热，自汗出，复恶寒。苔黄腻、脉滑数为湿热内蕴之征。《成方便读》说："病即在内，与外痈之治，又自不同。然肠中即结聚不散，为肿为毒，非用下法，不能解散。""六腑以通为用"，故治以泻热破瘀、散结消肿之法。方中大黄苦寒攻下，泻热破瘀，荡涤肠中湿热郁结之毒；桃仁苦平，性善破血，并能通下，与大黄相配伍，破瘀泻热，共为君药。芒硝咸寒，泻热导滞，软坚散结，合大黄荡涤肠中实热；牡丹皮辛苦微寒，凉血祛瘀，消肿"疗痈疮"（《神农本草经》），俱为臣药。冬瓜子甘寒滑利，清肠利湿，排脓消痈，《本草纲目》载其"治肠痈"，是为佐药。综观全方，合泻下、清利、化瘀于一方，使肠中湿热血瘀之邪，迅以驱除，肠痈自愈。

《金匮要略》云："脉洪大者，脓已成，不可下也。"但在本方的用法中又说："有脓当下，如无脓当下血。"后世医家对此认识不一，现在一般认为肠痈初起，证属湿热血瘀之实证者，脓已成或脓成未溃，均可用之。

【运用】

1. 本方为治疗湿热、血瘀之肠痈初起的常用方。临床以右少腹疼痛拒按，右足屈而不伸，苔黄、脉滑数为辨证要点。凡重型急性化脓性或坏疽性阑尾炎、阑尾炎合并腹膜炎、婴儿急性阑尾炎、肠痈溃后以及老人、孕妇、产后均忌用。

2. 本方常用于急性单纯性阑尾炎、肠梗阻、盆腔炎、子宫附件炎、输精管结扎术后感染等属湿热蕴蒸、血瘀气滞者。

【方论选录】

《金匮要略直解》：诸疮疡痈，皆属心火，大黄、芒硝用以下实热。血败肉腐则为脓，牡丹、桃仁用以下脓血。瓜子当是甜瓜子，味甘寒，《神农本草经》不载主治，亦肠中血分药也，故《别录》主溃脓血，为脾胃肠中内痈要药，想亦本诸此方。

《成方便读》：夫肠痈之病，皆由湿热瘀聚郁结而成。病既在内，与外痈之治又自不同。然肠中既结聚不散，为肿为毒，非用下法不能解散。故以大黄之苦寒行血，芒硝之咸寒软坚，荡涤一切湿热瘀结之毒，推之而下。桃仁入肝破血，瓜子润肺行痰，丹皮清散血分之郁热，以除不尽之余氛耳。

【方歌】

金匮大黄牡丹汤，桃仁瓜子芒硝襄；
肠痈初起腹按痛，尚未成脓服之康。

第二节 温 下

温下剂，适用于里寒积滞实证。症见大便秘结，脘腹胀满，腹痛喜按，手足不温，脉沉紧等。由于寒邪非温不去，积滞非下不除，故常用泻下药与温里药配伍，变寒下药为温下之用。若寒积兼有脾气不足者，宜适当配伍补气药等。代表方如温脾汤、三物备急丸等。

温 脾 汤

《备急千金要方》

【组成】大黄五两(15g) 当归 干姜各三两(9g) 附子 人参 芒硝 甘草各二两(6g)

【用法】上七味，㕮咀，以水七升，煮取三升，分服，一日三次(现代用法：水煎服)。

【功用】攻下寒积，温补脾阳。

【主治】阳虚寒积证。便秘腹痛，脐下绞结，绕脐不止，手足欠温，苔白不渴，脉沉弦而迟。

【方解】本方治证因脾阳不足、寒积中阻所致。寒实冷积阻于肠间，腑气不通，则便秘腹痛，绕脐不止；脾阳不足，不能达于四肢，则手足欠温；苔白，脉沉弦而迟，为阴盛里实之证。此时单用攻下，必更伤中阳；纯用温补，则寒积难去。惟攻逐寒积与温补脾阳并用，方为两全。方中附子大辛大热温补脾阳，祛除寒邪；大黄泻下，攻逐积滞，性虽苦寒，得附子之辛热，则苦寒之性减，而泻下除积滞之用存，组成温下之剂，共为君药。芒硝泻下软坚，助大黄泻下攻积；干姜温中助阳，助附子温中祛寒，均为臣药。人参、当归益气养血，使下不伤正为佐。甘草既助人参益气，又可调和诸药为使。综观本方，由温补脾阳药与寒下攻积药组成，温通、泻下与补益三法兼备，寓温补于攻下之中，具有温阳以祛寒、攻下不伤正之特点。

【运用】

1. 本方为治疗脾阳不足、寒积中阻的常用方。临床以腹痛便秘、手足不温、畏寒喜热、苔白、脉沉弦而迟为辨证要点。

2. 现多用于急性单纯性肠梗阻或不全梗阻等属寒积内停证者。胃柿石症、慢性细菌性痢疾、慢性结肠炎、尿毒症等属于脾阳不足、寒积内结者，亦可用本方治之。

【方论选录】

《成方便读》：此方治寒积之一法也。凡积之所成，无不由于正气之虚，故以参、甘以培其气，当归以养其血，使气血复其常度，则邪去而正乃不伤。病因寒起，故以姜、附之辛热，使其走者走，守者守，祛寒散结，纤悉无遗，而后硝、黄导之，由胃入肠，何患乎病不去哉？

【方歌】

温脾参附与干姜，甘草当归硝大黄；
寒热并行治寒积，脐腹绞结痛非常。

三物备急丸

《金匮要略》

【组成】大黄一两(3g)　干姜一两(3g)　巴豆一两，去皮心，熬，外研如脂(3g)

【用法】先捣大黄、干姜为末，研巴豆纳中，合治一千杵，用为散，蜜和丸亦佳，密器中贮之，勿令泄。用时以暖水，苦酒服大豆许三四丸，或不下，捧头起，灌令下咽，须臾当瘥；如未瘥，更与三丸，当腹中鸣，即吐下便瘥；若口噤，亦须折口灌之(现代用法：巴豆去油，共为散，成人每服 0.6～1.5g，小儿酌减，温开水送下；若口噤不开者，可用鼻饲法给药)。

【功用】攻逐寒积。

【主治】寒积腹痛。卒然心腹胀痛，痛如锥刺，气急口噤，大便不通。

【方解】本方治证由饮食不节，冷食积滞，阻结胃肠，或暴饮暴食之后，又复感寒邪，以致气机不行，甚则气机逆乱所为。此时非用大辛大热之品，不能开结散寒，非用急攻峻下之品，不能祛其积滞。方中巴豆辛热峻下，“推荡脏腑，开通闭塞”，为君药。干姜性味辛温，温中兼能散结，助巴豆辛热峻下，攻逐肠胃冷积，为臣药。大黄苦寒泻下，荡涤肠胃积滞，推陈致新，且能监制巴豆辛热之毒，为佐使。三药合用，力猛效捷，为温下之峻剂。

方中巴豆大辛大热，毒性较大，对胃肠的刺激极强，须根据病情的轻重，适当掌握用量。服后若泻下过多，可服冷粥止之；若不下或下之过少，可服热粥助泻，若仍下之不快，病情不减，可适当加量。本方药峻力猛，以备暴急寒实之证应用，正如《医方集解》说：“三药峻厉，非急莫施，故曰备急。”

【运用】

1. 本方为寒实冷积、暴急之证而设。临床以卒然心腹胀痛、大便不通、苔白、脉沉实为辨证要点。孕妇、年老体弱，以及暑热时疫所致的心腹卒痛，均当忌用。

2. 本方可用于食物中毒、急性单纯性肠梗阻属寒实内结者。

【方论选录】

《古今名医方论》：柯韵伯曰：大便不通，当分阳结、阴结。阳结有承气、更衣之剂，阴结又制备急之方。《金匮》用此治中恶，当知寒邪卒中者宜之，若用于温暑热邪，速其死矣。是方允为阴结者立，干姜散中焦寒邪，巴豆逐肠胃冷积，大黄通地道，又能解巴豆毒。是有制之师也，乃仿仲景白散而加峻者与！白散治寒结在胸，故用桔梗佐巴豆，为吐、下两解法；此寒结肠胃，故用大黄佐姜、巴，以直攻其寒。世徒知有温补法，而不知有温下之治，所以但讲虚寒，不议及寒实也。

【方歌】

三物备急巴豆研，干姜大黄不需煎；

猝然腹痛因寒积，速投此方急救先。

第三节 润　下

本类方剂有润肠通便作用，适用于肠燥津枯，或年老精亏，或产后血虚，或素体火盛，胃肠干燥所致大便秘结之证。常以润下药如火麻仁等为主与寒下药组成，代表方如麻子仁丸；若因于肾气虚弱或病后虚损，关门不利所致者，则宜温补肾阳、润肠通便药如肉苁蓉、当归等为主组成，代表方如济川煎。

麻子仁丸

《伤寒论》

【组成】麻子仁二升(20g)　芍药半斤(9g)　枳实半斤(9g)　大黄一斤，去皮(12g)　厚朴一尺，炙，去皮(9g)　杏仁一升，去皮、尖，熬，别作脂(10g)

【用法】六味为末，炼蜜为丸，如梧桐子大，饮服十丸，日三服。渐加，以知为度(现代用法：丸剂，每次9g，每日2～3次；亦可按原方用量比例改用汤剂煎服，大黄后下)。

【功用】润肠泻热，行气通便。

【主治】脾约证。肠胃燥热，脾津不足，大便秘结，小便频数。

【方解】本方治证，《伤寒论》称为"脾约"。系肠胃燥热、脾津不足所致。脾为胃行其津液，今胃中燥热，脾受约束，津液不能四布，但输膀胱，故小便频数；燥热伤津，肠失濡润，则大便秘结。治宜润肠泻热，行气通便。方中重用麻子仁质润多脂、滋脾润肠、润燥通便为君。大黄苦寒泻热，攻积通便；杏仁润燥通便，善降肺气，肺气降则肠气通；芍药养阴敛津，柔肝理脾，共为臣药。枳实下气破结，厚朴行气除满，以加强降泄通便之力，为佐。使以蜂蜜润肠通便，调和诸药。

本方又名"脾约丸"，由小承气汤加麻子仁、芍药、杏仁、蜂蜜而成。虽亦用小承气汤泻肠胃之燥热积滞，但实际服量较小，更取质润多脂之麻仁、杏仁配以蜂蜜、白芍，既可益阴润燥以通便，又能减缓小承气汤攻伐之力，使下不伤正，且原方只服十小丸，以次渐加，都说明本方意在润肠泻热，而属缓下之剂。

【运用】

1. 本方为治疗肠胃燥热、脾津不足之"脾约"证的代表方。临床以大便秘结、小便频数、苔微黄为辨证要点。本方虽属润下，但方中含有攻下破滞之品，因此，孕妇及血虚便秘者均应慎用。

2. 本方常用于习惯性便秘、老人与产后便秘、痔疮术后便秘等属于胃热肠燥者。

【方论选录】

《医方考》：伤寒差后，胃强脾弱，约束津液不得四布，但输膀胱，致小便数而大便难者，主此方以通肠润燥。枳实、大黄、厚朴，承气汤也；麻仁、杏仁，润肠物也；芍药之酸，敛津液也。然必胃强者能用之，若非胃强，则承气之物在所禁也。

【方歌】

脾约别行麻仁丸，大黄枳朴蜜和团；

杏芍麻仁润下法，胃热津枯解便难。

济　川　煎

《景岳全书》

【组成】当归三至五钱(9～15g)　牛膝二钱(6g)　肉苁蓉酒洗去咸，二至三钱(6～9g)　泽泻一钱半(5g)　升麻五分至七分或一钱(3g)　枳壳一枚(3g)

【用法】水一盏半，煎七分，食前服(现代用法：作汤剂，水煎服)。

【功用】温肾益精，润肠通便。

【主治】肾虚便秘。大便秘结，小便清长，腰膝酸软，舌淡苔白，脉沉迟。

【方解】本方证因肾虚开合失司所致。肾主五液而司二便，肾虚精亏，开合失司，故大便秘结，小便清长；腰为肾之府，肾虚则腰膝酸软；舌淡苔白，脉沉迟均为肾虚之象。治宜温肾益精，润肠通便。方中肉苁蓉咸温润降，能温肾益精，暖腰润肠，为君药。当归养血润肠；牛膝补肾壮腰，善于下行，共为臣药。枳壳宽肠下气而助通便；升麻轻宣升阳，清阳得升，浊阴自降，有欲降先升之妙。泽泻入肾泻浊，与牛膝同用引药下行，同时与枳壳配伍，使浊阴降而大便得行。合而用之，成为温润通便之剂，是寓通于补之中，寓降于升之内，适用于老人肾虚及产后血虚之便秘。济者补益之意，川指津液而言，本方补肾而主津液以达通便之功，故名济川煎。

【运用】

1. 本方为治肾虚、津亏、便秘的代表方。临床以大便秘结、小便清长、腰膝酸软、舌淡苔白、脉沉迟为辨证要点。凡热邪伤津及阴虚者忌用。

2. 本方常用于习惯性便秘、老人与产后便秘等属于肾虚、津亏、肠燥者。

【方论选录】

《重订通俗伤寒论》：夫济川煎，注重肝肾，以肾主二便，故君以苁蓉、牛膝滋肾阴以通便也。肝主疏泄，故臣以当归、枳壳，一则辛润肝阴，一则苦泄肝气。妙在升麻升清气以输脾，泽泻降浊气以输膀胱，佐蓉、膝以成润利之功。

【方歌】

济川归膝肉苁蓉，泽泻升麻枳壳从；

肾虚津亏肠中燥，寓通于补法堪宗。

第四节　逐　　水

本类方剂具有攻逐水饮、消除水积的作用，适用于水饮壅盛于里之实证。症见胸胁引痛，或水肿腹胀，二便不利，脉沉实等。常用峻下逐水药如大戟、芫花、甘遂、牵牛子等为主组方。因其药性峻猛，有一定的毒性，故常须配伍养胃扶正之品如大枣等。代表方如十枣汤。

十枣汤

《伤寒论》

【组成】芫花熬　甘遂　大戟各等分

【用法】三药等分，各别捣为散。以水一升半，先煮大枣肥者十枚，取八合去渣，纳药末。强人服一钱匕，羸人服半钱，温服之，平旦服。若下少病不除者，明日更服，加半钱。得快下利后，糜粥自养(现代用法：三药等分为末，或装入胶囊，每次服1～2g，每日1次，于清晨空腹服，以大枣10枚煎汤送服。若下少可依前法酌加量服，得快下利后，糜粥自养)。

【功用】攻逐水饮。

【主治】悬饮。咳唾胸胁引痛，心下痞硬，干呕短气，头痛目眩，或胸背掣痛不得息，舌苔滑，脉沉弦；或水肿，一身悉肿，尤以下半身为重，腹胀喘满，二便不利。

【方解】水饮壅盛于里，停于胸胁，则咳唾胸胁引痛，甚则胸背掣痛不得息；水饮停于心下，则心下痞硬，干呕短气；饮邪上扰清阳，则头痛目眩；水饮溢泛肢体，则发水肿。此时，水气壅实，非一般化饮渗利之品所能胜任，当投峻剂攻逐，方可去其水饮。方中甘遂善行经隧络脉之水湿，大戟善泻脏腑之水邪，芫花善消胸胁伏饮痰癖。三药峻烈，各有专功，合而用之，攻逐水饮之功甚著。用大枣10枚煎汤送服，益脾缓中，防止逐水伤脾胃，并缓和诸药毒性，使邪去不伤正。

原方用法，值得注意：一是三药为散，大枣煎汤送服，因方中甘遂的有效成分难溶于水，故以散剂吞服疗效较好；二是从小量开始，且于清晨空腹服用，以免量大下多伤正，如服后下少，明日加量；三是服药得快利后，宜食糜粥以保养脾胃。

【运用】

1. 本方为攻逐水饮之峻剂。临床以咳唾胸胁引痛，或水肿腹胀，二便不利，脉沉弦为辨证要点。孕妇忌用。

2. 本方常用于渗出性胸膜炎、肝硬化腹水、肾性水肿，以及晚期血吸虫病所致的腹水等属于水饮壅盛、形气俱实者。

【方论选录】

《医方集解》：芫花、大戟性辛苦以逐水饮；甘遂苦寒，能直达水气所结之处，以攻决为用；三药过峻，故用大枣之甘以缓也，益土所以胜水，使邪从二便而出也。

《绛雪园古方选注》：攻饮汤剂，每以大枣缓甘遂、大戟之性者，欲其循经隧，不欲其竞走肠胃也，故不名其方而名法，曰十枣汤。芫花之辛，轻清入肺，直从至高之分去菀陈莝，以甘遂、大戟之苦，佐大枣甘而泄者缓攻之，则从心及胁之饮，皆从二便出矣。

《成方便读》：治太阳中风，表证已解，惟内蓄水邪，浩浩莫御，下利呕逆，汗出心下痞硬满引胁下痛者。此必素有伏饮在内，因病而激发所致。观其表证已解，则知不因误下，并非水热互结而成胃实之比。故不用大黄、芒硝荡热软坚，但以芫花、甘遂、大戟三味峻攻水邪之品直下之。然水邪所结，脾气必虚，故治水者，水先补脾，以土旺则自能胜水，脾健则始可运行，且甘缓制其峻下之性，此其用大枣之意欤！凡杂病水鼓证正不甚虚者，皆可用之。

【方歌】

十枣逐水效堪夸，大戟甘遂与芫花；
悬饮内停胸胁痛，大腹肿满用无差。

第五节　攻补兼施

本类方剂具有扶助正气、泻下实积的作用，适用于里实正虚之便秘之证。主要表现为腹满便秘而兼气血不足或阴津内竭者。此时不攻不能去其实，不补无以救其虚，惟有攻补兼施，邪正兼顾，方为两全。常用攻下药如大黄、芒硝等与补益药如人参、当归、生地黄、玄参等组成。代表方如黄龙汤等。

黄　龙　汤

《伤寒六书》

【组成】大黄(9～15g)　芒硝(6～9g)　枳实(6～9g)　厚朴(9～12g)　甘草(3～6g)　人参(6～9g)　当归(6～9g)(原书未注用量)

【用法】水二盏，姜三片，枣二枚，煎之后，再入桔梗煎一沸，热服为度(现代用法：上药加桔梗 3～6g、生姜 3～5 片、大枣 2～4 枚水煎，芒硝溶服)。

【功用】攻下热结，益气养血。

【主治】阳明腑实，气血不足证。自利清水，色纯青，或大便秘结，脘腹胀满，疼痛拒按，身热口渴，神疲少气，谵语甚或循衣撮空，神昏肢厥，舌苔焦黄或焦黑，脉虚。

【方解】本方原治热结旁流而兼气血两虚证，后世用治温病应下失下、邪实正虚者。邪热入里与肠中糟粕互结，故大便秘结，脘腹胀满疼痛拒按，身热口渴，舌苔焦黄或焦黑；或自利清水，色纯青，即"热结旁流"证；素体不足或里热实证误治耗伤气血，故见神疲少气，脉虚；热结入里，上扰神明可见谵语、肢厥、撮空等。此时邪实正虚，治宜攻下热结，益气养血。方中大黄、芒硝、枳实、厚朴(即大承气汤)攻下热结，荡涤胃肠实热积滞；人参、甘草、当归益气养血，扶正达邪，使攻不伤正。配伍桔梗开肺气以通肠胃，与大承气汤一升一降，寓降于升之中；生姜、大枣养胃和中。诸药合用，而成攻下扶正、邪正合治之良方。

【运用】

1. 本方为攻补兼施的代表方，又是治疗阳明腑实兼气血不足证的常用方。临床以便秘，或下利清水秽臭，脘腹胀满，身热口渴，神倦少气，苔焦黄，脉虚为辨证要点。

2. 本方常用于伤寒、副伤寒、流行性脑脊髓膜炎、老年性肠梗阻等属于阳明腑实而兼气血不足者。单纯性肠梗阻、细菌性痢疾、慢性肾炎尿毒症、慢性铅中毒、腹部手术后等属于阳明腑实而兼气血不足者，亦可用本方治之。

【方论选录】

《伤寒辨证》：虚人积结于内，攻之不行，乃肠胃枯竭之故，故节庵加人参、当归于承气汤中，助其气血，以建背城之功，即如参苏饮中用人参佐表药之义。

《重订通俗伤寒论》：此方为失下证，循衣撮空，神昏肢厥，虚极热盛，不下必死者立法。故用大承气汤急下以存阴。又用参、归、草、枣气血双补以扶正，此为气血两亏、邪正合治之良方。

《退思集类方歌括》：体质气血虚人，而得阳明胃实之症，或因病误治致虚，而燥屎犹未去者，不下则邪气壅实而死，下之又恐正气益虚而即脱。此方攻补兼施，庶几不犯虚虚之祸。曰黄龙者，大黄得人参为佐，则能神其功用，如龙得云助，升腾上下，莫能测其变化也。

【方歌】

黄龙枳朴与硝黄，参归甘桔枣生姜；
阳明腑实气血弱，攻补兼施效力强。

小 结

泻下剂按其功效之不同，分为寒下、温下、润下、攻补兼施、逐水五类。

1. **寒下** 大承气汤与小承气汤、调胃承气汤都有泻下泻热的功用，都可用于热结证。所不同者，大承气汤硝、黄与枳、朴并用，泻下泻热之力最强，属峻下热结之剂，主治阳明腑实证，痞、满、燥、实具备者；小承气汤不用芒硝，且厚朴用量较轻，属轻下热结之剂，主治阳明腑实证，痞、满、实较轻者；调胃承气汤虽硝、黄并用，但无枳、朴，且加入甘草，属缓下热结之剂，主治阳明腑实证，痞、满不甚者。大黄牡丹汤功专泻下瘀热，为治肠痈之主方。

2. **温下** 温脾汤、三物备急丸均有温里通便作用，均可用于里寒积滞证。所不同者，温脾汤兼有温补脾阳的作用，适于脾阳不足、寒积中阻之便秘腹痛者；三物备急丸专于寒实积滞，为治疗寒实冷积、心腹卒痛、大便不通之急救方剂。

3. **润下** 麻子仁丸、济川煎都有润肠通便的作用，都可用于燥结证。所不同者，麻子仁丸由润肠药与泻下药组成，故能泻下热结，适于肠胃燥热、脾津不足之脾约证；济川煎则以温润药组成，功能温肾益精，兼以润肠通便，适于肾虚便秘证。

4. **逐水** 十枣汤攻逐水饮之力甚著，攻逐中兼能扶正，适于水饮壅盛于里，邪盛而正未虚之悬饮、水肿等证。

5. **攻补兼施** 黄龙汤以攻下热结的大承气汤加益气养血之品，而成攻补兼施、邪正兼顾之剂，适于阳明腑实、气血不足之证。

思 考 题

1. 说明泻下剂的含义、适应范围、分类及使用时应注意的问题。
2. 试比较三承气汤在组成、主治及煎服法方面的异同，并作简要分析。
3. 简述十枣汤的用法及大枣在方中的配伍意义。
4. 温脾汤在配伍上有何特点？
5. 麻子仁丸与济川煎用药配伍的特点有何不同？
6. 试述大黄牡丹汤主治肠痈的机理。
7. 黄龙汤中为何配伍桔梗？
8. 三物备急丸使用时应注意哪些问题？

第九章 和　解　剂

凡具有和解少阳、调和肝脾、调和胃肠、表里双解等作用，治疗伤寒邪在少阳、肝脾不和、寒热错杂，以及表里同病的方剂，统称和解剂，属于“八法”中的“和法”。

和解剂原为伤寒邪入少阳而设，少阳属胆，位于半表半里，既不宜汗法，又不宜下法，更不能用吐法，惟有和解一法最为恰当。肝胆相表里，胆经发病会影响及肝，肝经发病亦会影响胆，并且肝胆发病又可影响及脾胃，导致肝脾不和；若中气虚弱，寒热互结，又可导致肠胃不和。此外，表证未除，里证又急者，仅治其表则里证不去，仅治其里则表邪不解，惟表里双解法最为贴切。因此，凡属治疗肝脾不和、寒热互结以及表里同病的方剂，也都列入和解剂的范围，所以本章方剂分为和解少阳、调和肝脾、调和寒热、表里双解等四类。

和方之治，和其不和也。故凡兼虚者，补而和之；兼滞者，行而和之；兼寒者，温而和之；兼热者，凉而和之；兼表者，散而和之；兼里者，攻而和之。凡邪在肌表，未入少阳，或邪已入里，阳明热盛者，皆不宜使用和解剂。脏腑极虚、气血不足之寒热亦不宜使用，以免延误病情。

第一节　和解少阳

和解少阳剂有和解少阳的作用，适用于伤寒邪在少阳证。症见往来寒热，胸胁苦满，口苦咽干，默默不欲饮食，目眩，脉弦等。常用柴胡或青蒿与黄芩相配伍为主组方，兼有气虚者，佐以益气扶正之品，并防邪陷入里；兼有湿邪者，佐以通利湿浊之品，导邪下泄。代表方如小柴胡汤、蒿芩清胆汤等。

小柴胡汤

《伤寒论》

【组成】柴胡半斤(24g)　黄芩三两(9g)　人参三两(9g)　甘草三两(9g)　半夏半升，洗(9g)　生姜三两，切(9g)　大枣十二枚，擘(4枚)

【用法】上七味，以水一斗二升，煮取六升，去渣，再煎，取三升，温服一升，日三服(现代用法：水煎温服)。

【功用】和解少阳。

【主治】

1. 伤寒少阳证。往来寒热，胸胁苦满，默默不欲饮食，心烦喜呕，口苦，咽干，目眩，舌苔薄白，脉弦者。

2. 妇人热入血室，经水适断，寒热发作有时，以及疟疾、黄疸等病而见有少阳证者。

【方解】本方为和解少阳的代表方剂。少阳经脉循胸布胁，位于太阳、阳明表里之间。伤寒邪犯少阳，病在半表半里，邪正相争，故往来寒热；足少阳之脉起于目锐眦，其支者下胸中，贯膈，络肝，属胆，循胁里，邪在少阳，经气不利，郁而化热，胆火上炎，而致胸胁苦满，心烦，口苦，咽干，目眩。胆热犯胃，胃失和降，气逆于上，故默默不欲饮食而喜呕。若妇人月经适断，感受风邪，邪热内传，热与血结，故经水不当断而断，寒热有时，此亦与少阳有关。治疗大法，邪在表者，当从汗解，邪入里者，则当清下；今伤寒邪在少阳，邪已离太阳之表，又未入阳明之里，则非汗、吐、下之所宜，只有和解一法为适宜。方中柴胡苦平，入肝胆经，透泄少阳之邪，并能疏泄气机之郁滞，使少阳半表之邪得以疏散，为君药。黄芩苦寒，清泄少阳半里之热，为臣药。柴胡之升散得黄芩之清泄而能和解少阳。胆气犯胃，胃失和降，故佐以半夏、生姜和胃降逆止呕；邪从太阳传入少阳，缘由正气本虚，故又佐以人参、大枣益气健脾，一者扶正以祛邪，一者益气以御邪内传。炙甘草助参、枣扶正，且调和诸药，为使药。本方配伍特点：以祛邪为主，兼顾正气；以和解少阳为主，兼和胃气，使邪气得解、枢机得利、脾胃调和，诸证自除。

少阳证服小柴胡汤，一般服药后不经汗出而病解，但也有药后得汗出而愈者，这是正复邪却、胃气和降所致。

若少阳病证经误治损伤正气，或患者素体正气不足，服用本方，可见先寒战后发热而汗出的"战汗"现象，此种情况属正盛邪却，但也应严密观察，防其虚脱。

【运用】

1. 本方为治伤寒少阳证的主方，又是和解少阳法代表方。临床以往来寒热、胸胁苦满、苔白、脉弦为辨证要点。《伤寒论》原文有"但见一证便是，不必悉具"一文，说明临床上只需抓住部分主证即可。因柴胡升散，芩、夏性燥，故阴虚血少者，不宜服用本方。

2. 本方常用于感冒、流行性感冒、疟疾、慢性肝炎、肝硬化、急慢性胆囊炎、胆结石、急性胰腺炎、胸膜炎、淋巴腺炎、中耳炎、急性乳腺炎、产褥热、睾丸炎、胆汁返流性胃炎、胃溃疡等属邪踞少阳、胆胃不和者。

【方论选录】

《古今名医方论》：程郊倩曰：方中柴胡以疏木，使半表之邪得从外宣；黄芩清火，使半里之邪得从内彻；半夏能开结痰，豁浊气以还清；人参能补久虚，滋肺金以融木；甘草和之，而更加姜枣助少阳生发之气，使邪无内向也。至若烦而不呕者，火成燥实而逼胸，故去人参、半夏，加栝楼实。渴者，燥已耗液而逼肺，故去半夏，加栝楼根。腹中痛，木气散入土中，胃阳受困，故去黄芩以安土，加芍药以戢木。胁下痞硬者，邪既留则木气实，故去大枣之甘而缓，加牡蛎之咸而软也。心下悸，小便不利者，土被侵则木气逆，故去黄芩之苦而伐，加茯苓之淡而渗也。不渴身有微热者，半表之寒尚滞于肌，故去人参加桂枝以解之。咳者，半表之寒凑于肺，故去参、枣加五味子，易生姜为干姜以温之，虽肺寒不减黄芩，恐干姜助热也。总之，邪在少阳，是表寒里热两郁不得升之故，小柴胡之治，所以升降浮沉则顺之也。

【方歌】

小柴胡汤和解功，半夏人参甘草从；
更用黄芩加姜枣，少阳为病此方宗。

蒿芩清胆汤

《重订通俗伤寒论》

【组成】青蒿脑钱半至二钱(4.5～6g) 淡竹茹三钱(9g) 仙半夏一钱半(4.5g) 赤茯苓三钱(9g) 青子芩一钱半至三钱(4.5～9g) 生枳壳一钱半(4.5g) 陈广皮一钱半(4.5g) 碧玉散(滑

石、甘草、青黛)包，三钱(9g)

【用法】水煎服。

【功用】清胆利湿，和胃化痰。

【主治】少阳湿热证。寒热如疟，寒轻热重，口苦膈闷，吐酸苦水，或呕黄涎而黏，甚则干呕呃逆，胸胁胀痛，小便黄少，舌红苔白腻，间现杂色，脉数而右滑左弦。

【方解】本方为治少阳胆热偏重，兼有湿热痰浊中阻之证。湿遏热郁，阻于少阳胆与三焦，三焦之气机不畅，胆中之相火乃炽，以致少阳枢机不利。胆经郁热偏重，故寒热如疟，寒轻热重，口苦膈闷，胸胁胀痛。胆热犯胃，液郁为痰，胃气上逆，故吐酸苦水，或呕黄涎而黏，甚则干呕呃逆。湿阻三焦，水道不畅，以致小便短少，其色黄赤。胆热及肝故舌红，胃浊上蒸则苔腻，脉数而右滑左弦为胆热兼有痰浊之征。治宜清胆利湿，和胃化痰。方中青蒿苦寒芳香，清透少阳邪热；黄芩苦寒，善清胆热，兼能燥湿，两药合用，既可内清少阳湿热，又能透邪外出，共为君药。竹茹甘凉，善清胆胃之热，化痰止呕；半夏燥湿化痰，和胃降逆，两药相协，以加强化痰止呕之功；枳壳下气宽中，除痰消痞；陈皮理气化痰，宽胸畅膈，共为臣药。碧玉散、赤茯苓清热利湿，导邪从小便而出，为佐药。综合全方，可使胆热清，痰湿化，气机畅，胃气和。

本方与小柴胡汤均属和解少阳之剂，均可治寒热往来，但主治效用有别。小柴胡汤为半表半里证的代表方，配伍以"和解"为中心，兼以扶正祛邪；本方主治胆胃湿热痰浊阻滞之证，配以清热、利湿、化痰为主，无益气扶正之功，且所治寒热往来，有寒轻热重的特点。

【运用】

1. 本方为治疗少阳湿热证，属热重于湿的代表方。临床以寒热如疟、寒轻热重、胸膈胀闷、吐酸苦水、舌红苔腻、脉弦滑数为辨证要点，亦可用于暑湿时邪所致之疟疾。

2. 本方常用于肠伤寒、急性胆囊炎、急性黄疸性肝炎、胆汁返流性胃炎、肾盂肾炎、疟疾、盆腔炎、钩体病等属于少阳胆与三焦湿遏热郁者。

【方论选录】

《重订通俗伤寒论》：足少阳胆与手少阳三焦合为一经，其气化一寄于胆中以化水谷，一发于三焦以行腠理。若受湿遏热郁，则三焦之气机不畅，胆中之相火乃炽。故以蒿、芩、竹茹为君，以清泄胆火；胆火炽，必犯胃而液郁为痰，故臣以枳壳、二陈和胃化痰；然必下焦之气机通畅，斯胆中之相火清和，故又佐以碧玉，引相火下泄；使以赤苓，俾湿热下出。均从膀胱而去。此为和解胆经之良方，凡胸痞作呕、寒热如疟者，投无不效。

【方歌】

蒿芩清胆枳竹茹，陈夏茯苓加碧玉；

热轻寒重痰挟湿，胸痞呕恶总能除。

第二节　调和肝脾

调和肝脾剂，适用于肝脾不和之证。其证多因肝气郁结，或是脾虚不充，肝木乘脾之肝脾失调证，症见胸胁或脘腹胀痛，神疲食少，泄泻腹痛，月经不调，手足不温等。常用疏肝理气药如柴胡、枳壳、陈皮等，与健脾药如白术、茯苓、甘草等配伍组方。代表方如四逆散、逍遥散、痛泻要方等。

四 逆 散

《伤寒论》

【组成】甘草炙　枳实破，水渍，炙干　柴胡　芍药各十分(6g)

【用法】上四味，捣筛，白饮和，服方寸匕，日三服(现代用法：水煎服)。

【功用】透邪解郁，疏肝理气。

【主治】

1. 阳郁厥逆证。手足不温，或腹痛，或泄利下重，脉弦。

2. 肝脾不和证。胁肋胀闷，脘腹疼痛，脉弦等。

【方解】本方在《伤寒论》中治"少阴病，四逆"。其证缘由外邪传经入里，气机为之郁遏，不得疏泄，导致阳气内郁，不能达于四末，而见手足不温。或由于肝脾不和，肝气郁滞，脾土不运导致阳气不能敷布于四肢而为厥逆。但此种"四逆"与阳衰阴盛的四肢厥逆有本质的不同。正如李中梓云："此证虽云四逆，必不甚冷，或指头微温，或脉不沉微，乃阴中涵阳之证，惟气不宣通，是为逆冷。"故治宜透邪解郁、疏肝理气为法。方中取柴胡入肝胆经，升发阳气，疏肝解郁，透邪外出为君药。白芍敛阴养血柔肝为臣，合柴胡以敛阴和阳，条达肝气，使柴胡升散而无耗阴伤血之弊；又善缓急止痛。佐以枳实理气解郁，泄热破结，合柴胡一升一降，加强疏畅气机之功，并奏升清降浊之效；合芍药又能理气和血，使气血调和。使以甘草调和诸药，益脾和中，合芍药又可缓急止痛。四药组合共奏透邪解郁、疏肝理脾之效，使邪去郁解，气血调和，清阳得升，四逆自愈。由于本方具有疏肝理脾的作用，所以后世常以本方加减治疗肝脾不和之证。

【运用】

1. 本方原治阳郁厥逆证，后世多用做疏肝理脾的基础方，常用于肝胆气郁而致的四逆，或肝脾不和所致的脘腹疼痛。临床以手足不温，或胁肋、脘腹疼痛，脉弦为辨证要点。

2. 本方常用于慢性肝炎、胆囊炎、胆石症、胆道蛔虫症、肋间神经痛、急性乳腺炎、胃溃疡、胃炎、附件炎、输卵管阻塞等属于肝胆气郁、肝脾不和者。雷诺病、癔病、神经官能症、经前紧张症、多发性神经炎等见有手足不温属于阳气内郁者，亦可用本方治疗。

【方论选录】

《医宗金鉴·订正伤寒论注》李中梓曰：按少阴用药，有阴阳之分。如阴寒而四逆者，非姜、附不能疗。此证虽云四逆，必不甚冷，或指头微温，或脉不沉微，乃阴中涵阳之证，惟气不宣通，是以逆冷。故以柴胡凉表，芍药清中，此本肝胆之剂，而少阴用之者，为水木同源也。以枳实利七冲之门，以甘草和三焦之气，气机宣通，而四逆可痊矣。

【方歌】

四逆散里有柴胡，枳实芍药甘草须；
此是阳郁成厥逆，疏和抑郁厥自除。

逍 遥 散

《太平惠民和剂局方》

【组成】甘草微炙赤，半两(15g)　当归去苗，锉，微炒　茯苓去皮，白者　芍药　白术　柴胡去苗，各一两(30g)

【用法】上为粗末，每服二钱，水一大碗，烧生姜一块切破，薄荷少许，同煎至七分，去渣热服，不拘时候（现代用法：共为散，每服6～9g，煨姜、薄荷少许，共煎汤温服，日3次。亦可作汤剂，水煎服，用量按原方比例酌减。亦有丸剂，每服6～9g，日服2次）。

【功用】疏肝解郁，养血健脾。

【主治】肝郁血虚脾弱证。两胁作痛，头痛目眩，口燥咽干，神疲食少，或往来寒热，或月经不调，乳房胀痛，脉弦而虚者。

【方解】肝性喜条达、恶抑郁，为藏血之脏，体阴而用阳。若情致不畅，肝木失其条达之性，则肝体失于柔和，以致肝郁血虚。足厥阴肝经"布胁肋，循喉咙，上入颃颡，连目系，上出额，与督脉会于巅"。肝郁血虚则两胁作痛，头痛目弦；郁而化火则口燥咽干。肝木为病易于传脾，脾胃虚弱则神疲食少。脾胃为营卫气血化生之源，脾胃虚弱则营卫受损，不能调和而致往来寒热。肝郁血虚脾弱，在妇女多见月经不调，乳房胀痛。治宜疏肝解郁、养血健脾之法。方中柴胡疏肝解郁，使肝气得以条达为君。白芍酸苦微寒，养血敛阴，柔肝缓急；当归甘辛苦温，养血和血，且气香可理气，归、芍合柴胡，补肝体而助肝用，使血和则肝和，血充则肝柔，共为臣药。肝病易于传脾，故以白术、茯苓、甘草益气健脾，既能实土以抑木，又能健脾以化生气血，共为佐药。用法中加薄荷少许疏散郁遏之气，透达肝经郁热；烧生姜降逆和中暖胃，且辛散达郁，亦为佐药。甘草尚能调和诸药，为使药。诸药合用，共成疏肝、养血、健脾之剂，可使肝郁得疏，血虚得养，脾弱得复，气血兼顾，肝脾同调，立法周全，组方严谨，故为调肝养血之名方。

【运用】

1. 本方为疏肝健脾的代表方，又是妇科调经的常用方。临床以两胁作痛、神疲食少、月经不调、舌淡苔白、脉弦而虚为辨证要点。

2. 本方常用于慢性肝炎、胆囊炎、胸膜炎、胰腺炎、胃肠神经官能症、胃及十二指肠溃疡、慢性胃炎、经前期紧张综合征、痛经、月经失调、乳腺小叶增生、更年期综合征等属于肝郁、脾弱、血虚者。

【方论选录】

《医宗金鉴·删补名医方论》：五脏苦欲补泻云：肝苦急，急食甘以缓之。盖肝性急善怒，其气上行则顺，下行则郁，郁则火动而诸病生矣。故发于上则头眩耳鸣，而或为目赤；发于中则胸满胁痛，而或作吞酸；发于下则少腹疼疝，而或溲溺不利；发于外则寒热往来，似疟非疟。凡此诸症，何莫非肝郁之象乎？而肝木之所以郁，其说有二：一为土虚不能升木也，一为血少不能养肝也。盖肝为木气，全赖土以滋培，水以灌溉。若中土虚，则木不升而郁；阴血少，则肝不滋而枯。方用白术、茯苓者，助土德以升木也；当归、芍药者，益荣血以养肝也；薄荷解热，甘草和中。独柴胡一味，一以为厥阴之报使，一以升发诸阳。经云：木郁则达之，遂其曲直之性，故名曰逍遥。若内热、外热盛者，加丹皮解肌热，炒栀清内热，此加味逍遥散之义也。

【附方】

加味逍遥散（《内科摘要》） 当归 芍药 茯苓 白术炒 柴胡各一钱（6g） 牡丹皮 山栀炒 甘草炙，各五分（3g） 水煎服。功用：养血健脾，疏肝清热。主治：肝郁血虚生热证。或烦躁易怒，或自汗盗汗，或头痛目涩，或颊赤口干，或月经不调，少腹胀痛，或小便涩痛，舌红苔薄黄，脉弦虚数。

本方是在逍遥散的基础上加牡丹皮、栀子而成，故又名丹栀逍遥散、八味逍遥散。因肝郁血虚日久，则生热化火，此时逍遥散已不足以平其火热，故加牡丹皮以清血中之伏火，炒山栀善清肝热，并导热下行。临床尤多用于肝郁血虚有热所致的月经不调，经量过多，日久不止，以及经期吐衄者。

【方歌】

逍遥散用当归芍，柴苓术草加姜薄；
肝郁血虚脾气弱，调和肝脾功效卓；
更有丹栀逍遥散，调经解郁清热着。

痛泻要方

《丹溪心法》

【组成】白术炒，三两(9g) 白芍药炒，二两(6g) 陈皮炒，一两五钱(4.5g) 防风一两(3g)

【用法】上细切，分作八服，水煎或丸服(现代用法：作汤剂，水煎服)。

【功用】补脾柔肝，祛湿止泻。

【主治】痛泻。肠鸣腹痛，大便泄泻，泻必腹痛，泄后痛减，舌苔薄白，脉两关不调，弦而缓者。

【方解】痛泻之证，系由土虚木乘，肝脾不和，脾受肝制，运化失常所致。《医方考》说："泻责之脾，痛责之肝；肝责之实，脾责之虚，脾虚肝实，故令痛泻。"其特点是泻必腹痛。治宜补脾柔肝，祛湿止泻。方中白术苦甘而温，健脾燥湿以治土虚，为君药。白芍酸寒，柔肝缓急止痛，与白术相配伍，于土中泻木，为臣药。陈皮辛苦而温，理气燥湿，醒脾和胃，为佐药。配伍少量防风，具升散之性，与术、芍相配伍，辛能散肝郁，香能舒脾气，且有胜湿以助止泻之功，又为脾经引经之药，故兼具佐使之功。四药组合，补脾胜湿以止泻，柔肝理气而止痛，使脾健肝和，痛泻自止。

【运用】

1. 本方为治肝脾不和之痛泻的要方。临床以肠鸣腹痛、大便泄泻、泻必腹痛、泻后痛减、脉左弦而右缓为辨证要点。

2. 本方常用于急性肠炎、肠易激综合征、溃疡性结肠炎等属于肝旺脾虚、运化失常者，其特点是泻必腹痛。

【方论选录】

《医方集解》：此足太阴、厥阴药也。白术苦燥湿，甘补脾，温和中；芍药寒泻肝火，酸敛逆气，缓中止痛；防风辛能散肝，香能舒脾，风能胜湿，为理脾引经要药；陈皮辛能利气，炒香尤能燥湿醒脾，使气行则痛止。数者皆以泻木而益土也。

【方歌】

痛泻要方用陈皮，术芍防风共成剂；
肠鸣泄泻腹又痛，治在泻肝与实脾。

第三节 调和寒热

调和寒热剂，适用于寒热互结于中焦、升降失常，而致心下痞满、恶心呕吐、肠鸣下利等症。常以辛温药与苦寒药如干姜、生姜、半夏、黄连、黄芩等为主组成方剂。代表方如半夏泻心汤。

半夏泻心汤

《伤寒论》

【组成】半夏半升，洗(12g)　黄芩　干姜　人参各三两(9g)　黄连一两(3g)　大枣十二枚，擘(4枚)　甘草三两，炙(9g)

【用法】上七味，以水一斗，煮取六升，去渣，再煮，取三升，温服一升，日三服(现代用法：水煎服)。

【功用】寒热平调，散结除痞。

【主治】寒热互结之痞证。心下痞，但满而不痛，或呕吐，肠鸣下利，舌苔腻而微黄。

【方解】此方所治之痞，原系小柴胡汤证误下，损伤中阳，外邪乘虚入内，以致寒热互结，而成心下痞。痞者，痞塞不通，上下不能交泰之谓。心下即胃脘，属脾胃病变。脾胃居中焦，为阴阳升降之枢纽，今中气虚弱，寒热互结，遂成痞证。此无形之邪气陷入于里，但未与有形之物相结成实，故但言痞满而不痛。中气既伤，升降失常，故上见呕吐，下则肠鸣下利。本方证病机较为复杂，既有寒热错杂，又有虚实相兼，以致中焦失和，升降失常。治宜调其寒热、益气和胃、散结除痞之法。方中以辛温之半夏为君，散结除痞，又善降逆止呕。臣以干姜之辛热，温中散寒；黄芩、黄连之苦寒，泄热除痞。以上四药相配伍，具有寒热平调、辛开苦降之用。然寒热互结，又缘于中虚失运，升降失常，故又以人参、大枣甘温益气，以补脾虚，合半夏有升有降，以复脾胃升降之机，为佐。使以甘草补脾和中而调诸药。综合全方，寒热互用以和其阴阳，苦辛并进以调其升降，补泻兼施以顾其虚实；使寒热得解，升降复常，则痞满呕利自愈。

本方即小柴胡汤去柴胡、生姜加黄连、干姜而成。变和解少阳之剂，而为调和寒热之方。后世师其法，随证加减，广泛应用于寒热错杂、升降失调诸证。

【运用】

1. 本方为治疗中气虚弱、寒热错杂、升降失常而致肠胃不和的常用方；又是体现调和寒热、辛开苦降治法的代表方。临床以心下痞满、呕恶泻利、苔腻微黄为辨证要点。若因食积或气滞所致的心下痞满，不宜使用。

2. 本方常用于急慢性胃肠炎、慢性结肠炎、慢性肝炎、早期肝硬化、胆囊炎、细菌性痢疾、口腔溃疡、妊娠恶阻等属于脾胃虚弱、寒热(或湿热)互结者。

【方论选录】

《医方考》：伤寒下之早，胸满而不痛者为痞，此方主之。伤寒自表入里，传至三阴，三阴亦有在经表证，如太阴有桂枝加芍药汤，少阴有麻黄附子细辛汤，厥阴有当归四逆汤之类。若不治其表，而用承气汤下之，则伤中气，而阴经之邪乘之矣。以既伤之中气而邪乘之，则不能升清降浊，痞塞于中，如天地不交而成否，故曰痞。泻心者，泻心下之邪也。姜、夏之辛，所以散痞气；芩、连之苦，所以泻痞热；已下之后，脾气必虚，人参、甘草、大枣所以补脾之虚。

【方歌】

半夏泻心配连芩，干姜枣草与人参；
寒热并用补兼泻，治在调阳与和阴。

第四节　表里双解

表里双解剂，适用于表里同病。表里同病有表寒里热、表热里寒，表实里虚、表虚里实，以及表里俱热、表里俱寒、表里俱实、表里俱虚等。根据具体病情，运用解表药与治里药组合成方。代表方如大柴胡汤、防风通圣散、葛根黄芩黄连汤、疏凿饮子等。

大柴胡汤

《金匮要略》

【组成】柴胡半斤(12g) 黄芩三两(9g) 芍药三两(9g) 半夏半升，洗(9g) 生姜五两，切(15g) 枳实四枚，炙(9g) 大枣十二枚，擘(4枚) 大黄二两(6g)

【用法】上八味，以水一斗二升，煮取六升，去渣，再煎，温服一升，日三服(现代用法：水煎温服)。

【功用】和解少阳，内泻热结。

【主治】少阳阳明合病。往来寒热，胸胁苦满，呕不止，郁郁微烦，心下痞硬，或心下满痛，大便不解或下利，舌苔黄，脉弦数有力。

【方解】本方即小柴胡汤去人参、甘草加大黄、枳实、芍药而成，亦是小柴胡汤与小承气汤两方加减合成，是以和解为主与泻下并用的方剂。小柴胡汤为治伤寒少阳病的主方，因兼阳明腑实，故去补气之人参、甘草，加大黄、枳实、芍药以治疗阳明热结之证。因此，本方主治少阳阳明合病，仍以少阳为主。证系少阳之邪未解，而入阳明化热成实所致。少阳之邪未解，故见往来寒热，胸胁苦满；里有郁热，热郁则烦，故见郁郁微烦；少阳之邪未解，胆气犯胃，胃失和降，且邪入阳明化热成实，腑气不通，胃气上逆，故呕不止。且烦、呕较小柴胡汤证为重。邪入阳明化热成实则心下痞，或心下满痛，大便秘结，苔黄，脉弦数有力。气滞于中，升降不利，里热下迫，清阳不升可见下利。在治法上，少阳病本当禁用下法，但与阳明腑实合病的情况下，就须表里兼顾。《医方集解》曰："少阳固不可下，然兼阳明腑实则当下。"方中重用柴胡为君，配臣药黄芩和解清热，以除少阳之邪。轻用大黄配枳实以内泻阳明热结，行气消痞，亦为臣药。芍药柔肝缓急止痛，伍大黄可治腹中实痛，伍枳实理气和血，以除心下急痛；半夏和胃降逆，配伍大量生姜，以治呕逆不止，共为佐药。大枣与生姜相配伍能和营卫而行津液，并调和诸药，为使药。如此配伍，既不悖于少阳禁下之旨，又可和解少阳，内泻热结，使少阳与阳明合病得以双解。因方中只用了承气汤中的枳、黄两物，其泻下之力已缓，又配伍了白芍、大枣则泻下之力更缓，故就其泻下而言，是为缓下之剂。正如《医宗金鉴·删补名医方论》所说："斯方也，柴胡得生姜之倍，解半表之功捷；枳、芍得大黄之少，攻半里之效徐，虽云下之，亦下中之和剂也。"然较小柴胡汤专于少阳一经者力量为大，名曰"大柴胡汤"。

【运用】

1. 本方为治疗少阳阳明合病的常用方。临床以往来寒热，胸胁苦满，心下满痛，呕吐，便秘或下利不畅，苔黄，脉弦数有力为辨证要点。

2. 本方常用于急性胆囊炎、急性胰腺炎、胆石症、胃及十二指肠溃疡、阑尾炎、细菌性痢疾、肠系膜淋巴结炎等属于少阳阳明合病者。

【方论选录】

《医宗金鉴·删补名医方论》：柴胡证在，又复有里，故立少阳两解法也。以小柴胡汤加枳实、芍药者，仍解其外以和其内也。去参、草者，以里不虚。少加大黄，以泻结热。倍生姜者，因呕不止也。斯方也，柴胡得生姜之倍，解半表之功捷；枳、芍得大黄之少，攻半里之效徐，虽云下之，亦下中之和剂也。

【方歌】

大柴胡汤用大黄，枳芩夏芍枣生姜；

少阳阳明同合病，和解攻里效无双。

葛根黄芩黄连汤

《伤寒论》

【组成】葛根半斤(15g)　甘草二两，炙(6g)　黄芩三两(9g)　黄连三两(9g)

【用法】上四味，以水八升，先煮葛根，减二升，内诸药，煮取二升，去渣，分温再服(现代用法：水煎服)。

【功用】解表清里。

【主治】协热下利。身热下利，胸脘烦热，口中作渴，喘而汗出，舌红苔黄，脉数或促。

【方解】本方证是因伤寒表证未解、邪陷阳明所致。外感表证初起，邪在太阳，理应解表。但表证未解，误用攻下，虚其里气，以致表热内陷阳明而下利不止，称为"协热下利"。此时表证未解，里热已炽，故身热，胸脘烦热，口中作渴；里热上蒸于肺则作喘，外蒸于皮肤则汗出；热邪内迫，大肠传导失司，故下利臭秽，肛门有灼热感；舌红苔黄，脉数，皆为里热偏盛之象。治宜外解肌表之邪，内清肠胃之热。方中葛根甘辛而平，入脾胃经，既能解表退热，又能升发脾胃之阳气以止下利，重用为君。臣以苦寒黄芩、黄连清热燥湿，厚肠止利。甘草甘缓和中，协调诸药，为佐使。四药合用，共成解表清里之剂。

原方先煎葛根，后纳诸药，《伤寒来苏集》谓其"解肌之力优而清中之气锐"。

本方功能解表清里，然从药物配伍作用来看，显然以清里热为主，由于葛根能清热升阳止利，汪昂称之"为治泻主药"，故本方对热泻、热痢，不论有无表证，皆可用之。

【运用】

1. 本方简称葛根芩连汤，为治热泻、热痢的常用方，无论有无表证，皆可运用。临床以身热下利、舌红苔黄、脉数为辨证要点。虚寒下利者忌用。

2. 本方常用于胃肠型感冒、肠伤寒、急性肠炎、细菌性痢疾等属于表热未解、里热甚者。

【方论选录】

《伤寒贯珠集》：邪陷于里者十之七，而留于表者十之三，其病为表里并受之病，故其治亦宜表里两解之法。葛根黄芩黄连汤，葛根解肌于表，芩、连清热于里，甘草则合表里而并和之耳。盖风邪初中，病为在表，一入于里，则变为热矣。故治表者，必以葛根之辛凉；治里者，必以芩、连之苦寒也。

【方歌】

葛根黄芩黄连汤，再加甘草共煎尝；

邪陷阳明成热痢，清里解表保安康。

防风通圣散

《宣明论方》

【组成】防风　川芎　当归　芍药　大黄　薄荷叶　麻黄　连翘　芒硝各半两(6g)　石膏　黄芩　桔梗各一两(12g)　滑石三两(20g)　甘草二两(10g)　荆芥　白术　栀子各二钱半(3g)

【用法】上为末，每服二钱，水一大盏，生姜三片，煎至六分，温服（现代用法：为粗末，每次 6g，加生姜三片，水煎服。或作汤剂，水煎服，用量按原方比例酌量增减）。

【功用】疏风解表，泻热通便。

【主治】风热壅盛、表里俱实证。憎寒壮热无汗，头目昏眩，目赤睛痛，口苦舌干，咽喉不利，涕唾稠黏，大便秘结，小便赤涩，舌苔黄腻，脉数有力。并治疮疡肿毒、肠风痔漏、鼻赤瘾疹等证。

【方解】本方所治之证乃由外感风邪、内有蕴热、表里皆实所致。外感风邪，邪正交争于表，故憎寒壮热无汗；风热上攻，以致头目昏眩，目赤睛痛；内有蕴热，则口苦舌干，咽喉不利，涕唾稠黏，便秘溲赤。治宜疏风解表，泻热通便。至于疮疡肿毒、肠风痔漏、鼻赤瘾疹等证，属风热壅盛所致者，亦可加减运用。方中麻黄、荆芥、防风、薄荷疏风解表，使外感风邪从汗而解；大黄、芒硝泻热通便，滑石、栀子清热利湿，使里热从二便分消。配伍石膏、黄芩、连翘、桔梗清热泻火解毒，以清肺胃之热。如此则上下分消，表里同治。火热之邪，灼血耗气，汗下并用，亦易伤正，故用芍药、当归、川芎养血和血；白术、甘草益气和中，其中大量甘草甘以缓之，又能调和诸药。合而成方，汗下清利四法俱备，上中下三焦并治。正如《王旭高医书六种·退思集类方歌注》所说："此为表里、气血、三焦通治之剂"，"汗不伤表，下不伤里，名曰通圣，极言其用之效耳"。

【运用】

1. 本方为治疗表里俱实证的代表方。临床以憎寒壮热无汗、口苦舌干、大便秘结、小便赤涩、舌苔黄腻、脉数有力为辨证要点。虚人及孕妇慎用。

2. 本方常用于感冒、头面部疖肿、急性结膜炎、腮腺炎、流行性脑炎、高血压、肥胖症、风湿热、斑疹伤寒、流行性出血热、习惯性便秘、痔疮等属于风热壅盛、表里俱实者。

【方论选录】

《医方考》：风热壅盛，表里三焦皆实者，此方主之。防风、麻黄，解表药也，风热之在皮肤者，得之由汗而泄；荆芥、薄荷，清上药也，风热之在巅顶者，得之由鼻而泄；大黄、芒硝，通利药也，风热之在肠胃者，得之由后而泄；滑石、栀子，水道药也，风热之在决渎者，得之由溺而泄。风淫于膈，肺胃受邪，石膏、桔梗，清肺胃也，而连翘、黄芩，又所以祛诸经之游火。风之为患，肝木主之，川芎、归、芍，和肝血也，而甘草、白术，又所以和胃气而健脾。

【方歌】

防风通圣大黄硝，荆芥麻黄栀芍翘；
甘桔芎归膏滑石，薄荷芩术力偏饶；
表里交攻阳热盛，外科疡毒总能消。

疏凿饮子

《济生方》

【组成】泽泻(12g) 赤小豆炒(15g) 商陆(6g) 羌活去芦(9g) 大腹皮(12g) 椒目(6g) 木通(6g) 秦艽去芦(9g) 槟榔(9g) 茯苓皮(15g)

【用法】上㕮咀，每服四钱，水一盏半，生姜五片，煎至七分，去渣，温服，不拘时候（现代用法：按证酌量，改汤剂，加姜五片，水煎服）。

【功用】泻下逐水，疏风发表。

【主治】阳水实证。遍身水肿，气喘，口渴，二便不利。

【方解】本方所主证候，乃水湿壅盛的阳水实证。水湿壅盛，外感风邪，表里俱病，故遍身水肿；水迫于肺，肺气上逆，则呼吸气急；水壅于里，三焦气机闭阻，肺气不降，腑气不通，则二便不利；水壅气结，津液不布，故口渴。治宜表里分消之法。方中商陆苦寒有毒，泻下逐水，通利二便，为君药。槟榔、大腹皮行气导水；茯苓皮、泽泻、木通、椒目、赤小豆利水祛湿，共为臣药，配合君药，使在里之水自二便而去。羌活、秦艽、生姜疏风发表，使在表之水从肌肤而泄，为佐药。诸药合用，逐水发表，内攻外散，犹如夏禹之疏江凿河，使壅盛于表里之水湿迅速分消，故有"疏凿"之名。

【运用】

1. 本方为治疗水湿壅盛、表里同病之阳水实证的常用方。临床以遍身水肿、气喘口渴、二便不利为辨证要点。阴水虚证及孕妇忌用。

2. 本方常用于急性肾炎属水湿壅盛、表里俱实者。

【方论选录】

《医方考》：遍身水肿，则外而肌肤，无一而不病矣；喘呼气急，烦渴，大小不利，则内而三焦，无一而不病矣。是方也，羌活、秦艽，疏表之药也，水邪之在表者，得之后汗而泄；泽泻、木通、腹皮、苓皮，渗利之药也，水邪之在里者，得之由溺而泄；商陆、槟榔，攻水之药也，水邪之壅塞者，得之由后而泄；赤小豆、椒目，燥湿之品也，水气之蒸溽者，得之以熯而竭。随在而分其势，病其不衰去乎？

【方歌】

疏凿饮子泻水方，木通泽泻与槟榔；
羌艽苓腹椒商陆，赤豆姜皮退肿良。

小　结

和解剂共选方10首，附方1首。按功用分为和解少阳、调和肝脾、调和肠胃、表里双解四类。

1. **和解少阳**　小柴胡汤为和解少阳的代表方，主治伤寒少阳病而致往来寒热、胸胁苦满、默默不欲饮食、心烦喜呕等症。蒿芩清胆汤清胆利湿，和胃化痰，主治湿热之邪郁阻少阳证，症见寒热如疟、寒轻热重、口苦膈闷、吐酸苦水、苔腻微黄等。

2. **调和肝脾**　四逆散有透邪解郁、疏肝理脾之功，主治阳气内郁而致手足不温，以及肝脾不和所致的胁肋脘腹疼痛等症。逍遥散治证由肝郁血虚及脾弱所致，而以肝郁血虚为主，其功疏肝解郁，养血健脾，主治两胁作痛、头痛目眩、神疲食少、月经不调等。痛泻要方补脾柔肝，而以治脾为主，主治脾虚肝旺所致的痛泻。

3. **调和肠胃**　半夏泻心汤寒热平调，消痞散结，主治中气虚弱、寒热错杂于中焦而致的痞、呕、利。

4. **表里双解**　大柴胡汤和解少阳，内泻热结，主治少阳阳明合病，以往来寒热，胸胁苦满，呕不止，心下痞硬或满痛，便秘，苔黄，脉弦数有力为主症。防风通圣散疏风解表，通里清热，主治风热壅盛、表里俱实之证。葛根芩连汤外解肌表之邪，内清肠胃之热，主治热利而表邪未解者。疏凿饮子于泻下逐水之中兼能疏风发表，适用于阳水实证、水湿泛溢表里而遍身尽肿者。

思 考 题

1. 小柴胡汤和大柴胡汤均能和解少阳，两方在组成、功用、主治方面有何不同？
2. 小柴胡汤和蒿芩清胆汤均能和解少阳，两方主治及功用有何不同？
3. 蒿芩清胆汤主治何证？试分析其配伍意义。
4. 败毒散、小柴胡汤、逍遥散三方均用柴胡，其作用有何不同？
5. 半夏泻心汤的主要配伍特点是什么？
6. 逍遥散与痛泻要方均为调和肝脾之剂，其配伍特点有何不同？怎样区别应用？
7. 葛根黄芩黄连汤的治法是表里双解而以清里为主，又何以重用葛根为君？
8. 痛泻要方中何以用酸收的芍药，方中防风的配伍意义为何？
9. 试分析四逆散主治证及方解。
10. 防风通圣散的配伍特点是什么？
11. 疏凿饮子主治阳水实证，方中为何用羌活、秦艽、生姜三味药？

第十章　清　热　剂

凡以清热药为主组成，具有清热、泻火、凉血、解毒等作用，治疗里热证的方剂，统称清热剂，属“八法”中的“清法”。

温、热、火三者异名同性，温盛为热，热极为火，其区别只是程度不同。

里热证的成因不外内生与外感两端，外感六淫，皆可入里化热；五志过极，脏腑偏胜，亦可化火；内伤久病，阴液耗损，虚热乃生。故凡属上述种种原因所引起的里热证，无论是属虚属实，在气在血，在脏在腑，皆是其适应范围。

因里热有在气分、血分、脏腑等的区别，有实热、虚热之分，有轻重缓急之殊，因此本章方剂按治法相应分为清气分热、清营凉血、清热解毒、清脏腑热、清虚热、清热祛暑等六类。

应用清热剂须注意以下事项：一是要辨别里热所在部位。若热在气而治血，则必将引邪深入；若热在血而治气，则无济于事。此即叶天士所谓“前后不循缓急之法，虑其动手便错”之理。二是辨别热证真假，勿为假象迷惑，若为真寒假热，不可误用寒凉。三是辨别热证的虚实，要注意屡用清热泻火之剂而热仍不退者，即如王冰所说“寒之不寒，是无水也”。此时当改用甘寒滋阴壮水之法，使阴复则其热自退。四是权衡轻重，量证投药。热盛而药量太轻，无异于杯水车薪；热微而用量太重，势必热去寒生；对于平素阳气不足，脾胃虚弱，外感之邪虽已入里化热，亦应慎用，必要时配伍醒脾和胃之品，以免伤阳碍胃。五是对于热邪炽盛，服清热剂入口即吐者，可于清热剂中少佐温热药，或采用凉药热服法，此即《素问·五常政大论》所说“治热以寒，温而行之”的反佐法。

第一节　清气分热

清气分热剂，适用于热在气分证。证见身热不恶寒，反恶热，多汗，口渴饮冷，舌红苔黄，脉数有力等。常用石膏、知母、麦门冬等寒凉药物组方。代表方如白虎汤、竹叶石膏汤。

白　虎　汤

《伤寒论》

【组成】石膏一斤，碎(50g)　知母六两(18g)　甘草二两，炙(6g)　粳米六合(9g)

【用法】上四味，以水一斗，煮米熟汤成，去滓，温服一升，日三服(现代用法：水煎服)。

【功用】清热生津。

【主治】气分热盛证。壮热面赤，烦渴引饮，汗出恶热，脉洪大有力。

【方解】伤寒化热内传阳明之经，或温邪由卫及气，皆能出现本证。里热炽盛，故壮热不恶寒；胃热津伤，乃见烦渴引饮；里热蒸腾，逼津外泄，则汗出；脉洪大有力为热盛于经所致。气分热盛，但未致阳明腑实，故不宜攻下；热盛津伤，又不能苦寒直折。惟以清热生津法最宜。

方中君药生石膏，辛甘大寒，功善清解，以除阳明气分之热。臣药知母，苦寒质润，一以助石膏清肺胃之热，一以滋阴润燥救已伤之阴津。石膏与知母相须为用，可增强清热生津之功。佐以粳米、炙甘草益胃生津，亦可防止大寒伤中之弊。炙甘草兼以调和诸药为使。四药相配，共奏清热生津、止渴除烦之功。

【运用】

1．本方为治阳明气分热盛证的基础方。以身大热、汗大出、口大渴、脉洪大为辨证要点。表证未解的无汗发热，口不渴者；脉见浮细或沉者；血虚发热脉洪不胜重按者；真寒假热的阴盛格阳证均不可误用。

2．本方常用于感染性疾病，如大叶性肺炎、流行性乙型脑炎，流行性出血热、牙龈炎以及小儿夏季热、糖尿病、风湿性关节炎等属气分热盛者。

【方论选录】

《医宗金鉴·删补名医方论》柯琴：阳明邪从热化，故不恶寒而恶热；热蒸外越，故热汗自出；热烁胃中，故渴欲饮水；邪盛而实，故脉滑，然犹在经，故兼浮也。盖阳明属胃，外主肌肉，虽有大热而未成实，终非苦寒之味所能治也。石膏辛寒，辛能解肌热，寒能胜胃火，寒性沉降，辛能走外，两擅内外之能，故以为君。知母苦润，苦以泻火，润以滋燥，故以为臣。用甘草、粳米调和于中宫，且能土中泻火，作甘稼穑，寒剂得之缓其寒，苦药得之平其苦，使沉降之性，皆得留连于味也，得二味为佐，庶大寒之品无伤损脾胃之虑也。煮汤入胃，输脾归肺，水精四布，大烦大渴可除矣。

《伤寒溯源集》：白虎汤，阳明胃热之药也……石膏辛寒，辛为金之味，寒乃金之性也，寒凉清肃，故以为君，知母辛苦性寒，入足阳明手太阴，泻肾火而滋化源，故以为佐，甘草缓其性也，粳米和中保胃气也。

【附方】

白虎加人参汤（《伤寒论》） 知母六两(18g) 石膏一斤，碎，绵裹(50g) 甘草二两，炙(6g) 粳米六合(9g) 人参三两(10g) 上五味，以水一斗，煮米熟汤成，去滓，温服一升，日三服。功用：清热益气生津。主治：气分热盛、气阴两伤证。汗、吐、下后，里热炽盛，而见四大症者；或白虎汤证见有背微恶寒，或饮不解渴，或脉浮大而芤，以及暑热病见有身大热属气津两伤者。

【方歌】

白虎汤用石膏偎，知母甘草粳米陪；
亦有加入人参者，躁烦热渴舌生苔。

竹叶石膏汤

《伤寒论》

【组成】竹叶二把(6g) 石膏一斤(50g) 半夏半升，洗(9g) 麦门冬一升，去心(20g) 人参二两(6g) 甘草二两，炙(6g) 粳米半升(10g)

【用法】上七味，以水一斗，煮取六升，去滓，内粳米，煮米熟，汤成去米，温服一升，日三服(现代用法：水煎温服)。

【功用】清热生津，益气和胃。

【主治】伤寒、温病、暑病余热未清，气津两伤证。身热多汗，心胸烦闷，气逆欲呕，口干喜饮，或虚烦不寐，舌红苔少，脉虚数。

【方解】本方证乃热病后期、余热未清、气津两伤、胃气不和所致。余热留恋气分，故见身热有汗不解、脉数；余热内扰，故心胸烦闷；口干、舌红、少苔是阴伤之兆；气短神疲，脉虚是气虚之证；治当清热生津，益气和胃。方中竹叶配石膏清透气分余热，除烦止渴为君。人参配麦冬补气养阴生津为臣。半夏降逆和胃以止呕逆为佐。甘草、粳米和脾养胃以为佐使。全方清热与益气养阴并用，祛邪扶正兼顾，清而不寒，补而不滞，为本方的配伍特点。

本方由白虎汤化裁而来。白虎汤证为热盛而正不虚，本证为热势已衰，余热未尽而气津两伤。热既衰且胃气不和，故去苦寒质润的知母，加人参、麦冬益气生津，竹叶除烦，半夏和胃。其中半夏虽温，但配入清热生津药中，是温燥之性去而降逆之用存，且有助于输转津液，使参、麦补而不滞，此善用半夏者也。

【运用】

1. 本方为治疗热病后期，余热未清、气阴耗伤的常用方。以身热多汗、气逆欲呕、烦渴喜饮、舌红少津、脉虚数为辨证要点。本方药物多清凉质润，如内有痰湿，或阳虚发热，均应忌用。

2. 本方常用于流脑后期、夏季热、中暑等属余热未清、气津两伤者。糖尿病的干渴多饮属胃热阴伤者，亦可应用。

【方论选录】

《医方集解》：竹叶、石膏之辛寒以散余热；人参、甘草、麦冬、粳米之甘平以益肺安胃，补虚生津；半夏之辛温以豁痰止呕，故去热而不损其真，导逆而能益其气也。

《伤寒论方解》：竹叶性寒而止烦热，石膏入阳明而清胃热，半夏益饮而止呕吐，人参补病后之虚，同麦冬而添胃中之津液，又恐寒凉损胃，故用甘草和之，而又以粳米助其胃气也。

【方歌】

竹叶石膏汤人参，麦冬半夏甘草灵；

甘草生姜兼粳米，暑烦热渴脉虚寻。

第二节　清营凉血

清营凉血剂，适用于邪热传营，或热入血分诸证。邪热传营见有身热夜甚，心烦不寐，时有谵语，斑疹隐隐，舌绛而干，脉数等。常以水牛角、生地黄等清营凉血药为主，热入营分配伍金银花、连翘等；热入血分配伍赤芍、牡丹皮等。代表方如清营汤、犀角地黄汤。

清　营　汤

《温病条辨》

【组成】犀角一两(水牛角代，90g)　生地黄五钱(15g)　元参三钱(9g)　竹叶心一钱(3g)　麦冬三钱(9g)　丹参二钱(6g)　黄连一钱五分(5g)　银花三钱(9g)　连翘二钱，连心用(6g)

【用法】上药，水八杯，煮取三杯，日三服(现代用法：汤剂，水牛角镑片先煎，后下余药)。

【功用】清营解毒，透热养阴。

【主治】热入营分证。身热夜甚，神烦少寐，时有谵语，目常喜开或喜闭，口渴或不渴，斑疹隐隐，脉细数，舌绛而干。

【方解】本方证乃邪热内传营分，耗伤营阴所致。邪热传营，伏于阴分，故身热夜甚，热扰心营，故神烦少寐，时有谵语；若邪热初入营分，气分热邪未尽，灼伤肺胃阴津，则必见身热口渴、苔黄燥；斑疹隐隐，乃热伤血络，血不循经，溢出脉外之征；舌绛而干，脉数，亦为热伤营阴之象。治宜咸寒清营解毒为主，辅以透热养阴。故方用苦咸寒之犀角（水牛角代）清解营分之热毒，为君药。热伤营阴，又以生地黄凉血滋阴，麦冬清热养阴生津，玄参滋阴降火解毒，三药共用，既可甘寒养阴保津，又可助君药清营凉血解毒，共为臣药。温邪初入营分，故用金银花、连翘、竹叶清热解毒，轻清透泄，使营分热邪有外达之机，促其透出气分而解，此即“入营犹可透热转气”之具体应用；黄连苦寒，清心解毒；丹参清热凉血，并能活血散瘀，可防热与血结。上述五味均为佐药。本方的配伍特点是以清营解毒为主，配以养阴生津和“透热转气”，使入营之邪透出气分而解，诸症自愈。

【运用】

1. 本方为治疗热邪初入营分证的常用方。以身热夜甚，神烦少寐，斑疹隐隐，舌绛而干，脉数为辨证要点。使用本方应注意舌诊，原著说：“舌白滑者，不可与也。”苔白滑为湿郁之象，禁用本方，以防滋腻而助湿留邪。

2. 本方常用于乙型脑炎、流行性脑脊髓膜炎、败血症、肠伤寒或其他热性病证属热入营分者。

【方论选录】

《成方便读》：方中犀角、黄连，皆入心而清火。犀角有轻灵之性，能解夫疫毒；黄连具苦降之质，可燥乎湿邪，二味为治温之正药。热犯心包，营阴受灼，故以生地、玄参滋肾水，麦冬养肺金，而以丹参领之入心，皆得遂其增液救焚之助。连翘、银花、竹叶三味，皆能内彻于心，外通于表，辛凉轻解，自可神安热退，邪自不留耳。

【方歌】

清营汤是鞠通方，热入心包营血伤；
角地银翘玄连竹，丹麦清热佐之良。

犀角地黄汤

《小品方》，录自《外台秘要》

【组成】犀角一两（水牛角代，90g）　生地黄半斤（24g）　芍药三分（12g）　牡丹皮一两（9g）

【用法】上药四味，㕮咀，以水九升，煮取三升，分三服（现代用法：作汤剂，水煎服，水牛角镑片先煎，余药后下）。

【功用】清热解毒，凉血散瘀。

【主治】

1. 热入血分证。身热谵语，斑色紫黑，舌绛起刺，脉细数。或喜忘如狂，漱水不欲咽，大便色黑易解等。

2. 热伤血络证。吐血、衄血、便血、尿血等，舌红绛，脉数。

【方解】本方治证由热毒炽盛于血分所致。心主血，又主神明，热入血分，一则热扰心神，致躁扰昏狂；二则热邪迫血妄行，致使血不循经，溢出脉外而发生吐血、衄血、便血、尿血等各部位之出血，离经之血留阻体内又可出现发斑、蓄血；三则血分热毒耗伤血中津液，血因津少而浓稠，运行涩滞，渐聚成瘀，故舌紫绛而干。此即不清其热则血不宁，不散其血则瘀不去，不滋其阴则火不熄，治当以清热解毒、凉血散瘀为法。方用苦咸寒之犀角为君，凉血清心而解热毒，臣以甘苦寒之生地黄，凉血滋阴生津，一可助犀角（水牛角代）清热凉血，又可止血；一以复已失之阴血。用苦微寒之赤芍与辛苦微寒之牡丹皮共为佐药，清热凉血，活血散瘀，可收化斑之功。四药相配，共成清热解毒、凉血散瘀之剂。本方配伍特点是凉血与活血散瘀并用，使热清血宁而无耗血动血之虑，凉血止血又无冰伏留瘀之弊。

本方与清营汤均以犀角（因其属濒危野生动物犀牛的角而不得入药，故临床以水牛角作替代品）、生地黄为主，以治热入营血证。但清营汤是在清热凉血中伍以金银花、连翘等轻清宣透之品，寓有“透热转气”之意，适用于邪初入营尚未动血之证；本方配伍赤芍、牡丹皮泄热散瘀，寓有“凉血散血”之意，用治热入血分而见耗血、动血之证 。

【运用】

1. 本方是治疗温热病热入血分证的常用方。以各种失血、斑色紫黑、神昏谵语、身热舌绛为辨证要点。本方寒凉清滋，对于阳虚失血、脾胃虚弱者应忌用。

2. 本方常用于重症肝炎、肝昏迷、弥漫性血管内凝血、尿毒症、过敏性紫癜、急性白血病、败血症等属血分热盛者。

【方论选录】

《医宗金鉴·删补名医方论》：热伤阳络则吐衄，热伤阴络则下血，是汤治热伤也。故用犀角清心去火之本，生地凉血以生新血，白芍敛血止血妄行，丹皮破血以逐其瘀。此方虽曰清火，而实滋阴；虽曰止血，而实去瘀，瘀去新生，阴滋火息，可为探本穷源之法也。

【附方】

化斑汤（《温病条辨》）　石膏一两（30g）　知母四钱（12g）　生甘草三钱（10g）　玄参三钱（10g）　犀角二钱（水牛角代 20g）　白粳米一合（9g）　水八杯，煮取三杯，日三服。滓再煮一盅，夜一服。功用：清气凉血。主治：气血均热。症见发热，或身热夜甚；外透斑疹，色赤，口渴，或不渴，脉数等。

犀角地黄汤、化斑汤同具清热凉血之功，不同点在于：犀角地黄汤用治热毒炽盛于血分之证，故用清热解毒、凉血散瘀之法，使热清血宁；化斑汤以清气凉血为主，用治气血均热、发热、发斑之证，较之犀角地黄汤在凉血、解毒、散瘀方面力有不足。

【方歌】

犀角地黄芍药丹，血热妄行吐衄斑；
蓄血发狂舌质绛，凉血散瘀病可痊。

第三节　清热解毒

清热解毒剂，适用于温疫、温毒、火毒及疮疡疔毒等证。若温疫热毒充斥内外，症见大热渴饮、谵语神昏、吐衄发斑、舌绛、唇焦等；温毒上攻头面，气血壅滞，症见头面红肿热痛、咽喉肿痛、舌苔黄燥等；三焦火毒炽盛，症见烦热、错语、吐衄发斑及外科的热毒痈疡等；热毒聚于胸膈，可见身热面赤、胸膈烦热、口舌生疮、便秘溲赤等症。代表方如黄连解毒汤、凉膈散、普济消毒饮、仙方活命饮。

黄连解毒汤

方出《肘后备急方》，名见《外台秘要》引崔氏方

【组成】黄连三两(9g)　黄芩　黄柏各二两(6g)　栀子十四枚，擘(9g)

【用法】上四味切，以水六升，煮取二升，分二服(现代用法：水煎服)。

【功用】泻火解毒。

【主治】三焦火毒证。大热烦躁，口燥咽干，错语不眠；或热病吐血、衄血；或热甚发斑，或身热下利，或湿热黄疸；或外科痈疡疔毒，小便黄赤，舌红苔黄，脉数有力。

【方解】本方证乃火毒充斥三焦所致。火毒炽盛，内外皆热，上扰神明，故烦热错语；血为热迫，则为吐衄；热伤络脉，则为发斑；热盛则津伤，故口燥咽干；热壅肌肉，则为痈肿疔毒；舌红苔黄，脉数有力，皆为火毒炽盛之证。治宜泻火解毒。方中以大苦大寒之黄连清泻心火为君，兼泻中焦之火。臣以黄芩清上焦之火。佐以黄柏泻下焦之火；栀子清泻三焦之火，导热下行，引邪热从小便而出。四药合用，苦寒直折，三焦之火邪去而热毒解，诸症可愈。

【运用】

1. 本方为苦寒直折、清热解毒的基础方。临床应用以大热烦躁、口燥咽干、舌红苔黄、脉数有力为辨证要点。本方为大苦大寒之剂，久服或过量易伤脾胃，非火盛者不宜使用。

2. 本方常用于败血症、脓毒血症、痢疾、肺炎、泌尿系感染、流行性脑脊髓膜炎、乙型脑炎以及感染性炎症等属热毒为患者。

【方论选录】

《成方便读》：治一切火邪，表里俱盛，狂躁烦心，口燥咽干，大热干呕，错语不眠，吐血，衄血，热盛发斑等证。汪讱庵曰：毒者，即火邪之盛也。邪入于阳则狂，心为热所扰则烦，躁则烦之盛也；口燥咽干，火盛津枯也；干呕者，热毒上冲也；错语者，热毒伤其神也；不眠者，热盛而阴不静也。至于吐衄、发斑等证，热攻入胃，逼血妄行也。此皆六淫火邪，充斥上下表里，有实无虚之证，故治法非缓剂可以了事者。黄芩清上焦之火，黄连清中焦之火，黄柏清下焦之火，栀子泻三焦之火，从心肺之分，屈曲下行，由小肠膀胱而出。盖四味皆大苦大寒之药，清其亢甚之火，而救其欲绝之水也，然非实热，不可轻投耳。

【方歌】

黄连解毒汤四味，黄芩黄柏栀子备；
躁狂大热呕不眠，吐衄斑黄均可为。

凉膈散

《太平惠民和剂局方》

【组成】川大黄　朴硝　甘草炙，各二十两(9g)　山栀子仁　薄荷去梗　黄芩各十两(5g)　连翘二斤半(18g)

【用法】上药为粗末，每服二钱(6g)，水一盏，入竹叶七片，蜜少许，煎至七分，去滓，食后温服。小儿可服半钱，更随岁数加减服之。得利下，住服(现代用法：上药共为粗末，每服6～12g，加竹叶3g，蜜少许，水煎服，亦可作汤剂煎服)。

【功用】泻火通便，清上泄下。

【主治】上中二焦邪郁生热证。烦躁口渴，面赤唇焦，胸膈烦热，口舌生疮，睡卧不宁，谵语狂妄，或咽痛吐衄，便秘溲赤，或大便不畅，舌红苔黄，脉滑数。

【方解】本方证由脏腑积热、聚于胸膈所致，故以上、中二焦见证为主。热伤津液，则口渴、咽燥、唇焦；火性上炎，而见面红目赤、口舌生疮、咽痛吐衄；火热内扰心神，则见睡卧不宁，甚则谵语狂妄；燥热内结，故有便秘溲赤；舌红苔黄、脉滑数均为里热炽盛之象。故治宜清热、泻火、通便为法。方中连翘轻清透散，长于清热解毒，透散上焦之热，故重用以为君。配黄芩以清胸膈郁热；栀子通泻三焦，引火下行；大黄、芒硝泻火通便，以荡涤中焦燥热内结，共为臣药。薄荷清头目，利咽喉；竹叶清上焦之热，均为佐药。使以甘草、白蜜，既能缓和硝、黄峻泻之力，又能生津润燥，调和诸药。全方配伍，共奏泻火通便、清上泄下之功。

本方的配伍特点是清上与泻下并行，但泻下是为清泄胸膈郁热而设，所谓“以泻代清”，其意在此。

【运用】

1. 本方为治疗上、中二焦火热炽盛的常用方。以胸膈烦热、面赤唇焦、烦躁口渴、舌红苔黄、脉滑数为辨证要点。本方虽有通腑之功，但治疗目标在于胸膈烦热，而不在于热结便秘。因此，对于上、中二焦，邪郁生热而无便秘者亦可使用。

2. 本方常用于咽炎、口腔炎、急性扁桃体炎、胆道感染、急性黄疸型肝炎等属上、中二焦火热者。

【方论选录】

《成方便读》：若火之散漫者，或在里，或在表，皆可清之散之而愈。如挟有形之物，结而不散者，非去其结，则病终不痊。故以大黄、芒硝之荡涤下行者，去其结而逐其热。然恐结邪虽去，尚有浮游之火，散漫上中，故以黄芩、薄荷、竹叶清彻上中之火；连翘解散经络中之余火；栀子自上而下，引火邪屈曲下行，如是则有形无形上下表里诸邪，悉从解散。用甘草、生蜜者，病在膈，甘以缓之也。

【方歌】

凉膈硝黄栀子翘，黄芩甘草薄荷饶；
竹叶蜜煎疗膈上，中焦燥实服之消。

普济消毒饮

《东垣试效方》

【组成】黄芩酒炒　黄连酒炒，各五钱(15g)　陈皮去白　甘草生用　玄参　柴胡　桔梗各二钱(6g)　连翘　板蓝根　马勃　牛蒡子　薄荷各一钱(3g)　僵蚕　升麻各七分(2g)

【用法】上药为末，汤调，时时服之，或蜜拌为丸，噙化(现代用法：水煎服)。

【功用】清热解毒，疏风散邪。

【主治】大头瘟。恶寒发热，头面红肿焮痛，目不能开，咽喉不利，舌燥口渴，舌红苔白兼黄，脉浮数有力。

【方解】本方主治大头瘟(原书称大头天行)，乃感受风热疫毒之邪，壅于上焦，发于头面所致。风热疫毒上攻头面，气血壅滞，乃致头面红肿热痛，甚则目不能开；温毒壅滞咽喉，则咽喉红肿而痛；里热炽盛，津液被灼，则口渴；初起风热时毒侵袭肌表，卫阳被郁，正邪相争，故恶寒发热；舌苔黄燥、脉数有力均为里热炽盛之象。疫毒宜清解，风热宜疏散，故法当解毒散邪兼施而以清热解毒为主。方中重用酒连、酒芩清热泻火，祛上焦头面热毒为君。以牛蒡子、连翘、薄荷、僵蚕辛凉疏散头面风热为臣。玄参、马勃、板蓝根有加强清热解毒之功；配甘草、桔梗以清利咽喉；陈皮理气疏壅，以散邪热郁结，共为佐药。升麻、柴胡疏散风热，并引诸药上达头面，且寓“火郁发之”之意，功兼佐使之用。诸药配伍，共收清热解毒、疏散风热之功。

【运用】

1. 本方为治疗大头瘟的常用方剂。以头面红肿焮痛、恶寒发热、舌红苔白兼黄、脉浮数为辨证要点。

2. 常用于丹毒、腮腺炎、急性扁桃体炎、淋巴结炎伴淋巴管回流障碍等属风热邪毒为患者。

【方论选录】

《医方集解》：此手太阴、少阴、足少阳、阳明药也。芩、连苦寒，泻心肺之热为君；玄参苦寒，橘红苦辛，甘草甘寒，泻火补气为臣；连翘、薄荷、鼠黏辛苦而平，蓝根甘寒，马勃、僵蚕苦平，散肿消毒定喘为佐；升麻、柴胡苦平，行少阳、阳明二经之阳气不得伸；桔梗辛温为舟楫，不令下行，为载也。

【方歌】

普济消毒芩连黍，玄参甘桔蓝根侣；

升柴马勃连翘陈，僵蚕薄荷为末咀。

仙方活命饮

《校注妇人良方》

【组成】白芷六分(3g)　贝母　防风　赤芍药　当归尾　甘草节　皂角刺炒　穿山甲炙　天花粉　乳香　没药各一钱(6g)　金银花　陈皮各三钱(9g)

【用法】用酒一大碗，煎五七沸服(现代用法：水煎服，或水酒各半煎服)。

【功用】清热解毒，消肿溃坚，活血止痛。

【主治】阳证痈疡肿毒初起。红肿焮痛，或身热凛寒，苔薄白或黄，脉数有力。

【方解】本方主治疮疡肿毒初起而属阳证者。阳证痈疡多为热毒壅聚、气滞血瘀痰结而成。热毒壅聚，营气郁滞，气滞血瘀，聚而成形，故见局部红肿热痛；邪正交争于表，故身热凛寒；正邪俱盛，相搏于经，则脉数有力。阳证痈疮初起，治宜清热解毒为主，配合理气活血、消肿散结为法。方中金银花性味甘寒，最善清热解毒疗疮，故重用为君。然单用清热解毒，则气滞血瘀难消，肿结不散，又以当归尾、赤芍、乳香、没药、陈皮行气活血通络，消肿止痛，共为臣药。更用辛散的白芷、防风相配，通滞而散其结，使热毒从外透解；气机阻滞每可导致液聚成痰，故配用贝母、花粉清热化痰散结，可使脓未成即消；穿山甲、皂角刺通行经络，透脓溃坚，可使脓成即溃，均为佐药。甘草清热解毒，并调和诸药；煎药加酒者，借其通瘀而行周身，助药力直达病所，共为佐使。诸药合用，共奏清热解毒、消肿溃坚、活血止痛之功。

本方以清热解毒、活血化瘀、通经溃坚诸法为主，佐以透表、行气、化痰散结，其药物配伍较全面地体现了外科阳证疮疡内治消法的配伍特点。

【运用】

1. 本方是治疗热毒痈肿的常用方，凡痈肿初起属于阳证者均可运用。以局部红肿焮痛，甚则伴有身热凛寒、脉数有力为辨证要点。脓未成者，服之可消，脓已成者，服之可溃。但只可用于痈肿未溃之前，若已溃，断不可用；本方性偏寒凉，阴证疮疡忌用；脾胃本虚、气血不足者均应慎用。

2. 本方常用于治疗化脓性炎症，如蜂窝织炎、化脓性扁桃体炎、乳腺炎、脓疱疮、疖肿、深部脓肿等属阳证、实证者。

【方论选录】

《古今名医方论》：罗美曰：此疡门开手攻毒之第一方也。经云：营气不从，逆于肉理。故痈疽之发，未有不从营气之郁滞，因而血结痰滞、蕴祟热毒为患。治之之法，妙在通经之结，行血之滞，佐之以豁痰理气解毒。是方穿山甲以攻坚，皂刺以达毒所；白芷、防风、陈皮通经理气而疏其滞；乳香定痛和血，没药破血散结；赤芍、归尾以祛血热而行之，以破其结；佐以贝母、花粉、金银花、甘草，一以豁痰解郁，一以散毒和血，其为溃坚止痛宜矣。然是方为营卫尚强，中气不亏者设。若脾胃素弱，营卫不调，则有托里消毒散之法，必须斟酌而用。

【附方】

五味消毒饮（《医宗金鉴》） 金银花三钱（20g） 野菊花 蒲公英 紫花地丁 紫背天葵子各一钱二分（15g） 水一盅，煎八分，加无灰酒半盅，再滚二三沸时，热服，被盖出汗为度。功用：清热解毒，消散疔疮。主治：疔疮初起，发热恶寒，疮形如粟，坚硬根深，状如铁钉，以及痈疡疖肿，红肿热痛，舌红苔黄，脉数。

仙方活命饮、五味消毒饮均为阳证疮疡的常用方，均有清热解毒之功。不同点在于：仙方活命饮为痈肿初起的要方，除清热解毒外，还配伍疏风活血、软坚散结之品，功能清热解毒，消肿溃坚，活血止痛；五味消毒饮重在清热解毒而消散疔毒。

仙方活命饮与普济消毒饮均属清热解毒方剂。但普济消毒饮所治为大头瘟，系肿瘤发于头面者，以清热解毒、疏风散邪为法，并佐以升阳散火，发散郁热；本方则通治阳证肿毒，于清热解毒中，伍以行气活血、散结消肿之品，对痈疮初起更宜。

【方歌】

仙方活命金银花，防芷归陈草芍加；
贝母花粉兼乳没，穿山角刺酒煎佳；
一切痈毒能溃散，溃后忌服用勿差。

第四节 清脏腑热

清脏腑热剂，适用于邪热偏盛于某一脏腑所产生的火热证。代表方如导赤散、龙胆泻肝汤、泻白散、清胃散、芍药汤、白头翁汤等。

导 赤 散

《小儿药证直诀》

【组成】生地黄 木通 生甘草梢各等分（6g）

【用法】上药为末，每服三钱（9g），水一盏，入竹叶同煎至五分，食后温服（现代用法：水煎服，用量按原方比例酌情增减）。

【功用】清心利水养阴。

【主治】心经火热证。心胸烦热，口渴面赤，意欲饮冷，以及口舌生疮；或心热移于小肠，小便赤涩刺痛，舌红，脉数。

【方解】本方证乃心经热盛或移于小肠所致。心火循经上炎，而见心胸烦热、面赤、口舌生疮；火热内灼、阴液被耗，故见口渴、意欲饮冷；心与小肠相表里，心热下移小肠，泌别失职，乃见小便赤涩刺痛；舌红、脉数，均为内热之象。心火上炎而又阴液不足，故治法不宜苦寒直折，而宜清心与养阴兼顾，利水以导热下行，使蕴热从小便而泄。方中生地黄凉血滋阴以制心火；木通上清心经之火，下导小肠之热，两药相配，滋阴制火而不恋邪，利水通淋而不伤阴，共为君药。竹叶清心除烦，淡渗利窍，导心火下行，为臣药。生甘草梢清热解毒，尚可直达茎中而止痛，并能调和诸药，为方中佐使。四药合用，共收清热、利水、养阴之效。

【运用】

1. 本方为治心经火热证的常用方，又是体现清热、利水、养阴治法的基础方。以心胸烦热、口渴、口舌生疮或小便赤涩、舌红脉数为辨证要点。方中木通苦寒，生地黄阴柔寒凉，故脾胃虚弱者慎用。

2. 本方常用于口腔炎、鹅口疮、小儿夜啼等属心经有热者；急性泌尿系感染属下焦湿热者，亦可加减治之。

【方论选录】

《医宗金鉴·删补名医方论》：心与小肠为表里也，然所见口糜舌疮，小便黄赤，茎中作痛，热淋不利等证，皆心移热于小肠之证。故不用黄连直泻其心，而用生地滋肾凉心，木通通利小肠，佐以甘草梢，取易泻最下之热，茎中之痛可除，心经之热可导也。此则水虚火不实者宜之，以利水而不伤阴，泻火而不伐胃也。若心经实热，须加黄连、竹叶，甚者更加大黄，亦釜底抽薪之法也。

【方歌】

导赤生地与木通，草梢竹叶四般攻；

口糜淋痛小肠火，引热同归小便中。

龙胆泻肝汤

《医方集解》

【组成】龙胆草酒炒(6g)　黄芩炒(9g)　泽泻(12g)　木通(6g)　当归酒炒(3g)　栀子酒炒(9g)　生地黄酒炒(9g)　柴胡(6g)　生甘草(6g)　车前子(9g)(原著无用量)

【用法】水煎服，亦可制成丸剂，每服6～9g，日2次，温开水送下。

【功用】清泻肝胆实火，清利肝经湿热。

【主治】

1. 肝胆实火上炎证。头痛目赤，胁痛，口苦，耳聋，耳肿，舌红苔黄，脉弦数有力。

2. 肝经湿热下注证。阴肿，阴痒，筋痿，阴汗，小便淋浊，或妇女带下黄臭等，舌红苔黄腻，脉弦数有力。

【方解】本方证是由肝胆实火上炎或肝胆湿热循经下注所致。肝胆之火循经上炎则头部、耳目作痛，或听力失聪，旁及两胁则胁痛且口苦；湿热循经下注则为阴痒、阴肿、筋痿、阴汗；舌红苔黄腻，脉弦数有力皆为火盛及湿热之象。治宜清泻肝胆实火，清利肝经湿热。方中龙胆草大苦大寒，既能泻肝胆实火，又能利肝经湿热，故为君药。黄芩、栀子苦寒泻火、燥湿清热，加强君药泻火除湿之力，用以为臣。用渗湿泄热之泽泻、木通、车前子，导湿热从水道而去；肝乃藏血之脏，若为实火所伤，阴血亦随之消耗；且方中诸药以苦燥渗利伤阴之品居多，故用当归、生地黄养血滋阴，使邪去而阴血不伤，以上皆为佐药。火邪内郁，肝胆之气不舒，骤用大剂苦寒降泄之品，既恐肝胆之气被抑，又虑折伤肝胆生发之机，故又用柴胡疏畅肝胆之气，并能引诸药归于肝胆之经；甘草调和诸药，护胃安中。二药并兼佐使之用。本方的配伍特点是泻中有补，利中有滋，降中寓升，祛邪而不伤正，泻火而不伐胃，使火降热清，湿浊得利，循经所发诸症皆可相应而愈。

【运用】

1．本方为治肝胆实火上炎、湿热下注的常用方。以口苦溺赤、舌红苔黄、脉弦数有力为辨证要点。方中药多苦寒，易伤脾胃，故对脾胃虚寒和阴虚阳亢之证，皆非所宜。

2．本方常用于治疗顽固性偏头痛、头部湿疹、高血压、急性结膜炎、虹膜睫状体炎、外耳道疖肿、鼻炎、急性黄疸型肝炎、急性胆囊炎，以及泌尿生殖系炎症、急性肾盂肾炎、急性膀胱炎、尿道炎、外阴炎、睾丸炎、腹股沟淋巴腺炎、急性盆腔炎、带状疱疹等病属肝经实火、湿热者。

【方论选录】

《医宗金鉴·删补名医方论》：胁痛口苦，耳聋耳肿，乃胆经之为病也。筋痿阴湿，热痒阴肿，白浊溲血，乃肝经之为病也。故用龙胆草泻肝胆之火，以柴胡为肝使，以甘草缓肝急，佐以芩、栀、通、泽、车前辈大利前阴，使诸湿热有所以出也。然皆泻肝之品，若使病尽去，恐肝亦伤矣，故又加当归、生地补血以养肝。盖肝为藏血之脏，补血即所以补肝也。而妙在泻肝之剂，反作补肝之药，寓有战胜抚绥之义矣。

【方歌】

龙胆泻肝栀芩柴，生地车前泽泻偕；
木通甘草当归合，肝经湿热力能排。

左　金　丸

《丹溪心法》

【组成】黄连六两(9g)　吴茱萸一两(1.5g)

【用法】上药为末，水丸或蒸饼为丸，白汤下五十丸(6g)(现代用法：为末，水泛为丸，每服2～3g，温开水送服。亦可作汤剂，用量参考原方比例酌定)。

【功用】清泻肝火，降逆止呕。

【主治】肝火犯胃证。胁肋疼痛，嘈杂吞酸，呕吐口苦，舌红苔黄，脉弦数。

【方解】本方证是由肝郁化火、横逆犯胃、肝胃不和所致。肝之经脉布于胁肋，肝经自病则胁肋胀痛；犯胃则胃失和降，故嘈杂吞酸、呕吐口苦；舌红苔黄，脉象弦数乃肝经火郁之候。治宜清泻肝火为主，兼以降逆止呕。方中重用黄连为君，清泻肝火，使肝火得清，自不横逆犯胃；黄连亦善清泻胃热，胃火降则其气自和，一药而两清肝胃，标本兼顾。然气郁化火之证，纯用大苦大寒即恐郁结不开，又虑折伤中阳，故又少佐辛热之吴茱萸。既疏肝解郁，以使肝气条达，郁结得开；又反佐以制黄连之寒，使泻火而无凉遏之弊；既取其下气之用，以和胃降逆；又可引领黄连入肝经。如此一味而功兼四用，以为佐使。二药合用，共收清泻肝火、降逆止呕之效。

本方的配伍特点是辛开苦降，肝胃同治，泻火而不至凉遏，降逆而不碍火郁，相反相成，使肝火得清，胃气得降，则诸症自愈。

本方一名回令丸，《医方集解》又名萸连丸。

左金丸与龙胆泻肝汤，皆用于肝经实火、胁痛口苦等证。但左金丸主要用于肝经郁火犯胃之呕吐吞酸等证，有降逆和胃之功，而无清利湿热作用，泻火作用较弱；龙胆泻肝汤主要用于肝经实火上攻之目赤耳聋，或湿热下注之淋浊阴痒等症，有清利湿热之功，而无和胃降逆作用，泻火之力较强。

【运用】

1. 本方是治疗肝火犯胃、肝胃不和证的常用方。以呕吐吞酸、胁痛口苦、舌红苔黄、脉弦数为辨证要点。

2. 本方常用于胃炎、食道炎、胃溃疡等属肝火犯胃者。

【方论选录】

《古今名医方论》：胡天锡曰：此泻肝火之正剂。肝之治有数种，水衰而木无以生，地黄丸，乙癸同源是也；土衰而木无以植，参苓甘草散，缓肝培土是也；本经血虚有火，用逍遥散清火；血虚无水，用归脾汤养阴。至于补火之法，亦下同乎肾；而泻火之治，则上类乎心。左金丸独用黄连为君，从实则泻其子之法，以直折其上炎之势；吴茱萸从类相求，引热下行，并以辛温开其郁结，惩其捍格，故以为佐。然必本气实而土不虚者，庶可相宜。

【方歌】

左金连萸六一丸，肝经火郁吐吞酸；
再加芍药名戊己，热泻热痢服之安。

泻 白 散

《小儿药证直诀》

【组成】地骨皮　桑白皮炒，各一两(30g)　甘草炙，一钱(3g)

【用法】上药锉散，入粳米一撮，水二小盏，煎七分，食前服(现代用法：水煎服)。

【功用】清泻肺热，止咳平喘。

【方解】本方治肺有伏火郁热之证。火热郁结于肺，则气逆不降而为喘咳，肺热则外蒸于皮毛，故皮肤蒸热；此热不属于外感，乃伏热渐伤阴分所致，故热以午后尤甚，其特点是轻按觉热、久按若无，与阳明之蒸蒸发热、愈按愈盛者有别；舌红苔黄、脉象细数是热邪渐伤阴分之候。治宜清泻肺中郁热，平喘止咳。方中桑白皮清泻肺热，平喘止咳，故用以为君。地骨皮可助君药清降肺中伏火，为臣药。炙甘草、粳米养胃和中以扶肺气，共为佐使。四药合用，共奏泻肺清热、止咳平喘之功。

本方之特点是清中有润、泻中有补，既不是清透肺中实热以治其标，也不是滋阴润肺以治其本，而是清泻肺中伏火以消郁热。

【运用】

1. 本方是治疗肺热喘咳的常用方剂。以咳喘气急、皮肤蒸热、舌红苔黄、脉细数为辨证要点。本方药性平和，尤宜于正气未伤、伏火不甚者。风寒咳嗽或肺虚咳嗽者不宜使用。

2. 可用于小儿麻疹初期、肺炎或支气管炎等属肺中伏火郁热者。

【方论选录】

《医方集解》：此手太阴药也。桑白皮甘益元气之不足，辛泻肺气之有余，除痰止嗽。地骨皮寒泻肺中之伏火，淡泄肝肾之虚热，凉血退蒸。甘草泻火而益脾，粳米清肺而补胃，并能泻热从小便出。

【方歌】

泻白桑皮地骨皮，甘草粳米四般宜；

参茯知芩皆可入，肺热喘嗽此方施。

苇茎汤

《备急千金要方》

【组成】苇茎切，二升，以水二斗，煮取五升，去滓(60g)　薏苡仁半升(30g)　瓜瓣半升(24g)　桃仁三十枚(9g)

【用法】㕮咀，内苇汁中，煮取二升，服一升，再服，当吐如脓(现代用法：水煎服)。

【功用】清肺化痰，逐瘀排脓。

【主治】肺痈，热毒壅滞，痰瘀互结证。身有微热，咳嗽痰多，甚则咳吐腥臭脓血，胸中隐隐作痛，舌红苔黄腻，脉滑数。

【方解】本方所治之肺痈是由热毒壅肺、痰瘀互结所致。痰热壅肺、气失清肃则咳嗽痰多；邪热犯肺，伤及血脉，致热壅血瘀，若久不消散则血败肉腐，乃成肺痈；痈脓溃破，借口咽而出，故咳吐腥臭黄痰脓血；痰热瘀血，互阻胸中，因而胸中隐痛；舌红苔黄腻，脉滑数皆痰热内盛之象。治当清肺化痰，逐瘀排脓。方中苇茎甘寒轻浮，善清肺热，为肺痈必用之品，故用以为君。瓜瓣清热化痰，利湿排脓，与苇茎配合则清肺宣壅，涤痰排脓；薏苡仁甘淡微寒，上清肺热而排脓，下利肠胃而渗湿，二者共为臣药。桃仁活血逐瘀，可助消痈，是为佐药。方仅四药，结构严谨，药性平和，共具清热化痰、逐瘀排脓之效。

本方为治疗肺痈之良方，历代医家甚为推崇。不论肺痈之将成或已成皆可使用。方中苇茎一药，现代临床上多用芦根，而鲜用茎者，是古今用药习惯不同使然。方中瓜瓣一药，《张氏医通》认为："瓜瓣即甜瓜子。"后世常以冬瓜子代瓜瓣，因其功用近似。

【运用】

1. 本方为治肺痈的常用方剂，不论肺痈之将成或已成，均可使用本方。以胸痛、咳嗽、吐腥臭痰或吐脓血、舌红苔黄腻、脉数为辨证要点。

2. 本方常用于肺脓肿、大叶性肺炎、支气管炎、百日咳等属肺热痰瘀互结者。

【方论选录】

《成方便读》：是以肺痈之证，皆由痰血火邪互结胸中，久而成脓所致。桃仁、甜瓜子皆润降之品，一则行其瘀，一则化其浊。苇茎退热而清上；薏苡除湿而下行。方虽平淡，其散结通瘀、化痰除热之力，实无所遗。以病在上焦，不欲以重浊之药重伤其下也。

【方歌】

苇茎汤方出千金，桃仁薏苡冬瓜仁；

肺痈痰热兼瘀血，化浊排脓病自宁。

清胃散

《脾胃论》

【组成】生地黄　当归身各三分(6g)　牡丹皮半钱(9g)　黄连六分(6g)，夏月倍之　升麻一钱(9g)

【用法】上药为细末，都作一服，水一盏半，煎至七分，去滓，放冷服之(现代用法：作汤剂，水煎服）。

【功用】清胃凉血。

【主治】胃火牙痛。牙痛牵引头疼，面颊发热，其齿喜冷恶热，或牙宣出血，或牙龈红肿溃烂，或唇舌腮颊肿痛，口气热臭，口干舌燥，舌红苔黄，脉滑数。

【方解】本方证是由胃有积热，循经上攻所致。胃中热盛，循经上攻，故牙痛牵引头痛，面颊发热，唇舌腮颊肿痛；胃热上冲则口气热臭；胃热每致血分亦热，血络受伤，故牙宣出血，甚则牙龈溃烂；口干舌燥，舌红苔黄，脉滑数俱为胃热津伤之候，治宜清胃凉血。方用苦寒泻火之黄连为君，直折胃腑之热。臣以甘辛微寒之升麻，一取其清热解毒，以治胃火牙痛；一取其轻清升散透发，可宣达郁遏之伏火，有"火郁发之"之意。黄连得升麻，泻火而无凉遏之弊，升麻得黄连，散火而无升炎之虞。胃热盛已侵及血分，热伤血络，血热则妄行，失血又会耗伤阴血，故以牡丹皮清热凉血，生地黄凉血滋阴，当归养血和血，并能引血归经，共为佐药。升麻兼以引经为使。诸药合用，泻火之中寓以升散郁火之品，苦寒之内佐以滋阴养血之药，使上炎之火得降，内郁之火得泄，共奏清胃、泻火、凉血之效。

【运用】

1. 本方为治胃火牙痛的常用方，凡胃热证或血热火郁者均可使用。以牙痛牵引头痛、口气热臭、舌红苔黄、脉滑数为辨证要点。牙痛属风寒及肾虚火炎者不宜用。

2. 本方常用于口腔炎、牙周炎、三叉神经痛等属胃火上攻者。

【方论选录】

《医方集解》：此足阳明药也，黄连泻心火，亦泻脾火，脾为心子，而与胃相表里者也。当归和血，生地、丹皮凉血，以养阴而退阳也。石膏泻阳明之大热，升麻升阳明之清阳，清升热降，则肿消而痛止矣。

【方歌】

清胃散用升麻连，当归生地牡丹全；
或益石膏平胃热，口疮吐衄与牙宣。

玉 女 煎

《景岳全书》

【组成】石膏三至五钱（9～15g） 熟地三至五钱或一两（9～30g） 麦冬二钱（6g） 知母 牛膝各一钱半（5g）

【用法】上药用水一盅半，煎七分，温服或冷服（现代用法：水煎服）。

【功用】清胃热，滋肾阴。

【主治】胃热阴虚证。头痛，牙痛，齿松牙衄，烦热干渴，舌红苔黄而干。亦治消渴，消谷善饥等。

【方解】本方主治少阴不足、阳明有余之证。阳明气火有余，胃热循经上攻，则见头痛牙痛；热伤胃经血络，则牙龈出血；热耗少阴阴精，故见烦热干渴，舌红苔黄且干。此为火盛水亏相因为病，而以火盛为主。治宜清胃热为主，兼滋肾阴。方中石膏辛甘大寒，清阳明有余之火而不损阴，故为君药。熟地黄甘而微温，以滋肾水之不足，用为臣药。知母苦寒质润、滋清兼备，一助石膏清胃热而止烦渴，一助熟地黄滋养肾阴；麦门冬微苦甘寒，助熟地黄滋肾，而润胃燥，二者共为佐药。牛膝导热引血下行，且补肝肾，为佐使药，以降上炎之火，止上溢之血。

本方的配伍特点是清热与滋阴并进，虚实兼治，以治实为主，使胃热得清，肾水得补，则诸症可愈。

本方与清胃散同治胃热牙痛。而清胃散重在清胃火，以黄连为君，属苦寒之剂，配伍升麻，意在升散解毒，兼用生地黄、牡丹皮等凉血散瘀之品，功能清胃凉血，主治胃火炽盛的牙痛、牙宣等症；本方以清胃热为主，而兼滋肾阴，故用石膏为君，配伍熟地黄、知母、麦门冬等滋阴之品，属清润之剂，功能清胃火、滋肾阴，主治胃火旺而肾水不足的牙痛及牙宣诸症。

【运用】

1. 本方是治疗胃热阴虚牙痛的常用方，凡胃火炽盛、肾水不足之牙痛、牙衄、消渴等皆可用本方加减治疗。以牙痛齿松、烦热干渴、舌红苔黄而干为辨证要点。脾虚便溏者慎用。

2. 本方常用于牙龈炎、糖尿病、急性口腔炎、舌炎等属胃热阴虚者。

【方论选录】

《成方便读》：夫人之真阴充足，水火均平，决不致有火盛之病。若肺肾真阴不足，不能濡润于胃，胃汁干枯，一受火邪，则燎原之势而为似白虎之证矣。方中熟地、牛膝以滋肾水；麦冬以保肺金；知母上益肺阴，下滋肾水，能制阳明独胜之火；石膏甘寒质重，独入阳明，清胃中有余之热。理虽如此，而其中熟地一味，若胃火炽盛者，尤宜斟酌用之。即虚火一证，亦宜改用生地为是。

【方歌】

玉女煎用熟地黄，膏知牛膝麦冬襄；
胃火阴虚相因病，牙痛齿枯宜煎尝。

芍 药 汤

《素问病机气宜保命集》

【组成】芍药一两(30g) 当归半两(15g) 黄连半两(15g) 槟榔 木香 甘草炒，各二钱(6g) 大黄三钱(9g) 黄芩半两(15g) 官桂二钱半(5g)

【用法】上药㕮咀，每服半两(15g)，水二盏，煎至一盏，食后温服(现代用法：水煎服)。

【功用】清热燥湿，调气和血。

【主治】湿热痢疾。腹痛，便脓血，赤白相兼，里急后重，肛门灼热，小便短赤，舌苔黄腻，脉弦数。

【方解】本方证是由湿热壅滞肠中、气血失调所致。湿热下注大肠，搏结气血，酿为脓血，而为下痢赤白；肠道气机阻滞则腹痛，里急后重；肛门灼热，小便短赤，舌苔黄腻，脉象弦数等俱为湿热内蕴之象。故治宜清热燥湿、调和气血之法。方中黄芩、黄连功擅清热燥湿解毒。重用芍药养血和营，缓急止痛，配以当归养血活血，体现了“行血则便脓自愈”之义，木香、槟榔行气导滞，“调气则后重自除”，四药相配，调和气血，是为臣药。大黄合芩、连则清热燥湿之功著，合归、芍则活血行气之力彰，其泻下通腑作用可通导湿热积滞从大便而去，体现“通因通用”之法。伍以少量肉桂，既可助归、芍行血和营，又可防呕逆拒药，属佐助兼反佐之用。炙甘草和中调药，与芍药相配，又能缓急止痛，亦为佐使。诸药合用，湿去热清，气血调和，故下痢可愈。

【运用】

1. 本方为治疗湿热痢疾的常用方。以痢下赤白、腹痛里急、苔腻微黄为辨证要点。痢疾初起有表证者忌用。

2. 本方常用于细菌性痢疾、阿米巴痢疾、过敏性结肠炎、急性肠炎等属湿热为患者。

【方论选录】

《成方便读》：夫痢之为病，固有寒热之分，然热者多而寒者少，总不离邪滞蕴结，以致肠胃之气不宣，酿为脓血稠黏之属。虽有赤白之分，寒热之别，而初起治法皆可通因通用。故刘河间有云：行血则便脓自愈，调气则后重自除，二语足为治痢之大法。此方用大黄之荡涤邪滞，木香、槟榔之理气，当归、肉桂之行血；病多因湿热而起，故用芩、连之苦寒以燥湿清热；用芍药、甘草者，缓其急而和其脾。

【方歌】

芍药汤中用大黄，芩连归桂槟草香；

清热燥湿调气血，里急腹痛自安康。

白头翁汤

《伤寒论》

【组成】白头翁二两(15g)　黄柏三两(12g)　黄连三两(6g)　秦皮三两(12g)

【用法】上药四味，以水七升，煮取二升，去滓，温服一升，不愈再服一升(现代用法：水煎服)。

【功用】清热解毒，凉血止痢。

【主治】热毒痢疾。腹痛，里急后重，肛门灼热，下痢脓血，赤多白少，渴欲饮水，舌红苔黄，脉弦数。

【方解】本方证是因热毒深陷血分，下迫大肠所致。热毒熏灼肠胃气血，化为脓血，而见下痢脓血，赤多白少；热毒阻滞气机则腹痛里急后重；渴欲饮水、舌红苔黄、脉弦数皆为热邪内盛之象。治宜清热解毒，凉血止痢，故方用苦寒而入血分的白头翁为君，清热解毒，凉血止痢。黄连苦寒，泻火解毒，燥湿厚肠，为治痢要药；黄柏清下焦湿热，两药共助君药清热解毒，尤能燥湿治痢，共为臣药。秦皮苦涩而寒，清热解毒而兼以收涩止痢，为佐使药。四药合用，共奏清热解毒、凉血止痢之功。

本方与芍药汤同为治痢之方。而本方主治热毒血痢，乃热毒深陷血分，治以清热解毒，凉血止痢，使热毒解，痢止而后重自除；芍药汤治下痢赤白，属湿热痢，而兼气血失调证，故治以清热燥湿与调和气血并进，且取"通因通用"之法，使"行血则便脓自愈，调气则后重自除"。两方的主要区别在于：白头翁汤是清热解毒兼凉血燥湿止痢；芍药汤是清热燥湿与调和气血并用。

【运用】

1. 本方为治疗热毒血痢之常用方。以下痢赤多白少、腹痛、里急后重、舌红苔黄、脉弦数为辨证要点。

2. 本方常用于阿米巴痢疾、细菌性痢疾属热毒偏盛者。

【方论选录】

《医方集解》：此足阳明、少阴、厥阴药也。白头翁苦寒能入阳明血分，而凉血止澼；秦皮苦寒性涩，能凉肝益肾，而固下焦；黄连凉心清肝，黄柏泻火补水，并能燥湿止痢而厚肠。取寒能胜热，苦能坚肾，涩能断下也。

【方歌】

白头翁汤治热痢，黄连黄柏与秦皮；

味苦性寒能凉血，解毒坚阴功效奇。

第五节 清 虚 热

清虚热剂，适用于阴虚发热证。是证或因热病后期，邪伏阴分，阴液已伤所致，症见暮热早凉、舌红少苔；或由肝肾阴虚，虚火内扰，以致骨蒸潮热、盗汗面赤、久热不退之虚热证。代表方如青蒿鳖甲汤、清骨散、当归六黄汤。

青蒿鳖甲汤

《温病条辨》

【组成】青蒿二钱(6g) 鳖甲五钱(15g) 细生地四钱(12g) 知母二钱(6g) 丹皮三钱(9g)

【用法】水五杯，煮取二杯，日再服(现代用法：水煎服)。

【功用】养阴透热。

【主治】温病后期，邪伏阴分证。夜热早凉，热退无汗，舌红苔少，脉细数。

【方解】本方所治证候为温病后期，阴液已伤，而余邪深伏阴分。阴分本有伏热，阳气入阴则助长邪热，两阳相加，阴不制阳，故入夜身热。早晨卫气行于表，阳出于阴，则热退身凉；阴液已伤，无以作汗，故见热退无汗；舌红少苔，脉象细数皆为阴虚有热之候。此阴虚邪伏之证，若纯用滋阴，则滋腻恋邪；若单用苦寒，则又有化燥伤阴之弊。必须养阴与透邪并进。方中鳖甲咸寒，直入阴分，滋阴退热；青蒿苦辛而寒，其气芳香，清中有透散之力，清热透络，引邪外出。两药相配，滋阴清热，内清外透，使阴分伏热有外达之机，共为君药。生地甘寒，滋阴凉血；知母苦寒质润，滋阴降火，共助鳖甲以养阴退虚热，为臣药。牡丹皮辛苦性凉，泄血中伏火，以助青蒿清透阴分伏热，为佐药。诸药合用，共奏养阴透热之功。

本方的配伍特点是滋清兼备、标本兼顾、清中有透，使养阴而不恋邪，祛邪而不伤正，阴复邪去而热退。

【运用】

1. 本方适用于温热病后期，余热未尽而阴液不足之虚热证。以夜热早凉、热退无汗、舌红少苔、脉细数为辨证要点。惟阴虚欲作动风者不宜使用。

2. 本方可用于原因不明的发热、各种传染病恢复期低热、慢性肾盂肾炎、肾结核等属阴虚内热、低热不退者。

【方论选录】

《温病条辨》：邪气深伏阴分，混处气血之中，不能纯用养阴，又非壮火，更不得任用苦燥。故以鳖甲蠕动之物，入肝经至阴之分，既能养阴，又能入络搜邪；以青蒿芳香透络，从少阳领邪外出；细生地清阴络之热；丹皮泻血中之伏火；知母者，知病之母也，佐鳖甲、青蒿而成搜剔之功焉。

【方歌】

青蒿鳖甲地知丹，阴分伏热此方攀；

夜热早凉无汗者，从里达表服之安。

清骨散

《证治准绳》

【组成】银柴胡一钱五分(5g) 胡黄连 秦艽 鳖甲醋炙 地骨皮 青蒿 知母各一钱(3g) 甘草五分(2g)

【用法】水二盅,煎八分,食远服(现代用法:水煎服)。

【功用】清虚热,退骨蒸。

【主治】肝肾阴虚,虚火内扰证。骨蒸潮热,或低热日久不退,形体消瘦,唇红颧赤,困倦盗汗,或口渴心烦,舌红少苔,脉细数等。

【方解】本方证由肝肾阴虚、虚火内扰所致。阴虚则生内热,虚热蕴蒸,发为骨蒸潮热,心烦口渴;虚火上炎,则唇红颊赤;虚火迫津外泄,故夜寐汗出;舌红少苔、脉象细数均为阴虚内热之候。因本方证重点是虚火为患,故治以清虚热为主,佐以滋阴。方中银柴胡直入阴分而清热凉血,为君药。知母泻火滋阴以退虚热;胡黄连入血分而清虚热;地骨皮凉血而退有汗之骨蒸,三药俱入阴退虚火,以助银柴胡清骨蒸劳热,共为臣药。秦艽、青蒿清虚热并透伏热,使之从外而解;鳖甲咸寒,既滋阴潜阳,又引药入阴分,为治虚热之常用药,同为佐药。使以甘草,调和诸药。诸药合用,共收退热除蒸之效。

【运用】

1. 本方为治疗骨蒸劳热的常用方。以骨蒸潮热、形瘦盗汗、舌红少苔、脉细数为辨证要点。

2. 本方可用于结核病,或其他慢性消耗性疾病的发热骨蒸属阴虚内热者。

【方论选录】

《医方集解》:此足少阳、厥阴药也,地骨皮、黄连、知母之苦寒,能除阴分之热而平之于内,柴胡、青蒿、秦艽之辛寒,能除肝胆之热而散之于表,鳖阴类而甲属骨,能引诸药入骨而补阴,甘草甘平,能和诸药而退虚热也。

【方歌】

清骨散用银柴胡,胡连秦艽鳖甲符;
地骨青蒿知母草,骨蒸劳热保无虞。

当归六黄汤

《兰室秘藏》

【组成】当归 生地黄 黄芩 黄柏 黄连 熟地黄各等分(6g) 黄芪加一倍(12g)

【用法】上药为粗末,每服五钱(15g),水二盏,煎至一盏,食前服,小儿减半服之(现代用法:水煎服)。

【功用】滋阴泻火,固表止汗。

【主治】阴虚火旺盗汗。发热盗汗,面赤心烦,口干唇燥,大便干结,小便黄赤,舌红苔黄,脉数。

【方解】本方用治阴虚火旺所致之盗汗。肾阴亏虚不能上济心火,则心火独亢,致虚火伏藏于阴分,寐则卫气行阴,助长阴分伏火,两阳相加,迫使阴液失守而盗汗;虚火上炎,故见面赤心烦;火耗阴津,乃见口干唇燥;舌红苔黄,脉数皆内热之象。治宜滋阴泻火,固表止汗。方中当归养血增液,血充则心火可制;生地黄、熟地黄入肝肾而滋肾阴。三药合用,使阴血充则水能制火，共为君药。故臣以黄连清泻心火，合以黄芩、黄柏泻火以除烦，清热以坚阴。汗出过多，导致卫虚不固，故倍用黄芪为佐，一以益气实卫以固表，一以固未定之阴，且可合当归、熟地黄益气养血。诸药合用，共奏滋阴泻火、固表止汗之效。

本方的配伍特点：一是养血育阴与泻火除热并进，标本兼顾，使阴固而水能制火，热清则耗阴无由；二是益气固表与育阴泻火相配，育阴泻火为本，益气固表为标，以使营阴内守，卫外固密，发热盗汗诸症相应而愈。

【运用】

1. 本方是治疗阴虚火旺盗汗之常用方。以盗汗面赤、心烦溲赤、舌红、脉数为辨证要点。本方养阴泻火之力颇强，适用于阴虚火旺，中气未伤者。若脾胃虚弱，纳减便溏者不宜使用。

2. 本方可用于甲状腺机能亢进、结核病、糖尿病、更年期综合征等属阴虚火旺者。

【方论选录】

《医略六书》：血气两亏，三焦火迫，故营阴失守，盗汗不已焉。黄芪补气固卫，当归养血益营，生地滋阴壮水，能制三焦火迫，熟地补阴滋血，能充五脏之真阴，黄连清火燥湿，以安心脾，黄芩清火泻热，以宁肝肺，黄柏直清肾火以存肾水也。使肾水内充，则君相之火下潜归坎，而心肺肃清，血气自复，迫汗无不自止，何盗汗之有哉？此清补之剂，为血气虚弱、火迫盗汗之专方。

【方歌】

当归六黄二地黄，芩连芪柏共煎尝；
滋阴泻火兼顾表，阴虚火旺盗汗良。

第六节　清热祛暑

清热祛暑剂具有清除暑热的作用，适用于夏月暑热证。其症多表现为身热、面赤心烦、汗出口渴、小便短赤、舌红脉数等。其基本治法与温热病相同，但夏月暑湿常相兼为患，故治当清暑利湿，代表方如六一散、清暑益气汤等。

六　一　散

《伤寒直格》

【组成】滑石六两(18g)　甘草一两(3g)

【用法】为细末，每服三钱(9g)，加蜜少许，温水调下，或无蜜亦可，每日三服。或欲冷饮者，新井泉调下亦可(现代用法：为细末，每服9～18g，包煎，或温开水调下，日2～3服，亦常加入其他方药中煎服)。

【功用】清暑利湿。

【主治】暑湿证。身热烦渴，小便不利，或泄泻。

【方解】本方证由暑邪夹湿所致。暑为阳邪，暑气通于心，故伤于暑者，多见身热、心烦；暑热伤津，则见口渴；暑病每多夹湿，湿阻于里，膀胱气化不利，故见小便不利；湿走肠间，则为泄泻。治宜清暑利湿。方中滑石甘淡性寒，体滑质重，既可清解暑热，以治暑热烦渴，又可通利水道，使三焦湿热从小便而泄，以除暑湿所致的小便不利及泄泻，故用以为君。生甘草甘平偏凉，能清热泻火，益气和中，与滑石相伍，一可甘寒生津，使利小便而津液不伤；二可防滑石之寒滑重坠以伐胃，为臣药。二药合用，清暑利湿，能使三焦暑湿之邪从下焦渗泄，则热、渴、淋、泻诸症可愈。

本方原名益元散、天水散，后人通称六一散，为与加辰砂之益元散有所区别。配伍特点是药性平和，清热而不留湿，利水而不伤阴，是清暑利湿的著名方剂。

【运用】

1. 本方为治疗暑湿及湿热壅滞所致小便不利的基础方。以身热烦渴、小便不利为辨证要点。若阴虚，内无湿热，或小便清长者忌用。

2. 本方可用于膀胱炎、尿道炎等属湿热者。

【方论选录】

《成方便读》：六一散……治伤暑感冒，表里俱热，烦躁口渴，小便不通，一切泻痢淋浊等证属于热者，此解肌行水，而为祛暑之剂也。滑石气清能解肌，质重能清降，寒能胜热，滑能通窍，淡能利水；加甘草者，和其中以缓滑石之寒滑，庶滑石之功，得以彻表彻里，使邪去而正不伤，故能治如上诸证耳。

【附方】

1. **益元散**(《伤寒直格》) 六一散加辰砂，灯心汤调服。功用：清心解暑，兼能安神。主治：暑湿证兼心悸怔忡、失眠多梦者。

2. **碧玉散**(《伤寒直格》) 六一散加青黛，令如浅碧色。功用：清解暑热。主治：暑湿证兼有肝胆郁热者。

3. **鸡苏散**(《伤寒直格》) 六一散加薄荷。功用：疏风解暑。主治：暑湿证兼微恶风寒、头痛头胀、咳嗽不爽者。

上述三方均能祛暑、清热、利湿，用治暑湿证。但一兼安神，一兼清肝，一兼解表，各有所长，宜区别使用。

【方歌】

六一滑石同甘草，清暑利湿有功效；
益元碧玉与鸡苏，砂黛薄荷加之好。

清暑益气汤

《温热经纬》

【组成】西洋参(5g) 石斛(15g) 麦冬(9g) 黄连(3g) 竹叶(6g) 荷梗(15g) 知母(6g) 甘草(3g) 粳米(15g) 西瓜翠衣(30g)(原书未著用量)

【用法】水煎服。

【功用】清暑益气，养阴生津。

【主治】暑热气津两伤证。身热汗多，口渴心烦，小便短赤，体倦少气，精神不振，脉虚数。

【方解】本方治证乃暑热内侵、耗伤气津所致。暑为阳邪，暑热伤人则身热；暑热扰心则心烦；暑性升散，致使腠理开泄，而见汗多；热伤津液，故口渴、尿少而黄；暑热耗气，故见体倦少气，精神不振，脉虚。治宜清热祛暑，益气生津。方中西瓜翠衣清热解暑，西洋参益气生津、养阴清热，共为君药。荷梗助西瓜翠衣清热解暑；石斛、麦冬助西洋参养阴生津，共为臣药。黄连苦寒泻火，以助清热祛暑之力；知母苦寒质润，泻火滋阴；竹叶甘淡，清热除烦，均为佐药。甘草、粳米益胃和中，为佐使药。诸药合用，具有清暑益气、养阴生津之功，使暑热得清，气津得复，诸症自除。

【运用】

1. 本方用于夏月伤暑、气阴两伤之证。以体倦少气、口渴汗多、脉虚数为辨证要点。本方因有滋腻之品，故暑病夹湿者不宜使用。

2. 本方可用小儿夏季热属气津不足者。

【方论选录】

《温热经纬》：湿热证，湿热伤气，四肢困倦，精神减少，身热气高，心烦溺黄，口渴自汗，脉虚者，东垣用清暑益气汤主治……临证时须斟酌去取也。余每治此等证，辄用西洋参、石斛、麦冬、黄连、竹叶、荷梗、知母、甘草、粳米、西瓜翠衣等，以清暑热而益元气，无不应手取效也。

【方歌】

王氏清暑益气汤，善治中暑气阴伤；
洋参冬斛荷瓜翠，连竹知母甘粳襄。

小　　结

1. **清气分热**　白虎汤与竹叶石膏汤俱为清气分热的代表方剂，但前者功用是清热生津，主治阳明（气分）热盛，症见壮热汗出、烦渴、脉洪大；后者功用是清热兼以益气养阴，降逆和胃，主治热病后期，气阴皆伤，余热未尽，症见身热多汗、心胸烦闷、气逆欲呕等。

2. **清营凉血**　清营汤、犀角地黄汤同为清营凉血的代表方剂，前者功用是清营透热，养阴活血，促其透热转气而解。主治热初传营，症见身热夜甚，时有谵语，神烦少寐，或斑疹隐隐；后者功用是清热解毒，凉血散瘀，主治热已入血，迫血妄行，症见吐衄、发斑等。

3. **清热解毒**　黄连解毒汤、凉膈散、普济消毒饮、仙方活命饮同有清热解毒的作用。黄连解毒汤功用是以苦寒泻火解毒为主，主治三焦火毒热盛，症见烦热、错语、吐衄、发斑、痈疽疔毒等；凉膈散功用是泻火通便，清上泄下，主治上、中二焦热盛，热聚胸膈，症见身热面赤、胸膈烦热、口舌生疮、便秘溲赤等；普济消毒饮功用是疏风散邪，清热解毒，主治风热疫毒发于头面，症见头面红肿焮痛、咽喉不利等；仙方活命饮于清热解毒中佐以行气活血、散结消肿之品，主治痈疮肿毒初起，脓未成，或脓成未溃之证。

4. **清脏腑热**　本类方剂主要是针对脏腑火热偏盛而设，故功用、主治各有侧重。导赤散清心利水养阴，主治心经与小肠有热者；龙胆泻肝汤泻肝胆实火，利下焦湿热，主治肝胆实火上攻及湿热下注等；左金丸清泻肝火，降逆止呕，主治肝火犯胃；苇茎汤清肺化痰，逐瘀排脓，主治肺痈；泻白散泻肺清热，止咳平喘，主治肺有伏热；清胃散与玉女煎清胃热以治胃火牙痛；葛根黄芩黄连汤以内泻肠胃之热为主，兼外解肌表之邪，主治热利而表未解；芍药汤、白头翁汤为治疗痢疾的常用方。前者调和气血与清热燥湿并用，主治湿热痢疾；后者功擅清热解毒，凉血止痢，主治热毒血痢。

5. **清虚热**　清蒿鳖甲汤、清骨散均有滋阴清热的功用，都是治疗阴虚发热的常用方。前者养阴与透热并重，主治温病后期、阴液已伤、邪伏阴分证；后者以清虚热为主，兼以滋阴，主治虚劳发热证。当归六黄汤功能滋阴泻火，固表止汗，主治阴虚火热证。

6. **清热祛暑**　六一散清暑利湿，主治暑湿、身热烦渴、小便不利等；清暑益气汤的功用是清暑益气，养阴生津，主治暑热气津两伤证。

思 考 题

1. 石膏和知母在白虎汤中的配伍意义是什么？
2. 竹叶石膏汤主治何证？方中配伍半夏有何意义？
3. 结合清营汤方证说明“透热转气”的机理。
4. 犀角地黄汤中配伍芍药、牡丹皮的意义何在？
5. 试从组成、功用、主治等方面比较清营汤与犀角地黄汤的异同。
6. 凉膈散主治何证？其配伍有何特点？
7. 仙方活命饮、普济消毒饮和五味消毒饮均属清热解毒之剂，临床应如何区别使用？
8. 导赤散主治何证？其辨证要点是什么？
9. 试分析龙胆泻肝汤配伍生地黄、当归以及柴胡的意义。
10. 左金丸中用吴茱萸有何意义？
11. 泻白散主治何证？有何特点？
12. 清胃散、玉女煎均有泻火清胃之功，临床上应如何区别应用？
13. 葛根黄芩黄连汤、白头翁汤、芍药汤均能治痢疾，三方在主治病机、治法及药物配伍方面有何不同？
14. 柴胡在小柴胡汤、逍遥散、补中益气汤、龙胆泻肝汤、普济消毒饮中各有什么作用？
15. 普济消毒饮与清胃散的组成配伍均以“火郁发之”为原则，其区别何在？为什么？
16. 青蒿鳖甲汤主治何证？试分析青蒿与鳖甲的配伍意义。
17. 青蒿鳖甲汤、清骨散、秦艽鳖甲散的功用、主治有何异同？
18. 当归六黄汤主治何证？其配伍特点是什么？

第十一章　温　里　剂

凡以温热药为主组成，具有温里助阳、散寒通脉作用，主治里寒证的方剂，统称温里剂，是"八法"中"温法"的具体运用。

里寒证，指寒邪深入脏腑经络，导致中焦虚寒、阴盛阳衰、亡阳欲脱以及经脉寒凝等。里寒证的成因，有因素体阳虚，寒从中生者；有因过服寒凉，损伤阳气者；有因外寒直中三阴，深入脏腑者；有因表寒误治，寒邪乘虚入里者。但总不外乎寒从中生与寒邪外侵两个方面。临床表现一般为但寒不热，畏寒喜热，四肢不温，口淡不渴，小便清长等。其治法以"寒者热之"为原则。但因里寒证有脏腑经络之别，病情有缓急轻重之分，故本章方剂分为温中祛寒、回阳救逆和温经散寒三类。

寒为阴邪，最易损伤阳气，或素体阳气不足，导致寒邪入里，或寒从中生，因此，本类方剂常配伍补气之品，使阳气盛则阴寒自退。尤其阴寒内盛，阳气欲脱，证属危急者，除重用温里回阳药外，更须加入补气固脱药物，益气回阳，以防阳气败脱。

使用温里剂首先要辨别寒邪所在部位，以便有的放矢。其次要辨别寒热的真假，若真热假寒证用之，则如负薪救火。对于素体阴虚或失血之人，亦应慎用，以免重伤阴血。

第一节　温中祛寒

温中祛寒剂具有温散里寒的作用，适用于中焦脾胃虚寒证。症见脘腹疼痛，肢体倦怠，手足不温，或呕恶，下利，不思饮食等。常用干姜、吴茱萸等温中祛寒药与人参、白术等益气健脾药组方。代表方如理中丸、吴茱萸汤、小建中汤等。

理　中　丸

《伤寒论》

【组成】人参　干姜　甘草炙　白术各三两(9g)

【用法】上四味，捣筛，蜜和为丸，如鸡子黄许大，以沸汤数合和一丸，研碎，温服之。日三服，夜二服。腹中未热，益至三四丸，然不及汤。汤法，以四物依两数切，用水八升，煮取三升，去滓，温服一升，日三服。服汤后，如食顷，饮热粥一升许，微自温，勿发揭衣被(现代用法：丸剂，每次1丸，日2～3次；汤剂，水煎服)。

【功用】温中散寒，补气健脾。

【主治】脾胃虚寒证。脘腹疼痛，喜温欲按，手足不温，不欲饮食，自利不渴，或呕吐，舌淡苔白，脉沉迟或细。或小儿慢惊，或病后喜唾，或阳虚失血，以及胸痹等由中焦虚寒所致者。

【方解】本方治证均系脾胃虚寒、运化失司、升降失常所致。脾胃虚寒，运化、升降失职，故不思饮食，呕吐自利；阳失温煦，寒主收引，故脘腹疼痛，喜温欲按；脾主四肢，阳气不能达于四肢，故手足不温；舌淡不渴，脉沉细而迟，皆为虚寒之象。治宜温中祛寒、补气健脾之法。方中以干姜为君，大辛大热，温中祛寒，扶阳益阴。人参甘温，补中益气，使气旺则阳复，与干姜相伍，温补阳气而治虚寒，为臣药。白术甘苦温燥，以健脾助运，是为佐药。炙甘草性温而补，补中益气，调和诸药，为佐药兼使。全方温中有补，补中有健，温以祛中寒，补以扶脾虚，健以助运化，为本方的配伍特点。使中焦之寒得温而去，脾胃之虚得补而复，运化健而中焦治，故曰“理中”。凡中焦虚寒之证均可用之。

小儿慢惊是因禀赋阳虚，或后天失调，或急惊过服寒凉之药，以致脾胃虚寒，阳失温煦，手足不温，缓缓抽搐，神疲食少，或呕吐泄泻，苔白脉迟等。

病后喜唾涎沫，是脾气虚寒，不能摄津，津失转输，上溢于口所致，当伴有脾胃虚寒之证。

阳虚失血，一般为便血，或为呕血，但见面色㿠白，四肢不温，舌淡不渴，脉沉细无力，是为脾阳不足，统摄无权所致。

胸痹，此为中上二焦阳虚，寒饮上犯，《金匮要略》云：“胸痹，心中痞，气结在胸，胸满，胁下逆抢心。”故用本方温中祛寒，使中焦健运，上焦阳气宣通，逆气得平，胸痹自愈。

综观本方，治病虽多，病机基本相同，皆与脾胃虚寒有关，故可异病同治。《金匮要略》用本方为汤剂，方名人参汤，用治胸痹，盖因汤剂较丸剂作用快、药力强，故理中丸方后亦有“然不及汤”四字，临证可视病情之缓急酌定剂型。如用丸剂，常需加量、多服，原方云“日三服，夜二服，腹中未热，益至三四丸”。

【运用】

1. 本方是一首温补方剂，主要用于脾胃虚寒、运化失司所致之证。除见吐、利、冷、痛之主证外，应以畏寒肢冷、舌淡苔白、脉沉迟或沉细为证治要点。方中药性偏于温燥，素体阴虚之人慎用，血热失血者禁用。

2. 急慢性肠炎、胃及十二指肠溃疡、胃下垂、胃扩张、慢性结肠炎等，属于脾胃虚寒者，可加减使用。

【方论选录】

《医方考》：太阴者，脾也，自利渴者为热，不渴者为寒，脾喜温而恶寒，寒多故令呕。寒者，肃杀之气，故令腹痛。便溏者，后便如鸭之溏，亦是虚寒所致。霍乱者，邪在中焦，令人上吐下泻，手足挥霍而目缭乱也。霍乱有阴阳二证，此则由寒而致故耳。病因于寒，故用干姜之温；邪之所凑，其气必虚，故用人参、白术、甘草之补。

《绛雪园古方选注》：理中者，理中焦之气，以交阴阳也。上焦属阳，下焦属阴，而中焦则为阴阳相偶之处。仲景立论，中焦热，则五苓以治太阳，中焦寒，则主理中以治太阴，治阳用散，治阴用丸，皆不及于汤，恐汤性易输易化，无留恋之能，少致和之功耳。人参、甘草甘以和阴也，白术、干姜辛以和阳也，辛甘相辅以处中，则阴阳自然和顺矣。

【附方】

1. **附子理中丸**（《阎氏小儿方论》） 人参去芦 白术锉 干姜炮 甘草炙，锉 黑附子炮，去皮脐，各一两（6～9g） 为细末，炼蜜和，一两作十丸。每服一丸（3g），水一盏，化开，煎及七分，稍热服，食前。小儿分二三服，大小以意加减。功用：温阳祛寒，益气健脾。主治：脾胃虚寒，风冷相乘，脘腹疼痛，霍乱吐利转筋等。

2. **桂枝人参汤**（《伤寒论》） 桂枝四两（12g） 甘草四两（9g） 白术三两（9g） 人参三两（9g） 干姜三两（9g） 上五味，以水九升，先煮四味，取五升，内桂枝更煮，取三升，去滓，温服一升，日再夜一服。功用：温里解表，益气健脾。主治：太阳病，外证未除而数下之，遂协热下利，利下不止，心下痞鞕，表里不解。

附子理中丸比理中丸多了一味大辛大热的附子，其温中散寒之力更强，且能温肾，故用于脾胃阳虚之重证，或脾肾虚寒者；桂枝人参汤即于人参汤中加桂枝而成，乃温阳益气、表里同治之剂，故用于脾胃虚寒而兼外感表证者。

【方歌】

理中丸主理中乡，甘草人参术干姜；

呕利腹痛阴寒盛，或加附子总扶阳。

吴茱萸汤

《伤寒论》

【组成】吴茱萸汤洗，一升(15g)　人参三两(9g)　大枣擘，十二枚(4枚)　生姜切，六两(18g)

【用法】以水七升，煮取二升，去滓，温服七合，日三服(现代用法：水煎服)。

【功用】温中补虚，降逆止呕。

【主治】虚寒呕吐。阳明胃寒，食谷欲呕，畏寒喜热，或厥阴头痛，干呕吐涎沫，或少阴吐利，手足逆冷，烦躁欲死。

【方解】本方治证虽有阳明、厥阴、少阴之别，但其见症均有呕吐，皆与胃中虚寒、浊阴上逆有关。无论是厥阴头痛，干呕吐涎沫，或少阴吐利，手足逆冷，烦躁欲死，皆是中虚寒气上逆所致。治宜温中补虚、降逆止呕之法。方中吴茱萸味辛性热，既能温胃止呕，又能温肝降逆，并能温肾祛寒，一药而三病皆宜，故以为君。重用生姜温胃散寒，降逆止呕，以助吴茱萸之力，是为臣药。人参补脾益气，以复中虚，用之为佐。大枣益气补脾，调和诸药，既助人参补虚，又配生姜调和脾胃，为佐使之用。四药相伍，温中与降逆并施，则寒邪去，胃气和，呕吐自止；寓补虚于温降之中，使脾气复，胃气降，则脾胃调和，共奏温中补虚、降逆止呕之功。

本方重用生姜为一大特色，意在加强温中止呕、降逆和胃之效。

【运用】

1. 本方为中焦虚寒、浊阴上逆之证而设，除口不渴、四肢欠温等里寒表现外，应以呕吐或干呕吐涎沫、舌淡苔滑、脉细为证治要点。但药性偏温热，对胃热呕吐、肝阳上亢头痛等均应忌用。

2. 慢性胃炎、妊娠呕吐、神经性头痛、美尼尔氏症、耳源性眩晕等属中虚寒气上逆者，可用本方加减治疗。

【方论选录】

《金镜内台方议》：干呕，吐涎沫，头痛，厥阴之寒气上攻也。吐利，手足逆冷者，寒气内盛也；烦躁欲死者，阳气内争也。食谷欲呕者，胃寒不受也。此以三者之症，共用此方者，以吴茱萸能下三阴之逆气为君，生姜能散气为臣，人参、大枣之甘缓，能和调诸气者也，故用之为佐使，以安其中也。

《绛雪园古方选注》：吴茱萸汤，厥阴、阳明药也。厥阴为两阴交尽，而一阳生气实寓于中，故仲景治厥阴以护生气为重，生气一亏，则浊阴上干阳明，吐涎沫，食谷欲呕，烦躁欲死，少阴之阳并露矣，故以吴茱萸直入厥阴，招其垂绝之阳，与人参震坤合德，以保生气，仍用姜、枣调其营卫，则参、萸因之以承宣中下二焦，不治心肺，而涎沫得摄，呕止烦宁。

【附方】

小半夏汤(《金匮要略》) 半夏一升(15g) 生姜半斤(24g) 以水七升,煮取一升半,分温再服。功用:和胃止呕,散饮降逆。主治:呕反不渴,心下有支饮者,以及诸呕吐谷不得下者。

【方歌】

吴茱萸汤人参枣,重用生姜温胃好;

阳明寒呕少阴利,厥阴头痛皆能保。

小建中汤

《伤寒论》

【组成】芍药酒炒,六两(18g) 桂枝去皮,三两(9g) 甘草炙,二两(6g) 大枣擘,十二枚(4枚) 生姜切,三两(9g) 胶饴一升(30g)

【用法】上六味,以水七升,煮取三升,去滓,内饴,更上微火消解,温服一升,日三服(现代用法:水煎服,取汁,饴糖冲服)。

【功用】温中补虚,和里缓急。

【主治】虚劳里急证。腹中时痛,喜温欲按,或心悸而烦,或兼见四肢酸痛,手足烦热,咽干口燥,舌淡苔白,脉弦细而缓。

【方解】虚劳里急一证,系中焦虚寒、阴阳不和、肝脾失调所致。脾为生化之源,脾气虚寒则化源不足,阴阳俱乏,营卫失调,故腹痛而喜温欲按,或见心悸而烦,四肢酸痛,手足烦热,咽干口燥等。治宜温中补虚缓急为主,兼以柔肝理脾、养阴和营之法。方中饴糖甘温质润,温补中虚,缓急止痛,用以为君。芍药养阴柔肝而缓急;桂枝温阳祛寒而暖中。二者合用,又可调和阴阳,共为臣药。生姜温胃,大枣补脾,合用温补中焦,和脾胃,调营卫,共为佐药。炙甘草甘温益气而缓急,既配合饴糖、桂枝辛甘养阳,益气温中;又协同芍药酸甘化阴,柔肝理脾以缓急,用为佐使。六药相伍,于辛甘化阳之中又具酸甘化阴之用,补虚缓急之中兼柔肝理脾之功。此方重在"温建中脏",故以"建中"名之。

本方是由桂枝汤倍芍药,重加饴糖组成,然其理法与桂枝汤有别。桂枝汤以桂枝为君药,解肌发表散寒;用芍药为臣,益阴敛营。合桂枝以调和营卫,主治外感风寒之表虚证。本方则以饴糖为君,重在温中补虚,缓急止痛,倍芍药益阴柔肝缓急,用桂枝以温阳气。全方以温中补虚缓急为主,并可调和阴阳,柔肝理脾,纯为中虚里急而设。

本方与理中丸同可治疗虚寒脘腹疼痛,理中丸证纯属中焦虚寒,其疼痛性质为隐隐作痛,且伴有脾失运化之下利、呕吐等。小建中汤证为中焦虚寒,阴阳失和,肝脾不调,其疼痛性质为拘急作痛,且伴有心悸而烦、手足烦热、咽干口燥等阴阳不和之证。

【运用】

1. 本方为温建中脏之主要方剂,以温中补虚缓急为主,并可调和阴阳,柔肝理脾,临床以腹痛喜温欲按、心悸、发热、面色无华、舌质淡、脉沉弱或细弦为证治要点。本方药味甘甜,呕家不宜用,恐甘能腻膈助呕。中满者忌用,因甘能填实助满。

2. 胃及十二指肠溃疡、慢性肝炎、神经衰弱、再生障碍性贫血、功能性发热等属中虚阴阳不和者,可加减用之。

【方论选录】

《医方集解》:《伤寒论》云:阳脉涩,阴脉弦,法当腹中急痛,以芍药之酸,土中泻木为君。

饴糖、炙草甘温补脾养胃为臣。水挟木势亦来侮土，肉桂大辛热，佐芍药以退寒水。姜、枣辛甘而温，发散阳气，行于经脉皮毛为使。或谓桂枝汤解表而芍药少，建中汤温里而芍药多，何也？皮肤为近则制小其服，心腹为远则制大其服，所以不同也。

《绛雪园古方选注》：建中者，建中气也。名之曰小者，酸甘缓中，仅能建中焦营气也。前桂枝汤是芍药佐桂枝，今建中汤是桂枝佐芍药，义偏重于酸甘，专和血脉之阴。芍药、甘草有戊己相须之妙，胶饴为稼穑之甘，桂枝为阳木，有甲乙化土之义，使以姜枣助脾与胃行津液者，血脉中之柔阳，皆出于胃也。

【附方】

1. **黄芪建中汤**（《金匮要略》）　小建中汤加黄芪一两半（9g）　用法同小建中汤。功用：温中补气，和里缓急。主治：虚劳里急，诸不足。

2. **当归建中汤**（《千金翼方》）　小建中汤加当归四两（12g）　用法同小建中汤。功用：温补气血，缓急止痛。主治：产后腹痛。产后虚羸，腹中疞痛不止，吸吸少气，或小腹拘急，引痛腹背，不能饮食。

3. **大建中汤**（《金匮要略》）　蜀椒二合，炒去汗（6g）　干姜四两（12g）　人参二两（6g）　以水四升，煮取二升，去滓，内胶饴一升（30g），微火煮取一升半，分温再服，如一炊顷，可饮粥二升，后更服，当一日食糜，温覆之（现代用法：水煎服，饴糖冲服）。功用：补虚缓急，散寒止痛。主治：虚寒腹痛。心胸中大寒痛，呕不能饮食，腹中寒，上冲皮起，见有头足，上下痛而不可触近，舌苔白滑，脉细紧，甚则肢厥脉伏，或腹中漉漉有声。

小建中汤、黄芪建中汤、当归建中汤、大建中汤四方均属温中补虚之剂。而小建中汤以辛甘为主，佐以大量芍药，又有酸甘化阴之意，宜于中阳虚而营阴亦有不足之证；黄芪建中汤于小建中汤内加黄芪，是增强益气建中之力，使阳生阴长，主治诸虚不足之证；当归建中汤治产后虚羸，因产后百脉空虚，所以加苦辛甘温、补虚和血之当归。两方若与小建中汤相比较，小建中汤虽阴阳并补，但以温阳为主；黄芪建中汤侧重于甘温益气；而当归建中汤偏重于和血止痛。大建中汤则纯用辛甘之品温建中脏，其补虚散寒之力远较小建中汤为峻，且有降逆止呕作用，故名曰大建中，用治中阳衰弱、阴寒内盛之腹痛呕逆。

【方歌】

小建中汤芍药多，桂姜甘草大枣和；
更加饴糖补中脏，虚劳腹冷服之瘥。

第二节　回阳救逆

回阳救逆剂具有助阳散寒救脱作用，适用于阳气衰微、阴寒内盛，甚至阴盛格阳或戴阳证等。症见四肢厥逆，精神萎靡，恶寒踡卧，下利清谷，脉微细等。常以附子、干姜、肉桂等温热药为主组方。代表方如四逆汤。

四　逆　汤

《伤寒论》

【组成】附子一枚，生用，去皮，破八片（15g）　干姜一两半（9g）　甘草炙，二两（6g）

【用法】以水三升，煮取一升二合，去滓，分温再服。强人可大附子一枚，干姜三两（现代用法：水煎服）。

【功用】回阳救逆。

【主治】少阴病。四肢厥逆，恶寒蜷卧，神衰欲寐，腹痛下利，呕吐不渴，舌苔白滑，脉微细。或太阳病误汗亡阳。

【方解】本方所治之少阴病，系寒邪深入少阴所致的阳虚寒厥证。《素问·厥论》云："阳气衰于下，则为寒厥。"寒邪深入少阴，致使肾阳衰微，阴寒独盛，阴阳气不相顺接，故见四肢厥逆，恶寒蜷卧。元阳衰败，不能温养心脾，故神疲欲寐，呕吐下利，脉来微细。此时，非大剂辛热纯阳之品不能破阴回阳。方中用附子为君，取其大辛大热，入肾通行十二经，能温壮命门真阳，破阴寒，回阳气。生用其气更烈，尤能迅达周身，回阳救逆。干姜亦辛热之品，入肺脾经，温中散寒，助阳通脉，用以为臣。干姜与附子，相须为用，助阳散寒之力尤强，确有顷刻回阳之功。但二者性味辛烈，故又用益气温中之炙甘草为佐使，既助姜、附温中之力，又缓姜、附辛烈之性，使其破阴复阳而无暴散之虞。三药相伍，大辛大热，力挽元阳，使阳复阴消，四肢厥逆自温，故以"四逆"名之。

太阳病误汗亡阳而见四肢厥冷、神疲脉微者，亦为阳气衰微之候，故亦可用本方回阳救逆以治之。

【运用】

1. 本方为回阳救逆的代表方剂。除四肢厥冷外，应以神疲欲寐、舌淡苔白、脉微为证治要点。其性大辛大热，故亡阴证者禁用，真热假寒者禁用。

2. 心肌梗塞、心力衰竭、急慢性胃肠炎吐泻过多，或某些急证大汗出等出现休克，属亡阳虚脱证者，可加减用之急救。

【方论选录】

《医方论》：四逆汤为四肢厥冷而设，仲景立此方以治伤寒之少阴病。若太阴之腹痛下利，完谷不化；厥阴之恶寒不汗，四肢厥冷者亦宜之。盖阴惨之气深入于里，真阳几微欲脱，非此纯阳之品，不足以破阴气而发阳光；又恐姜、附之性过于燥烈，反伤上焦，故倍用甘草以缓之。立方之法，尽美尽善……四逆者，必手冷过肘，足冷过膝，脉沉细无力，腹痛下利等象咸备，方可用之，否则不可轻投。

【附方】

1. **通脉四逆汤**（《伤寒论》） 甘草二两，炙（6g） 附子大者一枚，生用，去皮，破八片（20g） 干姜三两，强人可四两（9～12g） 上三味，以水三升，煮取一升二合，去滓，分温再服，其脉即出者愈。功用：回阳通脉。主治：少阴病，下利清谷，里寒外热，手足厥逆，脉微欲绝，身反不恶寒，其人面色赤，或利止，脉不出等。若"吐已下断，汗出而厥，四肢拘急不解，脉微欲绝者"，加猪胆汁半合（5ml），名"通脉四逆加猪胆汁汤"。"分温再服，其脉即来。无猪胆，以羊胆代之。"

2. **四逆加人参汤**（《伤寒论》） 四逆汤加人参一两（6g） 用法同四逆汤。功用：回阳益气，救逆固脱。主治：阴寒内盛之四肢厥逆，恶寒蜷卧，脉微而复自下利，利虽止而余症仍再者。

3. **白通汤**（《伤寒论》） 葱白四茎 干姜一两（5g） 附子一枚，生，去皮，破八片（15g） 上三味，以水三升，煮取一升，去滓，分温再服。功用：回阳破阴。主治：少阴病，下利脉微者。若利不止，厥逆无脉，干呕烦者，加猪胆汁一合（5ml），人尿五合（25ml），名"白通加猪胆汁汤"。

4. **参附汤**（《正体类要》） 人参四钱（12g） 附子三钱，炮，去皮（9g） 水煎服。阳气脱陷者倍用。功用：益气回阳。主治：阳气暴脱，手足逆冷，头晕气短，汗出脉微。

通脉四逆汤、四逆加人参汤、白通汤均为《伤寒论》中少阴病的主要方剂，是在四逆汤的基础上加减演化而来，但各有深意，应用时需加以区别。

通脉四逆汤证除"少阴四逆"外，更有"身反不恶寒，其人面色赤，或腹痛，或干呕，或咽痛，或利止脉不出"等，是阴盛格阳、真阳欲脱之危象，所以在四逆汤的基础上加重姜、附用量，冀能阳回脉复，故方后注明"分温再服，其脉即出者愈"。若吐下都止，汗出而厥，四肢拘急不解，脉微欲绝者，是真阴真阳大虚欲脱之危象，故加苦寒之猪胆汁，既防寒邪拒药，又引虚阳复归于阴中，亦是反佐之妙用。是以方后注明："无猪胆，以羊胆代之。"

四逆汤证原有下利，若利止而四逆证仍在，是气血大伤之故。所以于四逆汤中加大补元气之人参，益气固脱，使阳气回复，阴血自生。临床凡是四逆汤证而见气短、气促者，均可用四逆加人参汤急救。

白通汤即四逆汤去甘草，减少干姜用量，再加葱白而成。主治阴寒盛于下焦，急需通阳破阴，以防阴盛逼阳，所以用辛温通阳之葱白，合姜、附以通阳复脉。因下利甚者，阴液必伤，所以减干姜之燥热，寓有护阴之意。若利不止，厥逆无脉，干呕烦者，是阴寒盛于里、阳气欲上脱、阴气欲下脱之危象，所以急当用大辛大热之剂通阳复脉，并加胆汁、人尿滋阴以和阳，是反佐之法。原文有"服汤，脉暴出者死，微续者生"。方后还有"若无胆，亦可用"，可推测重在人尿的作用。这些都是白通加猪胆汁汤证治精细之处，与通脉四逆汤之"无猪胆，以羊胆代之"等反佐法皆有深意，须详加领悟。

参附汤为峻补阳气以救暴脱之剂。除上述主治外，凡大病虚极欲脱，产后或月经暴行崩注，或痈疡久溃、血脱亡阳等，均可用本方救治。但一俟阳气来复，病情稳定，便当辨证调治，不可多服，免纯阳之品过剂，反致助火伤阴耗血。

【方歌】

四逆汤中草附姜，四肢厥冷急煎尝；
腹痛吐泻脉微细，急投此方可回阳。

回阳救急汤

《伤寒六书》

【组成】熟附子(9g)　干姜(5g)　肉桂(3g)　人参(6g)　白术炒(9g)　茯苓(9g)　陈皮(6g)　甘草炙(5g)　五味子(3g)　半夏制(9g)

【用法】水二盅，姜三片，煎之，临服入麝三厘(0.1g)调服。中病以手足温和即止，不可多服(现代用法：水煎服，麝香冲服)。

【功用】回阳救逆，益气生脉。

【主治】寒邪直中三阴，真阳衰微证。四逆厥冷，恶寒踡卧，吐泻腹痛，神疲欲寐，或身寒战栗，或指甲口唇青紫，或吐涎沫，舌淡苔白，脉沉微，甚或无脉。

【方解】本方主治寒邪直中三阴、阴寒内盛、阳微欲脱之证。寒盛于里，阳气衰微，故厥逆、腹痛、吐利俱见。神疲欲寐、唇甲青紫、脉微乃至无脉，一派阴盛阳衰之危象。急宜回阳救逆、益气生脉之法治之。故以四逆汤合六君子汤，再加肉桂、麝香、五味子组方。方中熟附子虽不如生附子回阳力峻，但有干姜、肉桂为辅，其温壮元阳、破阴祛寒之力尤为显著。六君子汤补益脾胃，固守中州，增强脾胃运化之功。人参与五味子相合，具有益气生脉之用。更用麝香者，借其斩关夺门，通行十二经，迅散寒邪，使阳气骤至，与五味子之酸收相配，则散中有收，而无虚阳散越之弊。诸药合用，共收回阳救逆生脉之功。

【运用】

1. 本方为寒邪直中三阴、真阳衰微所致之证而设，除一般里寒证之外，应以厥、利、脉微、神衰欲寐并重为证治要点。本方乃辛热峻剂，不宜过服，药后手足温和即止，过服易于伤阴劫液。

2. 可用于急性胃肠炎吐泻过多，属于亡阳欲脱者。

【方论选录】

《医方集解》：此足三阴药也。寒中三阴，阴盛则阳微，故以附子、姜、桂辛热之药祛其阴寒，而以六君温补之药助其阳气，五味合人参可以生脉，加麝香者，通其窍也。

《绛雪园古方选注》：节庵变易仲景之白通汤，而为回阳补虚之剂。葱白、干姜、附子藉以通阳温经，人参、麦冬、五味藉以收阴生脉，然阴阳格拒，病深在脏，又非温经生脉所能通也，而节庵更有生心化裁之妙，佐以广皮芳香利气，土浆镇静中宫，线通气道，使以腊茶芳香苦降，为之向导，大破格拒之阴，其飞越之阳，有不翕然返本宁谧者耶？

《医方论》：此方治中寒之缓症则可。若云救急，则姜附中又合六君、五味子，反令姜、附之性多所牵制，不如四逆汤，为能斩关夺门也。

【方歌】

回阳救急用六君，桂附干姜五味寻；

加麝三厘或胆汁，三阴寒厥建奇勋。

第三节 温经散寒

温经散寒剂具有祛除经络间寒邪的作用，适用于寒滞经脉的血痹、寒厥、阴疽等证。常用桂枝、细辛等温经散寒药与当归、熟地黄、芍药等养血活血药组方。代表方如当归四逆汤、黄芪桂枝五物汤等。

当归四逆汤

《伤寒论》

【组成】当归三两(12g) 桂枝去皮，三两(9g) 芍药三两(9g) 细辛三两(3g) 甘草炙，二两(6g) 通草二两(6g) 大枣擘，二十五枚(8枚)

【用法】上七味，以水八升，煮取三升，去滓，温服一升，日三服(现代用法：水煎服)。

【功用】温经散寒，养血通脉。

【主治】血虚寒厥证。手足厥寒，口不渴，或腰、股、胫、足疼痛，舌淡苔白，脉沉细或细而欲绝。

【方解】本方在《伤寒论》中原治“手足厥寒，脉细欲绝”之证。此系血虚受寒，寒凝血滞，营血不能充养四肢，阳气不得温煦四末，以致手足厥冷，脉细欲绝。其脉虽细但不见其他阳微阴盛之候，可知寒在经脉，而不在脏腑。治宜温经、散寒、养血之法。方中以当归养血活血，以桂枝温通经脉而散寒邪，共为君药。白芍养血和营，助当归补益营血；细辛辛温发散，助桂枝温经散寒，共为臣药。佐以通草通行经络，合当归、桂枝通利血脉；重用大枣养血，合当归、白芍滋补营血，且防桂枝、细辛之辛燥伤阴血，亦为佐药。甘草益气健脾，调和药性，与大枣相伍，又可补脾胃，滋化源，益气生血，是为佐使之用。诸药配伍，共奏温经散寒、养血通脉之功。

《伤寒论》方名四逆者有四逆散、四逆汤和当归四逆汤。三方主治皆有“四逆”，但病机不同。四逆散证属阳郁厥逆，由外邪传经入里，阳气内郁不能达于四末所致，其冷在肢端，不过肘膝，且见身热、脉弦等。四逆汤、当归四逆汤虽均治寒厥，但四逆汤证为寒邪深入少阴，阳气衰微，其证肢厥严重，冷过肘膝，并见一派阳衰阴盛之象，脉来微细；当归四逆汤证乃血虚受寒，寒凝经脉，在经不在脏，其肢厥在手足，而不见阳衰之候。由于三者病机不同，故治法亦有差别。如周扬俊所言：“四逆汤全从回阳起见，四逆散全从和解表里起见，当归四逆汤全从养血通脉起见。”

【运用】

1. 本方温经散寒，养血通脉。为素体血虚、寒凝经脉所致之证而设。以手足厥寒、脉细欲绝、舌淡为证治要点。

2. 雷诺氏病、无脉证、血栓闭塞性脉管炎、肩周炎、坐骨神经痛、风湿性关节炎、冻疮、痛经等属血虚寒凝者，可加减应用。

【方论选录】

《金镜内台方议》：阴血内虚，则不能荣于脉，阳气外虚，则不能温于四末，故手足厥寒、脉细欲绝也。故用当归为君，以补血；以芍药为臣，辅之而养营气；以桂枝、细辛之辛，以散寒温气为佐；以大枣、甘草之甘为使，而益其中，补其不足；以通草之淡，而通行其脉道与厥也。

【方歌】

当归四逆桂枝芍，细辛甘草通草着；
再加大枣治寒厥，脉细欲绝因血弱。

黄芪桂枝五物汤

《金匮要略》

【组成】黄芪三两(9g)　芍药三两(9g)　桂枝三两(9g)　生姜六两(18g)　大枣十二枚(4枚)

【用法】上五味，以水六升，煮取二升，温服七合，日三服(现代用法：水煎服)。

【功用】益气温经，疏风和营。

【主治】血痹。肌肤麻木不仁，脉微涩而紧。

【方解】血痹是因素质不足，肌腠疏松，卫虚营弱，加之劳而汗出，感受微风，邪阻经络，血行不畅，肌肤失养，故见肌肤麻木不仁。治宜益气温经、疏风和营之法。方中黄芪为君，甘温益气，补在表之卫气。桂枝散风寒而温经通痹，与黄芪为伍，益气温经，振奋卫阳，以充肌肤，肥腠理。黄芪得桂枝，固表而不留邪；桂枝得黄芪，散邪而不伤正。芍药养血和营兼通血痹，与桂枝合用，调营卫而和表里，共为臣药。佐以生姜、大枣，配合桂枝、白芍以增强调和营卫之功。重用生姜者，取其辛温之性，辛能走表散邪，助桂枝解表之力；温能助芪、桂振奋卫阳之气。如此配伍，则实其表，驱其邪，通血痹，和营卫，故为治血痹之佳剂。

【运用】

1. 本方为治疗血痹的常用方剂。以四肢麻木，或身体不仁、微恶风寒、舌淡、脉无力为证治要点。但其散邪之力较轻，故对表证明显者，宜加味用之。

2. 末梢神经炎、中风后遗症、风湿性关节炎、肩周炎、坐骨神经痛等见有肢体麻木、属气虚血滞感受风邪者，均可加味用之。

【方论选录】

《金匮要略方义》：本方为治疗血痹之主方。血痹者，缘于素质不足，肌腠疏松，卫虚营弱，一俟疲劳汗出，重损卫阳，则微风迅至，进而经络阻遏，血行不畅，肌肤失养，则麻木不仁。若风邪稍重，亦令肌肉疼痛，有如风痹之状，游走串痛。此属正虚邪微、病于肌腠血脉之证。本着多虚者，急在正气，二虚一实，以治虚为主的原则，重在补益卫阳，和营通痹，使表气壮，则卫固营守，营卫通调。同时，少加疏散，则风邪得解。方中以黄芪为君补在表之卫气；臣以桂枝温阳通经。桂枝伍黄芪，则温阳益气，鼓舞卫气，以温分肉，充肌肤，肥腠理，司开合；黄芪得桂枝则固表气而不留邪。又佐以芍药之敛阴和营，兼除血痹。芍药与芪、桂相伍，温补卫阳，滋养营阴，使卫壮营充，阴平阳秘。佐以生姜、大枣，配合桂枝、芍药以增强调和营卫之功。其重用生姜者，取其辛温之性，温能助芪、桂振奋卫阳之气，辛能走表散邪，并配合桂、芍以畅血行。如此配伍，则实其表，祛其邪，血痹通，营卫和，故为血痹之佳剂。

【方歌】

黄芪桂枝五物汤，芍药大枣与生姜；

益气温经和营卫，血痹风痹功效良。

阳 和 汤

《外科证治全生集》

【组成】熟地一两(30g) 肉桂去皮，研粉，三钱(9g) 麻黄五分(2g) 鹿角胶三钱(9g) 白芥子二钱(6g) 姜炭五分(2g) 生甘草一钱(3g)

【用法】水煎服。

【功用】温阳补血，化痰通络。

【主治】阴疽。漫肿无头，皮色不变，酸痛无热，口中不渴，舌淡苔白，脉沉细或细迟。

【方解】阴疽多因素体阳虚，营血不足，寒痰凝滞，痹阻于肌肉、筋骨所致，故局部或全身呈现一系列虚寒表现。治宜温阳补血、化痰通络之法。方中重用熟地黄，滋补阴血，填精补髓。配以血肉有情之鹿角胶，补肾助阳，益精养血，二者合用，温阳养血，以治其本，共为君药。白芥子辛温，温化寒痰，可达皮里膜外；肉桂、姜炭辛热，温血散寒，以解寒凝，共为臣药。少佐以麻黄，宣通经络，与诸温热药配合，可以开腠理，散寒结，引阳气由里达表，通行周身。甘草生用为使，解毒而调和诸药。综观全方，补血与温阳并用，化痰与通络相伍，益精血，扶阳气，化寒凝，通经络，温阳补血以治本，化痰通络以治标。用于阴疽，犹如离照当空，阴霾自散，故以“阳和”名之。

【运用】

1. 本方为治疗阴疽的常用方剂。以患部漫肿无头、皮色不变、酸痛无热、脉迟细或沉细为证治要点。只适用于阴证，阳证忌用。

2. 常用于骨结核、慢性骨髓炎、骨膜炎、慢性淋巴结炎、类风湿性关节炎、血栓闭塞性脉管炎、肌肉深部脓疡、坐骨神经痛、冻伤、妇女闭经等，属于血虚寒凝者。

【方论选录】

《成方便读》：夫痈疽流注之属于阴寒者，人皆知用温散之法，然痰凝血滞之证，若正气充足者，自可运行无阻，所谓邪之所凑，其气必虚，故其所虚之处，即受邪之处。疡因于血分者，仍必从血而求之，故以熟地大补阴血之药为君。恐草木无情，力难充足，又以鹿角胶有形精血之属以赞助之。但既虚且寒，又非平补之性可收速效，再以炮姜之温中散寒，能入血分者，引领熟地、鹿胶直入其地，以成其功。白芥子能祛皮里膜外之痰，桂枝入营，麻黄达卫，共成解散之勋，以宣熟地、鹿角胶之滞；甘草不特协和诸药，且赖其为九土之精英，百毒遇土则化耳。

《外科证治全生集》：夫色之不明而散漫者，乃气血两虚也；患之不痛而平塌者，毒痰凝结也。治之之法，非麻黄不能开其腠理，非肉桂、炮姜不能解其寒凝，此三味虽酷暑不可缺一也。腠理一开，寒凝一解，气血乃行，行则凝结之毒亦随之消矣。

【附方】

1. **小金丹**(《外科证治全生集》)　白胶香　制草乌　五灵脂　地龙　木鳖各一两五钱(45g)　乳香去油　没药去油　归身酒炒，各七钱五分(22.5g)　麝香三钱(9g)　墨炭一钱二分(3.5g)　上药各研细末，用糯米粉一两二钱，同上糊厚，千槌打融为丸，如芡实大，每料约250丸，临用陈酒送下一丸，醉盖取汗。如流注将溃及溃者，以十丸均作五日服完，以杜流走不定，可绝增入者。但丸内有五灵脂与人参相反，不可与有参之药同日而服。功用：化痰除湿，祛瘀通络。主治：寒湿痰瘀所致的流注、痰核、瘰疬、乳岩、横痃、贴骨疽、蟮拱头等病，初起皮色不变、硬肿作痛者。

原书使用本方，常与阳和汤并进，或交替使用。但此方较阳和汤药力峻猛，惟体实者相宜，正虚者不可用，孕妇忌用。

2. **犀黄丸**(《外科证治全生集》)　牛黄三分(1g)　麝香一钱半(5g)　乳香　没药各一两，各去油研极细末(30g)　黄米饭一两(30g)　上药用黄米饭捣烂为丸，晒干，忌火烘，陈酒送下三钱(9g)，患生上部，临卧服；下部，空心服。功用：解毒消痈，化痰散结，活血祛瘀。主治：乳岩、横痃、瘰疬、痰核、流注、肺痈、小肠痈等。

【方歌】

阳和汤法解寒凝，贴骨流注鹤膝风；
熟地鹿胶姜炭桂，麻黄白芥甘草从。

小　　结

温里剂主要用于中焦虚寒，阴盛阳衰，以及经脉寒凝等证，本章的方剂相应地分为温中祛寒、回阳救逆和温经散寒三类。

1. **温中祛寒**　适用于脾胃虚寒证。理中丸是治疗脾胃虚寒的代表方，方中以干姜配人参，一温一补，组成温中散寒、补气健脾的方剂，主治中焦虚寒所致的脘腹疼痛，或利或呕，以及小儿慢惊、病后喜唾、阳虚失血、胸痹等。吴茱萸汤以吴茱萸配伍生姜，温胃降逆止呕；以人参、大枣，补脾和中，共成温中补虚、降逆止呕之剂，主治胃寒呕吐、厥阴头痛、干呕吐涎沫及少阴吐利、手足逆冷之证。小建中汤以饴糖补中缓急止痛，白芍养阴柔肝缓急，桂枝温中散寒，共奏温中补虚、和里缓急、调和阴阳、柔肝理脾之功。主治中焦虚寒、阴阳不和、肝脾失调之虚劳里急、腹中痛以及心悸而烦等。

2. **回阳救逆**　适用于阴盛阳衰之证。四逆汤以附子壮元阳而通十二经，以干姜散阴寒而助阳通脉，二者相须为用，大有助阳散寒、回阳救脱之功。为回阳救逆、主治阴盛阳衰之主要方剂。回阳救急汤由四逆汤合六君子汤，再加肉桂、麝香、五味子组成，是回阳散寒与补益脾胃同用，散中有收，加入麝香使散寒之力更迅，共奏回阳救逆、益气生脉之功，主治寒邪直中三阴之吐泻腹痛、肢厥神衰、脉微以至无脉等危急证候。

3. **温经散寒** 适用于寒滞经脉之证。当归四逆汤以当归养血活血，桂枝温通经脉而散寒邪，组成温经散寒、养血通脉之剂，全方温而不燥，补而不滞，主治血虚受寒之手足厥寒。黄芪桂枝五物汤以黄芪配伍芍药、桂枝，益表散风和营，主治血痹，卫虚营弱，感受微风而见肌肤麻木不仁者。阳和汤以熟地黄、鹿角胶温阳补血，以白芥子、肉桂、姜炭化寒痰，温血脉，解寒凝。特别借麻黄宣通经络之力，使阳气宣发，阴霾自散，全方补血与温阳并用，滋补与温通相伍，补精血，扶阳气，化寒凝，通经络，为治疗阴疽的常用方剂。

思 考 题

1. 理中丸主治何证？在什么情况下应改用汤剂，为什么？
2. 理中丸与吴茱萸汤均治呕吐，病机、治法有何不同？
3. 吴茱萸汤为何君以吴茱萸？为何重用生姜？
4. 小建中汤所治虚劳里急证的病机是什么？
5. 桂枝、芍药二药在小建中汤中的配伍意义是什么？
6. 炙甘草在四逆汤中的配伍意义是什么？
7. 回阳救急汤主治何证？其证治要点是什么？
8. 四逆散、四逆汤、当归四逆汤主治、病机、治法及方药有何不同？
9. 当归四逆汤主治何证？其证治要点是什么？
10. 桂枝、黄芪二药在黄芪桂枝五物汤中的配伍意义是什么？
11. 黄芪桂枝五物汤主治血痹，其病机是什么？
12. 阳和汤的主治证、症状、病机是什么？
13. 麻黄在阳和汤中有何配伍意义？

第十二章　补　益　剂

凡是以补益药物为主组成，具有补益人体气、血、阴、阳等作用，主治各种虚证的方剂，统称补益剂，是根据“虚者补之”，“损者益之”，“形不足者，温之以气，精不足者，补之以味”等理论立法，属于“八法”中的“补法”。

虚证，是指人体因气、血、阴、阳等虚损不足而产生的病证。虚证的成因甚多，但总属先天不足，或是后天失调所致，以各脏腑的虚损为其具体的表现形式。以气、血、阴、阳为纲，结合五脏虚证，是辨证论治的关键。由此虚证有气虚、血虚、气血两虚、阴虚、阳虚、阴阳两虚等区别，所以补益剂相应分为补气、补血、气血双补、补阴、补阳、阴阳并补等六类。

人是有机整体，生理上五脏相关，气血同源，阴阳互根；病理上常相互影响；治疗上补气、补血、补阴、补阳虽各有所主，但不能截然分开，须从整体出发，既要有所侧重，又要统筹兼顾。气虚补气，血虚补血，但气为血帅，血为气母，补气和补血常配合使用。《脾胃论》说：“血不自生，须得生阳气之药，血自旺矣。”因此，血虚者补血时宜加入补气之药，以助生化，或者着重补气以生血；如大失血而致血虚极者，更应峻补其气，扶元固脱，使气旺血生。如《医方考》所言：“有形之血不能自生，生于无形之气故也。”补阴补阳亦如此。阴阳互根，孤阴不生，独阳不长，因此，补阴时常佐以补阳之品，使阴有所化；补阳时又常佐以补阴之品，使阳有所附。即张景岳所云：“善补阳者，必于阴中求阳，则阳得阴助而化生无穷；善补阴者，必于阳中求阴，则阴得阳升而泉源不竭。”（《类经·卷十四》）若阴阳两虚者，则宜阴阳并补。

从气血阴阳与脏腑的关系而论，补气重在补脾、肺，补血偏于补心、肝、脾，补阴、补阳则重在补肾。培补五脏可直接补益本脏之虚，如“损其肺者，益其气；损其肾者，益其精”（《难经·十四难》）。亦可根据五行相生理论，采用“虚则补其母”，如培土生金，滋水涵木，补火暖土等法。

使用补益剂时，应辨清虚证的性质和病位，还要辨清虚实的真假，亦要注意脾胃功能，可适当加入理气醒脾之品，使补而不滞。补益剂宜文火久煎，一般以空腹或饭前服用为佳。补益剂虽能增强体质，提高抗病能力，但滥用则无益。

第一节　补　　气

补气剂适用于脾、肺气虚证。症见食少便溏、倦怠乏力、少气懒言、语音低微、面色萎白、舌淡苔白、脉虚弱，甚则脱肛、子宫脱垂等。常以补气药如人参、党参、黄芪、白术、甘草等为主组成方剂。代表方剂如四君子汤、参苓白术散、生脉散、补中益气汤等。

四君子汤

《太平惠民和剂局方》

【组成】人参去芦　白术　茯苓去皮(各9g)　甘草炙,各等分(6g)

【用法】上为细末,每服二钱(15g),水一盏,煎至七分,通口服,不拘时候;入盐少许,白汤点亦可(现代用法:水煎服)。

【功用】益气健脾。

【主治】脾胃气虚证。面色萎白,气短乏力,语音低微,食少便溏,舌淡苔白,脉虚弱。

【方解】本方证由脾胃气虚、运化乏力所致。脾胃为后天之本,气血生化之源。脾胃气虚则气血生化不足,其面失荣,故萎白无华,唇舌亦淡。脾主肌肉,脾为肺之母,脾胃气虚,故气短乏力,语声低微,饮食减少。湿浊内生,故大便溏薄。治宜益气健脾。方中人参甘温扶脾养胃,大补元气为君药。白术苦温燥湿健脾为臣药。茯苓甘淡健脾祛湿为佐药,术、苓相伍,则健脾祛湿之功益著。炙甘草甘温,益气和中,调和诸药,为佐使之药。诸药合用,共奏健脾益气之功。

【运用】

1. 本方是治疗脾胃气虚证的常用方,也是补气的基础方。临床运用以面白食少、气短乏力、舌淡苔白、脉虚弱为辨证要点。后世众多补脾益气的方剂均从此方衍化而来。

2. 现代常用于治疗慢性胃炎、胃及十二指肠溃疡、胃肠功能减弱等属脾胃气虚者。

【方论选录】

《医方考》:夫面色萎白,则望之而知其气虚矣;言语轻微,则闻之而知其气虚矣;四肢无力,则问之而知其气虚矣;脉来虚弱,则切之而知其气虚矣。如是则宜补气。是方也,人参甘温质润,能补五脏之元气;白术甘温健脾,能补五脏之母气,茯苓甘温而淡,能致五脏之清气;甘草甘温而平,能调五脏愆和之气。四药皆甘温,甘得中之味,温得中之气,犹之不偏不倚之君子也,故曰君子。

《医方集解》:此手足太阴、足阳明药也。人参甘温,大补元气为君。白术苦温,燥脾补气为臣。茯苓甘淡,渗湿泻热为佐。甘草甘平,和中益土为使也。气足脾运,饮食倍进,则余脏受荫,而色泽身强矣。再加陈皮以理气散逆,半夏以燥湿除痰,名曰六君。以其皆中和之品,故曰君子也。

【附方】

1. ***异功散***(《小儿药证直诀》)　四君子汤加陈皮各等分(6g)　上为细末,每服二钱(6g),水一盏,加生姜五片,大枣二个,同煎至七分,食前温服,量多少与之。功用:益气健脾,行气化滞。主治:脾胃气虚兼气滞证。症见饮食减少,大便溏薄,胸脘痞闷不舒,或呕吐泄泻等。

2. ***六君子汤***(《医学正传》)　四君子汤加陈皮一钱(3g)　半夏一钱五分(4.5g)　上为细末,作一服,加大枣二枚,生姜三片,新汲水煎服。功用:益气健脾,燥湿化痰。主治:脾胃气虚兼痰湿证。症见食少便溏,胸腹痞闷,呕逆。

3. ***香砂六君子汤***(《古今名医方论》)　人参一钱(9g)　白术二钱(6g)　茯苓二钱(6g)　甘草七分(2g)　陈皮八分(2.5g)　半夏一钱(3g)　砂仁八分(2.5g)　木香七分(2g)　上加生姜二钱(6g),水煎服。功用:益气健脾、行气化痰。主治:脾胃气虚、痰阻气滞证。症见脘腹胀满或疼痛,呕吐痞闷,不思饮食,倦怠少气,或气虚肿满。

以上三方均为四君子汤加味而成,皆有益气健脾之功。异功散加陈皮,则兼有行气化滞,适用于脾胃气虚兼气滞证；六君子汤再加半夏，则和胃燥湿化痰，适用于脾胃气虚兼有痰湿证；香砂六君子汤更加木香、砂仁，具有益气和胃、行气化痰之功，适用于脾胃气虚、痰阻气滞证。

【方歌】

四君子汤中和义，参术茯苓甘草比；
益以夏陈名六君，祛痰补气阳虚饵；
除去半夏名异功，或加香砂胃寒使。

参苓白术散

《太平惠民和剂局方》

【组成】莲子肉去皮一斤(10g)　薏苡仁一斤(10g)　缩砂仁一斤(10g)　桔梗炒令深黄色，一斤(10g)　白扁豆姜汁浸，去皮，微炒，一斤半(15g)　白茯苓二斤(20g)　人参去芦，二斤(10g)　甘草炒，二斤(10g)　白术二斤(20g)　山药二斤(20g)

【用法】上为细末，每服二钱(6g)，枣汤调下。小儿量岁数加减服之(现代用法：水煎服)。

【功用】健脾益气，渗湿止泻。

【主治】脾虚挟湿证。饮食不化，胸脘痞闷，肠鸣泄泻，四肢无力，形体消瘦，面色萎黄，舌淡苔白腻，脉虚缓。

【方解】本方证由脾虚夹湿所致。脾胃虚弱，运化力弱，故饮食不化；运化失常，清浊不分，故肠鸣泄泻；湿滞中焦，气机不畅，故胸脘痞闷；脾失健运，则气血生化不足，肢体肌肤失于濡养，故四肢无力，形体消瘦，面色萎黄。治宜补益脾胃，兼以渗湿止泻为法。方中人参、白术、茯苓健脾益气渗湿，为君药。莲子肉、山药健脾固肠止泻；薏苡仁、白扁豆渗湿健脾，共为臣药。砂仁芳香醒脾和胃，化湿行气，使之补而不滞；桔梗开宣肺气，以通调水道，又载药上行，皆为佐药。甘草、大枣健脾和中，调和诸药，为使药。各药合用，补其虚，除其湿，行其滞，调其气，以恢复脾胃受纳与健运之职，且能培土生金。

本方在四君子汤基础上加山药、莲子、白扁豆、薏苡仁、砂仁、桔梗而成。两方均有益气健脾之功，但四君子汤以补气为主，为治脾胃气虚的基础方；本方兼有渗湿止泻的作用，并有保肺之效，适用于脾胃气虚夹湿之证，亦可用治肺损虚劳诸证，为“培土生金”法中的常用方剂。

【运用】

1. 本方药性平和，温而不燥，是治疗脾虚挟湿泄泻的常用方，也是补气的基础方。临床运用以食少难消、体虚吐泻、胸脘痞闷、苔腻脉缓为辨证要点。

2. 本方现代常用于一些慢性疾病，如慢性胃肠炎、贫血、慢性支气管炎、慢性肾炎以及妇女带下等属脾虚挟湿者。

【方论选录】

《医方集解》：此足太阴、阳明药也。治脾胃者，补其虚，除其湿，行其滞，调其气而已。人参、白术、茯苓、甘草、山药、薏仁、扁豆、莲肉皆补脾之药也。然茯苓、山药、薏仁，理脾而兼能渗湿。砂仁、陈皮，调气行滞之品也。然合参、术、苓、草，暖胃而又有补中(陈皮、砂仁，入补药则补)。桔梗苦甘入肺，能载诸药上浮，又能通天气于地道(肺和则天气下降)，使气得升降而益和，且以保肺、防燥药之上僭也。

【附方】

七味白术散(《小儿药证直诀》) 人参二钱五分(7g) 白茯苓五钱(15g) 白术五钱(15g) 甘草一钱(3g) 藿香叶五钱(15g) 木香二钱(6g) 葛根五钱,渴者加至一两(15~30g) 上药为粗末,每服三钱,水煎服。功用:健脾益气,和胃止泻。主治:脾胃虚弱,呕吐泄泻频作者。

七味白术散与参苓白术散均含四君子汤益气健脾和胃,都是脾虚泄泻的常用方。参苓白术散兼培土生金而益肺,又能治肺损虚劳,补虚作用强;本方为四君子汤加藿香、木香、葛根而成,具解表、和中止泻作用,若脾虚久泻兼外感者更为适宜。

【方歌】

参苓白术扁豆陈,山药甘莲砂薏仁;
桔梗上浮兼保肺,枣汤调服益脾神。

补中益气汤

《脾胃论》

【组成】黄芪病甚,劳倦热盛者一钱(15~20g) 甘草炙,五分(5g) 人参去芦,三分(10g) 当归酒焙干或晒干,二分(3g) 橘皮不去白,三分(6g) 升麻三分(3g) 柴胡三分(3g) 白术三分(10g)

【用法】上㕮咀,都作一服,水二盏,煎至一盏,去滓,食远稍热服(现代用法:作汤剂,水煎服,用量按原方比例酌定)。

【功用】补中益气,升阳举陷。

【主治】

1. 脾胃气虚证。饮食减少,体倦肢软,少气懒言,面色㿠白,大便稀溏,舌淡苔白,脉虚软。

2. 气虚下陷证。脱肛,子宫下垂,久泻,久痢,久疟以及崩漏等,气短乏力,语音低微,舌淡苔白,脉虚弱。

3. 气虚发热证。身热有汗,渴喜热饮,气短懒言,食少,舌淡,脉虚大无力。

【方解】

本方证由脾胃气虚、中气不足、清气下陷所致。脾胃为营卫气血生化之源,脾胃气虚,纳运乏力,故饮食减少,少气懒言,大便稀溏;脾主升清,脾胃气虚,清阳不升,中气下陷,故见脱肛、子宫下垂等;清气下陷,阳气内郁则发热;气虚腠理不固,阴液外泄则汗出。故治宜补其中而升其阳。方中重用黄芪味甘微温,补中益气,升阳固表,为君药。伍以人参、白术,益气健脾,合君药共收补中益气之功,为臣药。当归苦甘温,养血和营,助人参、黄芪以补气养血;陈皮理气和胃,使诸药补而不滞,共为佐药。少量升麻、柴胡升阳举陷,协助君药以升提下陷之气,升麻且为脾胃之引经药,共为佐使药。炙甘草调和诸药,亦为使药。全方主要体现了补升结合的配伍特点。诸药合用,使气虚得补、气陷得升则诸症自愈。气虚发热者,亦借此甘温益气而除之,因此,也是“甘温除热”法的代表方剂。

【运用】

1. 本方是治疗脾胃气虚、中气下陷,以及气虚发热的常用方,临床运用以体倦乏力、少气懒言、面色㿠白、舌淡苔白、脉虚软或虚大无力为辨证要点。

2. 本方现代常用于胃下垂、胃黏膜脱垂、重症肌无力、脱肛、功能性发热、血细胞减少症、乳糜尿、眼睑下垂、功能性子宫出血、子宫脱垂、产后小便不禁等属脾胃气虚或中气下陷者。

【方论选录】

《内外伤辨惑论》：火与元气不能两立，一胜则一负。脾胃气虚，则下流于肾，阴火得以乘其土位。故脾胃之证始得之，则气高而喘，身热而烦，其脉洪大而头痛，或渴不止，其皮肤不任风寒而生寒热……《内经》曰："劳者温之"，"损者益之"。盖温能除大热，大忌苦寒之药泻胃土耳。今立补中益气汤……夫脾胃虚者，因饮食劳倦，心火亢甚，而乘其土位，其次肺气受邪，需用黄芪最多，人参、甘草次之。脾胃一虚，肺气先绝，故用黄芪以益皮毛而闭腠理，不令自汗损其元气。上喘气短，人参以补之。心火乘脾，须炙甘草之甘以泻火热，而补脾胃中元气；若脾胃急痛并大虚，腹中急缩者宜多用之。经云："急者缓之。"白术苦甘温，除胃中热，利腰脐间血。胃中清气在下，必加升麻、柴胡以引之，引黄芪、人参、甘草甘温之气味上升，能补卫气之散解，而实其表也，又缓带脉之缩急。二味苦平，味之薄者，阴中之阳，引清气上升也。气乱于胸中，为清浊相干，用去白陈皮以理之，又能助阳气上升，以散滞气，助诸甘辛为用。

【附方】

举元煎(《景岳全书》)　人参三至五钱(10～20g)　黄芪炙，三至五钱(10～20g)　炙甘草一至二钱(3～6g)　升麻五至七分(4g)　白术一至二钱(3～6g)　水一盅半，煎七八分，温服。如兼阳气虚寒者，桂、附、干姜俱宜佐用。如兼滑脱者，加乌梅一个，或文蛤七八分。功用：益气升提。主治：气虚下陷，血崩血脱，亡阳垂危等证。

举元煎是补中益气汤减去当归、陈皮、柴胡，二方配伍形式相同，在补气基础上，少加升提之品，体现益气升陷法。举元煎治脾气下陷，气不摄血之血崩、血脱。着重于补气升清而固涩之用，对气虚发热不宜用。补中益气汤则以治疗脾胃气虚，中气下陷，以及气虚发热为其长。

【方歌】

补中益气芪术陈，升柴参草当归身；
清阳下陷能升举，甘温除热诚可珍。

玉屏风散

《究原方录自医方类聚》

【组成】防风一两(6g)　黄芪蜜炙　白术各二两(12g)

【用法】上㕮咀，每服三钱(9g)，用水一盏半，加大枣一枚，煎至七分，去渣，食后热服(现代用法：作汤剂，水煎服，用量按原方比例酌定)。

【功用】益气固表止汗。

【主治】表虚自汗。汗出恶风，面色㿠白，舌淡苔薄白，脉浮虚；亦治虚人腠理不固，易于感冒。

【方解】本方治证乃卫气虚弱、不能固表所致。卫虚腠理失固，营阴不守，津液外泄，则自汗恶风，面色㿠白，舌淡苔白，脉浮虚软。治宜益气实卫，固表止汗。方中黄芪甘温，大补脾肺之气，固表止汗，为君药。白术健脾益气，助君益气固表，使气旺表实，腠理固密，为臣药。防风辛温，走表以祛风邪，且升脾中清阳，助黄芪益气御风，与君臣相合，则固表不留邪，祛风则不伤正；大枣健脾益气，共为佐药。诸药配伍，固表气，实肌腠，兼疏风邪，补中寓散，散不伤正，补不留邪，共奏固表止汗之功；使卫强则腠理固密，脾健则正气自复，邪去则外无所扰，从而诸恙易愈。实为补中兼疏的安内攘外之剂。其功犹如御风的屏障，而又珍贵如玉，故名之为“玉屏风散”。

本方与桂枝汤均可用治表虚自汗，然本方证之自汗，乃卫气虚弱、腠理不固所致；桂枝汤证之自汗，则因于外感风寒，营卫不和。故本方功以固表止汗为主，兼以祛风；而桂枝汤则以解肌发表、调和营卫取效。

【运用】

1. 本方为治疗表虚自汗的常用方剂。临床应用以自汗恶风、面色㿠白、舌淡脉虚为辨证要点。

2. 现代本方常用于过敏性鼻炎、上呼吸道感染属表虚不固而外感风邪者，以及用于预防体弱反复上呼吸道感染者。

【方论选录】

《医方考》：自汗者，无因而自汗也。常人不自汗者，由卫气固于外，津液不得走泄。所谓阳在外、阴之卫也。卫气一亏，则不足以固津液，而自渗泄矣，此自汗之由也。白术、黄芪，所以益气；然甘者性缓，不能速达于表，故佐之以防风。东垣有言，黄芪得防风而功愈大，乃相畏而相使者也。是自汗也，与伤风自汗不同，伤风自汗，责之邪气实；杂证自汗，责之正气虚。虚实不同，攻补亦异，临证者宜详明之。

【方歌】

玉屏风散组方精，芪术防风鼎足形；
表虚汗多易感冒，相畏相激效相成。

生脉散

《医学启源》

【组成】人参五分(9g)　麦冬五分(9g)　五味子七粒(6g)

【用法】长流水煎，不拘时服(现代用法：水煎服)。

【功用】益气生津，敛阴止汗。

【主治】

1. 温热暑热耗气伤阴证。汗多神疲，体倦乏力，气短懒言，咽干口渴，舌干红少苔，脉虚数。

2. 久咳伤肺，气阴两伤虚证。干咳少痰，气短自汗，口干舌燥，脉虚细。

【方解】本方所治为温热、暑热之邪，耗气伤阴或久咳伤肺，气阴两虚所致。温热、暑热之邪，最易耗气伤津。气阴两虚，故见汗多神疲，体倦气短，咽干口渴，舌红，脉虚。咳嗽时久伤肺，气阴不足者，亦可见上述征象。治宜益气养阴生津。方中人参甘温，益元气，补肺气，生津液用为君药。麦冬甘寒，养阴清热，润肺生津，用以为臣。人参、麦冬合用则益气养阴之功益彰。五味子酸温，敛肺止汗，生津止渴为佐药。三药合用，一补一润一敛，共奏益气养阴、生津止渴、敛阴止汗之效，使气复津生，汗止阴存，气充脉复，故名“生脉”。

【运用】

1. 本方是治疗气阴两虚证的常用方剂。临床应用以体倦气短、咽干、舌红、脉虚为辨证要点。

2. 现代常用于肺结核、慢性支气管炎、神经衰弱所致咳嗽和心烦失眠以及心脏病心律不齐属气阴两虚者。

【方论选录】

《内外伤辨惑论》：圣人立法，夏月宜补者，补天真元气，非补热火也，夏食寒者是也。故以人参之甘补气，麦门冬苦寒，泻热补水之源，五味子之酸，清肃燥金，名曰生脉散。孙真人云：五月常服五味子，以补五脏之气，亦此意也。

《医方集解》：此手太阴、少阴药也。肺主气，肺气旺则四脏之气皆旺，虚故脉绝短气也。人参甘温，大补肺气为君；麦冬止汗，润肺滋水，清心泻热为臣；五味酸温，敛肺生津，收耗散之气为佐。盖心主脉，肺朝百脉。补肺清心，则气充而脉复，故曰生脉也。夏月炎暑，火旺克金，当以保肺为主。清晨服此，能益气而祛暑也。

【方歌】

生脉麦味与人参，保肺清心治暑淫；

气少汗多兼口渴，病危脉绝急煎斟。

人参蛤蚧散

《御药院方》

【组成】蛤蚧一对，全者，以河水浸五宿，逐日换水，浸洗净，去腥气，酥炙香熟(1对)　甘草炒，五两(6～9g)　杏仁炒，去皮尖，五两(9～12g)　人参　茯苓　贝母　桑白皮　知母各二两(9～12g)

【用法】上为细末，净瓷盒子内盛，每日(6～9g)如茶点服，一料永除(现代用法：作汤剂，水煎服，用量按原方比例酌定)。

【功用】补肺益肾，清热化痰，止咳定喘。

【主治】肺肾气虚，痰热内蕴证。喘息，咳嗽，痰稠色黄，或咳吐脓血，胸中烦热，身体羸瘦，或遍身浮肿，脉浮虚。

【方解】本方治证为肺肾虚衰，痰热内蕴，肺失肃降，肾不纳气所致。久病不已，肺虚不降，肾虚不纳，故喘咳俱甚；痰热阻肺，故咯痰色黄且稠，胸中烦热，甚则损伤血络，以致咳吐脓血。治宜补肺益肾，清热化痰，止咳定喘。方中蛤蚧咸平，补肺益肾，定喘止咳；人参大补元气，而益脾肺，共为君药。茯苓渗湿健脾，以治生痰之源，为臣药。杏仁、桑白皮肃降肺气，以定喘咳；知母、贝母清热润肺，化痰止咳，均为佐药。甘草化痰止咳，调和诸药，为使药。诸药合用，标本兼顾，使肺肾得补，痰热得清，喘咳自平。

【运用】

1. 本方适用于喘咳时久，肺肾虚衰，兼有痰热之证。临床应用以喘息、咳嗽、痰稠色黄、肺浮虚为辨证要点。

2. 本方现代常用于治疗慢性支气管炎、支气管扩张等症属虚喘而兼痰热者。

【方论选录】

《医方考》：咳嗽出脓者气病，出血者脉病也……是方也，人参益气，蛤蚧补真，杏仁利气，二母清金，桑皮泻喘，若甘草、茯苓，乃调脾而益金之母也。又曰：蛤蚧为血气之属，能排血气之毒，故此方用之调脓理血，亦假其性而伏奇于正也。

【附方】

人参胡桃汤(《夷坚志》录自《是斋百一选方》原名观音人参胡桃汤)　新罗人参一寸许(9g)　胡桃肉五个，去壳，不剥皮(9g)　水煎服。功用：补肺肾，定喘咳。主治：肺肾两虚喘咳证。症见腰膝酸软、少气乏力、喘咳胸满者。

人参蛤蚧散与本方均有补虚定喘之功，同治虚喘证，但前者药性偏寒，主治肺肾虚衰，兼有痰热之咳喘；后者药性偏温，主治肺肾两虚、气喘不能平卧者。

【方歌】

补益人参蛤蚧散，专治痰血与咳喘；

桑皮二母杏苓草，若非虚热慎毋餐。

第二节 补 血

补血剂，适用于营血亏虚的病证。症见面色萎黄，头晕目眩，唇甲色淡，心悸失眠，舌淡脉细等。常以补血药熟地黄、当归、芍药、阿胶、龙眼肉等为主，适当配伍活血祛瘀、补气、理气或安神之品组成方剂。代表方如四物汤、当归补血汤、归脾汤等。

四 物 汤

《仙授理伤续断方》

【组成】熟干地黄酒蒸(12g) 当归去芦，酒浸炒(9g) 白芍(9g) 川芎(6g)

【用法】上为粗末。每服三钱(15g)，水一盏半，煎至七分，空心热服。

【功用】补血调血。

【主治】营血虚滞证。头晕目眩，心悸失眠，面色无华，妇女月经不调，量少或经闭不行，脐腹作痛，舌淡，脉细弦或细涩。

【方解】本方所治之证乃因营血亏虚、血行不畅所致。血虚则肝失所养，无以上荣，故头晕目眩；心神失养，故心悸失眠；营血亏虚，故面白无华，舌淡，脉细。若妇人营血虚滞，冲任受损，则月经量少，甚者不能应时而下，或前或后；血行不畅，故脐腹作痛。治宜补血调血。方用熟地黄滋养阴血，补肾填精，为补血要药，故以为君。当归补血养肝，和血调经，为臣药。白芍养血柔肝和营，为佐药。川芎活血行气，畅通气血，为佐药。四药相合，地、芍为血中之阴药，归、芎为血中之阳药，动静相宜，构成补血而不滞血、行血又不伤血之补血调血良方。

本方是从《金匮要略》中的芎归胶艾汤减阿胶、艾叶、甘草而成，原书的药物剂量为各等分。《谦斋医学讲稿》认为："一般用做养血的用量，熟地、当归较重，白芍次之，川芎又次之；在不用熟地时，白芍的用量又往往重于当归。这是用四物汤平补血虚的大法。"《蒲辅周医疗经验》中说："此方为一切血病通用之方。凡血瘀者，俱改白芍为赤芍；血热者，改熟地为生地。川芎量宜小，大约为当归之半，地黄为当归的二倍。"

【运用】

1. 本方是补血调经的基础方。临床应用以心悸头晕、面色无华、舌淡、脉细为辨证要点。

2. 本方现代常用于贫血、紫癜、妇女月经不调、荨麻疹等属营血虚滞者。

【方论选录】

《成方便读》：夫人之所赖以生者，血与气耳；而医家之所以补偏救弊者，亦惟血与气耳。故一切补气诸方，皆从四君化出，一切补血诸方，又当从此四物而化也。补气者，当求之脾肺，补血者，当求之肝肾。地黄人肾，壮水补阴；白芍人肝，敛阴益血，二味为补血之正药。然血虚多滞，经脉隧道不能滑利通畅，又恐地、芍纯阴之性，无温养流动之机，故必加以当归、川芎辛香温润，能养血而行血中之气者，以流动之。总之，此方乃调理一切血证是其所长，若纯属阴虚血少、宜静不宜动者，则归、芍之走窜行散，又非所宜也。

【附方】

1. **圣愈汤**(《医宗金鉴》)　熟地七钱五分(20g)　白芍酒拌，七钱五分(15g)　川芎七钱五分(15g)　人参七钱五分(一般用党参 20g)　当归酒洗，五钱(15g)　黄芪炙，五钱(18g)。

2. **桃红四物汤**(《医宗金鉴》)　四物汤加桃仁(9g)　红花(6g)　水煎服。功用：养血活血。主治：血虚兼血瘀证。妇女经期超前、血多有块、色紫稠黏、腹痛等。

圣愈汤是在四物汤基础上加参、芪以补气摄血，适用于气血两虚而血失所统的月经先期量多等。桃红四物汤则加桃仁、红花，因此偏重于活血化瘀，适用于血瘀所致的月经不调、痛经等。

【方歌】

四物地芍与归芎，血家百病此方通；

加入参芪名圣愈，气血双疗功独崇；

桃红四物祛瘀滞，补血活血调月经。

当归补血汤

《内外伤辨惑论》

【组成】黄芪一两(30g)　当归酒洗，二钱(6g)

【用法】上㕮咀。以水二盏，煎至一盏，去渣，空腹时温服(现代用法：水煎，空腹时温服)。

【功用】补气生血。

【主治】血虚发热证。肌热面红，烦渴欲饮，脉洪大而虚，重按无力；亦治妇人经期、产后血虚发热头痛；或疮疡溃后、久不愈合者。

【方解】本方证为劳倦内伤，血虚气弱所致。劳倦内伤，阴血亏少，血虚阳浮，阴不维阳，故肌热面红，烦渴欲饮；妇人经期、产后血虚发热头痛，亦乃气血不足所然。由于有形之血生于无形之气，故治宜补气生血为法。方中重用黄芪(五倍于当归)大补脾肺之气，以资气血生化之源，并能固护浮越之阳气，为君药。当归甘辛温，养血和营，补中有行，为臣药。君臣合用则阳生阴长，气旺血生，诸证自除。至于妇人经期、产后血虚发热头痛，取其益气养血而退热止痛。疮疡溃后，久不愈合，用本方补气养血，扶正托毒，有利于生肌收口。

【运用】

1. 本方为补气生血的代表方，用于血虚发热证，临床应用时以肌热面赤、烦渴欲饮、脉洪大而虚为辨证要点。外感发热、气分大热及阴虚潮热等证均非所宜。

2. 现代常用于各种贫血、白细胞减少、血小板减少性紫癜、过敏性紫癜、放化疗骨髓抑制、子宫发育不良性闭经等属血虚气弱者。

【方论选录】

《医方考》：血实则身凉，血虚则身热。或以肌困劳役虚其阴血，则阳独治，故令肌热、目赤、面红、烦渴引饮。此证纯象伤寒白虎汤之证，但脉大而虚，非大而长，为可辨尔！《内经》所谓脉虚血虚是也。当归味厚，为阴中之阴，故能养血，而黄芪则味甘补气者也，今黄芪多于当归数倍，而曰补血汤者，有形之血不能自生，生于无形之气故也。《内经》曰“阳生阴长”，是之谓尔！

【方歌】

当归补血有奇功，芪五归一力最雄；

补气生血代表剂，血虚发热此方宗。

归脾汤

《济生方》

【组成】白术(9g) 茯神去木(9g) 黄芪去芦(12g) 龙眼肉(12g) 酸枣仁炒，去壳(12g) 人参(6g) 木香不见火，各半两(6g) 甘草炙，二钱半(3g) 当归(9g) 远志(后两味从《内科摘要》补入)各一钱(6g)

【用法】上㕮咀，每服四钱(12g)，水一盏半，加生姜五片，枣子一枚，煎至七分，去渣温服，不拘时候(现代用法：加生姜6g，大枣3～5枚，水煎服)。

【功用】益气补血，健脾养心。

【主治】

1. 心脾气血两虚证。心悸怔忡，健忘失眠，盗汗虚热，体倦食少，面色萎黄，舌淡、苔薄白，脉细弱。

2. 脾不统血证。便血，皮下紫斑，妇女崩漏，月经超前，量多色淡，或淋漓不止，舌淡，脉细弱。

【方解】本方所治之证乃因心脾两虚、气血不足所致。脾虚则气血衰少，心血不足则神无所藏，故见心悸怔忡，健忘失眠，体倦食少，舌淡脉弱；脾气虚弱，统摄无权，故出血诸证由生。治宜益气补血，健脾养心。方中黄芪甘微温，补脾益气；龙眼肉甘温，既能补脾气，又能养心血，共为君药。人参、白术甘温补气，与黄芪相配，加强补脾益气之功；当归甘辛微温，滋养营血，与龙眼肉相伍，增加补心养血之效，均为臣药。茯神、酸枣仁、远志宁心安神；木香理气醒脾，与补气养血药配伍，使补而不滞，俱为佐药。炙甘草益气补中，调和诸药，为使药。诸药合用，心脾同治，气血兼顾，则心得所养，血统于脾，诸症向愈。

本方与补中益气汤同用参、芪、术、草以益气补脾。但前者补气药配伍养心安神药，意在心脾双补，统血安神；后者是补气药配伍升阳举陷药，意在补气升提。因此，归脾汤治心脾气血两虚之心悸怔忡，健忘失眠，体倦食少，以及脾不统血之便血、崩漏；补中益气汤治脾胃气虚、中气下陷之少气懒言、气虚发热及中气下陷诸证。

【运用】

1. 本方是治疗心脾气血不足的常用方。临床应用以心悸失眠、体倦食少、便血及崩漏、舌淡、脉弱为辨证要点。

2. 现代本方常用于胃及十二指肠溃疡出血、功能性子宫出血、再生障碍性贫血、血小板减少性紫癜、神经衰弱、心脏病等属心脾气血两虚者。

【方论选录】

《古今名医方论》：方中龙眼、枣仁、当归，所以补心也；参、芪、术、苓、草，所以补脾也。立斋加远志，又以肾药之通乎心者补之，是两经兼肾合治矣。而特名归脾何也？夫心藏神，其用为思；脾藏智，其出为意。是神智思意，火土合德者也。心以经营之久而伤，脾以意虑之郁而伤，则母病必传诸子，子又能令母虚，所必然也。其症则怔忡、怵惕、烦躁之征见于心；饮食倦怠,不能运思,手足无力,耳目昏眊之症见于脾。故脾阳苟不运,心肾必不交。彼黄婆(指脾)者,若不为之媒合,则已不能摄肾归心,而心阴何所赖以养?此取坎填离者,所以必归之脾也。其药一滋心阴,一养脾阳,取乎健者,以壮子益母;然恐脾郁之久,伤之特甚,故有取木香之辛且散者,以阖气醒脾,使能急通脾气,以上行心阴。脾之所归,正在斯耳!

《医方集解》:此手少阴、足太阴药也。血不归脾则妄行,参、术、黄芪、甘草之甘温,所以补脾。茯神、远志、枣仁、龙眼之甘温酸苦,所以补心。心者,脾之母也。当归滋阴而养血,木香行气而舒脾,既以行血中之滞,又以助参、芪而补气。气壮则能摄血,血自归经,而诸证悉除矣。

【方歌】

归脾汤用术参芪,归草茯神远志随;

酸枣木香龙眼肉,煎加姜枣益心脾。

第三节　气血双补

气血双补剂,适用于气血两虚的病证。症见面色无华、头晕目眩、心悸怔忡、食少倦怠、气短懒言、舌淡脉虚无力等。常用补气药如人参、黄芪、白术等与补血药如当归、熟地黄、白芍、阿胶等共同组成方剂。代表方如八珍汤、炙甘草汤等。

八　珍　汤

《正体类要》

【组成】人参　白术　白茯苓　当归　川芎　白芍　熟地黄各一钱(6g)　甘草炙,五分(3g)

【用法】上㕮咀,每服三钱(9g),水一盏半,加生姜五片,大枣一枚,煎至七分,去渣,不拘时候,通口服(现代用法:亦可作汤剂,水煎服,用量按原方比例酌减)。

【功用】益气补血。

【主治】气血两虚证。面色㿠白或萎黄,头晕目眩,倦怠无力,气短懒言,心悸怔忡,饮食不振,舌淡苔薄白,脉细弱或虚大无力。

【方解】本方所治之证多由病后失调或久病失治,或失血过多,以致气血两虚,而见面色㿠白或萎黄,头晕目眩,倦怠无力,气短懒言,心悸怔忡,饮食不振,舌淡苔薄白,脉细弱或虚大无力。治宜气血双补。方中人参、熟地黄益气养血,共为君药。白术、茯苓健脾化湿,助人参益气补脾;当归、白芍养血和营,助熟地黄滋养阴血,均为臣药。川芎活血行气,使全方补而不滞,为佐药。炙甘草益气和中,调和诸药;生姜、大枣调和脾胃,共为使药。全方共奏益气补血之功。

【运用】

1. 本方是治疗气血两虚的常用方。以气短乏力、心悸眩晕、舌淡、脉细无力为辨证要点。

2. 现代常用于病后虚弱、各种慢性病,以及妇女月经不调等属气血两虚者。

【方论选录】

《医方考》:血气俱虚者,此方主之。人之身,气血而已。气者百骸之父,血者百骸之母,不可使其失养者也。是方也,人参、白术、茯苓、甘草,甘温之品也,所以补气;当归、川芎、芍药、地黄,质润之品也,所以补血。气旺则百骸资之以生,血旺则百骸资之以养。形体既充,则百邪不入,故人乐有药饵焉。

【附方】

1. **十全大补汤**(《太平惠民和剂局方》) 人参(6g) 肉桂去粗皮(3g) 川芎(6g) 地黄(12g) 茯苓(9g) 白术炒(9g) 甘草炙(3g) 黄芪去芦(12g) 川当归洗去芦(9g) 白芍药(9g) 上为细末,每服二大钱(9g),用水一盏,加生姜三片、枣子二个,同煎至七分,不拘时候温服。功用:温补气血。主治:气血不足。饮食减少,久病体虚,脚膝无力,面色萎黄,精神倦怠,以及疮疡不敛、妇女崩漏等。

2. **人参养荣汤**(原名养荣汤《三因极一病证方论》) 黄芪(12g) 当归(9g) 桂心(3g) 甘草炙(3g) 橘皮 白术 人参各一两(6g) 白芍药三两(18g) 熟地黄(9g) 五味子 茯苓各七钱半(4g) 远志去心,炒,半两(6g) 上锉为散,每服四大钱(12g),用水一盏半,加生姜三片,大枣二个,煎至七分,去渣,空腹服。功用:益气补血,养心安神。主治:积劳虚损,气血不足。四肢沉滞,骨肉酸疼,行动喘咳,小便拘急,腰脊强痛,惊悸健忘,咽干唇燥,饮食无味,形体消瘦等。

十全大补汤与人参养荣汤均由八珍汤加减而成,皆具益气补血作用,而主治气血两虚病证。其中十全大补汤较八珍汤多芪、桂,故偏于温补,主治气血两虚而兼阳气不足者;人参养荣汤较八珍汤多远志、陈皮、五味子,并去川芎之辛窜,因此,增强了宁心安神之功,主治气血两虚而心神不安者。

【方歌】

气血双补八珍汤,四君四物合成方;
煎加姜枣调营卫,气血亏虚服之康。
加入黄芪与肉桂,十全大补温气阳;
人参养荣去川芎,远志五味陈皮襄。

泰山磐石散

《古今医统大全》

【组成】人参一钱(3g) 黄芪一钱(6g) 白术二钱(6g) 炙甘草五分(2g) 当归一钱(3g) 川芎八分(2.5g) 白芍药八分(2.5g) 熟地黄八分(2.5g) 川续断一钱(3g) 糯米一撮(10g) 黄芩一钱(3g) 砂仁五分(15g)

【用法】上用水一盏半,煎至七分,食远服。但觉有孕,三五日常用一服,四月之后,方无虑也(现代用法:亦可作汤剂,水煎服)。

【功用】益气健脾,养血安胎。

【主治】妇女妊娠,气血两虚证。胎动不安,或屡有堕胎宿疾,面色㿠白,倦怠乏力,不思饮食,舌淡苔薄白,脉滑无力。

【方解】本方乃由气血不足,胞宫不固,胎元失养所致。脾气虚弱,运化失司,气血来源匮乏,故见面色㿠白,倦怠乏力,不思饮食等;气血两虚,胞宫不固,则胎动不安,或堕胎、滑胎。治宜益气健脾,养血安胎。方中人参、黄芪益气健脾,熟地黄养血填精补肾,共为君药。白术健脾益气以安胎,续断补肾养肝以保胎,当归、白芍、川芎补血和血以养胎,共为臣药。黄芩清热安胎，砂仁理气醒脾安胎，共为佐药。糯米补脾养胃，调和诸药，为使药。诸药合用，共奏益气健脾、养血安神之功。

【运用】

1. 本方是治疗妊娠胎动不安的常用方剂。临床应用以胎动不安、倦怠乏力、腰酸神疲，舌淡、脉滑无力为辨证要点。

2. 现代常用于治习惯性流产，从妊娠第二个月开始，每周服 2 剂，连服 2～3 个月。

【方论选录】

《景岳全书》：徐东皋曰：妇人凡怀胎二三个月，惯要坠落，名曰小产。此由体弱，气血两虚，脏腑火多，血分受热，以致然也。医家又谓安胎多用艾、附、砂仁；热补尤增祸患，而速其堕矣。殊不知血气清和，无火煎烁则胎自安而固，气虚则提不住，血热则溢妄行。欲其不堕得乎？香附虽云快气开郁，多用则损正气；砂仁快脾气，多用亦耗真气。况香燥之性，气血两伤，求以安胎，适又损胎而反堕也。今惟泰山磐石散、千金保孕丸二方，能夺化工之妙，百发百效，万无一失，甫故表而出之，以为好生君子共知也。

【方歌】

泰山磐石安胎方，八珍去苓加续断；

芪芩砂仁及糯米，气血两虚服之痊。

第四节　补　　阴

补阴剂适用于阴虚证。症见形体消瘦，头晕耳鸣，潮热颧红，五心烦热，盗汗失眠，腰酸遗精，咳嗽咯血，口燥咽干，舌红少苔，脉细数等。常以补阴药如生地黄、麦冬、阿胶、百合、石斛等为主组成方剂；并适当配伍清热、理气、温阳药。代表方如六味地黄九、左归丸、大补阴丸、一贯煎等。

六味地黄丸(地黄丸)

《小儿药证直诀》

【组成】熟地黄八钱(24g)　山茱萸　干山药各四钱(12g)　泽泻　牡丹皮　茯苓去皮，各三钱(9g)

【用法】上为末，炼蜜为丸，如梧桐子大，空心温水化下三丸(现代用法：亦可作汤剂，水煎服，用量按原方比例酌定)。

【功用】滋阴补肾。

【主治】肾阴虚证。腰膝酸软，头晕目眩，耳鸣耳聋，盗汗，遗精或骨蒸潮热，手足心热，口燥咽干，牙齿动摇，消渴以及小儿囟门不合，舌红少苔，脉细数。

【方解】本方所治之证乃因肾阴不足、水亏火旺所致。腰为肾之府，肾主骨生髓，脑为髓海，齿为骨之余，肾阴不足则骨髓不充，故腰膝酸软无力，牙齿动摇，头晕目眩，小儿囟门不合；肾开窍于耳，肾阴不足，精不上承，故耳鸣耳聋；肾藏精，为封藏之本，肾阴虚则相火内扰精室，故遗精。阴虚生内热，甚者虚火上炎，故骨蒸潮热，消渴，盗汗，口咽干燥，舌红少苔，脉细数等。治宜滋阴补肾之法。方中重用熟地黄滋阴补肾，填精养髓，为君药。山茱萸补养肝肾，并能涩精；山药益脾阴，亦能固精，并为臣药。三药配合，肾肝脾三阴并补，是为“三补”，但以补肾阴为主。配伍泽泻利湿而泄肾浊，并防熟地黄之滋腻留邪；牡丹皮清泄相火，并制山茱萸之温涩；茯苓淡渗脾湿，并助山药之健运，此三药称为“三泻”，均为佐药。合而用之，滋补而不留邪，降泄又不伤正，以补为主，补中有泻，寓泻于补，则补而不滞，为通补开合之剂。

【运用】

1. 本方是治疗肾阴虚证的基础方。临床应用以腰膝酸软、头晕目眩、口燥咽干、舌红少苔、脉细数为辨证要点。

2. 现代常用于治疗慢性肾炎、高血压、糖尿病、肺结核、甲状腺功能亢进、无排卵性功能性子宫出血、更年期综合征等属肾阴虚弱者。

【方论选录】

《古今名医方论》：柯韵伯曰：肾虚不能藏精，坎宫之火无所附而妄行，下无以奉春生之令，上绝肺金之化源。地黄禀甘寒之性，制熟味更厚，是精不足者补之以味也，用以大滋肾阴，填精补髓，壮水之主。以泽泻为使，世或恶其泻肾去之，不知一阴一阳者，天地之道，一开一阖者，动静之机。精者属癸，阴水也，静而不走，为肾之体；溺者属壬，阳水也，动而不居，为肾之用。是以肾主五液，若阴水不守则真水不足，阳水不流则邪水逆行。故君地黄以护封蛰之本，即佐泽泻以疏水道之滞也。然肾虚不补其母，不导其上源，亦无以固封蛰之用。山药凉补，以培癸水之上源；茯苓淡渗，以导壬水之上源。加茱萸之酸温，藉以收少阳之火，以滋厥阴之液；丹皮辛寒，以清少阴之火，还以奉少阳之气也。滋化源，奉生气，天癸居其所矣。壮水制火，特此一端耳！

【附方】

1. **知柏地黄丸**（《医方考》） 六味地黄丸加知母盐炒 黄柏盐炒，各二钱（6g） 上为细末，炼蜜为丸，如梧桐子大，每服二钱（6g），温开水送下。功用：滋阴降火。主治：阴虚火旺证。骨蒸潮热，虚烦盗汗，腰脊酸痛，遗精等。

2. **杞菊地黄丸**（《麻疹全书》） 六味地黄丸加枸杞子 菊花各三钱（9g） 上为细末，炼蜜为丸，如梧桐子大，每服三钱（9g），空腹服。功用：滋肾养肝明目。主治：肝肾阴虚证。两目昏花，视物模糊，或眼睛干涩、迎风流泪等。

3. **麦味地黄丸**（原名八仙长寿丸《医部全录》引《体仁汇编》） 六味地黄丸加麦冬三钱（9g） 五味子二钱（6g） 上为细末，炼蜜为丸，如梧桐子大，每服三钱（9g），空腹时用姜汤送下。功用：滋补肺肾。主治：肺肾阴虚证。虚烦劳热，咳嗽吐血，潮热盗汗。

4. **都气丸**（《病因脉治》） 六味地黄丸加五味子二钱（6g） 上为细末，炼蜜为丸，如梧桐子大，每服三钱（9g），空腹服。功用：滋肾纳气。主治：肾虚气喘，或呃逆之证。

以上四方均由六味地黄丸加味而成，皆具滋阴补肾之功。其中知柏地黄丸偏于滋阴降火，适用于阴虚火旺、骨蒸潮热、遗精盗汗之证；杞菊地黄丸偏于养肝明目，适用于肝肾阴虚、两目昏花、视物模糊之证；麦味地黄丸偏于滋肾敛肺，适用于肺肾阴虚之喘咳；都气丸偏于滋肾纳气，适用于肾虚喘逆。

【方歌】

六味地黄山药需，苓丹泽泻与山萸；
三阴并补重滋肾，三泄同用湿浊祛。
滋阴降火加知柏，养肝明目添杞菊；
都气增味纳肾气，滋补肺肾麦味续。

左归丸

《景岳全书》

【组成】大怀熟地八两(24g)　山药炒，四两(12g)　枸杞四两(12g)　山茱萸四两(12g)　川牛膝酒洗蒸熟，三两(9g)　鹿角胶敲碎，炒珠，四两(12g)　龟板胶切碎，炒珠，四两(12g)　菟丝子制，四两(12g)

【用法】上先将熟地蒸烂，杵膏，炼蜜为丸，如梧桐子大。每食前用滚汤或淡盐汤送下百余丸(9g)(现代用法：亦可水煎服，用量按原方比例酌定)。

【功用】滋阴补肾，填精益髓。

【主治】真阴不足证。头目眩晕，腰酸腿软，遗精滑泄，自汗盗汗，口燥舌干，舌红少苔，脉细。

【方解】本方主治证为真阴不足、精髓亏损所致。肾藏精，主骨生髓，肾阴亏损，精髓不充，封藏失职，故头目眩晕，腰酸腿软，遗精滑泄，口燥咽干；虚热迫津外泄，故自汗盗汗。治宜壮水滋肾，培补真阴。方中重用熟地黄滋肾填精，为君药。山茱萸养肝滋肾涩精敛汗；山药补脾益阴，滋肾固精；枸杞子补肾益精养肝明目；龟鹿二胶为血肉有情之品，峻补精髓，兼顾阴阳，阳中求阴，均为臣药。菟丝子、川牛膝益肝肾，强筋骨，俱为佐药。诸药合用，共奏滋阴补肾、益精填髓之效。

左归丸与六味地黄丸均为滋阴补肾之剂，但立法和主治各不相同。六味地黄丸以补肾阴为主，补中寓泄，适用于阴虚火旺之证。左归丸壮水育阴，补而无泄，适用于真阴不足、精髓虚亏之证。故《王旭高医书六种》说："左归是育阴以涵阳，不是壮水以治火。"

【运用】

1. 本方为治疗真阴不足证的常用方。临床应用以头目眩晕、腰酸腿软、舌光少苔、脉细为辨证要点。

2. 本方现代常用于老年性痴呆、更年期综合症、老年骨质疏松证、肺结核等属于肾阴不足、精髓亏虚者。

【方论选录】

《医学举要》：左归宗钱仲阳六味丸，减去丹皮者，以丹皮过于动汗，阴虚必多自汗、盗汗也；减去茯苓、泽泻者，意在峻补，不宜于淡渗也。方用熟地之补肾为君；山药之补脾，山茱萸之补肝为臣；配以枸杞补精，川膝补血，菟丝补肾中之气，鹿胶、龟胶补督任之元。虽曰左归，其实三阴并补，水火交济之方也。

【附方】

左归饮(《景岳全书》)　熟地二三钱，或加之一二两(6～9g)　山药　枸杞子各二钱(6g)　炙甘草一钱(3g)　茯苓一钱半(4.5g)　山茱萸一二钱，畏寒少用之(3～6g)　以水二盅，煎至七分，食远服。功用：补益肝肾。主治：真阴不足证。腰酸遗泄盗汗，口燥咽干，口渴欲饮，舌尖红，脉细数。

左归饮与左归丸均为纯补之剂，同治肾阴不足之证。然左归饮药味较少，滋阴补肾之力逊于左归丸，适用于肾阴不足之轻证。

【方歌】

左归丸内山药地，萸肉枸杞与牛膝；
菟丝龟鹿二胶合，三阴并补水火济。

大补阴丸(大补丸)

《丹溪心法》

【组成】熟地黄酒蒸　龟板酥炙,各六两(18g)　黄柏炒褐色　知母酒浸,炒,各四两(12g)

【用法】上为细末,猪脊髓蒸熟,炼蜜为丸。每服七十丸(6～9g),空心盐白汤送下,日二次(现代用法:亦作汤剂,水煎服,用量按原方比例酌定)。

【功用】滋阴降火。

【主治】阴虚火旺证。骨蒸潮热,盗汗遗精,咳嗽咯血,心烦易怒,足膝疼热,舌红少苔,尺脉数而有力。

【方解】本方所治之证乃因肝肾亏虚、真阴不足、虚火上炎所致。肝肾阴亏,则相火失制,而生虚热,故见骨蒸潮热,盗汗遗精,心烦易怒,足膝疼热;虚火刑金,灼伤肺络,故咳嗽咯血。舌红少苔,尺部脉数,亦阴虚火旺之候。治宜滋阴降火之法。方中重用熟地黄、龟版,滋阴潜阳,壮水制火,共为君药。黄柏、知母苦寒降火,保存阴液,均为臣药。猪脊髓、蜂蜜为丸,既能滋补精髓,又能制约黄柏之苦燥,俱为佐使。诸药合用,既滋其阴,又降其火,培本清源,但滋阴培本为主,降火清源为次,使阴水充而相火平,方可两全。

大补阴丸和六味地黄丸虽均能滋阴降火,但后者偏于补养肾阴,清热之力不足;前者则滋阴与降火之力较强,故对阴虚而火旺明显者,选用该方为宜。

【运用】

1. 本方为滋阴降火的常用方。临床应用以骨蒸潮热、舌红少苔、尺脉数而有力为辨证要点。

2. 本方现代常应用于甲状腺功能亢进、肾结核、骨结核、糖尿病等属阴虚火旺者。

【方论选录】

《医宗金鉴·删补名医方论》:朱震亨云:"阴常不足,阳常有余,宜常养其阴,阴与阳齐,则水能制火,斯无病矣。"今时之人,过欲者多,精血既亏,相火必旺,真阴愈竭,孤阳妄行,而痨瘵、潮热、盗汗、骨蒸、咳嗽、咯血、吐血等证悉作。所以世人火旺致此病者十居八九,火衰成此疾者,百无二三……是方能骤补真阴,承制相火,较之六味功效尤捷。盖因此时以六味补水,水不能遽生;以生脉保金,金不免犹燥。惟急以黄柏之苦以坚肾,则能制龙雷之火;继以知母之清以凉肺,则能全破伤之金。若不顾其本,即使病去犹恐复来,故又以熟地、龟板大补其阴,是谓培其本、清其源矣。虽有是证,若食少便溏,则为胃虚,不可轻用。

【附方】

虎潜丸(《丹溪心法》)　黄柏半斤,酒炒(15g)　龟板四两,酒炙(12g)　知母二两,酒炒(6g)　熟地黄二两(6g)　陈皮二两(6g)　白芍二两(6g)　锁阳一两半(4.5g)　虎骨一两,炙(3g,可用狗骨代)　干姜半两(1.5g)　(《医方集解》虎潜丸尚多当归、牛膝、羊肉三味)　上为末,酒糊丸,一方加金箔一片,一方用生地黄,懒言语者加山药,每服10g,日2次,淡盐汤或开水送下。功用:滋阴降火,强筋骨。主治:肝肾不足,阴虚内热。腰膝酸软,筋骨痿弱,足不任地,骨蒸潮热。

【方歌】

大补阴丸知柏黄,龟版脊髓蜜成方;
咳嗽咯血骨蒸热,滋阴降火制亢阳。

炙甘草汤（复脉汤）

《伤寒论》

【组成】甘草四两，炙(12g) 生姜三两，切(9g) 桂枝三两，去皮(9g) 人参二两(6g) 生地黄一斤(50g) 阿胶二两(6g) 麦门冬半斤，去心(10g) 麻仁半斤(10g) 大枣三十枚，擘(10枚)

【用法】上以清酒七升，水八升，先煮八味，取三升，去渣，内胶烊消尽，温服一升，日三服（现代用法：亦可作汤剂，水煎服，用量按原方比例酌定）。

【功用】滋阴养血，益气温阳，复脉。

【主治】

1. 阴血阳气虚弱，心脉失养证。脉结代，心动悸，虚羸少气，舌光少苔，或质干而瘦小者。

2. 虚劳肺痿。咳嗽，涎唾多，形瘦短气，虚烦不眠，自汗，咽干舌燥，大便干结，脉虚数。

【方解】本方所治之证乃因阴亏血少、心气虚弱、心失所养所致。《伤寒论》谓："伤寒脉结代，心动悸。"阴血不足，心脉无以充盈；心气不足，运血无力，则脉气不相接续，故脉结代，心动悸。气血不足，形体失于温养，故虚羸少气；阴液不足，虚火内扰，故虚烦不眠，盗汗，咽干，或咳嗽等。治宜阴阳气血并补，养心定悸复脉。方中重用生地黄滋阴养血为君。《名医别录》云其善能"补五脏内伤不足，通血脉，益气力"。臣以炙甘草益气养心；麦门冬滋养心阴；桂枝温通心阳，与生地黄相伍，可收气血阴阳并补之效。佐以人参补中益气；阿胶滋阴养血；麻仁滋阴润燥；大枣益气养血；生姜辛温，具宣通之性，合桂枝以温通阳气，配大枣益脾胃，滋化源，调阴阳，和气血。诸药合用，滋心阴，养心血，益心气，温心阳。滋而不腻，温而不燥，刚柔相济，相得益彰。使阴血足而血脉充，阳气旺而心脉通，气血充足，阴阳调和，则悸定脉复，故本方又名"复脉汤"。用清酒煎良久服，藉其辛热而不峻，扶护元阳，温通血脉，以行药势。

本方与归脾汤均治心悸，但归脾汤所主为心脾气血两虚不能荣养心神所致，故见气短乏力，失眠健忘，脉虚无力；本方所主乃为虚劳气血阴阳俱不足，心失所养而致，故见脉结代、心动悸。

【运用】

1. 本方为阴阳气血并补之剂。临床以脉结代、心动悸、虚羸少气、舌光少苔为辨证要点。

2. 现代常用于功能性心律不齐、期外收缩，有较好疗效。对于冠心病、风湿性心脏病、病毒性心肌炎、甲状腺机能亢进等有心悸、气短、脉结代，属阴亏血少、心气虚弱、心失所养者。

【方论选录】

《古今名医方论》：柯韵伯曰：仲景于脉弱者，用芍药以滋阴，桂枝以通血，甚则加人参以生脉，未有地黄、麦冬者，岂以伤寒之法，义重扶阳乎？抑阴无骤补之法欤？此以心虚脉结代，用生地为君、麦冬为臣、峻补真阴、开后学滋阴之路。地黄、麦冬味虽甘而气大寒，非发陈蕃莠之品，必得人参、桂枝以通脉，生姜、大枣以和营，阿胶补血，酸枣安神，甘草之缓不使速下，清酒之猛捷于上行，内外调和，悸可宁而脉可复矣。酒七升，水八升，只取三升者，久煎之则气不峻，此虚家用酒之法，且知地黄、麦冬得酒良。

【附方】

加减复脉汤（《温病条辨》） 炙甘草六钱(18g) 干地黄六钱(18g) 生白芍六钱(18g) 麦冬不去心，五钱(15g) 阿胶三钱(9g) 麻仁三钱(9g) 上以水八杯，煮取三杯，分三次服。功用：滋阴养血，生津润燥。主治：温热病后期，邪热久羁，阴液亏虚。身热面赤，口干舌燥，脉虚大，手足心热甚于手足背者。

本方是由炙甘草汤(复脉汤)加减衍化而成。因温病后期,热灼阴伤,故本方去益气温阳之参、枣、桂、姜,加养血敛阴之白芍,变阴阳气血并补之剂为滋阴养液之方。

【方歌】

复脉甘草参桂姜,麦冬生地麻仁襄;
大枣阿胶加酒服,结代心悸肺痿恙。

一 贯 煎

《续名医类案》

【组成】北沙参 麦冬 当归身各三钱(9g) 生地黄六钱至一两五钱(18～30g) 枸杞子三钱至六钱(9～18g) 川楝子一钱半(4.5g)

【用法】水煎服。

【功用】滋阴疏肝。

【主治】肝肾阴虚,肝气郁滞证。胸脘胁痛,吞酸吐苦,咽干口燥,舌红少律,脉细弱或虚弦,亦治疝气瘕聚。

【方解】本方所治之证乃因肝肾阴虚、水不涵木、肝气失舒所致。肝体阴而用阳,喜条达而恶抑郁。肝肾阴亏,肝失所养,肝郁犯胃,故胸脘胁痛,吞酸吐苦。阴虚液耗,故咽干口燥,舌红少津。治宜滋养肝肾阴血为主,兼以疏达肝气。方中重用生地黄滋阴养血、补益肝肾,为君药。北沙参、麦冬滋阴生津,当归、枸杞子养血柔肝,共为臣药。用少量川楝子疏肝泄热理气止痛,为佐药。川楝子虽属苦寒,但与大量甘寒滋阴养血药为伍,则无苦燥伤阴之弊。诸药合用,使肝体得养,肝气调畅,则诸症可解。

一贯煎与逍遥散都能疏肝理气,均可治肝郁气滞之胁痛。但逍遥散疏肝养血健脾的作用较强,主治肝郁血虚之胁痛,并伴有神疲食少等脾虚症状者;一贯煎滋养肝肾的作用较强,主治肝肾阴虚之胁痛,且见吞酸吐苦等肝气犯胃症状者。

【运用】

1. 本方是治疗阴虚肝郁、气滞犯胃而致脘胁疼痛的常用方剂。临床应用以脘疼胁痛、吞酸吐苦、舌红少津、脉虚弦为辨证要点。

2. 常用于慢性肝炎、慢性胃炎、消化性溃疡、肋间神经痛、神经官能症等属阴虚气滞者。

【方论选录】

《中风斠诠》:胁肋胀痛,脘腹榰撑,多是肝气不疏,刚木恣肆为病。治标之法,每用香燥破气,轻病得之,往往有效。然燥必伤阴,液愈虚而气愈滞,势必渐发渐剧,而香药气药不足恃矣。若脉虚舌燥,津液已伤者,则行气之药,尤为鸩毒。柳洲此方,虽是从固本丸、集灵膏二方脱化而来,独加一味川楝,以调肝气之横逆,顺其条达之性,是为涵养肝阴第一良药。凡血液不充、络脉窒滞、肝胆不驯,而变生诸病者,皆可用之。苟无停痰积饮,此方最有奇功……口苦而燥,是上焦之郁火,故以川连泄火。连本苦燥,而入于大剂养液队中,反为润燥之用,非神而明之,何能辨此?方下舌无津液四字,最宜注意,如其舌若浊垢,即非所宜。

【方歌】

一贯煎中用地黄,沙参杞子麦冬襄;
当归川楝水煎服,阴虚肝郁是妙方。

百合固金汤

《慎斋遗书》

【组成】百合一钱半(5g)　熟地　生地　当归身各三钱(9g)　白芍(6g)　甘草一钱(3g)　桔梗(6g)　玄参八分(3g)　贝母(6g)　麦冬一钱半(9g)

【用法】水煎服。

【功用】滋肾润肺，止咳化痰。

【主治】肺肾阴亏、虚火上炎证。咳嗽气喘，痰中带血，咽喉燥痛，头晕目眩，午后潮热，舌红少苔，脉细数。

【方解】本方证由肺肾阴亏、虚火刑金、肺络受伤所致。肺肾为子母之脏，肺肾阴虚，虚热内生，虚火上炎，故咽喉燥痛；虚火灼肺，则咳嗽气喘，甚至痰中带血。治宜滋肾润肺，止咳化痰。方中百合滋阴清热，润肺止咳；生、熟地黄并用，既能滋阴养血，又能清热凉血，共为君药。麦冬协百合以滋阴清热，润肺止咳；玄参助二地滋阴壮水，以清虚火，均为臣药。当归治咳逆上气，白芍养血和血；贝母润肺化痰止咳；桔梗清咽化痰散结，且又载药上行，俱为佐药。生甘草清热泻火，调和诸药，为使药。诸药合用，使肺肾得养，阴液渐充，虚火自靖，痰化热退，诸症自愈。

【运用】

1. 本方为治疗咳嗽痰血证的常用方剂。临床应用以咳嗽、咽喉燥痛、舌红少苔、脉细数为辨证要点。

2. 本方现代常用于肺结核、慢性支气管炎、支气管扩张咯血、慢性咽喉炎、自发性气胸等属肺肾阴虚、虚火上炎者。

【方论选录】

《医方集解》：此手太阴足少阴药也(肺肾为子母之脏，故补肺者，多兼滋肾)。金不生水，火炎水干，故以二地助肾滋水退热为君。百合保肺安神，麦冬清热润燥，元参助二地以生水，贝母散肺郁而除痰，归、芍养血兼以平肝(肝火盛则克金)，甘、桔清金，成功上部(载诸药而上浮)，皆以甘寒培元清本，不欲以苦寒伤生发之气也。

《成方便读》：治肾水不足，虚火刑金，而致咳嗽痰血等证。百合色白，其形象肺，故能独入金家，为保肺宁神清金润燥之品。又肺肾为子母之脏，《医贯》所谓母藏子宫，子隐母胎，故水虚则金受火刑。地黄、元参，壮水之主；麦冬、贝母，清肺之烦；白芍平肝以保肺，当归引血归经；甘、桔本为成方，可以利咽喉而宣上部之结热也。

【方歌】

百合固金二地黄，玄参贝母桔甘藏；
麦冬芍药当归配，喘咳痰血肺家伤。

补肺阿胶汤(阿胶散、补肺散)

《小儿药证直诀》

【组成】阿胶麸炒一两五钱(9g)　黍粘子(牛蒡子)炒香，二钱五分(3g)　甘草炙，二钱五分(1.5g)　马兜铃焙，五钱(6g)　杏仁去皮尖，七个(6g)　糯米炒，一两(6g)

【用法】上为细末，每服一二钱(3～6g)，水煎，食后温服。

【功用】养阴补肺，清热止血。

【主治】肺虚有热证。咳嗽气喘，痰少而黏或痰中带血，咽喉干燥，舌红少苔，脉细数。

【方解】本方所治之证乃因肺阴不足、阴虚有热所致。肺主气，行肃降之权，其气以降为顺。肺虚有热，气逆不降，故咳嗽气喘；津液被灼，故咽喉干燥，痰少而黏。若久咳不已，肺络受损，则痰中带血。治宜补养肺阴、宁嗽化痰、清热止血为法。方中阿胶用量独重，功能滋阴润肺，养血止血，为君药。马兜铃清泄肺热，化痰止咳；牛蒡子宣肺清热，化痰利咽，共为臣药。杏仁宣降肺气，止咳平喘，为佐药。糯米、甘草既补脾益肺，又调和诸药，为佐使药。诸药合用，共奏补养肺阴、宁嗽化痰、清热止血之功。

【运用】

1. 本方为肺阴不足、阴虚有热之咳喘的常用方剂。临床应用以咳嗽气喘、咽喉干燥、舌红少苔、脉细数为辨证要点。

2. 本方现代常用于慢性支气管炎、支气管扩张症咯血属阴虚有热者。

【方论选录】

《古今名医方论》：痰带红线，嗽有血点，日渐成痿。缘肺处脏之最高，叶间布有细窍，气从此出入，呼吸成液，灌溉周身，所谓水出高源也。一受火炎，吸时徒引火升，呼时并无液出，久则肺窍俱闭，喉间或痒或呛，六叶遂日焦枯矣。今用阿胶为君者，消窍瘀也；用杏仁、大力子者，宣窍道也；用马兜铃者，清窍热也；糯米以补脾，母气到，肺自轻清无碍矣。

【方歌】

补肺阿胶马兜铃，鼠粘甘草杏糯停；

肺虚火盛人当服，顺气生津咳喘宁。

益 胃 汤

《温病条辨》

【组成】沙参三钱(9g) 麦冬五钱(15g) 冰糖一钱(3g) 细生地五钱(15g) 玉竹炒香，一钱五分(4.5g)

【用法】上以水五杯，煮取二杯，分二次服，渣再煮一杯服(现代用法：水煎服)。

【功用】养阴益胃。

【主治】阳明温病，胃阴损伤证。不能食，口干咽燥，舌红少苔，脉细数。

【方解】本方所治之证乃因温病后期，胃阴不足，失于濡养所致。阳明温病，热结腑实，应用泻下剂后，热结虽解，但胃阴损伤已甚，故不能食，口干咽燥。胃阴复则气降能食。故治宜甘凉生津、养阴益胃为法。方中重用生地黄、麦冬养阴清热，生津润燥，为君药。北沙参、玉竹养阴生津，以助君药益胃养阴，为臣药。冰糖濡养肺胃，调和诸药，为使药。诸药合用、共奏养阴益胃之功。

【运用】

1. 本方为滋养胃阴的代表方剂。以食欲不振、口干咽燥、舌红少苔、脉细数为辨证要点。

2. 本方现代常用于慢性胃炎、糖尿病、小儿厌食症等属胃阴亏损者。

【方论选录】

《成方便读》：夫伤寒传入阳明，首虑亡津液，而况温病传入阳明，更加汗下后者乎！故虽邪解，胃中之津液枯槁已盛，若不急复其阴，恐将来液亏燥起，干咳身热等证有自来矣。阳明主津液，胃者五脏六腑之海，凡人之常气，皆禀于胃，胃中津液一枯，则脏腑皆失其润泽。故以一派甘寒润泽之品，使之饮入胃中以复其阴，自然输精于脾，脾气散精，上输于肺，通调水道，下输膀胱，五经并行，津自生而形自复耳。

【方歌】

益胃汤能养胃阴，冰糖玉竹沙参行；

麦冬生地同煎服，温病须虑热伤津。

第五节　补　阳

补阳剂适用于阳虚证。症见面色苍白、形寒肢冷、腰膝酸痛、下肢软弱无力，小便频数或不利，尿后余沥，少腹拘急，男子阳痿早泄，女子宫寒不孕，舌淡苔白，脉沉细，尺部尤甚等，常以附子、肉桂、巴戟天、肉苁蓉、鹿角胶、仙灵脾、仙茅等为主组成方剂；并适当配伍补阴、利水之品。代表方如肾气丸、右归丸等。

肾　气　丸

《金匮要略》

【组成】干地黄八两(24g)　薯蓣(即山药)　山茱萸各四两(12g)　泽泻　茯苓　牡丹皮各三两(9g)　桂枝　附子各一两(3g)

【用法】上为细末，炼蜜和丸，如梧桐子大，酒下十五丸(6g)，日再服(现代用法：亦作汤剂，水煎服，用量按原方比例酌定)。

【功用】补肾助阳。

【主治】肾阳不足证。腰痛脚软，下半身常有冷感，少腹拘急，小便不利或小便反多，入夜尤甚，阳痿早泄，舌淡而胖，脉虚弱，尺部沉细，以及痰饮、水肿、消渴、脚气、转胞等。

【方解】本方治证皆为肾阳不足所致。肾阳不足，失于温养，故腰痛脚软，下半身常有冷感；肾阳虚弱，不能化气行水，水停膀胱，故小便不利，少腹拘急；若肾虚无力约束水液，则小便反多，或见消渴、水肿、痰饮、脚气以及转胞等；舌淡而胖，脉虚弱尺沉，亦为肾阳不足常候。治宜补肾助阳。重用干地黄滋阴补肾，益精填髓为君药。《本草经疏》称“干地黄乃补肾家之要药，益阴血之上品”。寓“善补阳者，必于阴中求阳，则阳得阴助，而生化无穷”(《类经·卷十四》)之意；配伍山茱萸、山药补肝脾而益精血，共为臣药。与地黄相配，补肾填精之功益著。加少量附子、桂枝，温肾助阳，鼓舞肾气，与地黄相伍，阴阳互根，阳生阴长，泉源不竭，生化无穷。佐以茯苓、泽泻，健脾益肾、利水渗湿；牡丹皮清泄肝火，三药寓泻于补，使邪去则补药得力，并防补药之腻滞。从以上药物的用量上分析，重用滋阴药，而轻用温阳之品，意在微微生火，鼓舞肾气，取“少火生气”之义。诸药合用，助阳之弱以化水，滋阴之虚以生水，使肾阳振奋，气化复常，则诸症自除。如柯琴所谓“此肾气丸纳桂附于滋阴剂中十倍之一，意不在补火，而在微微生火，即生肾气也”。

【运用】

1. 本方为治疗肾阳不足的常用方剂。临床应用以腰痛脚软、小便不利或反多、舌淡而胖、脉虚而尺部沉细为辨证要点。

2. 方中干地黄，现多用熟地黄；桂枝，改用肉桂，如此则效果更好。

3. 本方现代常用于慢性肾炎、糖尿病、醛固酮增多症、甲状腺功能低下、性神经衰弱、肾上腺皮质功能减退、慢性支气管哮喘、更年期综合征等属肾阳不足者。

【方论选录】

《医经溯洄集》：八味丸以地黄为君，而以余药佐之，非止为补血之剂，盖兼补气也。气者，血之母，东垣所谓阳旺则能生阴血者此也。夫其用地黄为君者，大补血虚不足与补肾也；用诸药佐之者，山药之强阴益气；山茱萸之强阴益精而壮元气；白茯苓之补阳长阴而益气；牡丹皮之泻阴火，而治神志不足；泽泻之养五脏，益气力，起阴气，而补虚损五劳，桂、附之补下焦火也。由此观之，则余之所谓兼补气者，非臆说也。

《医宗金鉴·删补名医方论》：命门之火，乃水中之阳。夫水体本静，而川流不息者，气之动，火之用也，非指有形者言也。然少火则生气，火壮则食气，故火不可亢，亦不可衰。所云火生土者，即肾家之少火游行其间，以息相吹耳。若命门火衰，少火几于息矣。欲暖脾胃之阳，必先温命门之火。此肾气丸纳桂附于滋阴剂中十倍之一，意不在补火，而在微微生火，即生肾气也。故不曰温肾，而名肾气，斯知肾以气为主，肾得气而土自生也。且形不足者，温之以气，则脾胃因虚寒而致病者固痊，即虚火不归其原者，亦纳之而归封蛰之本矣。

【附方】

1. **加味肾气丸**(《济生方》) 附子炮，三两(9g) 白茯苓去皮 泽泻 山茱萸取肉 山药炒 车前子酒蒸 牡丹皮取衣，各二两(6g) 官桂不见火(3g) 川牛膝去芦，酒浸(6g) 熟地黄半两(6g) 上为细末，炼蜜和丸，如梧桐子大，每服七十丸(9g)，空心米饮送下。功用：温补肾阳，利水消肿。主治：肾(阳)虚水肿，腰重脚肿，小便不利。

2. **十补丸**(《济生方》) 附子炮，去皮 五味子各三两(9g) 山茱萸取肉 山药锉，炒 牡丹皮去衣(9g) 鹿茸去毛，酒蒸(3g) 熟地黄洗，酒蒸(9g) 肉桂去皮不见火(3g) 白茯苓去皮 泽泻各二两(6g) 上为细末，炼蜜和丸，如梧桐子大，每服七十丸(9g)，空心盐酒、盐汤任下。功用：补肾阳，益精血。主治：肾阳虚损，精血不足证。面色黧黑，足冷足肿，耳鸣耳聋，肢体羸瘦，足膝软弱，小便不利，腰脊疼痛。

3. **二仙汤**(上海曙光医院验方) 仙茅 仙灵脾各三至五钱(9～15g) 当归 巴戟天各三钱(9g) 黄柏 知母各一钱半至三钱(4.5～9g) 日服1剂，水煎，分2次服。功用：温肾阳，补精血，泻肾火，调理冲任。主治：更年期综合征、高血压病、闭经以及其他慢性疾病见有肾阴、肾阳不足而虚火上炎者。

以上三方中，前两方均由肾气丸加味而成，皆有温补肾阳之功。但加味肾气丸加牛膝、车前子，温肾利水消肿，故常用于肾阳虚的水肿、小便不利；十补丸则加鹿茸、五味子，温阳益精，适用于肾阳虚损、精血不足之证。二仙汤适用于阴阳两虚、冲任失调之更年期综合征等。

【方歌】

金匮肾气治肾虚，熟地淮药及山萸；
丹皮苓泽加附桂，引火归原热下趋。

右归丸

《景岳全书》

【组成】熟地黄八两(24g) 山药炒，四两(12g) 山茱萸微炒，三两(9g) 枸杞子微炒，三两(9g) 菟丝子制，四两(12g) 鹿角胶炒珠，四两(12g) 杜仲姜汁炒，四两(12g) 肉桂二两(6g) 当归三两(9g) 制附子二两，渐可加至五六两(60～180g)

【用法】上将熟地蒸烂杵膏，加炼蜜为丸，如弹子大。每嚼服二三丸(6～9g)，以滚白汤送下(现代用法：亦可水煎服，用量按原方比例酌定)。

【功用】温补肾阳，填精益髓。

【主治】肾阳不足，命门火衰证。年老或久病气衰神疲，畏寒肢冷，腰膝软弱，阳痿遗精，或阳衰无子，或饮食减少，大便不实，或小便自遗，舌淡苔白，脉沉而迟。

【方解】本方所治之证为肾阳虚弱、命门火衰所致。肾阳不足，命门火衰，失于温煦，甚则火不生土，影响脾胃受纳与运化，故见气衰神疲，畏寒肢冷，腰膝软弱，或饮食减少，大便不实；肾藏精，阳虚火衰，封藏失职，精关不固，故见阳痿、遗精、不育或小便自遗。治宜温补肾阳，填精益髓。方中附子、肉桂、鹿角胶培补肾中元阳，温里祛寒，共为君药。熟地黄、山茱萸、枸杞子、山药滋阴填精补髓，使阴精充盛而阳气得以生化，为臣药。菟丝子、杜仲补肝肾、强腰膝；当归养血和血，皆为佐药。诸药合用，阴阳兼顾，"阴中求阳"，温肾填精，能补右肾命门之火，使元阳得以归其原，故以"右归"名之。

右归丸系由《金匮要略》肾气丸减去"三泻"(茯苓、泽泻、丹皮)，加鹿角胶、菟丝子、杜仲、枸杞子、当归而成，增强补益肾中阴阳的作用，不用泻法，专于温补。

【运用】

1. 本方为治肾阳不足、命门火衰的常用方。临床应用以神疲乏力、畏寒肢冷、腰膝酸软、脉沉迟为辨证要点。

2. 本方现代常用于肾病综合征、老年骨质疏松症、精少不育症以及贫血、白细胞减少症等属肾阳不足者。

【方论选录】

《医略六书·杂病证治》：肾脏阳衰，火反发越于上，遂成上热下寒之证，故宜引火归原法。熟地补肾脏，萸肉涩精气，山药补脾，当归养血，杜仲强腰膝，菟丝补肾脏，鹿角胶温补精血以壮阳，枸杞子甘滋精髓以填肾也。附子、肉桂补火回阳，专以引火归原，而虚阳无不敛藏于肾命，安有阳衰火发之患哉？此补肾回阳之剂，为阳虚火发之专方。

《成方切用》：治元阳不足，或先天禀衰，或劳伤过度，以致命门火衰不能生土。而为脾胃虚寒，饮食少进，或呕恶膨胀，或反胃噎膈，或欲寒畏冷，或脐腹疼痛，或大便不实，泻痢频作，或小便自遗。虚淋寒疝，或寒侵溪谷，而肢节痛痹。或寒在下焦，而水邪浮肿。总之真阳不足者，必神疲气怯，或心跳不宁，或四肢不收，或眼见邪祟，或阳衰无子等证。速宜益火之原，以培右肾之元阳，而神气自强矣。八味丸治之不愈者，宜服此，或用右归饮。

【附方】

右归饮(《景岳全书》)　熟地二三钱或加至一二两(9～30g)　山药炒，二钱(9g)　枸杞子二钱(9g)　山茱萸一钱(6g)　甘草炙，一二钱(3～6g)　肉桂一二钱(3～6g)　杜仲姜制，二钱(6g)　制附子一二三钱(3～9g)　以上水二盅，煎至七分，食远温服。功用：温补肾阳，填精补血。主治：肾阳不足证。气怯神疲，腹痛腰酸 ，肢冷脉细，舌淡苔白，或阴盛格阳，真寒假热。

右归饮与右归丸均温肾填精而治疗肾阳不足证。但右归丸较右归饮多鹿角胶、菟丝子、当归，而不用甘草，故其温补肾阳、填精补血之力更强。

【方歌】

右归丸中地附桂，山药茱萸菟丝归；
杜仲鹿胶枸杞子，益火之源此方魁。

第六节 阴阳双补

阴阳双补剂，适用于阴阳两虚的病证。症见头晕目眩，腰膝酸软，阳痿遗精，畏寒肢冷，午后潮热等。常用补阴药如熟地黄、山茱萸、龟板、何首乌、枸杞子和补阳药如肉苁蓉、巴戟天、附子、肉桂、鹿角胶等组成方剂，代表方如地黄饮子等。

地黄饮子（地黄饮）

《圣济总录》

【组成】熟地黄(12g) 巴戟天去心 山茱萸 石斛 肉苁蓉酒浸，焙，各三钱(9g) 附子炮 五味子 官桂 白茯苓 麦门冬去心 石菖蒲 远志去心，各等分(6g)

【用法】上为粗末，每服三钱(9～15g)，水一盏半，加生姜五片，大枣一枚，薄荷五至七片，同煎至八分，不计时候（现代用法：亦可作汤剂，水煎服）。

【功用】滋肾阴，补肾阳，开窍化痰。

【主治】瘖痱。舌强不能言，足废不能用，口干不欲饮，足冷面赤，脉沉细弱。

【方解】本方所治瘖痱证，乃因下元虚衰，虚阳上浮，痰浊随之上泛，堵塞窍道所致。“瘖”是指舌强不能言语，“痱”是指足废不能行走。肾藏精主骨，下元虚衰，故筋骨痿软无力，以致足废不能行走。痰浊上泛，堵塞窍道，故舌强而不能言语。治宜填补下元，化痰开窍。方中熟地黄、山茱萸滋补肾阴，肉苁蓉、巴戟天温壮肾阳，共为君药。附子、肉桂辛热，以温养下元，摄纳浮阳，引火归元；石斛、麦门冬、五味子滋养肺肾，壮水以济火，均为臣药。石菖蒲与远志、茯苓合用，开窍化痰、交通心肾，均为佐药。姜、枣以和中调药，是以为使药。综观全方，既滋肾阴又补肾阳，标本兼顾，上下并治，而以治本治下为主。诸药合用，使下元得以补养，浮阳得以摄纳，水火相济，痰浊蠲化，则瘖痱可愈。

【运用】

1. 本方为治疗肾虚瘖痱的常用方。临床应用以舌瘖不语、足废不用、足冷面赤、脉沉细弱为辨证要点。

2. 常用于高血压病、脑动脉硬化、中风后遗症、脊髓炎等慢性疾病过程中出现阴阳两虚者。

【方论选录】

《成方便读》：夫中风一证，有真中，有类中。真中者，其为风邪所中也；类中者，不离阴虚阳虚两条。如肾中真阳虚者，多痰多湿；真阴虚者，多火多热。阳虚者，多暴脱之证；阴虚者，多火盛之证。其神昏不语、击仆偏枯等证，与真中风似是而实非，学者不得不详审而施治也。此方所云少阴气厥不至，气者阳也，其为肾脏阳虚无疑矣。故方中以熟地、巴戟、山萸、苁蓉之类，大补肾脏之不足，而以桂、附之辛热，协四味以温养真阳。但真阳下虚，必有浮阳上潜，故以石斛、麦冬清之。火载痰升，故以茯苓渗之。然痰火上浮，必多堵塞窍道，菖蒲、远志能交通上下而宣窍辟邪。五味以收其耗散之气，使正有攸归。薄荷以搜其不尽之邪，使风无留着。用姜、枣者，和其营卫，匡正除邪耳。

【方歌】

地黄饮子山茱斛，麦味菖蒲远志茯；

苁蓉桂附巴戟天，少入薄荷姜枣服。

七宝美髯丹

《积善堂方》，录自《本草纲目》

【组成】赤、白何首乌各一斤，米泔水浸三四日，瓷片刮去皮，用淘净黑豆二升，以沙锅木甑，铺豆及首乌，重重铺盖，蒸之。豆熟取出，去豆晒干，换豆再蒸，如此九次，晒干，为末（各18g）　赤、白茯苓各一斤，去皮，研末，以水淘去筋膜及浮者，以人乳十碗浸匀，晒干，研末（各18g）　牛膝八两，去苗，酒浸一日，同何首乌第七次蒸之，至第九次止，晒干（9g）　当归八两，酒浸，晒（9g）　枸杞子八两，酒浸，晒（9g）　菟丝子八两，酒浸生芽，研烂，晒（9g）　补骨脂四两，以黑芝麻炒香（6g）

【用法】上药石臼捣为末，炼蜜和丸，如弹子大。每次一丸，一日二次，清晨温酒下，午时姜汁下，卧时盐汤下（现代用法：炼蜜丸，每服10g，日2次，淡盐开水送服）。

【功用】滋养肝肾，补益精血，乌发壮骨。

【主治】肝肾亏虚，精血不足证。须发早白，脱发，牙齿动摇，腰膝酸软，梦遗滑精，不育，舌淡脉细弱。

【方解】白发、脱发与牙齿动摇，和肝肾密切相关。本方治证乃因肝肾亏虚、精血不足所致。因发为血之余，齿为骨之余，若肝肾亏损、精血不足则无以上荣，故须发早白、脱发及齿牙动摇。治宜滋养肝肾、补益精血、乌发壮骨。方中重用何首乌，补肝肾，益精血，乌须发，壮筋骨，为君药。枸杞子、菟丝子补肾益精，养肝补血，共为臣药。当归补血养肝；牛膝补肝肾，坚筋骨，活血脉；茯苓健脾安神，渗湿利浊；补骨脂补肾壮阳，固精，并助阴药之生化；均为佐药。诸药合用，共奏滋养肝肾、补益精血、乌发壮骨之功，但以滋阴、益精、养血为主。

【运用】

1. 本方为平补肝肾之剂。临床应用以须发早白、脱发、牙齿动摇、腰膝酸软为辨证要点。

2. 现常用于中年早衰之白发、脱发、牙周病，以及男子不育症属肝肾亏虚、精血不足者。

【方论选录】

《医方集解》：此足少阴、厥阴药也。何首乌涩精固气，补肝坚肾为君。茯苓交心肾而渗脾湿，牛膝强筋骨而益下焦，当归辛温以养血，枸杞甘寒而补水，菟丝子益三阴而强卫气，补骨脂助命火而暖丹田。此皆固本之药，使荣卫调适，水火相交，则气血太和，而诸疾自已也。

【方歌】

七宝美髯何首乌，菟丝牛膝茯苓俱；
骨脂枸杞当归合，专益肝肾精血虚。

小　　结

本章方剂按其功用不同分为补气、补血、气血双补、补阴、补阳、阴阳并补六类。

1. 补气　具有补气作用，主治气虚诸证。四君子汤为益气健脾的基础方，适用于脾胃气虚、运化乏力之证；参苓白术散是在四君子汤的基础上加味而成，有益气健脾、和胃渗湿之功，用治脾胃气虚而挟湿之证；补中益气汤以补气药配伍升阳、养血之品组成，长于益气升阳，甘温除热，适用于内伤脾胃、气虚发热或气虚下陷等证；玉屏风散以补气固表药为主，多用于表虚自汗及虚人感冒；生脉散以补气药配伍养阴生津、敛肺止汗之品，善治暑热汗多、久咳肺虚、气阴两虚之证；人参蛤蚧散以补气药配伍补肾定喘、清热化痰之品，常用于肺肾虚衰、气逆不降之喘咳等证。

2. **补血** 具有补血作用，主治血虚诸证。四物汤以补血药配伍活血之品，则补而不滞，活血而不伤血，为补血的基础方，也是妇女调经的基础方；当归补血汤重用补气药，意在补气生血；归脾汤具有益气补血、健脾养心之功，善治心脾气血两虚和脾不统血之证。

3. **气血双补** 具有气血双补的作用，主治气血两虚证。八珍汤为四君子汤和四物汤的合方，补气与补血并重，是气血双补的基础方，适用于久病失治或病后失调的气血两虚之证；泰山磐石散系八珍汤加减变化而成，除气血双补外，又长于安胎，多用于气血虚弱，冲任不固，以致胎动不安，甚或流产之证。

4. **补阴** 具有滋阴作用，主治阴虚诸证。六味地黄丸三补三泻，以补为主，三阴并补，以补肾为主，为滋阴补肾的常用代表方，适用于肾阴不足所致诸证；左归丸滋阴补肾，填精益髓，用治真阴不足、精髓亏损之证；因不用"三泻"，故滋阴补肾之力大于六味地黄丸；大补阴丸由滋阴药与清热降火药配伍，常用于肝肾阴亏、相火亢盛之证；炙甘草汤阴阳气血并补而侧重于滋阴养血，益气复脉，善治阴血不足、心气虚弱之脉结代，心动悸；一贯煎以滋养肝肾之阴药物配伍疏肝理气之品，长于滋阴疏肝；百合固金汤以滋养肺肾为主，配伍化痰止咳之品，多用于肺肾阴亏、虚火上炎之咳喘或痰中带血证；补肺阿胶汤养阴补肺，清热止血，适用于肺阴不足、阴虚有热之咳嗽气喘或痰中带血者；益胃汤专养胃阴，主治胃阴损伤引起的食欲不振、口干咽燥证。

5. **补阳** 具有温补肾阳的作用，主治肾阳不足诸证。肾气丸以补阳药与补阴药相配，阴中求阳，少火生气，为补肾助阳的代表方；右归丸在肾气丸的基础上减去"三泻"，加补肾助阳与养血之品，功能温补肾阳，填精补血，该方纯补无泻、温补肾阳的作用大于肾气丸。

6. **阴阳并补** 具有阴阳并补的作用，主治阴阳两虚病证。地黄饮子滋阴补阳，并能开窍化痰，常用于瘖痱证；龟鹿二仙胶滋阴填精，益气壮阳，适用于真元虚损、精血不足之证；七宝美髯丹补益肝肾，乌发壮骨，多用于肝肾不足、须发早白，以及脱发、齿牙动摇等。

思考题

1. 试述补益法的现代研究进展。

2. 脾胃气虚应用四君子汤的原理何在？为什么说四君子汤是补气的基础方？

3. 参苓白术散的功用特点是什么？它与四君子汤有何异同点？现代对参苓白术散的剂型研究有哪些进展？

4. 补中益气汤主治中气下陷的原理何在？请用中医的理论以及现代药理研究的成果说明升麻、柴胡在方中的意义。

5. 生脉散治疗气津两伤证的机理何在？该方药理的研究有哪些进展？

6. 四物汤主治何种病证？其机理何在？功用特点是什么？请用现代实验研究的成果说明四君子汤的配伍关系。

7. 用现代研究成果说明当归补血汤配伍中补气生血的机理。

8. 说明归脾汤用于治疗心脾两虚证的作用机理及其治疗失眠症的现代研究机理。

9. 炙甘草汤配伍的特点有哪些？用现代研究成果说明该方治疗心率失常的作用机理。

10. 六味地黄丸主治何种病证？其配伍特点是什么？该方现代药学研究的成果有哪些？

11. 肾气丸由哪些药物组成？主治何种病证？
12. 比较六味地黄丸与肾气丸两方的组成、功用、主治。
13. 地黄饮子主治何种病证？该方的药效研究有哪些成果？
14. 百合固金汤的配伍意义是什么？适用于哪些病证？

第十三章 固 涩 剂

凡以固涩药为主组成，具有收敛固涩作用，治疗气血精津耗散滑脱证的方剂，统称固涩剂，属于“散者收之”、“涩可固脱”范畴。

耗散滑脱之证，由于病因及发病部位的不同，常见有自汗、盗汗、久咳不止、久泻不止、小便失禁、遗精滑泄、崩漏带下等。故本章方剂根据所治病证的不同，分为固表止汗、敛肺止咳、涩肠固脱、涩精止遗、固崩止带五类。

应用固涩剂须根据患者气、血、精、津液耗伤程度的不同，应配伍相应的补益药，使之标本兼顾。对元气大虚、亡阳欲脱所致的大汗淋漓、小便失禁或崩中不止，则当急用大剂参附之类回阳固脱，非单纯固涩所能治疗。

固涩剂为正虚无邪者设，故凡外邪未去，或由实邪所致的热病多汗、火扰遗泄、热痢初起、食滞泄泻、实热崩带等证，均当禁用本类方剂。滥投固涩剂恐有“关门留寇”之弊。

第一节 固表止汗

固表止汗剂，适用于体虚卫外不固、阴液不能内守而致的自汗、盗汗。常用药物如黄芪、牡蛎、麻黄根等，代表方如牡蛎散。

牡 蛎 散

《太平惠民和剂局方》

【组成】黄芪去苗、土　麻黄根洗　牡蛎米泔浸，刷去土，火烧通赤，各一两(30g)

【用法】三味为粗散，每服三钱，水一盏半，小麦百余粒，同煎至八分，去渣。热服，日二服，不拘时候(现代用法：为粗末，每服9g，用小麦30g，水煎。亦可按原方比例酌减用量，加小麦30g，水煎服)。

【功用】益气固表，敛阴止汗。

【主治】诸虚不足。体常自汗，夜卧即甚，久而不止，羸瘠枯瘦，心悸惊惕，短气烦倦，舌淡红，脉细弱。

【方解】阳气虚不能卫外固密，则表虚而阴液外泄，故常自汗出；夜属阴，汗出过多，羸瘠枯瘦；久汗心阴不足，阳不潜藏，虚热内生，故汗出夜卧即甚；汗出过多，耗伤心气，故心悸惊惕，短气烦倦。治宜益气固表，敛阴止汗。方中煅牡蛎咸涩微寒，敛阴潜阳，固涩止汗，为君药。生黄芪味甘微温，益气实卫，固表止汗，为臣药。麻黄根甘平，功专止汗，为佐药。小麦甘凉，专入心经，养心气，退虚热，为使药。诸药合用，益气固表，敛阴止汗，使气阴得复，汗出可止。

【运用】

1. 本方为治疗卫气不固、阴液外泄的自汗、盗汗证的常用方。以汗出、心悸、短气、舌淡、脉细弱为证治要点。

2. 常用于病后、手术后及产后自汗、盗汗，属卫外不固、阴液外泄者。

【方论选录】

《成方便读》：夫自汗、盗汗两端，昔人皆谓自汗属阳虚，盗汗属阴虚而立论，然汗为心液，心主血，故在内则为血，在外则为汗。不过自汗、盗汗虽有阳虚、阴虚之分，而所以致汗者，无不皆由郁蒸之火逼之使然。故人之汗以天地之雨名之，天地亦必郁蒸而后有雨。但火有在阴在阳之分，属虚属实之异，然二证虽有阴阳，其为卫虚不固则一也。此方用黄芪固卫益气，以麻黄根领之达表而止汗。牡蛎咸寒，潜其虚阳，敛其津液；麦为心谷，其麸则凉，用以入心，退其虚热耳。此治卫阳不固，心有虚热之自汗者也。

【方歌】

牡蛎散内用黄芪，小麦麻根合用宜；

卫虚自汗或盗汗，固表收敛见效奇。

第二节　敛肺止咳

敛肺止咳剂，适用于久咳肺虚，气阴耗伤证。症见咳嗽，气喘，自汗，脉虚数等。常用五味子、乌梅、罂粟壳等敛肺止咳药与益气养阴药配合组方。代表方如九仙散。

九　仙　散

《卫生宝鉴》

【组成】人参　款冬花　桑白皮　桔梗　五味子　阿胶　乌梅各一两(10g)　贝母半两(5g)　罂粟壳八两，去顶，蜜炒黄(15g)

【用法】上为末，每服三钱(9g)，白汤点服，嗽住止后服(现代用法：散剂，每日 2 次，每次 6～9g；汤剂，水煎服)。

【功用】敛肺止咳，益气养阴。

【主治】久咳肺虚证。久咳不已，咳甚则气喘自汗，痰少而黏，脉虚数。

【方解】久咳伤肺，肺气虚损，必致咳嗽不已，咳甚则气喘；肺主气属卫，肺气虚损，则卫外不固，而致自汗；久咳耗肺阴，肺阴亏损，虚热内生，炼液成痰，故痰少而黏，脉虚数。治宜敛肺止咳，益气养阴，佐以化痰之法。方中重用罂粟壳，其味酸涩，敛肺止咳，为君药。配伍五味子、乌梅之酸涩，收敛肺气，增敛肺止咳之效，为臣药。人参补益肺气；阿胶滋养肺阴；款冬花、桑白皮、贝母合用可止咳化痰，且款、桑合用可润肺平喘，桑、贝合用可清肺热，共为佐药。使以桔梗宣肺祛痰，载药上行。诸药配伍，则敛中有散、降中寓升，而以敛、降为主，成为敛肺止咳之良方。

【运用】

1. 本方为治疗久咳伤肺、气阴两虚证的常用方。以久咳不止、气喘自汗、脉虚数为证治要点。但对久咳而内多痰涎，或咳嗽而外有表证者忌用，以免邪留不去。方中罂粟壳不宜多服、久服。

2. 本方常用于慢性支气管炎、肺气肿属久咳肺虚、气阴两亏者。

【方歌】

九仙散中罂粟君，五味乌梅共为臣；
参胶款桑贝桔梗，敛肺止咳益气阴。

第三节 涩肠固脱

涩肠固脱剂，适用于泻痢日久不止，脾肾虚寒，以致大便滑脱不禁的病证。代表方如真人养脏汤、四神丸等。

真人养脏汤

《太平惠民和剂局方》

【组成】人参(6g) 当归去芦(9g) 白术焙，六钱(12g) 肉豆蔻面裹，煨，半两(12g) 肉桂去粗皮(3g) 甘草炙，八钱(6g) 白芍药一两六钱(15g) 木香不见火，一两四钱(9g) 诃子去核，一两二钱(12g) 罂粟壳去蒂、萼，蜜炙，三两六钱(20g)

【用法】上剉为粗末，每服二大钱(6g)，水一盏半，煎至八分，去渣，食前温服。忌酒、面、生冷、鱼腥、油腻(现代用法：水煎服)。

【功用】涩肠止泻，温中补虚。

【主治】久泻久痢。大便滑脱不禁，或下痢赤白，或便脓血，里急后重，脐腹疼痛，日夜无度，胸膈痞闷，胁肋胀满，全不思食，及脱肛坠下、酒毒便血诸药不效者，舌淡苔白，脉迟细。

【方解】素体脾胃虚寒，不能腐熟水谷，或因久泻久痢，积滞虽去，脾胃损伤，关门不固，故现泻痢无度，滑脱不禁，脐腹疼痛；脾虚中气不足，故现脱肛坠下，不思饮食诸症。治宜涩肠止泻，温中补虚。方中重用罂粟壳涩肠止泻，为君药。肉豆蔻、诃子暖脾温中，涩肠止泻，为臣药。泻痢日久，耗伤气血，故用人参、白术益气健脾，当归、白芍养血和血，且白芍缓急止腹痛；以肉桂温补脾肾，消散阴寒；木香理气醒脾，防补涩之品壅滞气机，共为佐药。使以炙甘草调和诸药，且合参、术补中益气，合芍药缓急止痛。诸药合用，涩肠止泻，温中补虚，养已伤之脏气。

【运用】

1. 本方为治疗脾肾虚寒、久泻久痢的常用方。以泻痢滑脱不禁、腹痛、食少神疲、舌淡苔白、脉迟细为证治要点。对泻痢初起、湿热积滞未去者，忌用本方。

2. 本方常用于慢性肠炎、慢性痢疾日久不愈属脾肾虚寒者。

【方论选录】

《医方考》：下痢日久，赤白已尽，虚寒脱肛者，此方主之。甘可以补虚，故用人参、白术、甘草；温可以养脏，故用肉桂、豆蔻、木香；酸可以收敛，故用芍药；涩可以固脱，故用粟壳、诃子。是方也，但可以治虚寒气弱之脱肛耳。若大便燥结、努力脱肛者，则属热而非寒矣，此方不中与也，与之则病益甚。

【方歌】

真人养脏诃粟壳，肉蔻当归桂木香；
术芍参甘为涩剂，脱肛久痢早煎尝。

四　神　丸

《内科摘要》

【组成】肉豆蔻　五味子　吴茱萸浸炒，各二两(6g)　补骨脂四两(12g)

【用法】上为末，生姜四两，红枣五十枚，用水一碗，煮姜、枣，水干，取枣肉，和末，丸如梧桐子大。每服五七十丸(6～9g)，空心或食前白汤送下(现代用法：每日 1～2 次，每次 6～9g，空腹或食前开水送下。亦可按原方用量比例酌减，加姜枣水煎服)。

【功用】温肾暖脾，固肠止泻。

【主治】肾泄。五更泄泻，不思饮食，食不消化，或腹痛腰酸肢冷，神疲乏力，舌淡，苔薄白，脉沉迟无力。

【方解】肾泄，又称五更泄、鸡鸣泻。脾肾阳虚，阳虚则生内寒，五更乃阴气极盛，阳气萌发之际，阳气当至而不至，阴气极而下行，故为泄泻；肾阳虚衰，命门之火不能上温脾土，脾失健运，故不思饮食，食不消化；脾肾阳虚，阴寒凝聚，或见腹痛腰酸肢冷；脾肾阳虚，气不能化精微以养神，以致神疲乏力；舌淡，苔薄白，脉沉迟无力，均为脾肾虚寒之征。治宜温肾暖脾，固肠止泻。方中重用补骨脂辛苦大温，补命门之火以温养脾土，“治肾泄”(《本草纲目》)为君药。肉豆蔻辛温，温脾暖胃，涩肠止泻，增补骨脂温肾暖脾、固涩止泻之功，为臣药。吴茱萸辛苦大热，温暖脾肾以散阴寒，五味子酸温，固肾益气，涩精止泻，共为佐药。生姜温胃散寒，大枣补脾养胃，共为使药。合而成方，温涩并施，俾火旺土强，肾泄自愈。

本方与真人养脏汤同为固涩止泻之剂，但组方配伍有别，所治各异。本方重用补骨脂为君药，以温肾为主，兼以暖脾涩肠，主治命门火衰、火不生土所致的肾泄；真人养脏汤重用罂粟壳为君药，配伍温中补脾之人参、白术、肉桂，主治泻痢日久，脾肾虚寒，而以脾虚为主者。

【运用】

1. 本方为治疗五更肾泄的常用方。临床以五更泄泻或久泻、不思饮食、舌淡苔白、脉沉迟无力为证治要点。

2. 本方常用于慢性结肠炎、过敏性结肠炎、非特异性结肠炎等属脾肾虚寒者。

【方论选录】

《古今名医方论》：夫鸡鸣至平旦，天之阴，阴中之阳也。因阳气当至而不至，虚邪得以留而不去，故作泻于黎明。其由有四：一为脾虚不能制水，一为肾虚不能行水，故二神丸君补骨脂之辛燥者，入肾以制水，佐肉豆蔻之辛温者，人脾以暖土，丸以枣肉，又辛甘发散为阳也。一为命门火衰不能生土，一为少阳气虚无以发陈，故五味子散君五味子之酸温。以收坎宫耗散之火，少火生气以培土也。佐吴茱萸之辛温，以顺肝木欲散之势，为水气开滋生之路，以奉春生也。此四者，病因虽异，而见症则同，皆水亢为害。二神丸是承制之剂，五味子散是化生之剂也。二方理不同而用则同，故可互用以助效，亦可合用以建功。合为四神丸，是制生之剂也。制生则化，久泻自瘳矣。称曰四神，比理中、八味二丸较速欤。

【方歌】

四神故纸吴茱萸，肉蔻五味四般须；
大枣五十姜四两，五更肾泄火衰扶。

第四节 涩精止遗

涩精止遗剂，适用于肾虚封藏失职、精关不固所致的遗精滑泄，或肾气不足，膀胱失约所致的尿频遗尿等证。代表方如金锁固精丸、桑螵蛸散、缩泉丸等。

金锁固精丸

《医方集解》

【组成】沙苑蒺藜炒　芡实蒸　莲须各二两(12g)　龙骨酥炙　牡蛎盐水煮一日一夜，煅粉，各一两(6g)

【用法】莲子粉糊为丸，盐汤下(现代用法：每日1～2次，每次9g，淡盐汤或开水送下。亦可按原方用量比例酌减，加入适量莲子肉，水煎服)。

【功用】补肾涩精。

【主治】肾虚精亏。遗精滑泄，神疲乏力，腰痛耳鸣，舌淡苔白，脉细弱。

【方解】本方治证由肾虚精亏所致。肾虚则封藏失职，精关不固，故遗精滑泄；精亏则气弱，故神疲乏力；腰为肾之府，耳为肾之窍，肾精亏虚，故现腰痛耳鸣诸症。治宜补肾涩精。方中用沙苑蒺藜为君药，性味甘温，补肾固精，如《本经逢原》谓其"为泄精虚劳要药，最能固精"。芡实、莲子甘涩而平，益肾固精，莲子并能交通心肾，共为臣药。龙骨甘涩平，牡蛎咸平微寒，均固涩止遗；莲须甘平，收敛固精，共为佐药。诸药合用，既能补肾，又能固精，实为标本兼顾、以治标为主的良方。本方用药以收涩之品为主，如属下焦湿热所扰或相火妄动以致遗精者禁用。

【运用】

1. 本方为治疗肾亏精关不固之遗精的常用方。以遗精滑泄、腰痛耳鸣、舌淡苔白、脉细弱为证治要点。但相火内炽或下焦湿热所致之遗精者忌用。

2. 本方常用于遗精、早泄、乳糜尿、重症肌无力、带下、尿失禁等属肾虚下元不固者。

【方论选录】

《成方便读》：夫遗精一证，不过分其有火无火，虚实两端而已。其有梦者，责相火之强，当清心肝之火，病自可已；无梦者，全属肾虚不固，又当专用补涩，以固其脱。既属虚滑之证，则无火可清，无瘀可导，故以潼沙苑补摄肾精，益其不足；牡蛎固下潜阳，龙骨安魂平木，二味皆有涩可固脱之能；芡实益脾而止浊，莲肉入肾以交心，复用其须者，专赖其止涩之功，而为治虚滑遗精者设也。

【方歌】

金锁固精芡莲须，龙骨蒺藜牡蛎需；
莲粉糊丸盐汤下，补肾涩精止滑遗。

桑螵蛸散

《本草衍义》

【组成】桑螵蛸　远志　菖蒲　龙骨　人参　茯神　当归　龟甲醋炙，各一两(30g)

【用法】上为末，夜卧人参汤调下二钱(6g)(现代用法：研末，睡前以党参汤调下6g。亦可按原方用量比例酌减，水煎服）。

【功用】调补心肾，涩精止遗。

【主治】心肾两虚证。小便频数或尿如米泔，或遗尿遗精，心神恍惚，健忘，舌淡苔白，脉细弱。

【方解】本方主治证乃心肾两虚、水火不交所致。肾藏精，主封藏，与膀胱互为表里，肾虚不摄则膀胱失约，以致小便频数，或尿如米泔色，甚或遗尿；肾虚精关不固，而致遗精。心藏神，心气不足则心神不宁，且因肾精不足，不能上通于心，故心神恍惚，健忘。治宜调补心肾，涩精止遗。方中桑螵蛸甘咸平，补肾固精止遗，为君药。臣以龙骨收敛固涩，且镇心安神；龟甲滋肾补心；桑螵蛸得龙骨则固涩止遗之力增，龙骨配龟甲则益阴潜阳、安神之功著。佐以人参、当归，气血双补；茯神宁心安神，石菖蒲、远志开心窍，安神定志，且通肾气上达于心。诸药相合，共奏补益心肾、涩精止遗之效。

本方与金锁固精丸均为涩精止遗之方，但金锁固精丸纯用补肾涩精之品组成，专为肾虚精关不固之遗精滑泄而设。本方则在涩精止遗的基础上配伍交通心肾之品，使心肾相交，神安志宁而肾自固，主治心肾两虚所致的尿频、遗尿、遗精。

【运用】

1. 本方为治疗心肾两虚证的常用方。临床以尿频或遗尿、遗精、心神恍惚、舌淡苔白、脉细弱为证治要点，尤宜于小儿遗尿。对下焦湿热而致的小便频数、溺赤涩痛，或由脾肾阳虚所致的尿频失禁，均忌用。

2. 本方常用于糖尿病、尿崩症、夜尿症、神经衰弱等属心肾不交者。

【方歌】

桑螵蛸散治便数，参苓龙骨同龟壳；
菖蒲远志当归入，补肾宁心健忘却。

缩　泉　丸

《妇人良方》

【组成】乌药　益智仁各等分

【用法】上为末，酒煎山药末为糊，丸如梧桐子大。每服七十丸(9g)，盐、酒或米饮下（现代用法：每日1～2次，每次9g，开水送下。亦可按原方用量比例酌定，加山药水煎服）。

【功用】温肾祛寒，缩尿止遗。

【主治】膀胱虚寒证。小便频数，遗尿不止，舌淡，脉沉弱。

【方解】膀胱者，与肾相为表里，肾气不足则膀胱虚寒，不能约束水液，以致小便频数或遗尿不止诸症。治宜温肾祛寒，缩尿止遗。方中益智仁辛温，温肾固精，缩小便，为君药。乌药辛温，调气散寒，除膀胱肾间冷气，止小便频数，为臣药。更以酒煎山药末糊丸，酒力通阳温散，山药补肾涩精，且山药合益智仁可健脾，为佐使药。三药合用，温肾祛寒，使下焦得温而阴寒去，则膀胱约束有权，尿频、遗尿自可愈。

本方与桑螵蛸散均能治疗小便频数或遗尿，均有固涩止遗作用，但本方以益智仁配伍乌药，重在温肾祛寒，宜于下元虚冷而致者；桑螵蛸散则以桑螵蛸配伍龟板、龙骨、茯神、远志等，偏于调补心肾，适用于心肾两虚所致者。

【运用】

1. 本方为治疗膀胱虚寒证的常用方。以尿频、遗尿、舌淡、脉沉弱为证治要点。

2. 本方常用于神经性尿频、尿崩症、多涕症、多涎症等属膀胱虚寒者。

【方歌】

缩泉丸治小便频，膀胱虚寒遗尿斟；

乌药益智各等分，山药糊丸效更珍。

第五节 固崩止带

固崩止带剂，适用于妇女崩中漏下，或带下日久不止等证。常用龙骨、牡蛎、白果等固涩药与益气养阴、固冲止带、清热利湿等药物相配组方。代表方如固冲汤、易黄汤等。

固 冲 汤

《医学衷中参西录》

【组成】白术炒，一两(30g) 生黄芪六钱(18g) 龙骨煅，捣细 牡蛎煅，捣细 萸肉去净核，各八钱(24g) 生杭芍 海螵蛸捣细，各四钱(12g) 茜草三钱(9g) 棕边炭二钱(6g) 五倍子五分，轧细，药汁送服(1.5g)

【用法】水煎服。

【功用】益气健脾，固冲摄血。

【主治】脾气虚弱，冲脉不固证。血崩或月经过多，色淡质稀，心悸气短，腰膝酸软，舌淡，脉微弱者。

【方解】冲为血海，脾为气血生化之源，主统血摄血。若脾气虚弱，统摄无权，或冲脉不固，而致血崩或月经过多。治宜益气健脾、固冲摄血。方中重用白术、黄芪补气健脾，令脾气健旺而统摄有权，为君药。肝司血海，肾主冲任，故以山茱萸、生白芍补益肝肾，养血敛阴，共为臣药，四药相伍，补气固冲以治其本。方中煅龙骨、煅牡蛎、棕榈炭、五倍子收涩止血以治其标；海螵蛸、茜草化瘀止血，使血止而无留瘀之弊，共为佐药。合而成方，共奏益气健脾、固冲摄血之效。

【运用】

1. 本方为治疗崩漏的常用方。以出血量多、色淡质稀、腰膝酸软、舌淡、脉微弱为证治要点。血热妄行者忌用。

2. 本方常用于功能性子宫出血、经期或产后出血过多等属脾气虚弱、冲任不固者。

【方论选录】

《医学衷中参西录》：血崩之证，多有因其人暴怒，肝气郁结，不能上达，而转下冲肾关，致经血随之下注者，故其病俗亦名之曰气冲。兹方中多用涩补之品，独不虑于肝气郁者，有妨碍乎？答曰：此证虽有因暴怒气冲而得者，然当其血大下之后，血脱而气亦随之下脱，则肝气之郁者，转可因之而开。且病急则治其标。此证诚至危急之病也，若其证初得，且不甚剧，又实系肝气下冲者，亦可用升肝理气药为主，而以收补下元之药辅之也。

【方歌】

固冲汤中用术芪，龙牡芍萸茜草施；

五倍海蛸棕榈炭，崩中漏下总能医。

易黄汤

《傅青主女科》

【组成】山药炒，一两(30g)　芡实炒，一两(30g)　黄柏盐水炒，二钱(6g)　车前子酒炒，一钱(3g)　白果十枚，碎(12g)

【用法】水煎，连服四剂。

【功用】补肾清热，祛湿止带。

【主治】湿热带下。带下色黄，其气腥秽，舌红，苔黄腻。

【方解】本方所治之黄带，正如傅氏所云“夫黄带乃任脉之湿热也”。任脉与肾相通，肾虚有热，气不化津，津液反化为湿，湿热下注，带下色黄，其气腥秽；舌红，苔黄腻，是为湿热之象。治宜补肾清热祛湿之法。方中重用炒山药、炒芡实补脾益肾，固涩止带，《本草求真》云：“山药之补，本有过于芡实，而芡实之涩，更有胜于山药”，故共为君药。臣以白果，味甘苦涩，其性收敛，善止带浊。少佐黄柏，苦寒入肾，清热燥湿；车前子清热利湿。五药相合，补中有涩，涩中寓清，使肾虚得补，湿热得清，则黄带自愈。

【运用】

1. 本方为治湿热带下之常用方剂，若湿盛者，宜酌加土茯苓、薏苡仁渗利之；若热甚带下黄臭质稠者，当酌加龙胆草、栀子以清之。

2. 适用于宫颈炎、阴道炎、尿道炎、蛋白尿、乳糜尿、盆腔炎等，证属湿热下注者。

【方歌】

易黄白果与芡实，车前黄柏加薯蓣；
带下腥秽黄稠黏，补肾清热又祛湿。

小　结

固涩剂按功用分为固表止汗、敛肺止咳、涩肠固脱、涩精止遗、固崩止带五类。

1. **固表止汗**　牡蛎散功用是益气固表，敛阴止汗，用于卫外不固、阴液外泄所致的自汗、盗汗。症见体常自汗，夜卧即甚，久而不止，羸瘠枯瘦，心悸惊惕，短气烦倦，舌淡红，脉细弱。

2. **敛肺止咳**　九仙散功用是敛肺止咳，益气养阴，主治久咳不止，肺之气阴两虚者。症见久咳不已，咳甚则气喘自汗，痰少而黏，脉虚数。

3. **涩肠固脱**　真人养脏汤与四神丸同具涩肠固脱之效。但真人养脏汤的功用是涩肠止泻，温中补虚，用于泻痢日久，滑脱不禁，证属脾肾虚寒，而以脾虚为主者，伴见脐腹疼痛，日夜无度，胸膈痞闷，胁肋胀满，全不思食，舌淡苔白，脉迟细；四神丸功用是温肾暖脾，固涩止泻，主治命门火衰、火不生土而致的肾泄，伴见腹痛腰酸肢冷，神疲乏力，舌淡，苔薄白，脉沉迟无力。

4. **涩精止遗**　金锁固精丸与桑螵蛸散均为涩精止遗的代表方，但金锁固精丸的功用是补肾涩精，专治肾虚精关不固所致的遗精滑泄，伴见神疲乏力，腰痛耳鸣，舌淡苔白，脉细弱。桑螵蛸散的功用是调补心肾，涩精止遗，主治心肾两虚所致的尿频、遗尿、遗精，并见心神恍惚、健忘等症者。缩泉丸则专以温肾缩尿见长，主治肾气不足、膀胱虚寒而致的小便频数或遗尿。

5. **固崩止带** 固冲汤的功用是益气健脾，固冲摄血，主治脾气虚弱、冲脉不固所致的血崩或月经过多，症见色淡质稀，心悸气短，腰膝酸软，舌淡，脉微弱。

思 考 题

1. 运用固涩剂应注意些什么？
2. 牡蛎散中各药配伍的意义如何？
3. 前人谓“痢无止法”，真人养脏汤配伍补益收涩之品以止痢，用意如何？
4. 真人养脏汤、芍药汤、白头翁汤、葛根芩连汤均能治痢，配伍用药有何不同？临床如何区别使用？
5. 试比较真人养脏汤与四神丸配伍用药、功用、主治的异同。
6. 金锁固精丸中各药的配伍意义如何？
7. 金锁固精丸、桑螵蛸散都能涩精止遗，但方药除龙骨外余皆不同，为什么？试从主证病因、病机等方面加以分析说明。
8. 四神丸以枣肉为丸，金锁固精丸以莲子粉为丸，缩泉丸以山药末为丸，各有何意义？
9. 固冲汤中以哪些药补气固冲治其本？哪些药收涩止血治其标？

第十四章　安　神　剂

凡以重镇安神或补养安神的药物为主组成，具有安神定志作用，以治神志不安的方剂，统称安神剂，属于“惊者平之”、“重可镇怯”、“虚者补之”等范畴。

本章方剂分为重镇安神与补养安神两类。重镇安神剂适用于实证的神志不安证，多表现为惊狂善怒，烦躁不安；补养安神剂适用于虚损所致的神志不安证，多表现为心悸健忘，虚烦失眠。

应用安神剂须注意对因火、因痰、因瘀等不同原因导致的神志不安，又当分别配伍清热泻火药、祛痰药和祛瘀药。重镇安神剂多由金石类药物组成，其性质重而碍胃，不宜久服。对素体脾胃虚弱者，当配合服用健脾和胃之品。某些安神药，如朱砂等具有一定的毒性，久服能引起慢性中毒，亦应注意。

第一节　重镇安神

重镇安神剂，适用于心阳偏亢、火热扰心所致的烦乱、失眠、惊悸、怔忡等，常用朱砂、磁石等重镇安神药为主，配伍清心泻火之品组方。代表方如朱砂安神丸。

朱砂安神丸

《医学发明》

【组成】朱砂另研，水飞为衣，半两(15g)　黄连去须净，酒洗，六钱(18g)　炙甘草五钱半(16g)　生地黄　当归去芦，各二钱半(8g)

【用法】上四味为细末，另研朱砂，水飞如尘，阴干，为衣，汤浸蒸饼为丸，如黍米大。每服十五丸或二十丸，津唾咽之，食后(现代用法：上药为丸，每次服 6～9g，睡前开水送下；亦可水煎服，用量按原方比例酌情增减；朱砂研细末水飞，以药汤送服)。

【功用】重镇安神，清心泻火。

【主治】心火偏亢、阴血不足证。心烦神乱，失眠多梦，惊悸怔忡，甚则欲吐不果，胸中自觉懊侬，舌红，脉细数。

【方解】本方治证由心火亢盛，灼伤阴血，心失所养所致。心藏神，火邪上扰于心或阴血不足，不能荣养心神，故见神志不宁诸症。治当镇心安神，清心火，补阴血。方中朱砂质重性寒，专入心经，重可镇怯，寒能清热，长于镇心安神，且清心火，为重镇安神之品，故为君药。黄连苦寒，清心泻火，助君药清心而安神，为臣药。生地黄甘苦大寒，滋阴清热；当归甘辛苦温，补养心血，配伍生地以补其不足之阴血，且不致于助热，共为佐药。使以炙甘草，与生地黄、当归为伍，可养心安神，且和中调药，防朱砂质重碍胃，制约黄连苦寒之性，防苦寒伤阴。合而用之，共奏重镇安神、清心泻火、滋阴养血之功，标本兼治，使神志安宁，则失眠、惊悸、怔忡诸症得解。

【运用】

1. 本方为治疗心火偏亢、阴血不足之神志不宁的常用方。临床以惊悸失眠、舌红、脉细数为证治要点。方中朱砂含硫化汞，不宜多服或久服，以防引起汞中毒。阴虚、脾弱者忌用。

2. 本方常用于神经衰弱、精神抑郁症、心血管神经官能症等属心火偏亢、阴血不足者。

【方论选录】

《医方考》：是方也，朱砂之重，可使安神；黄连之苦，可使泄火；生地之凉，可使清热；当归之辛，可使养血；乃甘草者，一可以缓其炎炎之焰，一可以养血而生神也。

《张氏医通》：凡言心经药，都属心包，惟朱砂外禀离明，内含真汞，故能交合水火，直入心脏。但其性徐缓，无迅扫阳焰之速效，是以更需黄连之苦寒以折其势，甘草之甘缓以款启其微，俾膈上之实火虚火，悉从小肠而降泄之。允为劳心伤神，动作伤气，扰乱虚阳之方。岂特治热伤心包而已哉？然其奥又在当归之辛温走血，地黄之濡润滋阴，以杜火气复炽之路。其动静之机，多寡之制，各有至理，良工调剂之苦心，其可忽诸！

【方歌】

朱砂安神东垣方，归连甘草合地黄；
怔忡不寐心烦乱，清热养阴可复康。

第二节 补养安神

补养安神剂，适用于心肝失养所致的虚烦不眠、心悸怔忡、健忘多梦等症。常以酸枣仁、柏子仁、五味子等补养安神药为主组方。代表方如天王补心丹、酸枣仁汤。

天王补心丹

《摄生秘剖》

【组成】生地黄酒洗，四两(15～20g)　远志去心，炒　人参去芦　桔梗　丹参微炒　元参微炒　白茯苓去皮　五味子烘，各五钱(5～10g)　酸枣仁　当归身酒洗　天门冬去心　麦门冬去心　柏子仁炒，各二两(10～15g)

【用法】上药为末，炼蜜丸如梧桐子大，朱砂三五钱为衣。空心白滚汤下三钱，或圆眼汤俱佳。忌胡荽、大蒜、萝卜、鱼腥、烧酒(现代用法：为末，炼蜜为小丸，朱砂为衣，每服6～9g，温开水送下。亦可水煎服，用量按原方比例酌减)。

【功用】滋阴养血，补心安神。

【主治】阴虚血少。虚烦失眠，心悸神疲，梦遗健忘，大便干结，手足心热，口舌生疮，舌红少苔，脉细数。

【方解】本方治证是由心肾两虚、阴虚血少、虚火内扰所致。阴虚血少，心失所养，故心悸失眠，神疲健忘；阴虚生热，虚火内扰，故手足心热，虚烦，遗精，口舌生疮。治宜滋阴养血，补心安神。方中重用生地黄入心肾经，滋阴养血清热，为君药。天门冬入肾经，壮水以制上炎之虚火；麦门冬入心经，滋心阴、清心热，酸枣仁、柏子仁养心安神，当归补血润燥，增生地黄滋阴、养血、清热之功而安神，共为臣药。人参、茯苓补气，气旺则阴血自生，且宁心益智；五味子益气敛阴，以助补气生阴之力；远志养心安神，又可交通心肾；玄参滋阴降火，助二冬之功；丹参清心活血；朱砂镇心安神，兼治其标，诸药共增其养心安神之效，共为佐药。桔梗载药上行，加强诸药上行入心之功，为使药。与丹参相伍，又可行气血，使诸药滋而不腻，补而不滞。综合全方，以滋阴养血、补心安神为主，兼可滋阴降火，交通心肾，而治心悸、失眠、健忘诸症。

【运用】

1. 本方为治虚烦不安证的常用方。以心悸失眠、手足心热、舌红少苔、脉细数为证治要点。

2. 常用于神经衰弱、神经官能症、精神分裂症、心脏病、甲亢等属心经阴亏血少者。

【方论选录】

《古今名医方论》：心者主火，而所以主神者也。神衰则火为患，故补心者必清其火而神始安。补心丹用生地黄为君者，取其下足少阴以滋水主，水盛可以伏火，此非补心之阳，补心之神耳！凡果核之有仁，犹心之有神也。清气无如柏子仁，补血无如酸枣仁，其神存耳！参、苓之甘以补心气，五味之酸以收心气，二冬之寒以清气分之火，心气和而神自归矣；当归之甘以生心血，玄参之咸以补心血，丹参之寒以清血中之火，心血足而神自藏矣；更假桔梗为舟楫，远志为向导，和诸药入心而安神明。以此养生则寿，何有健忘、怔忡、津液干涸、舌上生疮、大便不利之虞哉？

《医方集解》：此手少阴药也。生地、元参北方之药，补水所以制火，取既济之意也，丹参、当归所以生心血，血生于气，人参、茯苓所以益心气。人参合麦冬、五味又为生脉散，盖心主血脉，肺为心之华盖，而朝百脉，补肺生脉，所以使天气下降也（天气下降，地气上腾，万物乃生）。天冬苦入心而寒泻火，与麦冬同为滋水润燥之剂。远志、枣仁、柏子仁，所以养心神，而枣仁、五味酸以收之，又以敛心气之耗散也。桔梗清肺利膈，取其载药上浮而归于心，故以为使。朱砂色赤入心，寒泻热而重宁神，读书之人所当常服。

【方歌】

补心丹用柏枣仁，二冬生地与归身；
三参桔梗朱砂味，远志茯苓共养神。

酸枣仁汤

《金匮要略》

【组成】酸枣仁炒，二升（15～30g） 茯苓 知母 川芎各二两（6g） 甘草一两（3g）

【用法】上五味，以水八升，煮酸枣仁得六升，内诸药，煮取三升。分温三服（现代用法：水煎服）。

【功用】养血安神，清热除烦。

【主治】虚烦不眠证。失眠心悸，虚烦不安，头目眩晕，咽干口燥，舌红，脉弦细。

【方解】本方治证皆由肝血不足、阴虚内热而起。肝藏血，血舍魂，若肝血不足，魂不守舍，心失所养，则虚烦不眠，心悸；血亏阴虚，易生内热，虚热内扰，每见虚烦不安，咽干口燥，舌红等；头目眩晕，脉弦细，乃血虚肝旺之征。治宜养血安神、清热除烦。方中重用酸枣仁为君药，性味甘酸而平，入心肝二经，养血补肝，宁心安神，乃治虚烦不眠之要药。茯苓宁心安神，知母滋阴清热除烦，共为臣药，与枣仁相伍，增安神除烦之效。川芎调畅气机，疏达肝气，为佐药，与枣仁相配，酸收辛散并用，相反相成，收养血调肝之功。甘草生用，和中缓急，调和诸药，为使药。诸药相伍，共奏养血安神、清热除烦之功，令肝血足，虚烦除，睡眠自宁。

本方与天王补心丹均治阴血不足、虚热扰心之心烦失眠。组方均以养心安神、滋阴补血为主，配以清虚热之品。但前者重用酸枣仁养血安神，配伍调气疏肝之川芎，酸收辛散并用，具有养血调肝之妙，主治肝血不足之虚烦不眠诸症；后者重用生地黄，并与二冬、玄参等滋阴清热药为伍，更与养血安神之品相配，主治阴亏血少、心火上扰之心烦失眠诸症。

【运用】

1．本方为治疗心肝失养、虚烦不眠证的常用方。以虚烦不眠、咽干口燥、舌红、脉弦细为证治要点。

2．常用于神经衰弱、心脏神经官能症、更年期综合征等属肝血不足、虚热内扰、心神不安者。

【方论选录】

《古今名医方论》：经曰，肝藏魂，人卧则血归于肝……阳气者，烦劳则张，精绝。故罢极必伤肝，烦劳则精绝。肝伤、精绝，则虚劳虚烦不得卧明矣。枣仁酸平，应少阳木化而治肝极者，宜收宜补，用枣仁至二升，以生心血、养肝血，所谓以酸收之、以酸补之是也。顾肝郁欲散，散以川芎之辛散，使辅枣仁通肝调荣，所谓以辛补之。肝急欲缓，缓以甘草之甘缓，防川芎之疏肝泄气，所谓以土葆之。然终恐劳极，则火发于肾，上行至肺，则卫不合而仍不得眠，故以知母崇水，茯苓通阴，将水壮金清而魂自宁。斯神凝魂藏而魄且静矣。此治虚劳肝极之神方也。

【方歌】

酸枣二升先煮汤，茯知二两用之良；

芎二甘一相调剂，服后安然入梦乡。

甘麦大枣汤

《金匮要略》

【组成】甘草三两(9g)　小麦一升(15～30g)　大枣十枚(9g)

【用法】上三味，以水六升，煮取三升，温分三服(现代用法：水煎服)。

【功用】养心安神，和中缓急；亦补脾气。

【主治】脏躁。精神恍惚，常悲伤欲哭，不能自主，心中烦乱，睡眠不安，甚则言行失常，呵欠频作，舌红少苔，脉细微数。

【方解】脏躁一病多因忧思过度、心阴受损、肝气失和所致。心阴不足，心神失养，则精神恍惚，心中烦乱，睡眠不安；肝气失和，疏泄失常，则悲伤欲哭，不能自主，或言行失常。舌红少苔，脉细微数，为阴血不足之征。方中重用小麦为君药，取其甘凉之性，养肝补心，除烦安神。甘草甘平，补养心气，和中缓急，为臣药。大枣甘温质润，益气和中，润燥缓急，为佐药。三药合用，甘润平补，养心调肝，具有养心安神、和中缓急之功。原方后注，“亦补脾气”，因三药均有补脾益气之效。

【运用】

1．本方为治疗脏躁的常用方。以精神恍惚、悲伤欲哭为证治要点。

2．本方常用于癔病、更年期综合征、神经衰弱、精神分裂症等属心阴不足、肝气失和者。

【方论选录】

《金匮要略论注》：小麦能和肝阴之客热，而养心液，且有消烦利溲止汗之功，故以为君。甘草泻心火而和胃，故以为臣。大枣调胃，而利其上壅之燥，故以为佐。盖病本于血，心为血主，肝之子也，心火泻而土气和，则胃气下达。肺脏润，肝气调，躁止而病自除也。补脾气者，火为土之母，心得所养，则火能生土也。

《古方选注》：小麦，苦谷也。经云：心病宜食麦者，以苦补之也。心系急则悲，甘草、大枣甘以缓其急也，缓急则云泻心，然立方之义，苦生甘是生法，而非制法，故仍属补心。

【方歌】

金匮甘麦大枣汤，妇人脏躁喜悲伤；

精神恍惚常欲哭，养心安神效力彰。

小　结

本章所选方剂按其功用分为重镇安神和补养安神两类。

1. **重镇安神**　朱砂安神丸为重镇安神的代表方，功用是清心泻火，滋阴养血，主治心火亢盛、阴血不足的心悸失眠证。

2. **补养安神**　天王补心丹、酸枣仁汤、甘麦大枣汤皆以补心安神为功，均可治疗心烦失眠、心悸健忘等。其中，天王补心丹长于滋阴养血，主治心经阴亏血少、心悸失眠之证；酸枣仁汤侧重于养血调肝，清除烦热，主治肝血不足、虚烦不眠证；甘麦大枣汤善养心调肝，和中缓急，主治心阴不足、肝气失和之脏躁证。

思　考　题

1. 运用安神剂应注意些什么？
2. 朱砂安神丸中生地黄、当归、炙甘草的配伍意义是什么？
3. 天王补心丹与归脾汤均可治心悸、失眠、健忘，二者在立法及方药配伍上有何不同？
4. 天王补心丹安神定悸，与炙甘草汤在功用、主治及方药配伍上有何不同？
5. 酸枣仁汤主治虚劳虚烦不得眠，为何用辛温而燥的川芎？
6. 朱砂安神丸、酸枣仁汤、天王补心丹的功用、主治、药物配伍有何异同？
7. 甘麦大枣汤诸药配伍何以能安神？

第十五章 开 窍 剂

凡以芳香开窍药物为主组成，具有开窍醒神作用，治疗神昏窍闭证的方剂，统称开窍剂。

神昏之证有虚实之分。本章所述方剂适用于神昏之实证，亦即闭证，多由邪气壅盛、蒙蔽心窍所致。依据其临床表现，可将闭证分为热闭和寒闭两类。热闭由温热之邪内陷心包所致，治宜清热开窍，简称凉开；寒闭由寒邪或气郁、中恶、痰浊蒙蔽心窍引起，宜以温通开窍治疗，简称温开。开窍剂通常分为凉开和温开两类。

凉开剂适用于热陷心包或痰热闭窍之热闭证，常以麝香、牛黄、冰片等开窍药为主组成，并酌情配伍以清热、化痰或者重镇安神、平肝熄风之品。代表方如安宫牛黄丸、至宝丹、紫雪等。温开剂适用于寒湿痰浊闭窍，或秽浊之邪闭阻气机之寒闭证，常以苏合香、麝香、安息香等芳香开窍药为主组成，代表方如苏合香丸。

使用开窍剂，应根据病证寒热性质正确选用凉开剂或温开剂。注意辨别虚实，对于汗出肢冷、气微遗尿、口开目合、脉微欲绝的脱证不宜使用；对于表证未解而里窍已闭者也不可擅用，以防表邪内陷，加重病情；至于阳明腑实而见神昏谵语者，当用攻下剂；若邪陷心包者，可根据病情缓急，或先用寒下，或先用开窍，或开窍与寒下并用，而不可纯用开窍剂。

另外，开窍剂大多由气味芳香、辛散走窜之品组成，久服易耗伤正气，故临床多用于急救，中病即止，不可长久服用。开窍剂多制成丸、散剂，不宜加热煎煮，以免药性挥发，影响疗效。

安宫牛黄丸

《温病条辨》

【组成】牛黄　郁金　犀角（水牛角浓缩粉 30～60g 代）　黄连　朱砂　山栀　雄黄　黄芩各一两（30g）　梅片　麝香各二钱五分（7.5g）　珍珠五钱（15g）　金箔衣

【用法】上为极细末，炼老蜜为丸，每丸一钱（3g），金箔为衣，蜡护。脉虚者人参汤下，脉实者银花、薄荷汤下，每次服 1 丸。兼治飞尸卒厥之因于热者。大人病重体实者，日再服，甚至日三服；小儿服半丸，不知，再服半丸。

【功用】清热开窍，豁痰解毒。

【主治】温热病邪热内陷心包证。高热烦躁，神昏谵语，口干舌燥，舌红或绛，脉数。亦治中风昏迷，小儿惊厥，属邪热内闭者。

【方解】本方主治温热之邪内陷心包、痰热蒙蔽清窍之证。温热病邪热炽盛，逆传心包，扰及神明，心主失其清灵，故高热烦躁，神昏谵语；里热炽盛，炼液灼津，故见口干舌燥等津伤之证；邪热炼液成痰或者素有痰热，故可见有痰浊壅盛之证。痰浊上蒙清窍，势必加重神昏谵语。中风痰热昏迷，小儿高热惊厥，亦属热闭之证。治疗本证宜以芳香开窍，清心包热毒，并配伍安神、豁痰之品以加强清热开窍、豁痰解毒之力。方中牛黄味苦性凉，善清心、肝大热，本方用之既能清热解毒，又善豁痰开窍，息风定惊；麝香芳香走窜，能通行十二经，善通全身诸窍，为开窍之要药。二药相配伍，体现了清心开窍的立方之旨，共为君药。臣以水牛角清心安神，凉血解毒；黄连、黄芩、栀子苦寒，清热泻火解毒，共助牛黄清泄心包之热毒；冰片辛散苦泄，芳香走窜，善通诸窍，兼散郁火，郁金辛开苦降，芳香宣达，行气解郁，二药共助麝香芳香辟浊，通窍开闭。以上清心凉血解毒、清热泻火之品与芳香开窍药物的配伍应用，是凉开方剂的主要配伍特点。这种配伍“使邪火随诸香一齐俱散”。佐以朱砂、珍珠镇心安神，以除烦躁不宁；雄黄助牛黄豁痰解毒之功，同为佐药。炼老蜜为丸，和胃调中兼使药之用。

原书用法中指出“脉虚者人参汤下”，是取人参补气扶正，以加强其清热开窍之功；“脉实者银花、薄荷汤下”，是增强其清热透解之效。

【运用】

1. 本方为清热开窍的代表方剂，主治高热神昏证，若属表证身热者忌用，孕妇慎用。

2. 常用于流行性脑脊髓膜炎、乙型脑炎、脑血管意外、肝昏迷、尿毒症、中毒性肺炎、中毒性痢疾等，证属邪热内陷心包，或痰热蒙闭心窍者。

【方论选录】

《温病条辨》：此芳香化秽浊而利诸窍，咸寒保肾水而安心体，苦寒通火腑而泻心用之方也。牛黄得日月之精，通心主之神。犀角主治百毒，邪鬼瘴气。真珠得太阴之精，而通神明，合犀角补水救火。郁金草之香，梅片木之香，雄黄石之香，麝香乃精血之香，合四香以为用，使闭固之邪热温毒深在厥阴之分者，一齐从内透出，而邪秽自消，神明可复也。黄连泻心火，栀子泻心与三焦之火，黄芩泻胆、肺之火，使邪火随诸香一齐俱散也。朱砂补心体，泻心用，合金箔坠痰而镇固，再合真珠、犀角为督战之主帅也。

【方歌】

安宫牛黄开窍方，芩连栀郁朱雄黄；
牛角珍珠冰麝箔，热闭心包功效良。

紫　　雪

《苏恭方》录自《外台秘要》

【组成】石膏　寒水石　滑石　磁石各三斤(1.5kg)　水牛角浓缩粉　羚羊角屑　沉香　青木香各五两(150g)　玄参　升麻各一斤(500g)　甘草炙，八两(240g)　丁香一两(30g)　芒硝制，十斤(5kg)　硝石精制，四升(96g)　麝香五分(1.5g)　朱砂三两(90g)　黄金一百两(3.1kg)

【用法】以水一斛，先煮五种金石药，得四斗，去滓后，内八物，煮取一斗五升，去滓，取硝石四升，芒硝亦可，用朴硝精者十斤投汁中，微炭火上煮，柳木篦搅勿住手，有七升，投在木盆中，半日欲凝，内成研朱砂三两，细研麝香五分，内中搅调，寒之二日成霜雪紫色。病人强壮者，一服二分(1.5～3g)，当利热毒；老弱人或热毒微者，一服一分(1～2g)，以意节之(现代用法：口服，每次 1.5～3g，日 2 次，小儿酌减)。

【功用】清热开窍，息风止痉。

【主治】温热病邪热内陷心包、热盛动风证。高热烦躁，神昏谵语，痉厥，斑疹吐衄，口渴引饮，唇焦齿燥，尿赤便秘，舌红绛苔干黄，脉数有力或弦数，以及小儿热盛惊厥。

【方解】本方所主治病证乃因温热邪毒入侵人体、邪热炽盛、内陷心包、热盛动风而致。热邪内陷心包，扰及心神，故神昏谵语，烦躁不安；温邪热毒充斥内外，迫血妄行，故致高热，斑疹吐衄；热极生风，故见痉厥；热盛伤津，故口渴引饮，唇焦齿燥。其证以高热、神昏、痉厥为主，病位主要在心、肝二脏，治疗当以寒凉清热与芳香开窍为主，配合息风安神。方中水牛角善清心热，凉血解毒，羚羊角长于凉肝息风止痉，水牛角与羚羊角相伍，为清心、肝二经邪热之良剂；麝香辛温香窜，开窍醒神，三药同用，意在清心凉肝，开窍息风以针对高热、神昏、痉厥之主症，共为方中君药。生石膏、寒水石、滑石均为大寒之品，善能清热；玄参、升麻清热解毒，且玄参兼能养阴生津，升麻尚可清热透邪。以上诸药多为甘寒之品，盖因热盛伤津之证，不可过用苦寒，恐其苦燥伤津，共为方中臣药。复又佐入木香、丁香、沉香，取其行气通窍，合麝香而增强开窍醒神之力。黄金、朱砂、磁石重镇安神，且朱砂尚能清心经邪热，磁石又可镇潜肝经浮阳，共同加强除烦止痉之效。更以芒硝、硝石泄热散结，釜底抽薪，使邪热从下而去。甘草益气和中，调和诸药，又可防诸药寒凉碍胃，为使药之用。全方相合，共奏清热解毒、开窍醒神、息风止痉、安神除烦之效。

【运用】

1. 本方为清热开窍、镇惊息风之主要方剂，服用过量，有损伤元气之弊，甚至会出现大汗、肢冷、心悸、气促等症，故使用时宜中病即止。孕妇亦当忌用。

2. 常用于流行性脑脊髓膜炎、乙型脑炎、病毒性脑炎、重症肺炎、败血症、肝昏迷及小儿高热惊厥等，症见高热神昏抽搐者。

【方论选录】

《温病条辨》：诸石利水火而通下窍，磁石、元参补肝肾之阴，而上济君火，犀角、羚羊泻心、胆之火，甘草和诸药而败毒，且缓肝急。诸药皆降，独用一味升麻，盖欲降先升也。诸香化秽浊，或开上窍，或开下窍，使神明不致坐困于浊邪而终不克复其明也。丹砂色赤，补心而通心火，内含汞而补心体，为坐镇之用。诸药用气，硝独用质者，以其水卤结成，性峻而易消，泻火而散结也。

【方歌】

紫雪羚牛朱朴硝，硝磁寒水滑石膏；

丁沉木麝升玄草，不用赤金法亦超。

至 宝 丹

《太平惠民和剂局方》

【组成】水牛角浓缩粉　朱砂研飞　雄黄研飞　生玳瑁屑研　琥珀研，各一两(30g)　麝香研　龙脑研，各一分(0.3g)　金箔半入药，半为衣　银箔研，各五十片　牛黄研，半两(15g)　安息香一两半，为末，以无灰酒搅澄飞过，滤去沙土，约得净数一两，慢火熬成膏(30～45g)

【用法】水牛角、玳瑁为细末，入余药研匀，将安息香重汤煮，凝成后，入诸药中和搜成剂，盛不津器中，并旋圆如梧桐子大，用人参汤化下三丸至五丸。每两岁儿服一丸，人参汤化下(现代用法：炼蜜丸，每服3g，日1次，小儿酌减)。

【功用】清热开窍，化浊解毒。

【主治】中暑、中风及温病痰热内闭心包证。神昏谵语，身热烦躁，痰盛气粗，舌红苔黄垢腻，脉滑数，以及小儿惊厥属于痰热内闭者。

【方解】本方所治诸证均为热毒亢盛、痰浊内闭心包所致。热毒内陷心包，扰乱神明，故见神昏谵语，身热烦躁；热灼津液，津凝为痰，痰热蒙心，既可加重神昏，又致痰盛气粗，喉中痰鸣；舌红、苔黄垢腻、脉滑数均为痰热之征。治宜清热开窍，豁痰化浊，解毒宁心。其用于小儿惊厥，机理同此。方中水牛角与麝香相配，清热开窍，共为君药。龙脑(冰片)与安息香均能芳香开窍，辟秽化浊，与麝香合用，可增强开窍之力；牛黄、玳瑁清热解毒，且牛黄又可豁痰开窍，息风定惊，与水牛角同用，可以增强清热凉血解毒之效，俱为臣药。佐以琥珀、朱砂镇心安神，雄黄豁痰解毒；方中金箔、银箔，与琥珀、朱砂同用，意在加强重镇安神之力。诸药相伍，共奏清热开窍、化浊解毒之效。

安宫牛黄丸、紫雪与至宝丹合称凉开"三宝"。从清热解毒之力而论，"大抵安宫牛黄丸最凉，紫雪次之，至宝丹又次之"(《温病条辨》)。但从三方功用全面分析，则各有所长，其中安宫牛黄丸长于清热解毒，适用于邪热较重、身热为甚者；紫雪长于息风止痉，适用于兼有热极动风而见抽搐痉厥者；至宝丹长于芳香开窍，化浊辟秽，适用于痰浊偏盛、昏迷较重者。总之，三方功用、主治同中有异，临床当辨证选用。

【运用】

1. 本方以开窍醒神、化浊辟秽为胜，芳香辛燥之品偏多，易于伤伐阴津，故对神昏窍闭之属于阳盛阴虚者则不甚相宜。孕妇亦当慎服。

2. 适用于流行性脑脊髓膜炎、乙型脑炎、脑血管意外、肝昏迷、尿毒症、中毒性痢疾等，证属邪热、痰浊内闭者。

【方论选录】

《绛雪园古方选注》：至宝丹，治心脏神昏，从表透里之方也。犀角、牛黄、玳瑁、琥珀，以有灵之品内通心窍；朱砂、雄黄、金银箔，以重坠之药安镇心神；佐以龙脑、麝香、安息香，搜剔幽隐诸窍。李杲曰：牛、雄、脑、麝，入骨髓，透肌肤。《抱朴子》言：金箔、雄黄，合饵为地仙，若与丹砂同用为圣金，饵之可以飞升。故热入心包络，舌绛神昏者，以此丹入寒凉汤药中用之，能祛阴起阳，立展神明，有非他药之可及。若病起头痛，而后神昏不语者，此肝虚魂升于顶，当用牡蛎救逆以降之，又非至宝丹所能苏也。

【方歌】

至宝朱砂麝香息，雄黄牛角与牛黄；
金银二箔兼龙脑，琥珀还同玳瑁良。

苏合香丸

《太平惠民和剂局方》

【组成】苏合香　龙脑　熏陆香制，各一两(30g)　麝香　安息香用无灰酒一升熬膏　青木香　香附　白檀香　丁香　沉香　荜茇　白术　诃黎勒煨　朱砂　水牛角浓缩粉，各二两(60g)

【用法】上为细末，入研药匀，用安息香膏并炼白蜜和剂，每服旋丸如梧桐子大，取井华水化服四丸(3g)，老人、小儿可服一丸，温酒化服也可，并空心服之。

【功用】芳香开窍，行气温中。

【主治】寒闭证。突然昏倒，牙关紧闭，不省人事，苔白，脉迟；心腹卒痛，甚则昏厥。亦治中风、中气及感受时行瘴疠之气，属于寒闭证者。

【方解】本方主治诸证，多因寒痰或秽浊、气郁闭阻、蒙蔽清窍、扰乱神明所致，属于寒闭之证。阴寒秽浊之气，郁阻壅滞，蒙蔽心神，故见突然昏倒，牙关紧闭，不省人事；若寒痰秽浊，痹阻气血，客伤心宫，壅滞中焦，则可致心腹卒痛与昏厥。其证以寒邪、痰浊壅塞气机、郁闭机窍、蒙蔽神明为主，故治以芳香开窍为主，辅以温里散寒、行气活血及辟秽化浊之品。

方中苏合香、麝香、冰片、安息香等均为芳香开窍之品，其中苏合香、安息香又可辟秽化浊，通行气血，共为君药。配伍以木香、白檀香、沉香、乳香、丁香，香附为臣，以行气解郁，散寒止痛，辟秽化浊，活血化瘀。佐以辛热之荜茇，温中散寒，与上述十种辛香之品相合，增强散寒、止痛、开郁的作用。白术补气健脾，燥湿化浊；诃子肉收涩敛气，二药与诸香药配伍，可以补气收敛，防止辛香太过，耗散正气。并配以水牛角以清心解毒；朱砂重镇安神，以上俱为佐药。诸药相合共奏行气开窍、温中行气之功。本方以芳香开窍药为主，重用行气解郁、辟秽化浊、温中止痛之品，并少佐以补气及收涩药物，如此，既可加强芳香开窍与行气止痛之效，又可防止香散耗气伤正之弊。

【运用】

1．本方是温开剂的代表方，主治寒痰阴浊之邪蒙闭清窍之证。脱证及热闭证不宜使用，孕妇亦当慎用。

2．适用于脑血管意外、癔病性昏厥、癫痫、心肌梗塞、心绞痛、肝昏迷等，证属寒痰凝滞、气血郁阻者。

【方论选录】

《绛雪园古方选注》：苏合香能通十二经络、三百六十五窍，故君之以名其方，与安息香相须，能内通脏腑。龙脑辛散轻浮，走窜经络，与麝香相须，能内入骨髓。犀角入心，沉香入肾，木香入脾，香附入肝，熏陆香入肺，复以丁香入胃者，以胃亦为一脏也。用白术健脾者，欲令诸香留顿于脾，使脾转输于各脏也。诸脏皆用辛香阳药以通之，独心经用朱砂寒以通之者，以心为火脏，不受辛热散气之品，当反佐之，以治其寒阻关窍，乃寒因寒用也。

【方歌】

苏合香丸麝息香，木丁朱乳荜檀襄；

牛冰术沉诃香附，中恶急救莫彷徨。

小　　结

开窍剂适用于神昏窍闭证。本章选取了 4 首相关方剂。安宫牛黄丸、紫雪、至宝丹合称凉开“三宝”，是凉开剂中的代表方剂，均用于热闭心包证。三方同中有异，安宫牛黄丸长于清热解毒豁痰，适用于热陷心包、神昏谵语之证；至宝丹长于芳香开窍，化浊辟秽，主治一切热闭神昏之证；紫雪的解毒之功虽不及安宫牛黄丸，开窍之力逊于至宝丹，但优于息风镇痉，故对热陷心包及热盛动风，症见神昏谵语而有痉厥者较为适宜。苏合香丸是温开的常用方和代表方剂，治疗寒闭证，既善于开窍辟秽，又长于行气温中止痛，对气滞寒凝所致的心腹疼痛，有较好的疗效。

思　考　题

1．开窍剂的组方大法是什么？

2．安宫牛黄丸主治何种病证？试分析其方义及配伍特点。

3．紫血主治何种病证？试分析其方义及配伍特点。

4．试述至宝丹的主治病机、主症、治法及药物组成意义。

5．温病凉开三宝指哪三首方剂？其功用主治有何异同？

6．苏合香丸主治何种病证？试分析其方义及配伍特点。

第十六章　理　气　剂

凡以理气药为主组成，具有行气或降气作用，治疗气滞或气逆病证的方剂，统称理气剂。

“气者，人之根本也”，气为一身之主，五脏六腑、四肢百骸，皆赖气之充养，以维持正常的生理功能。气又是人体生命活动的动力，必须不断地运行，才能保证人体各种机能活动及新陈代谢的正常进行。若情志失常，饮食失节，寒温失宜等，均可使气机郁结，当升不升，当降不降，结聚为病。故《丹溪心法》云：“气血冲和，万病不生，一有怫郁，诸病生焉。”气机失常，大抵可分为气郁和气逆两类。气郁者多见于肝气郁滞及脾胃气滞，气逆者常见于肺气上逆与胃气上逆。治疗大法，郁者以行，逆者以降，故本章方剂分为行气与降气两类。

应用本类方剂，首先应辨清气郁和气逆，而选用相应的理气剂。若兼正气不足者，宜适当配伍补益之品，以防进一步损伤正气。此外，理气剂多由芳香辛燥药物组成，易耗津伤气，故应中病即止，慎勿过剂，尤其对素体阴亏气弱者，用之更须谨慎。

第一节　行　　气

行气剂适用于气机郁滞的病证，常见有脾胃气滞和肝气郁滞。脾胃气滞多见脘腹痞闷，胀满疼痛，嗳气呕恶，食纳减少，大便不调等；肝气郁滞多见有胸闷不舒，胁肋胀痛，及疝气、痛经、月经不调等。代表方如越鞠丸、半夏厚朴汤、天台乌药散等。

越　鞠　丸（芎术丸）

《丹溪心法》

【组成】香附　川芎　苍术　神曲　栀子各等分(6g)

【用法】为末，水丸如绿豆大(6～9g)（现代用法：丸剂，每次6～9g；汤剂，水煎服）。

【功用】行气解郁。

【主治】郁证。胸膈痞闷，脘腹胀痛，嗳腐吞酸，恶心呕吐，饮食不消等。

【方解】诸郁者，系指气、血、痰、火、食、湿之六郁，六郁之中以气郁为主，气为血之帅，气行则血行，气滞血亦滞；气郁日久，则易化火，即所谓“气有余便是火”；气滞则脾胃失和，运化失常，故有湿郁、食郁之变。痰郁者，每因湿浊停滞，气机不畅，遇火邪煎熬而成，故六郁之成，气郁为首。气机不畅，诸症丛生，以致胸膈痞闷，脘腹胀满，食少不化，嗳腐吞酸。治宜开解气郁为主，兼以活血、泻火、燥湿、消食诸法。方用香附行气解郁，主治气郁，兼能理血；川芎活血祛瘀，主治血郁，兼能利气；苍术燥湿运脾，以治湿郁；栀子清热泻火，以治火郁；神曲消食和胃，以治食郁。气、湿、食、火诸郁得解，痰郁自除。五药合方，各具特性，理气为先，统治六郁。

【运用】

1. 本方为治疗郁证的代表方剂。以胸膈痞闷、脘腹胀痛、饮食不消为证治要点。该方以行气解郁为主，临床运用时，要根据诸郁的轻重不同，分清主次，变更其君药，并适当加味用之。若气郁偏重，则重用香附，酌加枳实、厚朴、木香等以增强其行气解郁之功；若血郁偏重，则重用川芎，酌加桃仁、红花、赤芍等以增其活血祛瘀之力；若湿郁偏重者，重用苍术，酌加茯苓、泽泻以利湿；若食郁偏重者，重用神曲，酌加山楂、麦芽以消食；若火郁偏重者，重用山栀，酌加黄芩、黄连以清热泻火；若痰郁偏重者，酌加半夏、瓜蒌以祛痰。

2. 慢性胃炎、胃及十二指肠溃疡、胃肠神经官能症、胆囊炎、胆石症、慢性肝炎、肋间神经痛、妇女痛经、月经不调等而有六郁见证者，均可用本方加减治疗。

【方论选录】

《删补名医方论》：夫人以气为本，气和则上下不失其度，运行不停其机，病从何生？若饮食不节，寒温不适，喜怒无常，忧思无度，使冲和之气升降失常，以致胃郁不思饮食，脾郁不消水谷，气郁胸腹胀满，血郁胸膈刺痛，湿郁痰饮，火郁为热，及呕吐恶心，吞酸吐酸，嘈杂嗳气，百病丛生。故用香附以开气郁，苍术以除湿郁，抚芎以行血郁，山栀以清火郁，神曲以消食郁。此朱震亨因五郁之法而变通者也。五药相须，共收五郁之效。然当问何郁病甚，便当以何药为主。至若气虚加人参，气痛加木香，郁甚加郁金，懒食加谷蘖，胀加厚朴，痞加枳实，呕痰加姜夏，火盛加萸连，则又存乎临证者之详审也。

【方歌】

越鞠丸治六般郁，气血痰火食湿因；
芎苍香附兼栀曲，气畅郁舒痛闷伸。

柴胡疏肝散

《景岳全书》

【组成】陈皮醋炒　柴胡各二钱(6g)　川芎　香附　枳壳麸炒　芍药各一钱半(5g)　甘草炙，五分(3g)

【用法】水一盅半，煎八分，食前服(现代用法：水煎服)。

【功用】疏肝解郁，行气止痛。

【主治】肝气郁滞证。胁肋疼痛，嗳气太息，脘腹胀满，脉弦。

【方解】肝主疏泄，性喜条达，以血为体，以气为用，体阴而用阳，其脉布两胁，循季肋。若情志不遂，恚怒伤肝，肝失疏泄，而致肝气郁结，故胁肋疼痛，脘腹胀满，嗳气太息。《素问·六元正纪大论》云“木郁达之”，治宜疏肝理气之法。柴胡疏肝解郁，条达肝气，用为君药。川芎、香附皆入肝经，行气活血，以助柴胡疏肝止痛之力，为臣。佐以芍药，养血柔肝，与柴胡相合，既调肝之用，又养肝之体，使疏肝而不伤阴。加陈皮理气和胃，枳壳降气宽中。使以甘草和中调药。七药合方，疏肝之中佐以柔肝，使肝气得疏，肝体得养，则胁痛自已。

【运用】

1. 本方为疏肝解郁、治疗肝气郁滞证的常用方剂。以胁肋胀痛、脉弦为证治要点。胁肋疼痛甚者酌加郁金、延胡索等；胀甚者酌加厚朴、木香等；肝郁化火者酌加龙胆草、栀子等。

2. 慢性肝炎、胆囊炎、慢性胃炎、胆汁反流性胃炎、肋间神经痛、妇女经前综合征、男性不射精症等证属肝郁气滞者，可加减使用。

【方论选录】

《谦斋医学讲稿》：本方即四逆散加川芎、香附，和血理气，治疗胁痛，寒热往来，专以疏肝为目的。用柴胡、枳壳、香附理气为主，白芍、川芎和血为佐，再用甘草以缓之，系疏肝的正法，可谓善于运用古方。

【方歌】

柴胡疏肝芎芍入，枳壳陈皮草香附；

疏肝解郁行气滞，胁肋疼痛自能除。

瓜蒌薤白白酒汤

《金匮要略》

【组成】瓜蒌实一枚(24g)　薤白半升(12g)　白酒七升(适量)

【用法】三味同煮，取二升，分温再服(现代用法：水煎服，或水、酒各半煎服)。

【功用】通阳散结，行气祛痰。

【主治】胸痹。胸中闷痛，甚至胸痛彻背，喘息咳唾，短气，舌苔白腻，脉沉弦或紧。

【方解】本方所治之胸痹证，乃为胸阳不振、痰气郁阻所致。胸阳不振，阴津不布，凝聚为痰，痰阻气机，痹而不通，则胸膺痞闷，隐隐作痛，甚则引痛彻背；痰气阻滞，肺失肃降，则喘息咳唾而短气；舌苔白腻，脉沉弦，是痰浊结聚之象。治应开通胸中痰气之郁结，兼以振奋阳气之法。方中重用瓜蒌实为君药，理气宽胸，涤痰通痹。然胸痹之本，在于胸中阳气不振，故臣以薤白，温通胸阳，行气散结。更佐使以白酒，辛散上行，温煦胸中之阳，疏通胸膈之气，三药相合，行滞气，涤痰浊，温胸阳，通痹阻，则胸痹自愈。

【运用】

1. 本方是治疗胸阳不振、痰气郁阻所致胸痹之代表方。以胸痛、喘息短气、舌苔白腻、脉弦紧为证治要点。

2. 冠心病心绞痛、肋软骨炎、肋间神经痛等属胸阳不振、痰气内阻见症者，可加减用之。

【方论选录】

《金匮要略心典》：胸中阳也，而反痹则阳不用矣。阳不用则气之上下不相顺接，前后不能贯通，而喘息、咳唾、胸背痛、短气等证见矣。更审其脉，寸口亦阳也，而沉迟，则等于微矣。关上小紧，亦阴弦之意，而反数者，阳气失位，阴反得而主之。《易》所谓阴凝于阳，《书》所谓牡鸡司晨也。是当以通胸中之阳为主，薤白、白酒，辛以开痹，温以行阳。瓜蒌实者，以阳痹之处，必有痰浊阻其间耳。

【附方】

1. **瓜蒌薤白半夏汤**(《金匮要略》)　瓜蒌实一枚(24g)　薤白三两(9g)　半夏半升(12g)　白酒一斗(适量)　四味同煮，取四升，温服一升，日三服。功用：通阳散结，祛痰宽胸。主治：胸痹。胸中满痛彻背，背痛彻胸，不能安卧者。

2. **枳实薤白桂枝汤**(《金匮要略》)　枳实一枚(12g)　厚朴四两(12g)　薤白半升(12g)　桂枝一两(6g)　瓜蒌实一枚，捣(24g)　上五味，以水五升，先煎枳实、厚朴，去渣，内诸药，煮数沸，分温三服。功用：通阳散结，下气祛痰。主治：胸痹。气结在胸，胸满而痛，心中痞气，气从胁下上逆抢心，舌苔白腻，脉沉弦或紧。

以上三方均有瓜蒌、薤白，都有通阳散结、行气祛痰的作用，均可治疗胸阳不振、痰气内阻之胸痹。但瓜蒌薤白白酒汤以通阳散结、行气祛痰为主,适用于胸痹而痰浊较轻者;瓜蒌薤白半夏汤较上方增半夏一味,则祛痰散结之力较大,适用于胸痹而痰浊较盛者,以胸痛彻背、背痛彻胸、不得安卧为主要表现;枳实薤白桂枝汤虽无半夏,但增枳实、桂枝、厚朴三味,则增下气降逆、消痞除满之力,适用于胸痹而气结较甚者,以胸中痞满、气从胁下上逆抢心为主要表现。

【方歌】

瓜蒌薤白白酒汤,胸痹胸闷痛难当;
喘息短气时咳唾,难卧仍加半夏良;
枳实薤白桂枝汤,加入厚朴降逆抢。

半夏厚朴汤

《金匮要略》

【组成】半夏二升(12g) 厚朴三两(9g) 茯苓四两(12g) 生姜五两(15g) 苏叶二两(6g)

【用法】以水七升,煮取四升,分温四服,日三夜一服(现代用法:水煎服)。

【功用】行气散结,降逆化痰。

【主治】梅核气。咽中如有物阻,咯吐不出,吞咽不下,或咳或呕,舌苔白润或白腻,脉弦缓或弦滑。

【方解】梅核气病,是因痰气郁结而成。病由情志不遂,气机不畅,肺胃宣降失常,湿聚成痰,痰气交阻,结于咽喉,故咽中如有物阻,咯吐不出,吞咽不下;肺失宣降则咳;胃气上逆则呕;舌苔白滑,脉或弦或滑,皆属痰气郁结之象。治宜行气开痰降逆之法。方中君以半夏,化痰散结,降逆和胃,且擅开痞结。臣以厚朴,行气开郁,宽胸除满。佐以茯苓,健脾渗湿,以除生痰之源;生姜和胃,降逆止呕,且制半夏之毒;苏叶辛香,宣发郁结之气,更以其升浮之性,引诸药上行,一药而佐使兼备。五药相合,行气与化痰相伍,辛散与苦降并施,使滞气得疏,痰涎得化,痰气郁结之梅核气自除。

【运用】

1. 本方主治梅核气。以咽如物阻、吞吐不得、苔白腻、脉弦滑为证治要点。因其用药多苦温辛燥,故津伤较重或阴虚者不宜使用。

2. 癔病、胃神经官能症、慢性胃炎、慢性支气管炎、食道痉挛等属于气滞痰阻者均可用。

【方论选录】

《金匮要略心典》:此凝痰结气,阻塞咽嗌之间,《千金》所谓咽中帖帖,如有炙脔,吞不下,吐不出者是也。半夏、厚朴、生姜辛以散结,苦以降逆,茯苓佐半夏利痰气,紫苏芳香,入肺以宣其气也。

【方歌】

半夏厚朴痰气疏,茯苓生姜共紫苏;
加枣同煎名四七,痰凝气滞皆能除。

枳实消痞丸

《兰室秘藏》

【组成】干生姜一钱(3g) 炙甘草 麦芽曲 白茯苓 白术各二钱(6g) 半夏曲 人参各

三钱(9g)　厚朴炙,四钱(12g)　枳实(15g)　黄连五钱(6g)

【用法】为细末,汤浸蒸饼为丸,梧桐子大,每服五七十丸(6～9g),白汤下,食远服(现代用法:丸剂,每次 6～9g;汤剂,水煎服)。

【功用】行气消痞,健脾和胃。

【主治】脾虚气滞,寒热互结证。心下痞满,不欲饮食,倦怠乏力,大便失调。

【方解】本方所治之心下痞满,乃由脾胃虚弱、寒热互结、气壅湿阻所致。脾胃虚弱,且为湿邪所困,则运化无力,故不欲饮食,倦怠乏力,大便不调;寒热互结,气滞不行,故心下痞满。治宜行气消痞、健脾和胃、调解寒热之法。方中重用枳实为君药,辛苦微寒,行气消痞导滞。臣以厚朴,辛苦性温,下气除满;黄连苦寒,泻热燥湿,兼以开痞。佐以半夏开痞散结,降逆和胃;用少量干姜温中祛寒,二者与黄连相伍,辛开苦降,调解寒热,以助枳、朴行气开痞除满。用人参、白术、茯苓、炙甘草(即四君子汤)补气健脾,祛湿和中;以麦芽消食和胃。炙甘草调和诸药,兼使药之用。诸药合方,消补兼施,以消为主,寒热并用,寒大于热,故宜于实多虚少、热重寒轻之心下痞满证。

【运用】

1. 本方主治脾虚气滞、寒热互结之心下痞满证。以心下痞、食少倦怠、苔腻微黄为证治要点。

2. 慢性胃炎、慢性支气管炎、胃肠神经官能症等属脾虚气滞、寒热错杂者,均可用之。

【方论选录】

《成方便读》:夫满而不痛者,为痞。痞属无形之邪,自外而入,客于胸胃之间,未经有形之痰血饮食互结,仅与正气搏聚一处为患,故以黄连、干姜并用,一辛一苦,一散一降,则无论寒热之邪,皆可开泄,二味实为治痞之主药。然痞结于中,则气壅湿聚,必渐至痰食交阻,故以枳实破气,厚朴散湿,麦芽化食,半夏行痰,自无胶固难愈之势。但邪之所凑,其气必虚,故必以四君子坐镇中州,祛邪扶正,并驾齐驱。故此方无论虚实之痞,皆可治之。用蒸饼糊丸者,以谷气助脾胃之蒸化耳。

【附方】

1. **枳术汤**(《金匮要略》)　枳实七枚(12g)　白术二两(6g)　上二味,以水五升,煮取三升,分温三服。功用:行气消痞。主治:气滞水停。心下坚,大如盘,边如旋盘。

2. **枳术丸**(《脾胃论》引张元素方)　枳实麸炒一两(5g)　白术二两(10g)　同为极细末,荷叶裹烧饭为丸,如梧桐子大,每服五十丸(9g)多用白汤下,无时。功用:健脾消痞。主治:脾虚气滞,饮食停聚,胸脘痞满,不思饮食。

枳实消痞丸、枳术汤、枳术丸三方均为消补兼施之剂。枳实消痞丸是行气药配伍益气健脾,佐以苦寒辛温之品,适用于脾虚气滞、寒热互结之心下痞满;枳术汤与枳术丸皆是用行气之枳实配伍益气健脾之白术,枳术汤中枳实量重于白术,消重于补,意在以消为主,适用于气滞水停心下坚满之证;而枳术丸中白术量重于枳实,补重于消,以补为主,且为丸剂,作用更缓。

【方歌】

枳实消痞四君全,麦芽夏曲朴姜连;
蒸饼糊丸消痞满,寒热消补俱相兼。

厚朴温中汤

《内外伤辨惑论》

【组成】厚朴姜制　陈皮去白,各一两(9g)　甘草炙　茯苓去皮　草豆蔻仁　木香各五钱(5g)　干姜七分(2g)

【用法】合为粗散,每服五钱匕(10g),水二盏,生姜三片,煮至一盏,去滓温服,食前。忌一切冷物(现代用法:水煎服)。

【功用】行气温中,燥湿除满。

【主治】脾胃气滞寒湿证。脘腹胀满或疼痛,不思饮食,舌苔白腻,脉沉弦。

【方解】本方证乃气滞寒湿困阻脾胃所致。脾胃气滞,壅阻于中,故脘腹胀满或疼痛;脾喜燥恶湿,湿性黏腻,寒主凝滞,滞则不行,寒湿困阻脾胃,使脾胃不得正常受纳与运化,故不思饮食,食而不化。舌苔白腻,脉沉弦,皆为气滞寒湿之象。治宜行气温中燥湿除满之法。方中以厚朴为主药,其味辛苦,性温燥,善能行气消胀,祛湿除满。臣以草豆蔻,辛温芳香,温中散寒,醒脾祛湿。陈皮理气和中;木香行气消胀;佐以茯苓渗湿运脾;干姜温胃散寒。炙甘草和胃调药,是为佐使药。煎加生姜以助散寒和胃之力。诸药相伍,行气与温中并用,以行气为主;芳香与温燥并施,共除湿浊之邪。

本方与理中丸均有温中散寒之功,皆可治疗脘腹疼痛之证,但理中丸温中与补虚并进,适用于脾胃虚寒证,症以脘腹疼痛为主,并见食少、吐利、畏寒、肢冷者。本方则以行气为主,兼有祛寒除湿之功,故适用于脾胃气滞兼寒湿证,症以脘腹胀满为主,或有疼痛,不思饮食,舌苔白腻者。

【运用】

1. 本方主治寒湿气滞。以脘腹胀痛、舌苔白腻为证治要点。

2. 慢性胃炎、慢性肠炎、胃溃疡、妇女白带等属寒湿气滞者,均可加减用之。

【方论选录】

《成方便读》:夫寒邪之伤人也,为无形之邪,若无有形之痰、血、食积互结,则亦不过为痞满,为呕吐,即疼痛亦不致拒按也。故以厚朴温中散满者为君;凡人之气,得寒则凝而行迟,故以木香、草蔻之芳香辛烈,入脾脏以行诸气;脾恶湿,故用干姜、陈皮以燥之,茯苓以渗之;脾欲缓,故以甘草缓之;加生姜者,取其温中散逆除呕也。以上诸药,皆入脾胃,不特可以温中,且能散表,用之贵得其宜耳。

【方歌】

厚朴温中陈草苓,干姜草蔻木香停;
煎服加姜治腹痛,气滞寒湿用皆灵。

良附丸

《良方集腋》

【组成】高良姜酒洗七次,焙,研　香附子醋洗七次,焙,研,各等分(9～12g)

【用法】上二味须要各研各贮,用时以米饮汤加入生姜汁一匙,盐一撮为丸,服之立止(现代用法:丸剂,每服6～9g;汤剂,水煎服)。

【功用】行气疏肝,祛寒止痛。

【主治】气滞寒凝证。胃脘疼痛,胸闷胁痛,畏寒喜热以及妇女痛经等。

【方解】本方治证乃肝胃气滞、胃受寒冷所致。气滞寒凝，不通则痛，故胃脘胸胁疼痛，畏寒喜热；气为血帅，气滞则血亦滞，且有寒邪凝结，故在妇女可见痛经之证。气滞宜行，寒凝宜温，治宜行气疏肝、温中祛寒之法。方中高良姜味辛性热，主人胃经，温胃散寒，行气止痛。加酒洗以增散寒行气止痛之力，用以为君。臣以香附疏肝解郁，行气活血，亦为止痛要药，用醋洗入肝，以增疏肝止痛之效。二药相伍，既温中散寒，又疏肝行气，故对气滞寒凝、胃脘疼痛诸证，“服之立止”。

【运用】

1．本方主治气滞寒凝诸痛。以胃脘疼痛、胸闷为证治要点。虚寒性胃痛及火郁胃痛均不宜使用。若寒凝甚者，可重用高良姜，或酌加干姜、吴茱萸等以加强温中祛寒之力；气滞偏重者，可重用香附，或酌加木香、砂仁等行气止痛；痛经者酌加当归、川芎等和血调经止痛。

2．慢性胃炎、胃及十二指肠溃疡等属气滞寒凝者，可加减用之。

【方论选录】

《谦斋医学讲稿》：本方治肝胃气痛之偏于寒者有效。这两药的效能，良姜长于温胃散寒，香附长于疏肝行气。一般用量大多相等，取其互相协助，但因寒而得者，良姜可倍于香附；因气而得者，香附可倍于良姜。

【方歌】

良附丸用醋香附，良姜酒洗加盐服；
米饮姜汁同调下，心脘胁痛一齐除。

金铃子散

《素问病机气宜保命集》

【组成】金铃子　玄胡索各一两(9g)

【用法】为细末，每服三钱(9g)，酒调下(现代用法：散剂，每次9g；汤剂，水煎服)。

【功用】疏肝泄热，活血止痛。

【主治】肝郁化火证。心胸胁肋诸痛，时发时止，口苦，舌红苔黄，脉弦数。

【方解】本方证是因肝气郁滞、气郁化火所致。肝主疏泄，性喜条达，其经脉布两胁，抵少腹，循阴器。若肝气郁滞，疏泄失常，血行不畅，则心腹胁肋疼痛，时发时止；气郁化火，则口苦，舌红苔黄，脉弦数。治宜疏肝泄热、行气止痛之法。方用金铃子味苦性寒，主入肝经，疏肝行气，且能降泄肝经郁火，而止胁肋心腹疼痛，故为君药。延胡索苦辛性温，既活血又行气，为心腹胁肋诸痛之要药。《本草正义》谓其“能治上下气血不宣之病，通滞散结，主一切肝胃胸腹诸痛”。二药相合，疏肝气，泄郁热，行气血，止诸痛。

【运用】

1．本方为治疗肝郁化火诸痛证的代表方剂。以胸腹胁肋疼痛、口苦、舌红、苔黄、脉弦为证治要点。因本方具有活血作用，孕妇慎用。

2．胃及十二指肠溃疡、慢性胃炎、慢性肝炎、胆囊炎等属肝郁化火者，均可加减用之。

【方论选录】

《绛雪园古方选注》：金铃子散，一泄气分之热，一行血分之滞。《雷公炮炙论》云：心痛欲死速觅延胡，洁古复以金铃治热厥心痛。经言诸痛皆属于心，而热厥属于肝逆。金铃子非但泄肝，功专导去小肠膀胱之热，引心包相火下行；延胡索和一身上下诸痛。时珍曰：用之中的，妙不可言。方虽小制，配合存神，确有应手取愈之功，勿以淡而忽之。

【方歌】

金铃子散止痛方，玄胡酒调效更强；

疏肝泄热行气血，心腹胸肋痛经匡。

天台乌药散

《医学发明》

【组成】天台乌药(12g) 木香(6g) 小茴香(6g) 青皮(6g) 高良姜半两(9g) 槟榔二个(9g) 川楝子十个(12g) 巴豆七十粒(12g)

【用法】上八味，先以巴豆微打破，同川楝子用麸炒黑，去巴豆及麸不用，合余药共为细末，和匀，每服一钱(3g)，温酒送下(现代用法：散剂，每次3g；汤剂，水煎服)。

【功用】行气疏肝，散寒止痛。

【主治】小肠疝气。少腹引控睾丸而痛，偏坠肿胀，或少腹疼痛，苔白，脉弦。

【方解】本方主治之疝气，乃寒气凝滞于肝经所致。肝之经脉循少腹，络阴器，寒邪客之，气机阻滞，故少腹疼痛，引及睾丸，偏坠肿胀。《儒门事亲》云："诸疝皆归肝经。"《景岳全书》云："治疝必先治气。"故治疝之法，总以行气疏肝为要。方中以天台乌药为君，其味辛性温，行气疏肝，散寒止痛。臣以小茴香，辛香性温，入肝肾脾胃经，善能疏肝理气，温肾祛寒而止痛。二药相合，为治寒疝气痛之主要配伍。佐以木香、青皮疏肝行气，以助乌药之力；高良姜温暖肝肾，助小茴香散寒止痛；以槟榔行气破滞，直达下焦而导滞破坚；川楝子为治疝之要药，但其性苦寒，与寒疝不利，故取巴豆与之同炒，以辛热之性，制川楝子之苦寒，且助川楝子疏肝行气，散结止痛之力。诸药合方，既疏肝行气，又散寒止痛，则气机得舒，寒邪得散，肝脉调和，疝痛自愈。

【运用】

1. 本方主治气滞寒凝之疝气痛。以少腹痛引睾丸、舌淡苔白、脉沉弦为证治要点。湿热下注之疝痛则不宜使用。

2. 睾丸炎、附睾炎、胃及十二指肠溃疡、慢性胃炎等属气滞寒凝者，均可加减用之。

【方论选录】

《成方便读》：夫治疝之法，皆不外暖下祛寒，逐湿行气。然阴寒之气，若与厥阴之或血或痰凝结为积者，又非前药所能卒除，则必以推荡之品，从其性而温下之，方能有效。方中乌药、木香辛温香烈，善行善散，能上能下，以宣气中之滞；茴香暖下而祛寒，良姜温中而止痛；青皮入肝破气，槟榔导积下行。其妙用在巴豆与川楝二味同炒，去巴豆不用，但取其荡涤攻坚，刚猛直前之性味，同川楝子入肝，导之下行，又不欲其直下之意。一如用兵之法，巴、楝钦点之上将也，青、槟前导之先锋也，乌药、木香，为偏裨之将，茴香、良姜，为守营之官。立方之神，真战无不克也。

【方歌】

天台乌药木茴香，青皮槟榔高良姜；

川楝苦寒巴豆制，寒凝气滞疝痛方。

橘核丸

《济生方》

【组成】橘核炒　海藻洗　昆布洗　海带洗　川楝子去肉，炒　桃仁麸炒各一两(9g)　厚朴去皮，姜汁炒　木通　枳实麸炒　延胡索炒，去皮　桂心不见火　木香不见火，各半两(6g)

【用法】为细末，酒糊为丸，如梧桐子大，每服七十丸(9g)，空心温酒盐汤送下(现代用法：丸剂，每次9g；汤剂，水煎服)。

【功用】行气止痛，软坚散结。

【主治】㿗疝。睾丸肿胀偏坠，或坚硬如石，或痛引脐腹。

【方解】本方所治之㿗疝，病由寒湿之邪客于肝脉，与气血痰湿郁结为病，起初睾丸肿胀偏坠疼痛，久之则坚硬如石，痛引少腹。治宜软坚散结、祛寒除湿、行气活血之法。方用橘核疏肝行气，散结止痛，为治疝痛之要药，故以为君。臣以海藻、昆布、海带，三药俱为软坚化痰散结之品，以消睾丸之肿胀坚硬。佐以川楝子，主入肝经，疏肝行气，善治疝痛；厚朴、枳实、木香行气止痛；桃仁、延胡索活血破瘀止痛；木通通利血脉，兼能利湿；桂心温肾暖肝，散寒止痛，且制川楝子、木通之寒。诸药相合，调肝行气，活血破瘀，软坚散结，散寒除湿，故对寒湿疝气、睾丸偏坠、肿大坚硬者颇宜。

本方与天台乌药散均有疏肝行气、散寒止痛之效，皆为治疝痛之常用方剂。但天台乌药散，以行气散寒为主，主治寒凝气滞少腹引控睾丸而痛之疝气；橘核丸则偏于软坚散结，破瘀消坚，适于寒湿痰瘀，蕴结日久，睾丸偏坠，肿大坚硬之㿗疝。

【运用】

1. 本方主治寒湿疝气。以睾丸肿胀偏坠、痛引少腹为证治要点。

2. 睾丸鞘膜积液、急慢性睾丸炎、睾丸结核、附睾炎等属寒湿者，均可加减使用。

【方论选录】

《医方集解》：此足厥阴药也。疝病由于寒湿，或在气，或在血，证虽见乎肾，病实本乎肝。橘核、木香，能入厥阴气分而行气，桃仁、延胡，能入厥阴血分而活血；川楝、木通，能导小肠、膀胱之热，由小便下行，所以祛湿；官桂能平肝暖肾，补命门之火，所以祛寒；厚朴、枳实，并能行结水而破宿血；昆布、藻、带，咸润下而软坚，寒行水以泄热，同为散肿消坚之剂也。

【方歌】

橘核丸中川楝桂，朴实延胡藻带昆；
桃仁二木酒糊合，㿗疝痛丸盐酒吞。

暖肝煎

《景岳全书》

【组成】当归二三钱(6～9g)　枸杞子三钱(9g)　小茴香二钱(6g)　肉桂一二钱(3～6g)　乌药二钱(6g)　沉香一钱，或木香亦可(3g)　茯苓二钱(6g)

【用法】水一盅半，加生姜三五片，煎七分，食远温服(现代用法：加生姜水煎服)。

【功用】温补肝肾，散寒除湿，行气止痛。

【主治】肝肾虚寒证。睾丸肿痛，或小腹疼痛，畏寒喜暖，舌淡苔白，脉弦细或沉迟。

【方解】本方证治乃因肝肾不足、寒湿下侵、气机阻滞所致。《景岳全书》指出："受寒受湿，因而成疝。"肝之经脉，环阴过腹，肾开窍于二阴，肝肾不足，感受寒湿，寒性收引，湿性凝滞，故病睾丸肿痛，或小腹疼痛。畏寒喜暖，舌淡苔白，脉弦细，或沉迟，皆为寒湿之象。治宜温补肝肾、散寒除湿、行气止痛之法。方用肉桂，辛甘大热，温肾暖肝，散寒止痛；小茴香味辛性温，暖肝散寒，理气止痛。二药合用，暖肝散寒，共为君药。臣以枸杞子，味甘性平，专入肝肾，补肝肾，益精气；当归甘辛苦温，为血中气药，长于养血补肝；二药合用，补养肝肾，益精养血。佐以乌药，散寒行气止痛；沉香温肾降气止痛；茯苓淡渗利湿。引用生姜，温中散寒，并和胃气。诸药相伍，温肝肾，暖下元，祛寒湿，行滞气；温散同施，标本兼顾，而治肝肾虚寒之疝气冷痛等症。

本方与天台乌药散均治疝气痛，但天台乌药散以行气散寒为主，适于气滞寒凝，少腹引控睾丸而痛者；暖肝煎则温补肝肾，散寒除湿行气，故适于肝肾虚寒、睾丸冷痛或小腹疼痛证。

【运用】

1. 本方适用于肝肾阴寒、气机阻滞之少腹疼痛、疝气痛。以睾丸或少腹疼痛、畏寒喜暖、得温痛减、舌淡苔白、脉沉迟为证治要点。若证属实热，见阴囊红肿热痛者，切勿使用。

2. 精索静脉曲张、腹股沟疝、鞘膜积液等属肝肾虚寒者，可加减用之。

【方论选录】

《医家举要》：此治阴寒疝气之方，疝属肝病，而阴寒为虚，故用当归、枸杞以补真阴之虚，茯苓以泄经腑之滞，肉桂补火以镇浊阴，乌药利气而疏邪逆，小茴、沉香为疝家本药，生姜为引，辛以散之。如寒甚者，吴萸、附子、干姜亦可加入。

【方歌】

暖肝煎中杞茯归，茴沉乌药合肉桂；

下焦虚寒疝气痛，温补肝肾此方推。

加味乌药汤

《济阴纲目》

【组成】乌药　缩砂　木香　延胡索各一两(10g)　香附炒，去毛二两(10g)　甘草一两半(5g)

【用法】细锉，每服七钱(20g)，水一盏半，生姜三片，煎至七分，不拘时温服(现代用法：水煎服)。

【功用】行气活血，调经止痛。

【主治】痛经。月经前或月经初行时，少腹胀痛，胀甚于痛，或连胸胁乳房胀痛，舌淡，苔薄白，脉弦紧。

【方解】本方所治之痛经，病由肝气郁滞、经行不畅所致。肝之经脉抵少腹环阴器，循胸布胁，若肝气郁结，经脉不畅，气滞不行，必经行腹痛，且胀甚于痛，甚或连及胸胁乳房胀痛。治宜疏肝活血、调经止痛之法。方用香附疏肝理气，活血调经止痛，为君药。臣以乌药散寒行气，消胀止痛；延胡索行气活血，调经止痛。佐以木香、砂仁，行滞气，消胀满。以甘草调和诸药，缓急止痛，是兼佐使之用。六药合方，行气之中佐以活血，使气行血畅，痛经自愈。

【运用】

1. 本方治疗肝郁气滞之痛经。以经前少腹胀痛、胀甚于痛为证治要点。

2. 月经不调、痛经、经前期综合征等属肝气郁滞、经行不畅者，可加减用之。

【附方】

正气天香散(刘河间方,录自《医学纲目》)　乌药二两(6g)　香附末八两(12g)　陈皮　苏叶　干姜各一两(3g)　上为细末,每次三钱(9g),水调服。功用:行气温中,调经止痛。主治:妇人诸气作痛,或上冲心胸,或攻筑胁肋,腹中结块刺痛,月水不调,或眩晕呕吐,往来寒热。

正气天香散与加味乌药汤均有行气止痛作用,正气天香散以行气为主,兼有和胃之功,适用于气滞之腹痛;而加味乌药汤长于行气活血,适用于肝郁气滞之痛经。

【方歌】

加味乌药汤砂仁,香附木香乌草伦;

配入玄胡共六味,经前胀痛效堪珍。

第二节　降　　气

降气剂适于肺气上逆或胃气上逆的病证。肺气上逆以喘咳为主要见症;胃气上逆以呕吐、呃逆、噫气不除等为主要见症。气逆证可有虚实寒热等诸多不同。故降气剂中常有补气、温里、清热、祛痰等法的配伍应用,代表方如苏子降气汤、旋覆代赭汤等。

苏子降气汤

《太平惠民和剂局方》

【组成】紫苏子　半夏汤洗七次,各二两半(9g)　当归去芦,两半(6g)　甘草炙,二两(6g)　前胡去芦　厚朴去粗皮,姜汁拌炒,各一两(6g)　肉桂去皮,一两半(3g)

【用法】上为细末,每服二大钱,水一盏半,入生姜两片,枣子一个,苏叶五片,同煮至八分,去滓热服,不拘时候(现代用法:加姜枣水煎服)。

【功用】降气平喘,祛痰止咳。

【主治】实喘。气喘咳嗽,痰涎壅盛,胸膈满闷,大便涩滞,或腰疼脚软,或肢体浮肿,舌苔白滑或白腻,脉弦滑。

【方解】本方为治疗实喘的主要方剂。实喘每因肺气不降、痰涎壅盛所致。《局方》于本方主治中原有"上盛下虚"一语,但方中所用诸药,降气消痰者居多,故本方以治痰气壅阻于上之实喘证为主。痰饮壅肺,肺气不降,故胸膈满闷,喘咳痰多;肺失肃降,大肠传导失司,故大便涩滞;肺气不降,肾失纳气之权,即所谓"下虚",症见腰疼脚软。治宜降气平喘、化痰止咳之法。方以紫苏子降气消痰、平喘止咳为君药。半夏燥湿化痰,降逆散结;厚朴降气平喘,宽胸除满;前胡宣肺下气,祛痰止咳,三药相合,共助苏子降气消痰平喘之功,皆为臣药。君臣相配,以治"上实"。佐以当归,既止"咳逆上气"(《神农本草经》),且又养血润燥通便;肉桂温肾化饮,纳气平喘;略加生姜、苏叶以宣肺,而应肺主宣降之性。甘草、大枣和中调药为使。诸药相合,治上顾下,而以治上为主,力能降气祛痰,平喘止咳,故为治实喘证之良方。

原书方后注云:"一方有陈皮去白,一两半。"可增强其理气化痰之功。或有加沉香者,可增降气纳气之力。

【运用】

1. 本方主治痰涎壅盛、上实下虚之喘咳。以胸膈满闷、痰多稀白、苔白滑或滑腻为证治要点。药性偏于温燥,以降气祛痰为主,对于肺肾两虚或肺热痰喘,及以下虚为主之喘咳,皆非所宜。

2. 慢性支气管炎、肺气肿、支气管哮喘等属痰气壅盛者,可加减用之。

【方论选录】

《医方集解》:此手太阴药也。苏子、前胡、厚朴、橘红、半夏皆能降上逆之气,兼能除痰,气行则痰行也。数药亦能发表,既以疏内壅,兼以散外寒也(风痰壅盛,多挟外感)。当归润以和血,甘草甘以缓中,下虚上盛,故又用肉桂引火归元也。

【附方】

三子养亲汤(《韩氏医通》) 白芥子(6g) 苏子(9g) 莱菔子(9g) 上各洗净微炒,击碎,看何证多,则以所主者为君,余次之,每剂不过三钱(9g),用生绢小袋盛之,煮作汤饮,代茶水啜用,不宜煎熬太过。若大便素实者,临服加熟蜜少许;若冬寒加生姜三片。功用:降气快膈,化痰消食。主治:痰壅气滞。咳嗽喘逆,痰多胸痞,食少难消,舌苔白腻,脉滑等。

本方与苏子降气汤均有降气祛痰平喘的作用,本方重在行气祛痰,适用于痰食气阻之喘咳,而苏子降气汤降气之力较强,适用于肺气壅实、上实下虚之喘咳。

【方歌】

苏子降气半夏归,前胡桂朴草姜随;

上盛下虚痰嗽喘,或加沉香贵合机。

定 喘 汤

《摄生众妙方》

【组成】白果去壳砸碎,炒黄色,二十一枚(9g) 麻黄三钱(9g) 苏子二钱(6g) 甘草一钱(3g) 款冬花三钱(9g) 杏仁去皮尖,一钱五分(5g) 桑白皮蜜炙,三钱(9g) 黄芩微炒,一钱五分(5g) 法制半夏三钱(9g)

【用法】水三盅,煎二盅,作二服,每服一盅,不用姜,不拘时徐徐服(现代用法:水煎服)。

【功用】宣肺降气,清热化痰。

【主治】哮喘。咳嗽痰多气急,痰稠色黄,微恶风寒,舌苔黄腻,脉滑数。

【方解】本方原治"齁喘",其证多为素有痰热、复感风寒、肺失宣降所致。痰热阻肺,故咳嗽痰多,质稠色黄;复感风寒,肺失宣降,故哮喘气急。治宜宣肺降气、清热化痰之法。方用麻黄发散风寒,宣肺平喘;白果甘涩,敛肺定喘,祛痰止咳。二药合用,一散一收,既适于肺司开阖之性,散邪宣肺,敛肺定喘,又有祛邪不伤正,敛肺不留邪之妙,共为君药。臣以桑白皮泻肺平喘;黄芩清泄肺热;苏子降气消痰平喘;款冬花润肺下气,止咳化痰。佐用杏仁利肺平喘;半夏燥湿化痰。使以甘草,调和诸药。九药相合,降中寓清,宣中有收,使肺气降,痰热清,风寒解,齁喘平。

本方与小青龙汤均治外有风寒、内有痰饮之喘证,小青龙汤适于外寒内饮并重,其症见恶寒发热,身疼无汗,胸痞咳喘,痰多清稀者;定喘汤适于外寒较轻,痰热内蕴较重,症见咳喘痰多气急、痰稠色黄,而微恶风寒者。

本方与苏子降气汤均为降气平喘之剂,但苏子降气汤降气平喘之功较著,主治痰气壅阻于上之实喘,兼见腰痛脚弱之"上盛下虚"证者;本方则降气平喘中,兼以清化痰热,主治痰热内蕴为主、恶寒发热较轻之外寒内热喘咳。

【运用】

1. 本方主治外感风寒、痰热内蕴之哮喘。以痰多色黄、微恶风寒、苔黄腻、脉滑数为证治要点。哮喘日久，肺肾阴虚者，不宜使用。

2. 支气管哮喘、慢性支气管炎等属痰热蕴肺者，可加减使用。

【方论选录】

《医方集解》：此手太阴药也，表寒宜散，麻黄、杏仁、桑皮、甘草，辛甘发散，泻肺而解表。里虚宜敛，款冬温润，白果收涩，定喘而清金。苏子降肺气，黄芩清肺热，半夏燥湿痰，相助为理，以成散寒疏壅之功。

《成方便读》：夫肺为娇脏，畏热畏寒，其间毫发不容，其性亦以下行为顺，上行为逆。若为风寒外束，则肺气壅闭，失其下行之令，久则郁热内生，于是肺中之津液郁而为痰，哮嗽等疾所由来也。然寒不去则郁不开，郁不开则热不解，热不解则痰亦不能遽除，哮咳等疾，何由而止？故必以麻黄、杏仁、生姜开肺疏邪；半夏、白果、苏子化痰降浊；黄芩、桑皮之苦寒，除郁热而降肺；款冬、甘草之甘润，养肺燥而益金。数者相助为理，以成其功。宜乎喘哮痼疾皆可愈也。

【方歌】

定喘白果与麻黄，款冬半夏白皮桑；
苏杏黄芩兼甘草，外寒痰热喘哮尝。

旋覆代赭汤

《伤寒论》

【组成】旋覆花三两(9g)　人参二两(6g)　生姜五两(10g)　代赭石一两(9g)　甘草炙，三两(6g)　半夏洗，半升(9g)　大枣十二枚，擘(4枚)

【用法】以水一斗，煮取六升，去滓，再煮取三升，温服一升，日三服(现代用法：水煎服)。

【功用】降逆化痰，益气和胃。

【主治】胃气虚弱，痰浊内阻证。心下痞鞕，噫气不除，或反胃呕逆，舌淡，苔白滑，脉弦而虚。

【方解】本方在《伤寒论》原治“伤寒发汗，若吐若下解后，心下痞鞕，噫气不除者”。伤寒经汗、吐、下后，表证虽解，但中气已伤，伏饮内动，胃失和降，上逆为噫，甚则反胃呕吐。痰饮与气，阻遏心下，故心下痞鞕。治宜降逆化痰、益气和胃之法。方中用旋覆花下气消痰，降逆止噫，为君药。臣以代赭石重镇降逆，止噫除哕；生姜、半夏散饮消痰，降逆和胃。君臣相伍，降逆化痰，止噫止呕之功颇著。胃气已虚，故以人参、大枣、炙甘草，补益胃气，且可防代赭石重坠伤胃，而为佐药。炙甘草，更能调和诸药，兼作使药。七药合用，降逆化饮而除噫消痞；益气和胃以扶正顾本。

【运用】

1. 本方主治胃虚痰阻、气逆不降之证。以心下痞鞕、噫气频作、呕呃、苔白滑、脉弦虚为证治要点。

2. 胃神经官能症、慢性胃炎、胃扩张、胃及十二指肠溃疡、幽门不全梗阻、神经性呃逆等属胃虚痰阻者，均可加减用之。

【方论选录】

《古今名医方论》：仲景此方，治正虚不归元而承领上下之圣方也。盖发汗吐下解表后，邪虽去而胃气之亏损亦多。胃气既亏，三焦因之失职，阳无所归而不升，阴无所纳而不降，是以浊邪留滞，伏饮为逆，故心下痞鞕，噫气不除。方中以人参、甘草养正补虚。姜、枣和脾养胃，所以安定中州者至矣。更以代赭石得土气之甘而沉者，使之敛浮镇逆，领人参以归气于下；旋覆之辛而润者，用之开肺涤饮，佐半夏以蠲痰饮于上，苟非二物承领上下，则何能使气噫不除者消，心下痞鞕自除乎？

【方歌】

旋覆代赭用人参，半夏姜甘大枣临；

重以镇逆咸软痞，痞鞕噫气力能禁。

橘皮竹茹汤

《金匮要略》

【组成】橘皮二升(15g) 竹茹二升(12g) 生姜半斤(15g) 甘草五两(9g) 人参一两(3g) 大枣三十枚(5枚)

【用法】上六味，以水一斗，煮取三升，温服一升，日三服(现代用法：水煎服)。

【功用】降逆止呃，益气清热。

【主治】胃虚有热之呃逆。呃逆或干呕，舌嫩红，脉虚数。

【方解】本方所治之呃逆证，乃由胃虚有热、气逆不降所致。治宜补中清热、和降胃气之法。方中用橘皮辛苦性温，理气调中，降气止呃；竹茹味甘苦性寒，善能清胃热，止呕逆。二者用量俱重，共为君药。生姜“为呕家圣药”，善能和胃气，止呕逆；人参益气补中，以治其虚，共为臣药。佐以大枣、甘草益气和胃，助人参补脾胃之虚，且大枣与生姜合用，善能调和脾胃之气。甘草兼能调和诸药，兼而为使。六药合用，既清降胃气而止呃逆，又补益中气而调脾胃，清而不寒，补而不滞，最适于胃气虚弱、间夹胃热，而胃失和降之呃逆证。

【运用】

1. 本方主治胃虚有热、气逆不降之证。以呃逆、呕吐、舌红嫩、脉虚数为证治要点。若呃逆呕吐属虚寒者或实热者，不宜使用。

2. 幽门不全梗阻、术后呃逆不止等胃虚有热者，可加减用之。

【方论选录】

《医方考》：呃逆者，由下达上，气逆作声之名也。大病后，则中气皆虚，余邪乘虚入里，邪正相搏，气必上腾，故令呃逆。脉来虚大，虚者正气弱，大者邪热在也。是方也，橘皮平其气，竹茹清其热，甘草和其逆，人参补其虚，生姜正其胃，大枣益其脾。

《金匮方歌括》：《金匮》以呃为哕，凡呃逆证，皆是寒热错乱，二气相搏使然。故方中生姜、竹茹，一寒一热以祛之，人参、橘皮，一开一阖以分之，甘草、大枣奠安中土，使中土有权，而哕逆自平矣，此伊圣经方，扁鹊丁香柿蒂散，即是从此方套出也。

【方歌】

橘皮竹茹治呕逆，人参甘草枣姜益；

胃虚有热失和降，久病之后更相宜。

丁香柿蒂汤

《脉因证治》

【组成】丁香(6g)　柿蒂(9g)　人参(3g)　生姜(6g)

【用法】水煎服。

【功用】温中益气,降逆止呃。

【主治】虚寒呃逆。呃逆不已,胸脘痞闷,舌淡苔白,脉沉迟。

【方解】本方所治之呃逆,乃因胃气虚寒、胃失和降所致。治宜温中益气、降逆止呃之法。方用丁香之辛温,温胃祛寒,降逆止呃;配柿蒂味苦涩性平,专降逆气,善能止呃逆、呕哕。两药相合,温胃散寒,降逆止呃,共为君药。臣以生姜,温胃散寒,和胃止呕。佐以人参补益胃气之虚。四药合方,既温中补虚,又降逆止呃,故善治虚寒呃逆之证。

【运用】

1. 本方主治胃气虚寒、气逆不降之呃逆。以舌淡、苔白、脉沉迟为证治要点。胃热呃逆者不宜使用。

2. 神经性呃逆、膈肌痉挛等属胃中虚寒者,可加减使用。

【方论选录】

《成方便读》:夫呃逆一证,其声短促,连续不断之象,虽其证有火有寒,皆能所致。然无不皆自胃腑而来者,以胃气下行为顺,上行为逆,或邪搏胃中,则失其下降之令,即上出于口而为呃矣。昔人有谓肾病者,究竟脏气不能上至于口,必因于胃而出也。亦犹咳之一证,虽有五脏之分,然亦总不离于肺也。方中以丁香温胃祛寒,补火生土。柿蒂苦温降气,生姜散逆疏邪,二味皆胃经之药。用人参者,以祛邪必先补正,然后邪退正安,且人参入胃,镇守于中,于是前三味之功,益臻效验耳。

【方歌】

丁香柿蒂人参姜,呃逆因寒中气伤;
温中降逆又益气,胃气虚寒最相当。

小　结

理气剂主要用于气郁与气逆诸证,按其功用不同,分为行气与降气两类。

1. 行气　适用于气机郁滞证。越鞠丸用香附、川芎、苍术、神曲、栀子五味药,解气、血、痰、火、湿、食六郁。柴胡疏肝散用柴胡配香附、川芎行气解郁而止痛,佐芍药养血柔肝而缓急,是治疗肝郁气滞、胁肋疼痛之主方。瓜蒌薤白白酒汤重用瓜蒌实,配薤白、白酒,为治胸痹证之基础方。半夏厚朴汤以行气散结、降逆化痰为功,善治痰气郁结之梅核气病。枳实消痞丸重用枳实消痞导滞,治脾虚气滞、寒热互结之心下痞满证。厚朴温中汤具行气温中、燥湿除满之功,主治气滞寒湿、脘腹胀满或疼痛之证。良附丸以高良姜配香附,行气疏肝,祛寒止痛,主治气滞寒凝之胃脘疼痛。金铃子散用金铃子合延胡索疏肝泄热,活血止痛,主治肝郁化火之心胸胁痛。天台乌药散妙在川楝子与巴豆同炒,既制川楝之寒,又增强行气散结止痛之功,为治寒凝气滞疝气痛之主方。橘核丸主治㿗疝证。暖肝煎以肉桂、小茴香暖肝散寒,配枸杞子、当归补养肝肾,主治肝肾虚寒、睾丸肿痛证。加味乌药汤行气活血、调经止痛,主治气滞血瘀之痛经证。

2. **降气**　适用于肺气上逆或胃气上逆之证。苏子降气汤用苏子配半夏、前胡降气消痰，合厚朴消喘满，佐肉桂温下元，主治上实下虚、以上实为主之实喘。定喘汤用麻黄配白果一散一收，宣、敛肺气而平喘，主治风寒外束、痰热内蕴之哮喘证。旋覆代赭汤用旋覆花、半夏下气化痰，配代赭石增强降逆止噫之功，佐人参补益胃气，主治胃气虚弱，痰浊内阻之心下痞，噫气不除。橘皮竹茹汤用橘皮行气和胃，竹茹清热止呕，人参补益胃气，主治胃虚有热之呃逆。丁香柿蒂汤用丁香温胃祛寒，配柿蒂降逆止呃，佐人参益气，主治胃气虚寒、胃失和降之呃逆。

思考题

1. 越鞠丸言治气、血、痰、火、湿、食六郁，为何不用祛痰药？
2. 柴胡疏肝散主治何证？其证治要点是什么？
3. 瓜蒌薤白白酒汤主治何证？其病机是什么？
4. 半夏厚朴汤主治何证？其症状及证治要点是什么？
5. 枳实消痞丸主治何证？其病机是什么？
6. 厚朴温中汤和理中丸均有温中散寒之功，临证如何区别运用？
7. 良附丸中高良姜用酒洗、香附子用醋洗，有何道理？
8. 柴胡疏肝散和金铃子散均治胁肋疼痛，如何区别？
9. 天台乌药散、橘核丸、暖肝煎均可治疝，如何区别？
10. 加味乌药汤所治痛经的病机是什么？
11. 厚朴在苏子降气汤、厚朴温中汤、半夏厚朴汤中各有何作用？
12. 当归、肉桂在苏子降气汤中有何作用？
13. 定喘汤主治何证？其证治要点是什么？
14. 苏子降气汤和定喘汤有何区别？
15. 定喘汤、小青龙汤均可治疗喘证，有何区别？
16. 橘皮竹茹汤、丁香柿蒂汤、旋覆代赭汤三方均有益胃降逆的作用，区别何在？

第十七章　理　血　剂

凡以理血药为主组成，具有活血化瘀或止血作用，治疗瘀血或出血病证的方剂统称理血剂。

血是营养人体的重要物质。在正常情况下，血周流不息地循行于脉中，“灌溉”五脏六腑，濡养四肢百骸，一旦因某种原因致使血行不畅；或血不循经，离经妄行；或亏损不足，均可造成瘀血或出血或血虚之证。血瘀治宜活血祛瘀，出血宜以止血为主，血虚应当补血，而补血已在补益剂中叙述。因此，本章方剂根据治法的不同，分为活血祛瘀与止血两类。

使用理血剂时，首先必须辨清瘀血或出血的原因，分清标本缓急，做到急则治标，缓则治本，或标本兼顾。同时应该注意，逐瘀过猛或久用逐瘀，均易耗血伤正，因此，在使用活血祛瘀剂时，常辅以养血益气之品，使祛瘀而不伤正。

峻猛逐瘀，只能暂用，不可久服，当中病即止，勿使过之。此外，活血祛瘀剂虽能促进血行，但其性破泄，易于动血、伤胎，故凡妇女月经期、妊娠期及月经过多均当慎用或忌用。

在使用止血剂时，因其有滞血留瘀之弊，必要时，可在止血剂中辅以适当的活血祛瘀之品，或选用兼有活血祛瘀的止血药；至于出血而因于瘀血内阻，血不循经者，法当祛瘀为先。

第一节　活血祛瘀

活血祛瘀剂，适用于各种瘀血病证。例如，瘀热互结之下焦蓄血证；瘀血内停之胸腹诸痛；瘀阻经脉之半身不遂；妇女经闭、痛经或产后恶露不行；以及瘀积包块、外伤瘀肿、痈肿初起等。常以活血祛瘀药如川芎、桃仁、红花、赤芍、丹参等为主组成方剂。

气为血帅，气行则血行，故活血祛瘀方常适当配以理气药，以加强活血祛瘀的作用。此外，还应根据病证的寒热虚实，酌配相应的药物。代表方如桃核承气汤、血府逐瘀汤、补阳还五汤、复元活血汤、温经汤、生化汤、桂枝茯苓丸等。

桃核承气汤

《伤寒论》

【组成】桃仁去皮尖，五十个(12g)　大黄四两(12g)　桂枝去皮，二两(6g)　甘草炙，二两(6g)　芒硝二两(6g)

【用法】上四味，以水七升，煮取三升半，去渣，内芒硝，更上火，微沸，下火，先食，温服五合，日三服，当微利(现代用法：作汤剂，水煎前四味，芒硝冲服)。

【功用】破血下瘀。

【主治】下焦蓄血证。少腹急结，小便自利，至夜发热，其人如狂甚则谵语烦渴，以及血瘀经闭、痛经、脉沉实或涩者。

【方解】本方又名桃仁承气汤，由调胃承气汤减芒硝之量，加桃仁、桂枝而成。《伤寒论》原治邪在太阳不解，循经入腑化热，与血相搏结于下焦之蓄血证。瘀热互结少腹，故少腹急结；病在血分，与气分无涉，膀胱气化未受影响，故小便自利，至夜发热；心主血脉而藏神，瘀热上扰，心神不宁，故其人如狂，谵语烦渴。若妇女瘀结少腹，血行不畅，则为痛经，甚或经闭不行。治当破血下瘀泻热，以祛除下焦之蓄血。方中桃仁苦甘平，活血破瘀；大黄泄热攻下；二者合用，瘀热并治，共为君药；芒硝咸苦寒，泻热软坚，助大黄下瘀泻热；桂枝辛甘温，通行血脉，既助桃仁活血祛瘀，又防硝、黄寒凉凝血之弊，共为臣药。桂枝与硝黄同用，相反相成，桂枝得硝、黄则温通而不助热；硝、黄得桂枝则寒下又不凉遏。炙甘草护胃安中，并缓诸药之峻烈，为佐使药。诸药合用，共奏破血下瘀泻热之功。服后"微利"，使蓄血除，瘀热清，邪有出路。

【运用】

1. 本方乃瘀热互结、下焦蓄血证的常用方剂。以少腹急结、小便自利、脉沉实或涩为辨证要点。但孕妇禁用。

2. 常用于急性盆腔炎、胎盘滞留、附件炎、肠梗阻、盆腔炎、子宫内膜异位症、急性脑出血等属瘀热互结下焦者。

【方论选录】

《医门棒喝·伤寒论本旨》：此即调胃承气汤加桂枝、桃仁，引入血脉以破瘀结也。硝、黄、桃仁咸苦下降，佐桂枝、甘草辛温甘缓载之，使徐行入于血脉，导瘀血邪热由肠腑而去，故桂枝非为解太阳之余邪也。所以《论》言，其外不解者，未可攻；外解已，乃可攻之，宜桃核承气。而不以桂枝名汤，见得太阳表邪已解，直从阳明主治，藉桂枝引入膀胱血脉以破瘀结也。良以大黄倍于桂枝，则桂枝不得不从大黄下行，而不能升散走表；大黄得桂枝辛甘而不直下，庶使随入血脉以攻邪也。盖胃为脏腑之海，故各脏腑之邪皆能归胃，则各脏腑之病皆可从胃主治，但佐导引之药，如此方之用桂枝者，自可取效也。诸家多谓桂枝以解太阳余邪，恐非其义。若使桂枝走表，则调胃承气汤焉能入膀胱破瘀结，而仲景亦不言外已解乃可攻之也。

【附方】

下瘀血汤（《金匮要略》） 大黄三两（9g） 桃仁二十枚（9g） 䗪虫熬，去足，二十枚（9g） 上三味末之，炼蜜和为四丸，以酒一升，煎一丸，取八合，顿服之，新血下如豚肝。功用：泻热逐瘀。主治：瘀血化热，瘀热内结证。产后少腹刺痛拒按，按之有硬块，或见恶露不下，口燥舌干，大便燥结，甚则可见肌肤甲错，舌质紫红而有瘀斑瘀点，苔黄燥，脉沉涩有力。亦治血瘀而致经水不利之证。

此方及桃核承气汤均以大黄、桃仁为主药，都有破血下瘀之功用，均治瘀血留滞的病证。但下瘀血汤主治产妇因"干血著于脐下"致腹痛、拒按、按之有块以及血瘀所致经水不利者，故配䗪虫，专以攻下血瘀为用；桃核承气汤适用于瘀热互结下焦所致之少腹急结，至夜发热、经闭等证，故复佐桂枝温通血脉，并使全方凉而不郁。

【方歌】

桃仁承气五般施，甘草硝黄并桂枝；
瘀热互结小腹胀，蓄血如狂最相宜。

血府逐瘀汤

《医林改错》

【组成】桃仁四钱(12g)　红花三钱(9g)　当归三钱(9g)　生地黄三钱(9g)　川芎一钱半(4.5g)　赤芍二钱(6g)　牛膝三钱(9g)　桔梗一钱半(4.5g)　柴胡一钱(3g)　枳壳二钱(6g)　甘草一钱(3g)

【用法】水煎服。

【功用】活血祛瘀,行气止痛。

【主治】胸中血瘀证。胸痛,头痛,日久不愈,痛如针刺而有定处,或呃逆日久不止,或内热瞀闷,或心悸怔忡,失眠多梦,急躁易怒,入暮潮热,唇暗或两目暗黑,舌质黯红,或舌有瘀斑、瘀点,脉涩或弦紧。

【方解】本方主治诸证皆为瘀血内阻胸部、气机郁滞所致。胸胁为肝经循行之处。血瘀胸中,气机阻滞,清阳郁遏不升,则胸痛、头痛日久不愈,痛如针刺,且有定处;瘀热上冲动膈,则内热瞀闷,入暮潮热,呃逆干呕;瘀热扰心,则心悸怔忡,失眠多梦,急躁易怒;至于唇、目、舌、脉所见,皆为瘀血征象。治宜活血化瘀,兼以行气止痛。方中桃仁破血行滞而润燥,红花活血祛瘀以止痛,共为君药。赤芍、川芎助君以活血祛瘀;牛膝活血通经,祛瘀止痛,引血下行,共为臣药。生地黄、当归养血益阴,使祛瘀而不伤阴血;桔梗、枳壳,一升一降,宽胸行气,桔梗并能载药上行;柴胡疏肝理气,以上均为佐药。甘草调和诸药为使。全方配伍,特点有三:一为活血与行气相伍,既行血分瘀滞,又解气分郁结;二是祛瘀与养血同施,则活血而无耗血之虞,行气又无伤阴之弊;三为升降兼顾,既能升达清阳,又佐降泄下行,使气血和调。合而用之,使血活瘀化气行,为治胸中血瘀证之良方。

【运用】

1. 本方为治疗血瘀胸中的常用方剂,临床应用以胸痛、头痛,痛有定处,舌暗红或有瘀斑,脉涩或弦紧为辨证要点。

2. 本方现代常用于治疗冠心病心绞痛、风湿性心脏病、胸部挫伤及肋软骨炎之胸痛,以及脑血栓形成、高血压病、高脂血症、血栓闭塞性脉管炎、神经官能症、脑震荡后遗症之头痛、头晕等属瘀阻气滞者。

【方论选录】

《医林改错注释》:血府逐瘀汤用桃仁、红花、川芎、赤芍活血去瘀,配合当归、生地活血养血,使瘀血去而又不伤血。柴胡、枳壳疏肝理气,使气行则血行。牛膝破瘀通经,引瘀血下行。桔梗入肺经,载药上行,使药力发挥于胸(血府),又能开胸膈滞气,宣通气血,有助于血府瘀血的化与行……甘草缓急,通百脉以调和诸药。参考古方分析,此方乃由四逆散、桃红四物汤共同加味组成,功能活血祛瘀,行气止痛。

【附方】

1. **通窍活血汤**(《医林改错》)　赤芍　川芎各一钱(3g)　桃仁研泥　红花各三钱(9g)　老葱切碎3根　鲜姜三钱,切碎(9g)　红枣去核7个　麝香绢包五厘(0.15g)　黄酒半斤(250ml)　将前七味煎一盅,去渣,将麝香入酒内再煎二沸,临卧服。功用:活血通窍。主治:瘀阻头面的头痛昏晕,或耳聋、脱发、面色青紫,或酒齄鼻,或白癜风,以及妇女干血痨,小儿疳积见肌肉消瘦、腹大青筋、潮热等。

2. **膈下逐瘀汤**(《医林改错》)　五灵脂炒,二钱(6g)　当归三钱(9g)　川芎二钱(6g)　桃仁研泥，三钱(9g) 丹皮 赤芍 乌药各二钱(6g) 延胡索一钱(3g) 甘草三钱(9g) 香附一钱半(4.5g) 红花三钱(9g) 枳壳一钱半(4.5g) 水煎服。功用：活血祛瘀，行气止痛。主治：膈下瘀血阻滞，形成结块，或小儿痞块；或肚腹疼痛，痛处不移；或卧则腹坠似有物者。

3. ***少腹逐瘀汤***(《医林改错》) 小茴香炒，七粒(1.5g) 干姜炒二分(3g) 延胡索一钱(3g) 没药一钱(3g) 当归三钱(9g) 川芎二钱(6g) 官桂一钱(3g) 赤芍二钱(6g) 蒲黄三钱(9g) 五灵脂炒，二钱(6g) 水煎服。功用：活血祛瘀，温经止痛。主治：少腹瘀血积块疼痛或不痛，或痛而无积块，或少腹胀满，或经期腰酸，少腹作胀，或月经一月见三五次，接连不断，断而又来，其色或紫或黑，或有瘀块，或崩漏兼少腹疼痛等症。

4. ***身痛逐瘀汤***(《医林改错》) 秦艽一钱(3g) 川芎二钱(6g) 桃仁 红花各三钱(9g) 甘草二钱(6g) 羌活一钱(3g) 没药二钱(6g) 当归三钱(9g) 五灵脂炒，二钱(6g) 香附一钱(3g) 牛膝三钱(9g) 地龙去土，二钱(6g) 水煎服。功用：活血行气，祛瘀通络，通痹止痛。主治：气血痹阻经络所致的肩痛、臂痛、腰痛、腿痛，或周身疼痛，经久不愈。

5. ***癫狂梦醒汤***(《医林改错》) 桃仁八钱(24g) 柴胡三钱(9g) 香附二钱(6g) 木通三钱(9g) 赤芍三钱(9g) 半夏二钱(6g) 大腹皮三钱(9g) 青皮二钱(6g) 陈皮三钱(9g) 桑皮三钱(9g) 苏子四钱(12g) 甘草五钱(15g) 水煎服。功用：活血化瘀，疏肝解郁，理气化痰。主治：癫狂证，见有面色晦滞，舌质紫黯，舌下脉络瘀阻，脉涩者；或表情淡漠，神志呆痴，不思饮食，脉弦滑者。

以上各方除癫狂梦醒汤外，均以桃仁、红花、川芎、赤芍、当归等为基础药物，都有活血祛瘀止痛作用，主治瘀血所致的病证。

血府逐瘀汤中配伍行气宽胸的枳壳、桔梗、柴胡以及引血下行的牛膝，故宣通胸胁气滞、引血下行之力较好，主治胸中血瘀证；通窍活血汤中配伍通阳开窍的麝香、老葱等，故活血通窍作用较优，主治瘀阻头面之证；膈下逐瘀汤中配伍香附、乌药、枳壳等疏肝行气止痛药，故行气止痛作用较大，主治瘀血结于膈下，肝郁气滞之两胁及腹部胀痛有积块者；少腹逐瘀汤中配伍温通下气之小茴香、官桂、干姜，故温经止痛作用较强，主治血瘀少腹之痞块、月经不调、痛经等；身痛逐瘀汤中配伍通络宣痹的秦艽、羌活、地龙等，故多用于瘀血痹阻于经络而致的肢体痹痛或关节疼痛等证；而癫狂梦醒汤则在大量桃仁之中，配伍柴胡、香附等疏肝解郁、理气化痰之药，用于治疗瘀阻气滞、肝郁痰结之癫狂证。

【方歌】

血府逐瘀归地桃，红花枳壳膝芎饶；
柴胡赤芍甘桔梗，血化下行不作劳。

补阳还五汤

《医林改错》

【组成】黄芪生，四两(120g) 当归尾二钱(6g) 赤芍一钱半(5g) 地龙一钱(3g) 川芎一钱(3g) 红花一钱(3g) 桃仁一钱(3g)

【用法】原方水煎服(现代用法：水煎服)。

【功用】补气，活血，通络。

【主治】气虚血瘀之中风证。半身不遂，口眼㖞斜，语言謇涩，口角流涎，小便频数或遗尿不禁，舌黯淡，苔白，脉缓无力。

【方解】本方证由正气亏虚、气虚血滞、脉络瘀阻所致。正气亏虚，不能行血，以致脉络瘀阻，筋脉肌肉失去濡养，故半身不遂，口眼㖞斜；气虚血瘀，舌体失养，故语言謇涩；气虚失于固摄，故口角流涎，小便频数，遗尿不禁；而舌黯淡，苔白，脉缓无力，为气虚血瘀之象。治当以补气为主、活血通络为辅之法。方中重用生黄芪，补益元气，使气旺以促血行，瘀去络通而起废痿，为君药。辅以当归尾活血祛瘀而不伤血，为臣药。赤芍、川芎、桃仁、红花助当归尾活血祛瘀；地龙通经活络，力专善走，周行全身，以行药势，均为佐药。本方的配伍特点是：重用补气药与少量活血药相伍，使气旺血行以治本，瘀祛络通以治标，标本兼顾；且补气而不壅滞，活血又不伤正。合而用之，共奏补气、活血、通络之功。

【运用】

1. 本方既是益气活血法的代表方，又是治疗气虚血滞、中风后遗症的常用方。临床应用以半身不遂、口眼㖞斜、舌黯淡、苔白、脉缓无力为辨证要点。使用本方需久服缓治，疗效方显，愈后还应继续服用，以巩固疗效，防止复发。但中风后半身不遂，属阴虚阳亢、痰阻血瘀，舌红苔黄、脉洪大有力者，非本方所宜。方中生黄芪用量宜重（可从 30～60 克开始，效果不明显时，再逐渐增加）；原方活血祛瘀药用量较轻，使用时，可根据病情适当加重。

2. 本方常用于脑血管意外后遗症、冠心病、小儿麻痹后遗症，以及其他原因引起的偏瘫、截瘫，或单侧上肢或下肢痿软，辨证属气虚血瘀者。

【方论选录】

《医学衷中参西录》：至清中叶王勋臣出，对于此证专以气虚立论，谓人之元气，全体原十分，有时损去五分，所余五分，虽不能充体，犹可支持全身。而气虚者，经络必虚，有时气从经络虚处透过，并于一边，彼无气之边，即成偏枯。爰立补阳还五汤，方中重用黄芪四两，以峻补气分，此即东垣主气之说也。然王氏书中，未言脉象何如，若遇脉之虚而无力者，用其方原可见效。若其脉象实而有力，其人脑中多患充血，而复用黄芪之温而升补者，以助其血愈上行，必至凶危立见，此固不可不慎也。

【方歌】

补阳还五赤芍芎，归尾桃红佐地龙；
四两黄芪为主药，益气活血效力宏。

复元活血汤

《医学发明》

【组成】柴胡半两（25g）　瓜蒌根　当归各三钱（9g）　红花　甘草　穿山甲炮，各二钱（6g）　大黄酒浸，一两（30g）　桃仁酒浸，去皮尖，研如泥，五十个（12g）

【用法】除桃仁外，锉如麻豆大，每服一两，水一盏半，酒半盏，同煎至七分，去滓，大温服之，食前。以利为度，得利痛减，不尽服（现代用法：共为粗末，每服 30g，加黄酒 30ml，水煎服；加水四分之三、黄酒四分之一同煎，空腹温服；量按原方比例酌减）。

【功用】活血祛瘀，疏肝通络。

【主治】跌打损伤，瘀留胁下证。胁肋瘀肿，痛不可忍。

【方解】本方证因跌打损伤、瘀血滞留于胁下、气机阻滞所致。胁下为肝经循行之处，跌打损伤，瘀血停留，气机阻滞，故胁肋瘀肿疼痛，甚至痛不可忍。治当活血祛瘀，兼以疏肝行气通络。方中重用酒制大黄，荡涤凝瘀败血，导瘀下行；柴胡疏肝行气，并可引诸药入肝经，二者合用，一升一降，以攻散胁下之瘀滞，共为君药。桃仁、红花活血祛瘀，消肿止痛；穿山甲破瘀通络，消肿散结，共为臣药。当归补血活血；瓜蒌根既"续绝伤"（《神农本草经》），"消扑损瘀血"（《日华子本草》），又可清热散结，消肿止痛；黄酒辛温宣通，助血行且行药力，共为佐药。甘草缓急止痛，调和诸药，是为使药。全方合用，共奏活血祛瘀、疏肝通络之功。

【运用】

1．本方为治疗跌打损伤、瘀血阻滞证的常用方。临床应用以胁肋瘀肿疼痛为辨证要点。但运用本方，服药后应"以利为度"。本方若化裁得当，亦可广泛用于一切跌打损伤。

2．本方常用于肋间神经痛、肋软骨炎、胸胁部挫伤、乳腺增生症等属瘀血停滞者。

【方论选录】

《成方便读》：夫跌打损伤一证，必有瘀血积于两胁间，以肝为藏血之脏，其经行于两胁，故无论何经之伤，治法皆不离于肝，且跌仆一证，其痛者在腰胁间，尤为明证。故此方以柴胡之专入肝胆者，宣其气道，行其郁结。而以酒浸大黄，使其性不致直下，随柴胡之出表入里，以成搜剔之功。当归能行血中之气，使血各归其经。甲片可逐络中之瘀，使血各从其散。血瘀之处，必有伏阳，故以花粉清之。痛盛之时，气脉必急，故以甘草缓之。桃仁之破瘀，红花之活血。去者去，生者生，痛自舒而元自复矣。

【附方】

七厘散（《同寿录》） 上朱砂水飞净，一钱二分(3.5g) 真麝香一分二厘(0.35g) 梅花冰片一分二厘(0.35g) 净乳香一钱五分(4.5g) 红花一钱五分(4.5g) 明没药一钱五分(4.5g) 瓜儿血竭一两(30g) 粉口儿茶二钱四分(7g) 上为极细末，瓷瓶收贮，黄蜡封口，贮久更妙。治外伤，先以药七厘(0.5～1g)，烧酒冲服，复用药以烧酒调敷伤处。如金刃伤重，急用此药干渗。功用：散瘀消肿，定痛止血。主治：跌打损伤、筋断骨折之瘀血肿痛，或刀伤出血。并治无名肿毒，烧伤烫伤等。伤轻者不必内服，只需外敷。

复元活血汤与七厘散均有活血行气、消肿止痛之功，俱治跌打损伤、血瘀气滞之肿痛。但前者长于活血祛瘀，疏肝通络，主治瘀血留于胁下、痛不可忍者；而后者长于活血散瘀，止血生肌，故善治外伤瘀血肿痛，或刀伤出血，为既可外敷、又可内服之剂。

【方歌】

复元活血汤柴胡，花粉当归炮甲珠；
桃仁红花大黄草，跌打损伤酒煎服。

温 经 汤

《金匮要略》

【组成】吴茱萸三两(9g) 当归二两(6g) 芍药二两(6g) 川芎二两(6g) 人参二两(6g) 桂枝二两(6g) 阿胶二两(6g) 牡丹皮去心，二两(6g) 生姜二两(6g) 甘草二两(6g) 半夏半升(8g) 麦冬去心，一升(12g)

【用法】上十二味，以水一斗，煮取三升，分温三服（现代用法：水煎服，阿胶烊冲）。

【功用】温经散寒，养血祛瘀。

【主治】冲任虚寒、瘀血阻滞证。漏下不止，血色黯而有块，淋漓不畅，或月经超前或延后，或逾期不止，或一月再行，或经停不至，而见少腹里急，腹满，傍晚发热，手心烦热，唇口干燥，舌质黯红，脉细而涩，亦治妇人宫冷，久不受孕。

【方解】本方证因冲任虚寒，瘀血阻滞阴血不足，虚热内生所致。冲任虚寒，血凝气滞，故少腹里急、腹满、月经不调，或经停不至，或崩中漏下，甚或久不受孕；瘀血不去，新血不生，不能濡润，故唇口干燥；至于傍晚发热、手心烦热为阴血耗损、虚热内生之象。治当温经散寒、祛瘀养血、兼清虚热之法。方中吴茱萸、桂枝温经散寒，通利血脉，共为君药。当归、川芎活血祛瘀，养血调经；牡丹皮清热凉血散瘀，共为臣药。阿胶甘平，养血止血，润燥，白芍养血柔肝；麦冬养阴清热；人参、甘草益气健脾，以资生化之源；半夏、生姜辛开散结，通降胃气，以助健脾和胃，以上均为佐药。甘草尚能调和诸药，兼为使药。诸药配伍，呈温经与祛瘀共用、温补与寒凉并施、调肝与健脾兼顾之特点，共成温养化瘀之剂。

【运用】

1. 本方为妇科调经的常用方剂，主要用于冲任虚寒，瘀血阻滞阴血不足，虚热内生的月经不调、痛经、崩漏、不孕等证。临床应用以月经不调，小腹冷痛，经血挟有瘀块，时有烦热，舌质黯红，脉细涩为辨证要点。但月经不调属实热或无瘀血内阻者禁用。服药期间忌食生冷之品。

2. 本方常用于功能性子宫出血、慢性盆腔炎、痛经、不孕症等属冲任虚寒、瘀血阻滞者。

【方论选录】

《金匮直解》：妇人有瘀血，当用前证下瘀血汤，今妇人年五十，当天癸竭之时，又非下药所宜，故以温药治之，以血得温即行也。经寒者，温以吴萸、姜、桂；血虚者，益以芍药、归、芎；气虚者，补以人参、甘草；血枯者，润以阿胶、麦冬；半夏用以止带下，牡丹皮用以逐坚癥。十二味为养血温经之剂，则瘀血自行而新血自生矣，故亦主不孕，崩中，而调血水。

【附方】

1. **温经汤**（《妇人良方》）　当归　川芎　肉桂　莪术醋炒　牡丹皮各五分(3g)　人参　牛膝　甘草各七分(4g)　水煎服。功用：温经补虚，化瘀止痛。主治：血海虚寒，血气凝滞，月经不调，脐腹作痛，其脉沉紧。

2. **艾附暖宫丸**（《仁斋直指》）　艾叶大叶者，去枝梗，三两(9g)　香附去毛，六两俱要合时采者，用醋五升，以石罐煮一昼夜，捣烂为饼，慢火焙干(12g)　吴茱萸去枝梗，三两(9g)　大川芎雀脑者，三两(9g)　白芍药用酒炒，三两(9g)　黄芪取白色软者，三两(9g)　续断去芦，一两五钱(4.5g)　生地黄生用一两，酒洗焙干(3g)　官桂五钱(1.5g)　川归酒洗，三两(9g)　为细末，米醋打糊为丸，如梧桐子大，每服五七十丸(6g)，淡醋汤食远送下。忌恼怒，生冷。功用：暖宫温经，养血活血。主治：妇人子宫虚冷，带下白淫，面色萎黄，四肢疼痛，倦怠无力，饮食减少，经脉不调，肚腹时痛，久无子息。

《金匮要略》温经汤与《妇人良方》温经汤、艾附暖宫丸三方皆由当归、川芎等药组成，均有温经补虚、化瘀止痛之功，均可用于治疗血海虚寒、瘀血阻滞等证。但《金匮要略》温经汤和艾附暖宫丸组成中又均有吴茱萸、肉桂、当归、芍药、川芎等，温经补虚作用较《妇人良方》温经汤为优。其中艾附暖宫丸还配有香附、艾叶、官桂，故温经祛寒之力较强，《金匮要略》温经汤则又加上人参、阿胶、麦冬，故以养血补虚见长。《妇人良方》温经汤则用莪术、牛膝等，故其功效以活血、祛瘀、止痛为主。

【方歌】

温经归芍桂萸芎，姜夏丹皮及麦冬；
参草扶脾胶益血，调经重在暖胞宫。

生 化 汤

《傅青主女科》

【组成】全当归八钱(24g) 川芎三钱(9g) 桃仁去皮尖,十四枚(9g) 干姜炮黑,五分(2g) 甘草炙,五分(2g)

【用法】黄酒、童便各半煎服。

【功用】活血养血,温经止痛。

【主治】血虚寒凝、瘀血阻滞之腹痛证。产后恶露不行或量少色紫暗,夹有血块,小腹冷痛,舌淡苔白,脉沉弦或沉紧。

【方解】本方主治证乃因产后血虚,寒邪乘虚而入,寒凝血瘀,留阻胞宫所致。寒凝血瘀,则恶露不行;瘀阻胞宫,不通则痛,故小腹冷痛。故治宜活血养血、温经止痛之法。方中重用全当归补血活血,化瘀生新,行滞止痛,为君药。川芎辛散温通,活血行气,少量桃仁活血祛瘀,化瘀生新,共为臣药。炮姜入血散寒,温经止痛;黄酒温通血脉以助药力;童便(现多已不用),益阴化瘀,引败血下行,共为佐药。炙甘草和中缓急,调和诸药,用以为使。全方配伍,寓生新于化瘀之内,使瘀血化、新血生,诸症向愈。

【运用】

1. 本方为妇女产后常用方,甚至有些地区民间习惯作为产后必服之剂,虽多属有益,但应以产后血虚瘀滞偏寒者为宜。临床应用以产后恶露不行、小腹冷痛为辨证要点。但若产后血热而有瘀滞者不宜使用;若恶露过多,出血不止,甚则汗出气短神疲者,当属禁用。

2. 本方常用于产后子宫复旧不良,产后子宫收缩痛,胎盘残留等属产后血虚寒凝、瘀血内阻证者。

【方论选录】

《成方便读》:治产后恶露不行、腹中疼痛等证。夫产后血气大虚,固当培补,然有败血不去,则新血亦无由而生,故见腹中疼痛等证,又不可不以祛瘀为首务也。方中当归养血,甘草补中,川芎理血中之气,桃仁行血中之瘀,炮姜色黑入营,助归、草以生新,佐芎、桃而化旧。生化之妙,神乎其神。

【方歌】

生化汤为产后方,归芎桃草炮黑姜;
黄酒童便各半煎,化瘀温经功效彰。

桂枝茯苓丸

《金匮要略》

【组成】桂枝 茯苓 丹皮 桃仁去皮尖 芍药各等分(9g)

【用法】上三味,末之,炼蜜和丸,如兔屎大,每日食前服一丸,不知,加至三丸(现代用法:共为细末,炼蜜和丸,每日服3~5g;亦可作汤剂,用量按原方比例酌定)。

【功用】活血化瘀,缓消癥块。

【主治】瘀阻胞宫证。妇人素有癥块,妊娠漏下不止,或胎动不安,血色紫黑晦暗,腹痛拒按,或经闭腹痛,或产后恶露不尽而腹痛拒按者,舌质紫暗或有瘀点,脉沉涩。

【方解】本方主治诸证乃由瘀血阻滞胞宫所致。胞宫宿有癥病,阻遏经脉,以致血溢脉外,故见漏下不止,血色紫黑晦暗;瘀血癥块,停留于胞宫,冲任失调,胎元不固,则胎动不安;

瘀血内阻胞宫，血行不畅，不通则痛，故见经闭、产后恶露不尽、腹痛拒按等。故治宜活血化瘀、缓消癥块之法。方中桂枝辛甘而温，温通血脉，以行瘀滞，是为君药。桃仁味苦甘平，活血祛瘀，助君药以化瘀消癥，用之为臣。牡丹皮、芍药味苦而微寒，既可活血散瘀，又能凉血以清退瘀久所化之热，芍药并能缓急止痛；茯苓甘淡平，渗湿祛痰，以助消癥之功，且健脾益胃，以扶正气，均为佐药。丸以白蜜，甘缓而润，以缓诸药破泄之力，是以为使。诸药合用，共奏活血化瘀、缓消癥块之功。

【运用】

1. 本方为治疗瘀血留滞胞宫、妇人素有癥块、妊孕胎动不安、漏下不止的常用方剂。临床应用以少腹有癥块、血色紫黑晦暗、腹痛拒按为辨证要点。

2. 本方常用于子宫肌瘤、子宫内膜异位症、卵巢囊肿、附件炎、慢性盆腔炎等属瘀血留滞者。

【方论选录】

《成方切用》：桂枝芍药，一阳一阴，茯苓丹皮，一气一血，调其寒温，扶其正气。桃仁以之破恶血，消癥癖，而不嫌于伤胎血者，所谓有病则病当之也。且癥之初，必因寒，桂能化气而消本寒。癥之成，必挟湿热为窠囊，苓渗湿气，丹清血热，芍药敛肝血而扶脾，使能统血，则养血即所以去邪耳。然消癥方甚多，一举而两得，莫有若此方之巧矣。每服甚少而频，更巧，要知癥不碍胎，其结原微，故以渐磨之。

【方歌】

金匮桂枝茯苓丸，芍药桃仁与牡丹；
等分为末蜜丸服，活血化瘀癥块散。

失　笑　散

《太平惠民和剂局方》

【组成】五灵脂酒研，淘去沙土　蒲黄炒香，各等分(6～9g)

【用法】先用酽醋调二钱，熬成膏，入水一盏，煎七分，食前热服(现代用法：共为细末，每服 6g，用黄酒或醋冲服，亦可每日用 6～12g，用纱布包煎，作汤剂服)。

【功用】活血祛瘀，散结止痛。

【主治】瘀血停滞证。心腹刺痛，或产后恶露不行，或月经不调，少腹急痛等。

【方解】本方所治诸证，均由瘀血内停、脉络阻滞、血行不畅所致。故治宜活血祛瘀，散结止痛。方中五灵脂通利血脉，散瘀止痛；蒲黄行血消瘀，炒用并能止血，二药相须为用。以米醋，或用黄酒冲服，乃取其活血脉，行药力，化瘀血，以加强活血止痛之功，且制五灵脂气味之腥臊。诸药合用，药简力专，共奏活血祛瘀、散结止痛、推陈出新之功。

【运用】

1. 本方是治疗瘀血所致多种疼痛的基本方，尤以肝经血瘀者为宜。临床应用以心腹刺痛，或妇人月经不调，少腹急痛等为辨证要点。本方孕妇禁用，胃气虚弱者、妇女月经期慎用。

2. 本方常用于痛经、冠心病、高脂血症、宫外孕、慢性胃炎等属瘀血停滞者。

【方论选录】

《医宗金鉴·删补名医方论》：《经》云：心主血，脾统血，肝藏血。故产后瘀血停滞，三经皆受其病，以致心腹瘀痛，恶寒发热，神迷眩晕，胞膈满闷。凡兹者，由寒凝不消散，气滞不流行，恶露停留，小腹结痛，迷闷欲绝，非纯用甘温破血行血之剂，不能攻逐荡平也。是方用灵脂之甘温走肝，生用则行血；蒲黄辛平入肝，生用则破血。佐酒煎以行其力，庶可直抉厥阴之滞，而有推陈致新之功。甘不伤脾，辛能散瘀，不觉诸证悉除，直可以一笑而置之矣。

【附方】

1. **活络效灵丹**（《医学衷中参西录》） 当归 丹参 生乳香 生没药各五钱（15g） 上药四味作汤服。若为散，一剂分作四次服，温酒送下。功用：活血祛瘀，通络止痛。主治：气血凝滞，心腹疼痛，腿痛臂痛，跌打瘀肿，内外疮疡以及癥瘕积聚等。

2. **宫外孕方**（《山西医学院附属一院中西医结合治疗小组经验方》） 丹参五钱（15g） 赤芍五钱（15g） 桃仁三钱（9g） 此为宫外孕 I 号方，若再加三棱、莪术各五分至二钱（1.5～6g），为宫外孕 II 号方。水煎服。功用：活血祛瘀，消癥止痛。主治：子宫外孕破裂，突发性剧烈腹痛，多自下腹部开始，有时可延及全腹部，并见月经过多，漏下不畅，血色暗红。腹部检查：有压痛、跳痛和肌紧张，有时亦可有移动性浊音或软硬不一的包块。

活络效灵丹所治诸证皆由血瘀气滞所致，其祛瘀消肿、行气止痛力量较强，为治疗血瘀所致心腹诸痛，癥瘕积聚，以及跌打损伤、瘀血肿痛之有效方剂。宫外孕方属现代中西医结合治疗宫外孕的科研成果。该病是妇产科急腹症之一。临床上一般用 I 号方治疗不稳定型者，II 号方治疗包块型者。休克型则需中西医结合进行抢救。

【方歌】

失笑灵脂与蒲黄，等分作散醋煎尝；
血瘀胸腹疼痛时，祛瘀止痛效非常。

丹参饮

《时方歌括》

【组成】丹参一两（30g） 檀香 砂仁各一钱半（5g）

【用法】以水一杯，煎七分服（现代用法：水煎服）。

【功用】活血祛瘀行气止痛。

【主治】血瘀气滞，心胃诸痛。

【方解】本方证由血瘀气滞、互结于中所致。气滞血瘀，互结于中，不通则痛，故见心胃诸痛。治宜活血祛瘀、行气止痛之法。方中用丹参味苦微寒，重用至一两，活血化瘀止痛而不伤气血为君药。檀香辛温，理气调中，散寒止痛；砂仁辛温，行气温中，化湿和胃，共为臣药。三药合用，使血行气畅，则疼痛自止。

【运用】

1. 本方是化瘀、行气、止痛之良方。临床应用以心胃诸痛、兼胸闷脘痞为辨证要点。宜用于心胃痛偏瘀偏热者。

2. 常用于慢性胃炎、胃及十二指肠溃疡、胃神经官能症以及心绞痛等属血瘀气滞所致者。

【方论选录】

《谦斋医学讲稿》：本方原治气血瘀结的心胃痛，余用于胁痛入络，影响肠胃，效果亦佳。取其丹参和血，檀香调气，砂仁和中，剧痛者可酌入郁金、乳香。

【方歌】

丹参饮中用檀香，丹参砂仁共成方；

血瘀气滞心胃痛，水煎服之保安康。

第二节　止　　血

止血剂，适用于血溢脉外、离经妄行而出现的吐血、衄血、咳血、便血、尿血、崩漏等各种出血证。常以侧柏叶、槐花、灶心土、艾叶、阿胶等为主组成方剂。

出血证病因颇为复杂，所以止血剂的配伍组方应随具体证情而异。因血热妄行者，治用凉血止血，配以清热泻火药；因阳虚不能摄血者，治宜温阳止血，常配以温阳益气药；若因冲任虚损者，治宜养血止血，多配以补益冲任之品；至于出血兼有瘀滞者，止血又应适当配以活血祛瘀之品，以防血止留瘀。代表方如小蓟饮子、黄土汤、十灰散、咳血方、槐花散等。

十　灰　散

《十药神书》

【组成】大蓟　小蓟　荷叶　侧柏叶　茅根　茜根　山栀　大黄　牡丹皮　棕榈皮各等分(9～12g)

【用法】上药各烧灰存性，研极细末，用纸包，碗盖于地上一夕，出火毒，用时先将白藕捣汁或萝卜汁磨京墨半碗，调服五钱，食后服下，如病势轻，用此立止(现代用法：各药烧炭存性，为末，藕汁或萝卜汁磨京墨适量，调服9～15g；亦可作汤剂，水煎服，用量按原方比例酌定)。

【功用】凉血止血。

【主治】血热妄行之上部出血证。呕血、吐血、咯血、嗽血、衄血等，血色鲜红，来势急暴，面赤唇红，心烦口渴，小便短赤，舌红脉数。

【方解】本方主治上部出血诸证，乃因火热炽盛、气火上冲、损伤血络、离经妄行所致。若呕血、吐血者，血由胃而来，多因胃腑积热，热伤胃络；若咯血、嗽血，血由肺而来，常由肺脏燥热所伤。故治宜清降凉血止血、佐以收涩之法。方中大蓟、小蓟性味甘凉，长于凉血止血，且能祛瘀，是为君药。荷叶、侧柏叶、白茅根皆能凉血止血；棕榈皮收涩止血，与君药相配，既能增强澄本清源之力，又有塞流止血之功，皆为臣药。大黄、栀子清热泻火，通便利尿，使邪热从大小便而去，则气火降而助止血；茜草、牡丹皮配大黄凉血止血，活血祛瘀，使血止而不留瘀，共为佐药。用藕汁或萝卜汁磨京墨调服，意在增强清热凉血止血之功，亦属佐药之用。诸药烧炭存性，可加强收涩止血之力。全方凉血与清降并用，收涩与化瘀兼顾，但以凉血止血为主，使血热清，气火降，则出血自止。

【运用】

1. 本方为主治上部出血证的常用方。临床应用以血色鲜红、舌红苔黄、脉数为辨证要点。本方是一首急救止血方剂，对虚寒性出血忌用。本方为散剂，既可内服，也能外用，但应预先制备，使火气消退，方可使用。方中药物皆烧炭，但应注意“存性”，否则药效不确。

2. 本方常用于上消化道出血、支气管扩张及肺结核咯血等属热迫血妄行者。

【方论选录】

《成方便读》：夫吐血、咯血，因有阳虚、阴虚之分，虚火、实火之别，学者固当预为体察，而适遇卒然暴起之证，又不得不用急则治标之法，以遏其势。然血之所以暴涌者，姑无论其属虚属实，莫不皆由气火上升所致，丹溪所谓气有余即是火。即不足之证，亦成上实下虚之势。火者南方之色，凡火之胜者，必以水济之，水之色黑。故此方汇集诸凉血涩血、散血行血之品，各烧灰存性，使之凉者凉，涩者涩，散者散，行者行。由各本质而化为北方之色，即寓以水胜火之意。用童便调服者，取其咸寒下行，降火甚速，血之上逆者，以下行为顺耳。

【方歌】

十灰散用十般灰，柏茅茜荷丹榈随；

二蓟栀黄皆炒黑，凉降止血此方推。

咳 血 方

《丹溪心法》

【组成】青黛水飞(3～6g) 瓜蒌仁去油(9～12g) 海粉(9～12g) 山栀子炒黑(9～12g) 诃子(6～9g)

【用法】上为末，以蜜同姜汁为丸，噙化(现代用法：共研末为丸，每服9g。亦可作汤剂，水煎服，用量按原方比例酌定)。

【功用】清肝宁肺，凉血止血。

【主治】肝火犯肺之咳血证。咳嗽痰稠带血，咯吐不爽，心烦易怒，胸胁作痛，咽干口苦，颊赤便秘，舌红苔黄，脉弦数。

【方解】本方证系肝火犯肺、灼伤肺络所致。肝脉布胸胁，上注于肺。肝气生发太过，气火亢逆上行，影响及肺，木火刑金，肺金受灼，炼液为痰，故见痰质浓稠，咯吐不爽，痰中带血；痰阻肺气，肺失清肃则咳嗽；肝火内炽，故心烦易怒，胸胁作痛，咽干口苦，颊赤便秘；舌红苔黄，脉弦数，为火热炽盛之征。是证病位虽在肺，但病本则在肝。按治病求本的原则，治当清肝宁肺，凉血止血。方中青黛、栀子清肝泻火，凉血除烦，澄本清源，共为君药。痰不除则咳不止，咳不止则血难宁，故用瓜蒌仁清热化痰，润肺止咳；海粉(现多用浮海石)清肺降火，软坚化痰，共为臣药。诃子清降敛肺，化痰止咳，用以为佐。诸药合用，共奏清肝宁肺、凉血止血之功。

【运用】

1. 本方为治疗肝火灼肺之咳血证的代表方。临床应用以咳痰带血、胸胁作痛、舌红苔黄、脉弦数为辨证要点。但本方属寒凉降泄之剂，故肺肾阴虚及脾虚便溏者不宜使用。

2. 本方常用于支气管扩张、肺结核等咳血，属肝火犯肺者。

【方论选录】

《医方集解》：此手太阴药也。肝者将军之官，肝火上逆，能灼心肺，故咳嗽痰血也。青黛泻肝而理血，散五脏郁火；栀子凉心而清肺，使邪热下行，二者所以治火；瓜蒌润燥滑痰，为治嗽要药(能清上焦痰火，荡涤郁热垢腻)；海石软坚止嗽，清水之上源(能软坚痰，痰除则嗽止，肺为水之上源)。二者降火而兼行痰；加诃子者，以能敛肺而定痰喘也。不用治血之药者，火退则血自止也。

【附方】

黛蛤散(《医说》) 青黛 蛤粉各等分 共为细末。每服6～9g，包煎入汤剂用，亦可用麻油调服。功用：清肝化痰。主治：肝火犯肺，灼津为痰。症见咳嗽，痰多黄稠，或黄白相兼，胸胁作痛等。

本方与咳血方均有清肝化痰之功，均治肝火犯肺咳嗽痰多之证。但本方以咳嗽痰多黄稠为主，而咳血方则专治咳嗽痰中带血证。

【方歌】

咳血方中诃子收，瓜蒌海粉山栀投；

青黛蜜丸口噙化，咳嗽痰血服之瘳。

小蓟饮子

《济生方》，录自《玉机微义》

【组成】生地黄洗，四两(30g)　小蓟半两(15g)　滑石半两(15g)　木通半两(6g)　蒲黄炒，半两(6g)　藕节半两(9g)　淡竹叶半两(9g)　当归酒浸，半两(6g)　山栀子半两(9g)　炙甘草半两(6g)

【用法】㕮咀，每服四钱(12g)，水一盏半，煎至八分，去滓温服，空心食前(现代用法：亦可作汤剂，用量按原方比例酌定)。

【功用】凉血止血，利水通淋。

【主治】下焦瘀热之血淋、尿血。尿中带血，小便频数，赤涩热痛，或尿血，舌红，脉数。

【方解】本方证因下焦瘀热、损伤膀胱血络、气化失司所致。热聚膀胱，损伤血络，血渗脬中，随尿而出，故尿中带血，其痛者为血淋，若不痛者为尿血；由于瘀热蕴结下焦，膀胱气化失司，故见小便频数，赤涩热痛；舌红脉数，亦为热结之征。治应凉血止血，利尿通淋。方中重用生地黄凉血止血、养阴清热为君药。小蓟清热凉血止血，利尿通淋；蒲黄、藕节凉血止血，并能消瘀，共为臣药。热在下焦，宜因势利导，故以滑石、竹叶、木通清热利水通淋；栀子清泄三焦之火，导热下行；当归养血和血，引血归经，尚有防诸药寒凉滞血之功，合而为佐。使以甘草缓急止痛，和中调药。诸药合用，共奏凉血止血为主，利水通淋为辅；止血兼以化瘀，清利兼顾阴血；止血不留瘀，利水不伤阴之功，为治热结血淋之佳方。

【运用】

1. 本方为治疗血淋、尿血属实热证的代表方剂。临床应用以尿中带血、小便赤涩热痛、舌红、脉数为辨证要点。若血淋、尿血日久兼寒或阴虚火动或气虚不摄者，不宜使用。

2. 本方常用于急性泌尿系感染、泌尿系结石、肾结核等属下焦瘀热、蓄聚膀胱者。

【方论选录】

《医方考》：下焦热结血淋者，此方主之。下焦之病，责于湿热。经曰：病在下者，引而竭之。故用生地、栀子凉而导之，以竭其热；用滑石、通草、竹叶淡而渗之，以竭其湿；用小蓟、藕节、蒲黄消而逐之，以去其瘀血；当归养血于阴；甘草调气于阳。古人治下焦瘀热之病，必用渗药开其溺窍者，围师必缺之义也。

【方歌】

小蓟饮子藕蒲黄，木通滑石生地襄；

归草黑栀淡竹叶，血淋热结服之良。

槐花散

《普济本事方》

【组成】槐花炒 柏叶杵，焙 荆芥穗 枳壳麸炒，各等分(9～12g)

【用法】上为细末，用清米饮调下二钱，空心食前服(现代用法：共为细末，每服6g，开水或米汤调下；亦可作汤剂，水煎服，用量按原方比例酌定)。

【功用】清肠止血，疏风行气。

【主治】肠风脏毒下血证。便前，或便后出血，或粪中带血，以及痔疮出血，血色鲜红或晦暗，舌红苔黄，脉数。

【方解】大便下血一证有肠风、脏毒之分，血清而色鲜者为肠风，浊而暗者为脏毒。究其原因，皆由风热或湿热邪毒、壅遏肠道血分、损伤脉络、血渗外溢所致。治宜清肠凉血为主，兼以疏风行气。方中槐花善清大肠湿热，凉血止血，为君药。侧柏叶清热止血，可增强君药凉血止血之力，为臣药。荆芥穗辛散疏风，微温不燥，炒用入血分，疏风而理血；枳壳行气宽肠，以达"气调则血调"之目的，共为佐使。诸药合用，寓行气于止血之中，寄疏风于清肠之内，相反相成，共奏清肠止血、疏风下气之功。

【运用】

1. 本方是治疗肠风、脏毒下血证的常用方剂。临床应用以便血、血色鲜红、舌红、脉数为辨治要点。便血日久属气虚或阴虚者，或脾胃素虚者均不宜使用本方。

2. 本方常用于治疗痔疮、结肠炎或其他大便下血属风热或湿热邪毒、壅遏肠道、损伤脉络者。肠癌便血亦可应用。

【方论选录】

《成方便读》：肠风者，下血新鲜，直出四射，皆由便前而来。或风客肠中，或火淫金燥，以致灼伤阴络，故血为之逼入肠中而疾出也。脏毒者，下血瘀晦，点滴而下，无论便前便后皆然。此皆由于湿热蕴结，或阴毒之气久而酿成，以致守常之血因留着之邪溃裂而出，则渗入肠中而泄矣。然二者之血与痔漏之血，各自不同。肠风、脏毒之血，出于肠脏之间；痔漏之血，出于肛门蚀孔处。治法亦稍有异同也。槐花禀天地至阴之性，疏肝泻热，能凉大肠；侧柏叶生而向西，禀金兑之气，苦寒芳香，能入血分，养阴燥湿，最凉血分之热；荆芥散瘀搜风；枳壳宽肠利气。四味所入之处，俱可相及，宜乎肠风、脏毒等病，皆可治耳。

【附方】

槐角丸(《太平惠民和剂局方》) 槐角去枝梗，炒一斤(500g) 防风 地榆 当归酒浸一宿，焙 黄芩 枳壳去瓤，麸炒，各半斤(250g) 共为细末，酒糊丸如梧桐子大，每服三十丸，米饮下，不拘时候。功用：清肠疏风，和血止血。主治：肠风下血、诸痔、脱肛属风邪热毒或湿热者。

本方与槐花散均有清肠止血、疏风行气之功，均可用于肠风下血诸证，但本方清大肠湿热之力大，且有养血和血之效，适用于湿热壅遏肠道较甚者。

【方歌】

槐花散用治肠风，侧柏荆芥枳壳充；
等分为末米饮下，宽肠凉血见奇功。

黄土汤

《金匮要略》

【组成】甘草　干地黄　白术　附子炮　阿胶　黄芩各三两(9g)　灶心黄土半斤(100g)

【用法】上七味，以水八升，煮取三升，分温二服(现代用法：先将灶心土水煎取汤，再煎余药，阿胶烊化冲服)。

【功用】温阳健脾，养血止血。

【主治】脾阳不足，脾不统血证。大便下血，先便后血，或吐血、衄血，及妇人崩漏，血色暗淡，四肢不温，面色萎黄，舌淡苔白，脉沉细无力。

【方解】本方证因脾阳不足、统摄无权所致。脾主统血，脾阳不足，失去统摄之权，则血从上溢而为吐血、衄血；血从下走则为便血、崩漏；血色暗淡、面色萎黄、舌淡苔白、脉沉细无力皆为脾气虚寒、阴血不足之象。治宜温阳止血之法。方中灶心黄土，辛温而涩，温中止血，为君药。白术、附子温阳健脾，助君药以复统血之权，共为臣药。生地黄、阿胶滋阴养血止血，既可补阴血之不足，又能制约术、附过于温燥之性；黄芩止血，并制诸药温热，均为佐药。甘草调药和中为使。综观全方，寒温并用，标本兼顾，刚柔相济，刚药温阳止血而不伤阴，柔药滋阴养血而不损阳。为温阳健脾、养血止血之良剂。

黄土汤与归脾汤两方均可用于治脾不统血之便血、崩漏证。但黄土汤温阳健脾，养血止血，适用于脾阳不足、统摄无权之出血证；归脾汤补气健脾，养心安神，适用于脾气不足、气不摄血之出血证。

【运用】

1. 本方主要用于脾阳不足所致的便血或崩漏。临床应用以血色暗淡、舌淡苔白、脉沉细无力为辨证要点。凡火热迫血妄行所致出血者忌用。

2. 本方常用于上消化道出血及功能性子宫出血等属脾阳不足者。

【方论选录】

《金匮要略心典》：下血先便后血者，由脾虚气寒，失其统御之权，而血为之不守也。脾去肛门远，故曰远血。黄土温燥入脾，合白术、附子以复健行之气；阿胶、生地黄、甘草，以益脱竭之血；而又虑辛温之品，转为血病之厉，故又以黄芩之苦寒，防其太过，所谓有制之师也。

【方歌】

黄土汤用芩地黄，术附阿胶甘草尝；
温阳健脾能摄血，便血崩漏服之康。

小　　结

本章方剂按其功用不同分为活血祛瘀和止血两类。

1. *活血祛瘀*　本类方剂均有通利血脉、祛除瘀血的作用，适用于血行不畅或瘀血内阻之证。其中桃核承气汤以破血下瘀、荡涤瘀热为主，用于治血热互结于下焦的蓄血证。血府逐瘀汤具有活血祛瘀、行气止痛的功用，适用于血瘀气滞，留结胸中的胸痛、头痛等症。补阳还五汤具有补气活血通络的功用，为主治气虚血滞、脉络瘀阻所致的半身不遂的常用方。复元活血汤主治胁肋疼痛，因跌打损伤所致者。温经汤和生化汤两方，均为妇科经产之剂。前者温经散寒、养血行瘀，是治疗冲任虚寒、瘀血内阻所致月经不调的常用方；后者活血祛瘀，温经止痛,多用于产后恶露不行、小腹疼痛属血虚有寒之证。桂枝茯苓丸为活血化瘀、渐消缓散之剂,适用于妇人少腹癥块、妊娠有瘀之漏下不止与胎动不安者。失笑散以活血祛瘀、散结止痛见长,是治疗血瘀心腹疼痛的基本方。丹参饮具有活血行气止痛之功,主治血瘀气滞、心胃诸痛。

2. **止血** 本类方剂均有止血作用,主治出血证。其中十灰散、咳血方、小蓟饮子、槐花散均为凉血止血之剂,皆可治疗火热迫血妄行的出血证。但十灰散凉血清降并行,收涩与祛瘀兼顾,可用于上部各种出血,为常用的止血方。小蓟饮子和槐花散均治下部出血,但前者善于利水通淋,主要用于血淋或尿血之证。后者兼可清肠疏风,主要用于治肠风脏毒下血。黄土汤重在温阳健脾以摄血,适用于脾阳不足、统摄无权所致的各种出血,尤多用于便血与崩漏。

思考题

1. 活血祛瘀法适用于哪些病证?现代对该法的研究有哪些成果?

2. 活血祛瘀剂中配入少量理气药,止血剂中加入少量活血药的意义是什么?现代药理研究的理论基础有哪些?

3. 桃核承气汤主治何病证?现代多用于治疗什么病?

4. 血府逐瘀汤主治何病证?现代对该方在制剂工艺、质量标准、药效、毒理等作了哪些研究?有何成果?

5. 补阳还五汤主治何病证?请用中医药理论及现代药理研究说明黄芪在方中的意义?

6. 请用中医药理论及现代研究说明生化汤为什么可作为产后常用之剂?怎样理解“生”与“化”的关系。

7. 温经汤的组成、功用、主治是什么?

8. 十灰散由哪些药物组成?如何使用?请用中医药理论及现代研究说明方中配伍活血祛瘀药及该方需“烧炭存性”的意义。

9. 小蓟饮子的组成、功用、主治病证是什么?

10. 黄土汤与归脾汤均能治疗脾不统血之证,但两方在功效和用药上有何不同?

第十八章　治　风　剂

凡以辛散祛风或息风止痉药为主组成，具有疏散外风或平息内风作用，治疗风病的方剂，统称治风剂。

风病的范围很广，病情变化也较复杂，临证大抵可分为外风与内风两大类。外风是指风邪外袭人体，留着于肌表、经络、筋肉、骨节所致的病证。其他如皮肉破伤、风毒之邪从伤处侵入人体所致的破伤风，亦属外风的范围。其主要表现为头痛，恶风，肌肤瘙痒，肢体麻木，筋骨挛痛，关节屈伸不利，或口眼㖞斜，甚则角弓反张等。内风是由脏腑功能失调所致的风病，其发病机理，有热极生风、阳亢化风、阴虚风动以及血虚生风等。常表现为眩晕，震颤，四肢抽搐，口眼㖞斜，语言謇涩，半身不遂，甚或突然昏倒，不省人事等。风病的治疗，外风宜疏散，内风宜平息，故治风剂分为疏散外风和平息内风两类。

治风剂的运用，首先应辨清风病之属内、属外。外风治宜疏散，而不宜平息；内风只宜平息，而忌用疏散。但外风与内风之间，亦可相互影响，外风可以引动内风，内风亦可兼感外风，对这种错综复杂的证候，应分清主次，兼而治之。其次，应分别病邪的兼夹及病情的虚实，进行适当的配伍，以切合病情。此外，疏散外风剂，性多温燥，易伤津助火，故阴津不足者，当慎用。

第一节　疏 散 外 风

疏散外风剂，适用于外风所致病证，是指风邪外袭，侵入肌肉、经络、筋骨、关节等处所致的病证。症见头痛、眩晕、风疹、湿疹、口眼㖞斜、语言謇涩、关节酸痛、麻木不仁、屈伸不利和破伤风所致的口噤、手足拘急、角弓反张等。代表方如川芎茶调散、独活寄生汤、小活络丹、消风散等。

川芎茶调散

《太平惠民和剂局方》

【组成】川芎　荆芥去梗，各四两（12g）　白芷　羌活　甘草爁各二两（6g）　细辛一两（3g）　防风去芦，一两半（5g）　薄荷叶不见火，八两（12g）

【用法】上为细末。每服二钱，食后清茶调下（现代用法：散剂，每服3～6g，每日2次，饭后清茶调服；丸剂，每服3～6g，每日2次，饭后清茶送服；汤剂，加清茶少许，水煎服）。

【功用】疏风止痛。

【主治】外感风邪头痛。偏正头痛或巅顶作痛，恶寒发热，目眩鼻塞，舌苔薄白，脉浮。

【方解】本方所治之头痛，为外感风邪所致。头为诸阳之会、清空之府，风邪外袭，循经上犯头目，阻遏清阳之气，故头痛、目眩；风邪袭表犯肺，而鼻为肺窍，故鼻塞、恶风发热。外风以疏散为法，治以疏风止痛为要。方中川芎辛温行散，上行头目，为治头痛之要药，善于祛风活血而止头痛，长于治少阳、厥阴经头痛（头顶或两侧头痛），为君药。薄荷、荆芥辛散轻扬，上行以助君药疏风止痛，并能清利头目，为臣药。羌活、白芷、细辛祛风止痛，其中羌活善治太阳经头痛（后头连项痛），白芷善治阳明经头痛（前额及眉棱骨痛），细辛善治少阴经头痛（脑痛连齿）；防风辛散上部风邪，为风药卒徒。四药助君、臣药增强疏风止痛之效，共为佐药。炙甘草益气和中，使升散不致耗气，且调和诸药，用为佐使。服时以清茶调下，取其苦寒清上降下之性，既可上清头目，又能制约风药过于温燥、升散，亦用为佐。诸药合用，辛散疏风为主，少佐清降，使升散而无太过之虞。

若风邪稽留不去，头痛日久不愈，风邪入络，其痛或偏或正，时发时止，休作无时，即为头风，亦为本方所适用。

【运用】

1. 本方是治疗外感风邪头痛之常用方。以头痛、鼻塞、舌苔薄白、脉浮为辨证要点。对于气虚、血虚，或肝肾阴亏、肝阳上亢、肝风内动引起的头痛，均非所宜。

2. 本方常用于感冒头痛、偏头痛、血管神经性头痛、慢性鼻炎头痛等属于风邪所致者。

【方论选录】

《医方集解》：此足三阳药也。羌活治太阳头痛，白芷治阳明头痛，川芎治少阳头痛，细辛治少阴头痛，防风为风药卒徒，皆能解表散寒，以风热在上，宜于升散也。头痛必用风药者，以巅顶之上惟风药可到也。薄荷、荆芥并能消散风热，清利头目，故以为君，同诸药上行，以升清阳而散郁火。加甘草者，以缓中也。用茶调者，茶能上清头目也。

【方歌】

川芎茶调散荆防，辛芷薄荷甘草羌；
目昏鼻塞风攻上，正偏头痛悉能康。

独活寄生汤

《备急千金要方》

【组成】独活三两（9g） 桑寄生 杜仲 牛膝 细辛 秦艽 茯苓 桂心 防风 川芎 人参 甘草 当归 芍药 干地黄各二两（6g）

【用法】上㕮咀，以水一斗，煮取三升，分三服，温身勿冷（现代用法：水煎服）。

【功用】祛风湿，止痹痛，益肝肾，补气血。

【主治】痹证日久，肝肾两虚，气血不足证。腰膝疼痛、痿软，肢节屈伸不利，或麻木不仁，畏寒喜温，心悸气短，舌淡苔白，脉细弱。

【方解】本方所治痹证，为风寒湿时久不愈，累及肝肾，耗伤气血所致。肾主骨，腰为肾之府；肝主筋，膝为筋之会。风寒湿久客筋骨，闭阻经络，不但腰膝疼痛，畏寒喜温，且可累及肝肾，而致筋骨痿软无力；痹阻日久，气血凝涩不通，又致气血虚弱，筋脉失养，而且肢体麻木不仁，屈伸不利，心悸气短。治宜祛风湿，止痹痛，益肝肾，补气血，祛邪与扶正兼顾。方中独活辛苦微温，善祛下焦与筋骨间之风寒湿，蠲痹止痛，为君药。防风、秦艽祛风胜湿；细辛散寒止痛；肉桂温里散寒，通利血脉，均为臣药。痹之日久，累及肝肾，损伤气血，故以桑寄生、牛膝、杜仲补益肝肾，强壮筋骨；当归、川芎、地黄、白芍养血活血；人参、茯苓、甘草补气扶正，共为佐药。甘草调和诸药，又为使药。方中川芎、牛膝、桂心等活血之品，寓“血行风自灭”之意。诸药合用，祛风湿止痹痛为主，益肝肾补气血为辅，祛邪扶正，标本兼顾，使祛邪不伤正，扶正不碍邪。风寒湿得去，肝肾得补，气血得养，则诸证自除。

【运用】

1. 本方为治疗久痹而致肝肾两虚、气血不足证之常用方。以腰膝冷痛、肢节屈伸不利、心悸气短、脉细弱为辨证要点。若痹证属于湿热实证者，非其所宜。

2. 本方常用于慢性关节炎、类风湿性关节炎、风湿性坐骨神经痛、腰肌劳损、骨质增生症、小儿麻痹等属风寒湿痹日久、正气不足者。

【方论选录】

《成方便读》：此亦肝肾虚而三气乘袭也。故以熟地、牛膝、杜仲、寄生补肝益肾，壮骨强筋。归、芍、川芎和营养血，所谓治风先治血，血行风自灭也。参、苓、甘草益气扶脾，又所谓祛邪先补正，正旺则邪自除也。然病因肝肾先虚，其邪必乘虚深入，故以独活、细辛之入肾经，能搜伏风，使之外出；桂心能入肝肾血分而祛寒。秦艽、防风为风药卒徒，周行肌表，且又风能胜湿耳。

【方歌】

独活寄生艽防辛，芎归地药桂苓均；
杜仲牛膝人参草，冷风顽痹屈能伸。

大秦艽汤

《素问病机气宜保命集》

【组成】秦艽三两(9g)　川芎　独活　当归　白芍　石膏　甘草各二两(6g)　羌活　防风　白芷　黄芩　白术　茯苓　生地　熟地各一两(3g)　细辛半两(2g)

【用法】上一十六味，锉。每服一两，水煎，去滓，温服无时(现代用法：水煎服)。

【功用】疏风清热，养血活血。

【主治】风邪初中经络证。口眼㖞斜，舌强不能言语，手足不能运动，风邪散见，不拘一经。

【方解】本方主治风邪初中经络之证。乃由正气不足，营血虚弱，脉络空虚，风邪乘虚而入，气血痹阻，脉络不通所致。治以祛风散邪为主，兼以养血通络为法。方中秦艽祛风通络为君。更以羌活、独活、防风、白芷、细辛等辛散之品，助君药祛风散邪，共为臣。熟地黄、当归、白芍、川芎养血活血，既可使血充而筋荣，又可使络通而风散，寓“血行风自灭”之意；白术、茯苓、甘草益气健脾，助气血生化之源；生地黄、石膏、黄芩，既清风邪所化之热，又防温燥之品化热，共为佐药。甘草调和诸药，兼为使药。诸药合用，祛风之中兼以养血、益气、活血、清热，祛邪扶正，标本兼顾，共奏祛风清热、养血活血之功。

【运用】

1. 本方是治疗风邪初中经络之常用方。以口眼㖞斜，舌强不能言语，手足不能运动，并兼有表证为辨证要点。若属内风所致者，不宜应用。

2. 本方常用于颜面神经麻痹、缺血性脑卒中等属于风邪初中经络者。对风湿性关节炎属于风湿热痹者，亦可斟酌加减用之。

【方论选录】

《医方集解》：此六经中风轻者之通剂也。以秦艽为君者，祛一身之风也；以石膏为臣者，散胸中之火也。羌活散太阳之风，白芷散阳明之风，川芎散厥阴之风，细辛、独活散少阴之风，防风为风药卒徒，随所引而无所不至者也。大抵内伤必因外感而发，诸药虽云搜风，亦兼发表，风药多燥，表药多散，故疏风必先养血，而解表亦必固里。当归养血，生地滋血，川芎活血，芍药敛阴和血，血活则风散而舌本柔矣。又气能生血，故用白术、茯苓、甘草补气以壮中枢，脾运湿除，则手足健矣。又风能生热，故用黄芩清上，石膏泻中，生地凉下，以共平逆上之火也。

【方歌】

大秦艽汤羌独防，芎芷辛芩二地黄；

石膏归芍苓甘术，风邪散见可通尝。

小活络丹（活络丹）

《太平惠民和剂局方》

【组成】川乌炮，去皮脐　草乌炮，去皮脐　天南星炮　地龙去土，各六两(6g)　乳香研　没药研，各二两二钱(3g)

【用法】上为细末，入研药和匀，酒面糊为丸，如梧桐子大，每服二十丸，空心，日午冷酒送下，荆芥茶下亦得（现代用法：丸剂，每服 1 丸即 3g，每日 2 次，用黄酒或温开水送服；汤剂，水煎服，川乌、草乌先煎 30 分钟）。

【功用】祛风除湿，化痰通络，活血止痛。

【主治】风寒湿痹。肢体筋脉疼痛，麻木拘挛，关节屈伸不利，疼痛游走不定。亦治中风，手足不仁，日久不愈，经络中有湿痰瘀血，而见腰腿沉重或腿臂间作痛。

【方解】本方原治风寒湿痹，后又用治中风，皆由风寒痰湿瘀血痹阻经络所致。风寒湿邪留滞经络，日久不愈，气血不得宣通，营卫失其流畅，津液凝聚为痰，血行痹阻为瘀，风寒湿邪与痰瘀交阻，经络不通，而见肢体筋脉疼痛，关节屈伸不利，及中风手足不仁等症。治宜祛风散寒除湿与化痰、活血兼顾。方中川乌、草乌大辛大热，祛风除湿，温通经络，散寒止痛，共为君。天南星辛温燥烈，祛风燥湿化痰，以除经络中之风痰湿邪，为臣。乳香、没药行气活血，通络止痛，使气血流畅，则风寒湿邪无伏匿之地；地龙性善走窜，通经活络，共为佐。以酒送服，行气血，助药势，并引诸药直达病所为使。诸药相合，既祛风寒湿邪，又蠲痰浊瘀血，使经络通畅，肢体得养，诸症自愈。

【运用】

1. 本方为治疗风寒湿痰瘀血留滞经络的常用方。以肢体筋脉挛痛、关节屈伸不利、舌淡紫、苔白为辨证要点。方中药力较峻烈，以体实气壮者为宜，对阴虚有热者及孕妇慎用；且川乌、草乌为大毒之品，不宜过量，慎防中毒。

2. 本方常用于慢性风湿性关节炎、类风湿性关节炎、骨质增生症、坐骨神经痛、肩周炎以及中风后遗症等属于风寒湿痰瘀血留滞经络者。

【方论选录】

《成方便读》：夫风之中于经也，留而不去，则与络中之津液气血浑合不分，由于卫气失其常道，络中之血亦凝而不行，络中之津液即结而为痰。经络中一有湿痰死血，即不仁，且不用，腿臂间痛，所由来也。然治络一法，较治腑治脏为难，非汤剂可以荡涤，必须用峻利之品为丸，以搜逐之。故以川乌、草乌直达病所，通行活络，散风邪，逐寒湿，而胆星即随其所到之处，建祛风豁痰之功。乳、没之芳香通络，活血行瘀。蚯蚓之蠕动善穿，用为引导。用酒丸酒下，虽欲其缓，而仍欲其行也。

【方歌】

小活络丹天南星，二乌乳没与地龙；

寒湿瘀血成痹痛，搜风活血经络通。

牵　正　散

《杨氏家藏方》

【组成】白附子　白僵蚕(各6g)　全蝎去毒，并生用，各等分(3g)

【用法】上为细末，每服一钱，热酒调下，不拘时候(现代用法：散剂，每服3～5g，每日2～3次，温酒送服；汤剂，水煎服)。

【功用】祛风化痰，通络止痉。

【主治】风中头面经络，口眼㖞斜。

【方解】本方所治之证，为风痰阻于头面经络所致。平素阳明内蓄痰浊，加之太阳外中于风，外风引动痰浊，形成风痰。而足阳明之脉挟口环唇，足太阳之脉起于目内眦，风痰循经阻络，经隧不利，筋骨失养，不用而缓，无邪之处，气血运行通畅，筋肉相对而急，缓者为急者牵引，但见口眼㖞斜一症。治宜祛风化痰，通络止痉。方中白附子辛温燥烈，主入阳明，善行头面，以祛风化痰为君。僵蚕、全蝎，祛风止痉，全蝎长于通络，僵蚕并可化痰，合用既助君药祛风化痰，又能通络止痉，共为臣。用热酒调服，宣通血脉，以助药势，并引药直达病所，以为佐使。三药组合，药少力专效宏，俾风痰得解，经络通畅，筋肉得养，功能得复，使已㖞斜之口眼牵至正常，故名"牵正"。

【运用】

1. 本方是治疗风痰阻于头面经络之常用方。以卒然口眼㖞斜、舌淡苔白为辨证要点。若属气虚血瘀或肝风内动引起的口眼㖞斜或半身不遂者，不宜应用本方；方中白附子和全蝎均为有毒之品，用量宜慎。

2. 本方常用于颜面神经麻痹、三叉神经痛、偏头痛等属于风痰阻络者。

【方论选录】

《医方考》：中风，口眼㖞斜，无他证者，此方主之。斯三物者，疗内生之风，治虚热之痰，得酒引之，能入经而正口眼。又曰：白附之辛，可使驱风；蚕、蝎之咸，可使软痰；辛中有热，可使从风；蚕、蝎有毒，可使破结。医之用药，有用其热以攻热，用其毒以攻毒者，《大易》所谓同气相求，《内经》所谓衰之以属也。

【方歌】

牵正散治口眼斜，白附僵蚕合全蝎；
等分为末热酒下，祛风化痰痉能解。

消　风　散

《外科正宗》

【组成】当归　生地　防风　蝉蜕　知母　苦参　胡麻　荆芥　苍术　牛蒡子　石膏各一钱(6g)　木通　甘草各五分(3g)

【用法】水二盅，煎八分，食远服(现代用法：水煎服)。

【功用】疏风除湿，清热养血。

【主治】风疹、湿疹。皮肤瘙痒，疹出色红，或遍身云片斑点，抓破后渗出津水，苔白或黄，脉浮数。

【方解】本方所治之风疹、湿疹,是由风湿或风热之邪侵袭人体,浸淫血脉,内不得疏泄,外不得透达,郁于肌肤腠理之间所致。邪郁肌肤则发为疹块;风性主动,痒自风来,故瘙痒;湿盛而抓破后渗出津水。治宜疏风止痒为主,配合除湿、清热、养血之法。方中荆芥、防风、牛蒡子、蝉蜕辛散透达,疏风止痒,共为君。伍以苍术祛风燥湿,苦参清热燥湿,木通渗利湿热,皆长于除湿;石膏、知母清热泻火,擅于除热,五药相合,湿热并除,共为臣。风热内郁,易耗伤阴血;湿热浸淫,易瘀阻血脉,故以当归、生地黄、胡麻仁养血活血,并寓"血行风自灭"之意,共为佐。甘草清热解毒,和中调药,为佐使。诸药相合,于祛风之中伍以除湿、清热、养血之品,使风邪得去,湿热得除,血脉调和,则痒止疹消。

【运用】

1. 本方是治疗风疹、湿疹的常用方。以皮肤瘙痒、疹出色红、脉浮为辨证要点。服药期间,不宜食辛辣、鱼腥、烟酒、浓茶等,以免影响疗效。

2. 本方常用于急性荨麻疹、湿疹、过敏性皮炎、稻田性皮炎、药物性皮炎、神经性皮炎等属于风热或风湿所致者。

【方论选录】

《医宗金鉴·外科心法要诀》:凡诸疮作痒,皆属心火。火邪内郁,表虚之人,感受风邪,袭入皮肤,风遇火化作痒,致起疮疡形如粟粒,其色红,搔之愈痒,久而不瘥,亦能消耗血液,肤如蛇皮。初服防风通圣散加枳壳、蝉蜕,血燥遇晚痒甚,夜不寐者,宜服消风散;因汗出之后,邪风袭于皮里,起如粟米,瘙痒无度,抓破津水,误用水洗,浸淫成片。轻者外敷独胜散、冰硫散,甚者宜服消风散。

【方歌】

消风散内有荆防,蝉蜕胡麻苦参苍;
知膏蒡通归地草,风疹湿疹服之康。

第二节 平息内风

平息内风剂,适用于内风证。肝属甲木,外通风气,主身之筋膜,故内风最常见的就是肝风,而其病机与临床表现亦可有不同。若邪热亢盛,热极动风,常见高热不退、四肢抽搐等症;肝阳偏亢,肝风内动,常见眩晕,头部热痛,面色如醉,甚则卒然昏倒,口眼㖞斜,半身不遂等。此类属于内风之实证,治宜平肝息风。代表方如羚角钩藤汤、镇肝息风汤等。若温病后期,阴津耗伤,虚风内动,常见筋脉拘挛、手足蠕动等。此类病证属于内风之虚证,治宜滋阴息风。代表方如大定风珠。

羚角钩藤汤

《通俗伤寒论》

【组成】羚角片一钱半,先煎(5g) 双钩藤三钱,后入(9g) 霜桑叶二钱(6g) 滁菊花三钱(9g) 鲜生地五钱(15g) 生白芍三钱(9g) 川贝母四钱,去心(12g) 淡竹茹鲜刮,与羚羊角先煎代水,五钱(15g) 茯神木三钱(9g) 生甘草八分(3g)

【用法】水煎服。

【功用】凉肝息风,增液舒筋。

【主治】热盛动风证。高热不退，烦闷躁扰，手足抽搐，发为痉厥，甚则神昏，舌绛而干，或舌焦起刺，脉弦而数。

【方解】本方证为温热病邪传入厥阴，肝经热盛，热极动风所致。邪热炽盛，故高热不退；热扰心神，则烦闷躁扰，甚至神昏；热极动风，且风火相煽，灼伤津液，筋脉失养，而手足抽搐，发为痉厥。治宜凉肝息风为主，辅以增液舒筋为法。方中羚羊角咸寒入肝，善于凉肝息风；钩藤甘寒入肝，清热平肝，息风止痉。合用而凉肝息风，共为君。桑叶、菊花清热凉肝，以助凉肝息风之效，共为臣。邪热伤阴，筋失所养，则用白芍、鲜生地、生甘草酸甘化阴，增液舒筋，以助息风解痉；邪热每多炼液为痰，故用贝母、竹茹清热化痰；热扰心神，而用茯神木平肝宁心安神，共为佐。生甘草并调和诸药，兼为使。诸药合用，于凉肝息风中配以滋阴、化痰、安神之品，标本兼治，使热去阴复，痰消神宁，肝风自息。

【运用】

1. 本方是治疗肝经热盛动风的常用方。以高热烦躁、手足抽搐、舌绛而干、脉弦数为辨证要点。若热病后期，阴虚风动，而病属虚风者，不宜应用。

2. 本方常用于流脑、乙脑以及妊娠子痫、高血压所致的头痛、眩晕、抽搐等属肝经热盛，热极动风，或阳亢动风者。

【方论选录】

《重订通俗伤寒论》：肝藏血而主筋，凡肝风上翔，症必头晕胀痛，耳鸣心悸，手足躁扰，甚则瘈疭，狂乱痉厥，与夫孕妇子痫，产后惊风，病皆危险。故以羚、藤、桑、菊息风定惊为君。臣以川贝善治风痉，茯神木专平肝风。但火旺生风，风助火势，最易劫伤血液，尤必佐以芍、甘、鲜地，酸甘化阴，滋血液以缓肝急；佐以竹茹，不过以竹之脉络通人之脉络耳。此为凉肝息风、增液舒筋之良方。然惟便通者，但用甘咸静镇，酸泄清通，始能奏效；若便闭者，必须犀连承气，急泻肝火以息风，庶可救危于俄顷。

【方歌】

俞氏羚角钩藤汤，桑叶菊花鲜地黄；
芍草茯神川贝茹，凉肝增液定风方。

镇肝熄风汤

《医学衷中参西录》

【组成】怀牛膝一两(30g)　生赭石一两轧细(30g)　生龙骨捣碎，五钱(15g)　生牡蛎捣碎，五钱(15g)　生龟板捣碎，五钱(15g)　生杭芍五钱(15g)　玄参五钱(15g)　天冬五钱(15g)　川楝子二钱捣碎(6g)　生麦芽二钱(6g)　茵陈二钱(6g)　甘草钱半(5g)

【用法】水煎服。

【功用】镇肝息风，滋阴潜阳。

【主治】类中风。头目眩晕，目胀耳鸣，脑部热痛，心中烦热，面色如醉，或时常噫气，或肢体渐觉不利，口角渐形㖞斜；甚或眩晕颠仆，昏不知人，移时始醒，或醒后不能复原，脉弦长有力者。

【方解】本方治证，张锡纯又称之为内中风证。此由肝肾阴亏，肝阳上亢，甚或肝风内动，气血逆乱所致。风阳上扰，气血上逆，故头目眩晕，目胀耳鸣，脑部热痛，面色如醉，心中烦热；肝风上旋，胃气也随之上逆，则时常噫气；风阳内动，血随气乱，并走于上，阻塞经络，或蒙蔽清窍，则肢体渐觉不利，口眼渐形㖞斜，甚或眩晕颠仆，昏不知人等。本证虽以肝肾阴虚为本，但以肝阳上亢，气血逆乱为标，故治宜重在镇肝息风，辅以滋养肝肾。方中怀牛膝归肝肾经，性善下行，重用以引血下行，扼止血气逆乱之势，并能补益肝肾，为君。重用代赭石，并与龙骨、牡蛎配伍，质重而善降，以镇肝降逆，共为臣。君臣相配，以治阳亢血逆之标。龟板、白芍、玄参、天冬合用滋阴潜阳以治阴虚之本；肝为刚脏，性喜条达而恶抑郁，过用重镇之品，势必影响其条达之性，故用茵陈蒿、川楝子、生麦芽清泄肝热，疏肝理气，以利于肝阳的平降镇潜，共为佐。甘草调和诸药，与生麦芽相配，并能和胃安中，防重镇碍胃，为佐使。诸药相伍，镇肝与潜阳合用，滋阴与疏肝并投，标本兼顾，以治标为主，共奏镇肝息风、滋阴潜阳之功。

【运用】

1. 本方是治疗类中风之常用方。无论是中风之前，还是中风之时，抑或中风之后，皆可运用。以头目眩晕、脑部热痛、面色如醉、脉弦长有力为辨证要点。

2. 本方常用于高血压、脑血栓形成、脑溢血、血管神经性头痛等属于肝肾阴虚、肝风内动者。

【方论选录】

《医学衷中参西录》：方中重用牛膝以引血下行，此为治标之主药。而复深究病之本源，用龙骨、牡蛎、龟板、芍药以镇息肝风，赭石以降胃降冲，玄参、天冬以清肺气，肺中清肃之气下行，自能镇制肝木……从前所拟之方，原止此数味。后因用此方效者固多，间有初次将药服下转觉气血上攻而病加剧者，于斯加生麦芽、茵陈、川楝子即无斯弊。盖肝为将军之官，其性刚果，若但用药强制，或转激发其反动之力。茵陈为青蒿之嫩者，得初春少阳升发之气，与肝木同气相求，泻肝热兼舒肝郁，实能将顺肝木之性。麦芽为谷之萌芽，生用之亦善将顺肝木之性使不抑郁。川楝子善引肝气下达，又能折其反动之力。

【方歌】

镇肝熄风芍天冬，玄参龟板赭茵从；
龙牡麦芽膝草楝，肝阳上亢能奏功。

天麻钩藤饮

《杂病证治新义》

【组成】天麻(9g)　钩藤后下，(12g)　石决明先煎，(18g)　山栀　黄芩(各 9g)　川牛膝(12g)　杜仲　益母草　桑寄生　夜交藤　朱茯神(各 9g)

【用法】水煎服。

【功用】平肝息风，清热活血，补益肝肾。

【主治】肝阳偏亢，肝风上扰证。头痛，眩晕，失眠，舌红苔黄，脉弦。

【方解】本方证由肝肾不足、肝阳偏亢、生风化热所致。肝阳偏亢，风阳上扰，而见头痛、眩晕；肝阳有余，化热扰心，而见失眠等症。治宜平肝息风为主，配合清热活血，补益肝肾。方中天麻、钩藤平肝息风，共为君。石决明平肝潜阳，兼能除热；川牛膝引血下行，并能活血，共为臣。栀子、黄芩清肝降火，以折上亢之阳；杜仲、桑寄生补益肝肾，以治其本；益母草活血利水，助川牛膝引血下行，以利平降肝阳；夜交藤、朱茯神宁心安神，共为佐。诸药相合，共奏平肝息风、清热活血、补益肝肾之功。

本方与镇肝息风汤均有平肝息风之功，同为治疗肝阳化风之头痛、眩晕的常用方。而镇肝息风汤以牛膝为君，并配代赭石、生龙骨、生牡蛎等重镇之品，镇肝息风之力颇强，可治疗阳亢化风、气血逆乱于上之类中风；本方以天麻、钩藤平肝息风为君，并配清热、活血、安神之品，可治肝阳偏亢、生风化热之头痛、眩晕、失眠等症。

【运用】

1. 本方是治疗肝阳偏亢、肝风上扰的常用方。以头痛、眩晕、失眠、脉弦为辨证要点。

2. 本方常用于高血压病、内耳性眩晕等属于肝阳上亢、肝风上扰者。

【方论选录】

《杂病证治新义》：本方为平肝降逆之剂。以天麻、钩藤、生决明之平肝祛风降逆为主，辅以清降之山栀、黄芩，活血之牛膝，滋肝肾之桑寄生、杜仲等，滋肾以平肝之逆；并辅夜交藤、朱茯神以安神镇静，缓解其失眠。故为用于肝厥头痛、晕眩、失眠之良剂。

【方歌】

天麻钩藤熄肝风，杜仲牛膝桑寄生；

栀子黄芩益母草，决明茯神夜交藤。

大定风珠

《温病条辨》

【组成】生白芍六钱（18g）　阿胶三钱（9g）　生龟板四钱（12g）　干地黄六钱（18g）　麻仁二钱（6g）　五味子二钱（6g）　生牡蛎四钱（12g）　麦冬连心，六钱（18g）　炙甘草四钱（12g）　鸡子黄生，二枚（2个）　鳖甲生，四钱（12g）

【用法】水八杯，煮取三杯，去滓，再入鸡子黄，搅令相得，分三次服（现代用法：水煎去滓，阿胶烊化，再入鸡子黄搅匀，温服）。

【功用】滋阴息风。

【主治】阴虚动风证。神倦瘛疭，脉气虚弱，舌绛苔少，有时时欲脱之势。

【方解】本方证是由温病迁延日久，邪热灼伤真阴，或因误汗、妄攻，重伤阴液所致之动风证。真阴大亏，阳气无依而衰，故见神倦乏力，脉气虚弱，有时时欲脱之势；阴液大亏，水不涵木，虚风内动，故手足瘛疭。此时邪热已去八九，真阴仅存一二，治宜滋阴养液，填补欲竭之真阴，平息内动之虚风。方中鸡子黄、阿胶滋阴养液以息虚风，共为君。生白芍、干地黄、麦冬滋水涵木，柔肝息风；生龟板、生鳖甲、生牡蛎益阴潜阳，平肝息风，共为臣。麻仁养阴润燥；五味滋阴敛液，与诸滋阴药相伍，可敛欲脱之阴，与白芍、甘草相配，又具酸甘化阴之功，共为佐。炙甘草调和诸药，又为使药。诸药相伍，峻补真阴，潜阳息风，使真阴得复，浮阳得潜，虚风自息。

本方与羚角钩藤汤均可治疗温病而致的内风。然本方以滋阴药为主，功在滋阴息风，治疗温病后期，热势已减，真阴大亏，阴虚动风证，此属内风之虚证；而羚角钩藤汤以清热息风药为主，功在凉肝熄风，治疗热邪传入厥阴，肝经热盛，热极动风证，此属内风之实证。

【运用】

1. 本方是治疗温病后期真阴大亏、虚风内动之常用方。以神倦瘛疭、舌绛苔少、脉虚弱为辨证要点。若阴液虽亏而邪热犹盛者，非其所宜。

2. 本方常用于乙脑后遗症、放疗后舌萎缩、甲亢、甲亢术后手足搐搦症、神经性震颤等属于阴虚风动者。

【方论选录】

《医方概要》：方中阿胶补肺阴，五味子收肺气，白芍和脾，鳖甲育肝阴，龟板潜肾阴，牡蛎敛阳和阴，麦冬、熟地养金壮水，麻仁润肠，甘草立中，鸡子黄取其混元之意。酸甘化阴，咸降其火，庶几水火有既济之效，心神宁而得安寐也。若转虚喘汗，则加人参以补气，龙骨扶阳和卫，小麦敛阴止汗。

【方歌】

大定风珠鸡子黄，麻胶麦芍草地黄；
三甲并同五味子，滋阴熄风是妙方。

小 结

1．**疏散外风** 川芎茶调散中一派上行疏风止痛之品，长于疏散上部风邪而止头痛，主治外感风邪所致的偏正头痛。独活寄生汤于搜风祛湿之中伍以补肝肾、益气血之品，具祛风湿止痹痛、益肝肾补气血之功，主治痹证日久、肝肾不足、气血两虚所致邪伏正虚之久痹。大秦艽汤中以祛风药配伍养血活血清热之品，具有祛风清热、养血活血之功，主治风邪初中经络之证。小活络丹中以祛风湿药配伍化痰、活血之品，具有祛风除湿、化痰通络、活血止痛之功，主治痹证而偏于寒湿血瘀者。牵正散中用化痰与息风止痉之品配伍，具祛风化痰、通络止痉之功，主治风痰阻于头面经络而致之口眼㖞斜。消风散中以祛风药配伍祛湿、养血、清热之品，具祛风除湿、清热养血之功，主治风湿或风热浸淫血脉，郁于肌肤腠理之风疹、湿疹。

2．**平息内风** 羚角钩藤汤中用凉肝息风与滋阴之品配伍，具凉肝息风、增液舒筋之功，主治肝经热盛、热极动风之证。镇肝熄风汤中以重镇潜阳药配伍滋阴、疏肝之品，具有镇肝息风、滋阴潜阳之功，主治肝肾阴亏、肝阳上亢、肝风内动之类中风证。天麻钩藤饮中以平肝息风药配伍补养肝肾、清热活血之品，主治肝阳偏亢、生风化热之眩晕、头痛、失眠。大定风珠中以大量滋阴之品配伍三甲，具滋阴息风之功，主治温病后期，热灼真阴、虚风内动之证。

思 考 题

1．川芎茶调散主治何证？用清茶调下的目的何在？
2．镇肝熄风汤主治何证？方中配伍川楝子、生麦芽、茵陈蒿的作用是什么？
3．桑叶、菊花在桑菊饮、羚角钩藤汤中的作用各是什么？
4．大定风珠、镇肝熄风汤、羚角钩藤汤均配用芍药、甘草二药，为什么？
5．疏散外风剂和平息内风剂均配伍养血活血药，为什么？
6．大秦艽汤、牵正散均用于治疗风中经络之口眼㖞斜，如何区别运用？
7．羚角钩藤汤与大定风珠均用于治疗温病而致的内风证，如何区别运用？
8．羚角钩藤汤、紫雪均可治疗高热、神昏、抽搐之证，如何区别运用？
9．镇肝熄风汤、天麻钩藤饮均用于治疗肝阳化风之证，如何区别运用？
10．补阳还五汤、镇肝熄风汤均可用于治中风，如何区别运用？
11．试分析镇肝熄风汤的配伍意义。
12．试分析独活寄生汤的配伍意义。

第十九章　治　燥　剂

凡以轻宣辛散或甘凉滋润的药物为主组成，具有轻宣外燥或滋阴润燥等作用，以治疗燥证的方剂，统称治燥剂。

燥证有外燥与内燥之分。外燥指感受秋令燥邪所发生的病证，其病常始于肺卫。由于秋令气候温凉有异，因而外燥又有凉燥、温燥之分。一般而论，初秋承暑热余气，故多见温燥；深秋又有近冬之寒气，故常见凉燥。内燥是属于脏腑津亏液耗所致的病证。就病部位而言，有上燥、中燥、下燥之别。燥在上者，多责之于肺；燥在中者，多责之于胃；燥在下者，多责之于肾。在治疗上，外燥宜轻宣，内燥宜滋润，故本章方剂分为轻宣外燥和滋润内燥两类。

燥邪最易化热，伤津耗气，故治燥剂主要以润燥为主，在“十剂”中属于“湿可去枯”范畴，临床常须酌情配伍清热泻火或生津益气之品。至于辛香耗津、苦寒化燥之品，均非燥病所宜。本章方剂药性多甘润，凡湿痰内阻或脾胃虚弱、胃纳不佳者，均当慎用。

第一节　轻宣外燥

轻宣外燥剂，适用于外感凉燥或温燥之证。凉燥犯肺，则肺气不宣，津液不布，聚而为痰，症见头痛恶寒，咳嗽痰稀，鼻塞咽干，舌苔薄白。常用杏仁、苏叶等苦辛温润药物为主组方，取其轻宣凉燥之功。代表方剂如杏苏散。温燥易于耗津灼液，使肺金清肃之令不行，症见头痛身热，干咳少痰，或气逆而喘，口渴鼻燥，舌边尖红，苔薄白而燥，常以桑叶、杏仁、沙参等辛凉甘润药物为主组方，取其轻宣燥热之功。代表方剂如清燥救肺汤。

杏　苏　散

录自《温病条辨》

【组成】苏叶(9～15g)　杏仁(9～15g)　半夏(6～10g)　茯苓(9～15g)　橘皮(6～10g)　前胡(9～15g)　苦桔梗(6～10g)　枳壳(6～10g)　甘草(3～5g)　生姜(3片)　大枣(3枚)

【用法】原方未注用量和用法；现代用法：水煎服。

【功用】轻宣凉燥，理肺化痰。

【主治】外感凉燥证。恶寒无汗，头微痛，咳嗽痰稀，鼻塞咽干，苔白，脉弦。

【方解】燥为秋季主气。若秋深气凉，感之多为凉燥。凉燥外袭，正邪相争，故恶寒无汗，头微痛。燥邪伤人，多从口鼻而入，肺为燥气所伤，清肃失常，故咳嗽；肺气不宣，津液不布，聚而为痰，凉燥为小寒，属阴邪，故痰稀；鼻为肺窍，咽为肺系，肺气不宣，津液不布，故鼻塞咽干。苔白脉弦为凉燥兼痰饮之征。治宜轻宣凉燥，理肺化痰。方用苏叶辛温香散之性，外能解肌发表，内能开宣肺气，使凉燥从表而解。凉燥伤肺，肺失宣降，又以杏仁苦降而润，利肺止咳化痰，与苏叶相伍，轻宣凉燥，降气止咳，共为君药。前胡苦辛微寒，疏风降气化痰；桔梗宣利肺气，止咳利咽；枳壳理气宽胸，与桔梗同用，一升一降，共助杏仁宣利肺气，化痰止咳，共为臣药。佐以半夏燥湿化痰，橘皮理气化痰，茯苓健脾利湿化痰。甘草润肺和中，配伍桔梗宣肺利咽；生姜、大枣调和营卫，且生姜亦可制半夏之毒；甘草调和诸药，是为佐使。诸药相伍，轻宣发表，使凉燥外解；理肺化痰，使肺复宣降之权，则诸证自愈。

【运用】

1. 本方是治疗凉燥证的代表方剂。临床亦可用于外感风寒、肺气不宣之咳嗽，而风温或内伤咳嗽则非本方所宜。

2. 常用于流行性感冒、慢性支气管炎、肺气肿等，属外感凉燥或风寒咳嗽轻证者。

【方论选录】

《温病条辨》：燥伤皮毛，故头微痛恶寒也。微痛者，不似伤寒之痛甚也。阳明之脉，上行头角，故头亦痛也。咳嗽稀痰者，肺恶寒，古人谓燥为小寒也；肺为燥气所搏，不能通调水道，故寒饮停而咳也。鼻塞者，鼻为肺窍。嗌塞者，嗌为肺系也。脉弦者，寒兼饮也。无汗者，凉搏皮毛也。按杏苏散，减小青龙一等，此条当与下焦篇所补之痰饮数条参看。再杏苏散，乃时人统治四时伤风咳嗽通用之方。本论前于风温门中，已驳之矣。若伤燥凉之咳，治以苦温，佐以甘辛，正为合拍。若受重寒夹饮之咳，则有青龙；若伤春风，与燥已化火，无痰之证，则仍从桑菊饮、桑杏汤例。

【方歌】

杏苏散内夏陈前，枳桔苓草姜枣研；
轻宣温润治凉燥，咳止痰化病自痊。

桑杏汤

《温病条辨》

【组成】桑叶一钱(3g)　杏仁一钱五分(5g)　沙参二钱(6g)　象贝一钱(3g)　香豉一钱(3g)　栀皮一钱(3g)　梨皮一钱(3g)

【用法】水二杯，煮取一杯，顿服之，重者再作服(现代用法：水煎服)。

【功用】轻宣温燥。

【主治】外感温燥证。头痛，身热不甚，口渴，咽干，鼻燥，干咳无痰，或痰少而黏。舌红，苔薄白而干，脉浮数而右脉大者。

【方解】本方证乃温燥伤肺之轻证。秋感燥气，伤于肺卫，上扰清空，则头痛，其病轻浅，故身热不甚；燥邪伤津，则口渴咽干鼻燥；温燥伤肺，肺失清肃，则干咳无痰或痰少；舌红，苔薄白而干，脉浮数为温燥外袭，肺津受灼之表象。治宜轻宣燥热，凉润肺金。方中桑叶甘寒质轻，轻清疏散，可宣透肺中燥热之邪；杏仁宣利肺气，润燥止咳。二者相合，既能轻宣燥热，又能润肺止咳，共为君药。豆豉辛凉解表，助桑叶透散外邪；贝母清热化痰以助杏仁之力；沙参养阴润肺，共为臣药。佐以栀皮清胸膈之热；梨皮润肺清热化痰。诸药合用，辛凉与甘润并进，俾燥热除而肺津复，诸症自愈。本方诸药用量较轻，煎煮时间宜短。

本方与杏苏散均可轻宣外燥，治外燥咳嗽，但杏苏散以杏仁与苏叶为君，配宣肺化痰之品，主治外感凉燥。本方以杏仁与桑叶为君，伍清热润燥、止咳生津之品，主治外感温燥证。

【运用】

1. 本方主治温燥咳嗽之轻证。若燥热较甚，本方药力则不足以祛病。

2. 对于上呼吸道感染、急性支气管炎、支气管扩张咯血、百日咳等，属温燥伤肺者，可用本方加减治之。

【方论选录】

《成方便读》：此因燥邪伤上，肺之津液素亏，故见右脉数大之象，而辛苦温散之法，似又不可用矣。止宜轻扬解外，凉润清金耳。桑乃箕星之精，箕好风，故善搜风；其叶轻扬，其纹象络，其叶辛苦而平，故能轻解上焦脉络之邪。杏仁苦辛温润，外解风寒，内降肺气。但微寒骤束，胸中必为之不舒，或痰或滞，壅于上焦，久而化热，故以香豉散肌表之客邪，宣胸中之陈腐，象贝化痰，栀皮清热。沙参、梨皮养阴清火，两者兼之，使邪去而津液不伤，乃为合法耳。

【方歌】

桑杏汤中象贝宜，沙参栀豉与梨皮；

干咳鼻燥右脉大，辛凉甘润燥能医。

清燥救肺汤

《医门法律》

【组成】桑叶经霜者，去枝梗，三钱(9g)　石膏煅，二钱五分(8g)　甘草一钱(3g)　人参七分(2g)　胡麻仁炒，研，一钱(3g)　真阿胶八分(2.5g)　麦门冬去心，一钱二分(4g)　杏仁泡，去皮尖，炒黄，七分(2g)　枇杷叶一片，刷去毛，蜜涂，炙黄(3g)

【用法】水一碗，煎六分，频频二三次滚热服(现代用法：水煎服)。

【功用】清燥润肺。

【主治】温燥伤肺证。头痛身热，干咳无痰，气逆而喘，咽喉干燥，口渴鼻燥，胸膈满闷，舌干少苔，脉虚大而数。

【方解】本方主治温燥伤肺之重证。燥邪伤肺，则肺失宣降之性，秋令气候干燥，燥热伤肺，则头痛身热；肺为热灼，气阴两伤，失其清肃润降之常，故干咳无痰，气逆而喘，口渴咽干鼻燥，胸膈满闷；舌干少苔，脉虚大而数，乃燥热盛而气阴伤之候。治宜清宣肺燥，益气润肺。方中重用桑叶为君，质轻性寒，清透肺中燥热之邪。燥热壅肺宜清，肺津受损宜润，故臣以石膏辛甘而寒，清泄肺热；麦冬甘而微寒，清热养阴润肺。二药与桑叶相伍，宣中有清，清中有润。燥热壅肺，肃降失司，故佐以杏仁、枇杷叶降肺气，止咳平喘。与桑叶合用，有宣有降，以适肺性。燥胜则干，阴津耗伤，故佐以甘平质润之麻仁、阿胶，滋阴润燥，助麦冬养阴润肺之能。热伤元气，则佐以人参，补肺气以生津。甘草益气润肺止咳，调和诸药，兼佐使之用。诸药合用，以清宣肺燥为主，清中有润，宣中有降，降中寓补。宣肺以散燥邪，清润以祛燥热，降逆以利肺气，补以益肺气之虚。如此，则肺之燥热得以清宣，气阴得复，肃降有权，则温燥伤肺诸症悉除。

清燥救肺汤与桑杏汤均治温燥伤肺，二者均以桑叶为君。但桑杏汤配以轻清凉润之品，主治温燥伤肺之轻证，其症身热不甚，干咳少痰，脉浮数或右脉数大；清燥救肺汤则配以清润补降之品，主治温燥伤肺之重证，症见身热头痛，干咳无痰，咽喉干燥，口渴，脉虚大而数等。

清燥救肺汤与百合固金汤皆治肺燥咳嗽。清燥救肺汤为外燥伤肺，燥伤气阴，病在气分，故方中以桑叶清宣外邪，伍以石膏、麦冬、人参等清热、润肺、益气之品；百合固金汤为肺肾阴虚，虚火上炎，病及血分，故方中以二地滋阴润燥，凉血养血，伍以玄参、百合、当归、白芍等滋阴降火、养血之品，其病为内燥，症见咳痰带血，午后潮热，舌红少苔，脉细数。

【运用】

1. 本方是治疗燥热伤肺的常用方剂。若痰多者加贝母、瓜蒌以润肺化痰；血虚加生地黄以养血滋阴润燥；热甚加羚羊角，或加牛黄以清其里热。

2. 肺炎、支气管哮喘、急慢性支气管炎、肺气肿、肺癌等属燥热壅肺、气阴两伤者均可用。

【方论选录】

《古今名医方论》：古方用香燥之品以治气郁，不获奏效者，以火就燥也。惟缪仲淳知之，故用甘凉滋润之品，以清金保肺立法。喻氏宗其旨，集诸润剂而制清燥救肺汤，用意深，取药当，无遗蕴矣。石膏、麦冬禀西方之色，多液而甘寒，培肺金主气之源，而气可不郁；土为金母，子病则母虚，用甘草调补中宫生气之源，而金有所恃；金燥则水无以食气而相生，母令子虚矣，取阿胶、胡麻黑色通肾者，滋其阴以上通生水之源，而金始不孤；西方虚，则东实矣，木实金平之。二叶禀东方之色，入通于肝，枇杷叶外应毫毛，固肝家之肺药，而经霜之桑叶，非肺家之肝药乎？损其肺者益其气，人参之甘以补气；气有余便是火，故佐杏仁苦以降气，气降火亦降，而治节有权，气行则不郁，诸痿喘呕自除矣。

【方歌】

清燥救肺参草杷，石膏胶杏麦胡麻；
经霜收下冬桑叶，清燥润肺效可夸。

第二节 滋阴润燥

滋阴润燥剂，适用于脏腑津伤液耗所致的内燥证。其证或由汗吐下后重伤津液，或久病精血大虚，或由感受温邪化燥伤阴所致。症见干咳、少痰、咽燥、咯血，或肌肉消瘦，干呕食少，或消渴，或津枯便秘等。内燥的治疗原则，必以甘寒滋润为要。常以玄参、生地黄、麦冬等为主组方。代表方如麦门冬汤、养阴清肺汤、增液汤等。

麦门冬汤

《金匮要略》

【组成】麦门冬七升(90g) 半夏一升(15g) 人参三两(9g) 甘草二两(6g) 粳米三合(5g) 大枣十二枚(4枚)

【用法】上六味，以水一斗二升，煮取六升，温服一升，日三夜一服(现代用法：水煎服)。

【功用】润肺益胃，降逆下气。

【主治】肺痿。咳唾涎沫，短气喘促，咽喉干燥，舌干红少苔，脉虚数。

【方解】本方主治之肺痿，乃肺胃阴虚、虚火上逆、痰涎不化所致。其病在肺，其源在胃。土为金之母，胃津不足，虚火上炎，灼伤肺阴，肺气不降，故咳唾涎沫；肺虚则气无所主，故短气喘促；咽喉为肺胃之门户，肺胃阴伤，津失上承，故咽喉干燥；舌干红少苔，脉虚数为阴虚有热之征。治宜润肺益胃，降逆下气。方中重用麦门冬为君，甘寒质润，归肺、胃经，既能清热养阴润肺，又能益胃生津。臣以半夏降逆下气，兼化痰涎，其性虽燥，但与大量麦门冬相伍，则燥性制而降逆之性存，且麦冬得半夏则滋而不腻。佐以人参补中益气，与麦门冬相伍，大有补气生津之功。复加甘草、粳米、大枣益胃气，养胃阴，使中气充盛，则土旺金生，肺胃共得滋润。甘草调和诸药，兼以为使。诸药相合，滋养肺胃阴津为主，辅以降逆益气之品，主从有序，润降相宜，共奏润肺益胃、降逆下气之功。

【运用】

1．本方为主治虚热肺痿的基础方，若阴虚燥热较甚者，非本方所宜。

2．慢性支气管炎、支气管扩张、慢性咽喉炎、矽肺、肺结核等，属肺胃阴虚、气火上逆者，或胃及十二指肠溃疡、慢性萎缩性胃炎，属胃阴不足、气逆呕吐者，均可应用。

【方论选录】

《医方集解》：此手太阴足阳明药也。喻嘉言曰：此胃中津液干枯、虚火上炎之证，用寒凉药而火反升，徒知与火相争，知母、贝母屡施不应，不知胃者肺之母也。仲景于麦冬、人参、粳米、甘草、大枣大补中气大生津液队中，增入半夏之辛温一味，用以利咽下气，此非半夏之功，实善用半夏之功，擅古今未有之奇矣（按半夏亦脾胃药，能燥能润，以能行水故燥，以味辛故润也。仲景治咽痛不眠，皆屡用之，今人率以为燥而疑之，则误矣）。

【方歌】

麦门冬汤用人参，枣草粳米半夏存；
肺痿咳逆因虚火，益胃生津此方珍。

养阴清肺汤

《重楼玉钥》

【组成】大生地二钱（12g）　麦门冬一钱二分（8g）　生甘草五分（3g）　玄参钱半（9g）　贝母八分，去心（5g）　丹皮八分（5g）　薄荷五分（3g）　炒白芍八分（5g）

【用法】水煎服。一般日服1剂，重证可日服2剂。

【功用】养阴清肺，解毒利咽。

【主治】白喉。喉间起白如腐，不易拭去，咽喉肿痛，初起或发热或不发热，鼻干唇燥，或咳或不咳，呼吸有声，似喘非喘，脉数无力或细数。

【方解】白喉一证，多由素体阴虚蕴热，复感燥气疫毒时邪，内燥与外燥相合而成。是证虽有外邪，但终以阴虚内燥为主，故治宜养阴清肺、兼祛疫毒之法。方中重用生地黄，甘寒质润，入肾经，善能滋阴清热，用以为君。麦冬甘寒清润，主入肺经，养肺阴，清肺热；玄参甘苦而寒，归肺肾经，滋阴降火，清热解毒，又利咽消肿，二者共为臣药。佐以牡丹皮清虚热，凉血消肿；贝母润肺化痰，清热散结；白芍养血益阴；薄荷疏表利咽。生甘草清热解毒，调和药性，用为佐使。诸药相合，纳辛凉于甘寒滋润之中，甘寒滋润，重治其本，辛凉疏散，以治其标，共奏养阴清肺、解毒利咽之功。

本方与清燥救肺汤均治燥证，同具润肺之功。本方以生地黄为主，伍以麦冬、玄参重在养肺肾之阴，兼可解毒利咽，治疗素体阴虚蕴热，复感燥气疫毒之白喉。清燥救肺汤以桑叶伍石膏、麦冬为主组成，清宣温燥之邪为主，兼益肺之气阴，治疗外感温燥伤肺、气阴两伤证。

本方与麦门冬汤均治内燥证，同具养肺阴之功。然本方病属肺肾阴虚，虚火上炎，加之复感疫毒，治在滋养肺肾，降虚火，散外邪，利咽喉，故主治白喉。麦门冬汤病属肺胃阴虚，气火上逆，治在肺胃，降逆气，益气津，故主治肺痿。

【运用】

1．本方为治疗白喉的常用方。临证运用时，若阴虚甚者，加熟地黄以滋阴润燥；热毒甚者，加连翘、土牛膝以清热解毒；燥甚者，加天冬以清热养阴。

2. 白喉、急慢性扁桃体炎、咽喉炎、鼻咽癌等证属阴虚燥热者，均可运用本方加减治疗。

【方论选录】

《重楼玉钥》：白腐一证，即所谓白缠喉是也。诸书皆未论及，惟《医学心悟》言之。至于论治之法，亦未详备。缘此证发于肺肾，凡本质不足者，或遇燥气流行，或多食辛热之物，感触而发。初起者发热，或不发热，鼻干唇燥，或咳或不咳，鼻通者轻，鼻塞者重。音声清亮，气息调匀易治；若音哑气急，即属不治。近有好奇之辈，一遇此证，即用象牙片动手于喉中，妄刮其白，益伤其喉，更速其死，岂不哀哉！余与既均三弟疗治以来，未尝误及一人，生者甚众，经治之法，不外肺肾，总要养阴清肺，兼辛凉而散为主。

【方歌】

养阴清肺是妙方，玄参草芍麦地黄；
薄荷贝母丹皮入，时疫白喉急煎尝。

玉 液 汤

《医学衷中参西录》

【组成】生山药一两(30～50g) 生黄芪五钱(15～25g) 知母六钱(20～30g) 生鸡内金二钱，捣细(6～10g) 葛根钱半(5～10g) 五味子三钱(10～15g) 天花粉三钱(10～15g)

【用法】水煎服。

【功用】益气滋阴，固肾止渴。

【主治】消渴。口干而渴，常欲饮水，小便数多，困倦气短，脉虚细无力。

【方解】本方所主之消渴，乃元气不升，真阴不足，脾肾两虚所致。元气不升，气不布津，津不上承，加之阴虚燥热，消灼津液，则口干而渴，常欲饮水；肾虚不固，则小便数多；脾气不足，则困倦气短。治宜益气滋阴，固肾止渴。方中重用生黄芪、生山药为君。黄芪甘温，补气以健脾，升阳以布津；山药甘平，补脾益气，滋肾固精。二药相合，气阴双补，脾肾兼顾。臣以知母、天花粉，滋阴润燥，生津止渴。佐以葛根鼓舞脾胃清阳之气，散精达肺；鸡内金助脾健运，化水谷为津液；五味子敛阴生津，益肾涩精。诸药相伍，共奏益气生津、补脾固肾、润燥止渴之功。

【运用】

1. 本方是治疗气阴两虚型消渴病的基础方。若气虚较甚者，可酌加人参以益气生津；小溲频数者，加山茱萸、五倍子等以固肾涩精。

2. 糖尿病、尿崩症等属气阴不足、脾肾两虚者，可用本方加减治疗。

【方论选录】

《医学衷中参西录》：消渴之证，多由于元气不升，此方乃升元气以止渴者也。方中以黄芪为主，得葛根能升元气。而又佐以山药、知母、花粉以大滋真阴，使之阳升而阴应，自有云行雨施之妙也。用鸡内金者，因此证尿中皆含有糖质，用之以助脾胃强健，化饮食中糖质为津液也。用五味者，取其酸收之性，大能封固肾关，不使水饮急于下趋也。

【方歌】

玉液山药芪葛根，花粉知味鸡内金；
消渴口干溲多数，补脾固肾益气阴。

增液汤

《温病条辨》

【组成】玄参一两(30g)　麦冬连心,八钱(25g)　细生地八钱(25g)

【用法】水八杯,煮取三杯,口干则与饮令尽。不便,再作服(现代用法:水煎服)。

【功用】增液润燥。

【主治】阳明温病,津亏便秘证。大便秘结,口渴,舌干红,脉细数。或下后二三日,下证复现,脉沉无力者。

【方解】阳明温病之大便秘结,不外热结与津枯两端。若阳邪炽盛、热结之实证者,当以承气类急下存阴;若热耗津液,肠燥传导失司,大便难下谓"无水停舟"。《温病条辨》所谓"液干多而热结少","水不足以行舟,而结粪不下者",当增水行舟。本方所治之证,即为热病耗损津液,阴亏液涸,不能濡润大肠,故大便秘结;津液亏乏,不能上承,则口渴;舌干红,脉细数者,为阴虚内热之象,脉沉而无力者,主里主虚也。治宜增液润燥。《温病条辨》云:"阳明温病,无上焦证,数日不大便,当下之,若其人阴素虚,不可行承气者,增液汤主之。"方中重用玄参为君,苦甘咸寒质润,养阴润燥,启肾水而滋肠燥。麦门冬、生地黄甘寒质润,滋补肺胃肾之阴津,以濡润肠腑之燥结,共为臣药。三药皆为甘寒滋润之品,且用量较重,意在补阴津以润肠燥,遂成增水行舟之剂,使肠燥得润,大便自下。若服后不大便者,尚需再服。或加大黄、芒硝服之。

【运用】

1. 本方为滋阴润燥、治疗热结津枯、肠燥便秘之基础方,以补药之体作泻药之用,非重用不为功,亦多用于内伤阴虚之证。

2. 肛裂、慢性牙周炎、慢性咽喉炎、复发性口腔溃疡、糖尿病等,属阴津不足,见大便秘结者,均可用本方加减治之。

【方论选录】

《温病条辨》:温病之不大便,不出热结液干二者之外。其偏于阳邪炽甚、热结之实证,则从承气法矣;其偏于阴亏液涸之半虚半实证,则不可混施承气,故以此法代之。独取元参为君者,元参味苦咸微寒,壮水制火,通二便,启肾水上潮于天,其能治液干,固不待言,《本经》称其主治腹中寒热积聚,其并能解热结可知。麦冬主治心腹结气,伤中伤饱,胃络脉绝,羸瘦短气,亦系能补能润能通之品,故以为之佐。生地亦主寒热积聚,逐血痹,用细者,取其补而不腻,兼能走络也。三者合用,作增水行舟之计,故汤名增液,但非重用不为功。

【方歌】

增液玄参与地冬,热病津枯便不通;
补药之体作泻剂,但非重用不为功。

小　结

治燥剂主要用于外感燥邪或脏腑津伤液耗引起的燥证,分为轻宣外燥和滋阴润燥两类。

1. **轻宣外燥**　适用于外燥证。其中杏苏散以苏叶、杏仁配伍止咳化痰药,主治外感凉燥证;桑杏汤轻宣温燥,清热润肺,化痰止咳,主治温燥外袭、肺燥咳嗽之轻证;清燥救肺汤以桑叶轻宣肺燥为君,伍以麦冬、石膏润肺清热,主治燥热伤肺、气阴两伤之重证。

2. **滋阴润燥** 适用于内燥证。其中麦门冬汤重用麦冬配伍半夏，组成润燥降逆之剂，用于肺阴虚、虚气上逆之肺痿，亦可用于胃阴虚、虚气上逆之证。养阴清肺汤以一派养阴清肺之品，辅以凉血散结，组成滋养肺肾、凉血散结之剂，主治肺肾阴虚、复感疫毒所致之白喉。玉液汤重用生山药补脾益肾，生黄芪益气以布津，配伍知母滋肺润肾，主治脾肾两虚、气不化津之消渴。增液汤以补药之体作泻药之用，乃助水行舟之计，主治温热伤津、大便不通之证。

思 考 题

1. 杏苏散是治疗何种病症的代表方剂？本方证与外感风寒表证在证治上有何异同？
2. 杏苏散与参苏饮在药组成、功效、主治方面有何异同？
3. 结合方义分析，比较桑杏汤与桑菊饮在功用、主治方面的异同点。
4. 杏苏散、桑杏汤、清燥救肺汤都用于治外燥证，在临床上应如何区别使用？
5. 滋阴润燥剂的配伍用药有什么特点？
6. 清燥救肺汤与参苓白术散的用药均体现了“培土生金”法，有什么区别？
7. 桑杏汤是由哪些药物组成的？其功用、主治与杏苏散有何区别？
8. 清燥救肺汤与麻杏石甘汤均治咳喘，在临床上如何区别应用？试从理法组成分析之。
9. 试述养阴清肺汤的配伍意义。
10. 试结合麦门冬汤的组成，说明本方主治病证的特点。
11. 玉液汤主治何种消渴？其组成、功用是什么？
12. 玉液汤、六味地黄丸、金匮肾气丸均可用于消渴病。三方证治有何不同？
13. 增液汤、增液承气汤、麻子仁丸均治便秘，在临床运用上有何不同？
14. 生地黄、玄参、麦冬三药并用的方剂有哪些？它们在方中的意义各是什么？

第二十章　祛　湿　剂

凡以祛湿药为主组成，具有化湿利水、通淋泄浊等作用，治疗水湿病证的方剂，统称祛湿剂。属于“八法”中的“消法”。

湿邪为病，有外湿、内湿之分。外湿者，每因居住湿地，或冒雨涉水，或雾露湿蒸，或汗出沾衣，人久处之则邪从外侵，常伤及肌表、经络，发病则见恶寒发热、头胀身重、肢节酸痛或面目浮肿等；内湿者，每因恣啖生冷，或过饮酒酪，或肥甘失节，则湿从中生，多伤及脏腑，则致脘腹胀满、呕恶泄利、水肿淋浊、黄疸、痿痹等。然肌表与脏腑表里相关，外湿可内传脏腑，内湿亦可外溢肌肤，故外湿、内湿又常内外相引而相兼并见。

湿邪为病，除有内、外之因外，病位有表里上下之分；病情有寒化、热化之异；感受者体质又有虚实强弱的不同；且湿邪侵袭，又常与风、寒、暑、热相兼为患。因此，湿邪为病较为复杂，祛湿之法亦种类繁多。大抵湿邪在外在上者，可表散微汗以解之；在内在下者，可芳香苦燥以化之，或甘淡渗利以除之；水湿壅盛、形气俱实者，又可攻下以逐之；从寒化者，宜温阳化湿；从热化者，宜清热祛湿；体虚湿盛者，又当祛湿与扶正兼顾。本章分为燥湿和胃、清热祛湿、利水渗湿、温化水湿、祛湿化浊五类。攻逐水湿在泻下剂中已述，可互参。

湿与水异名同类，湿为水之渐，水为湿之积。人身之中，主水在肾，制水在脾，调水在肺，故水湿为病，与肺脾肾三脏密切相关。其他，如三焦、膀胱亦与水湿相关。

湿属阴邪，其性重浊黏腻，最易阻碍气机，而气滞不行，又使湿邪不得运化，故祛湿剂中常常配伍理气之品，以求气化则湿化。

祛湿剂多由芳香温燥或甘淡渗利之药组成，易于耗伤阴津，故素体阴虚津亏，病后体弱，以及孕妇等，均应慎用。

第一节　燥湿和胃

燥湿和胃剂，适用于湿浊内阻、脾胃失和证。症见脘腹痞满，嗳气吞酸，呕吐泄泻，食少体倦等。常用药物如苍术、藿香、厚朴、白蔻仁等，代表方如平胃散、藿香正气散。

平　胃　散

《太平惠民和剂局方》

【组成】苍术去粗皮，米泔浸二日，五斤(15g)　厚朴去粗皮，姜汁制，炒香　陈皮去白，各三斤二两(9g)　甘草锉，炒，三十两(5g)

【用法】上为细末，每服二钱，以水一盏，入姜二片，干枣二枚，同煎至七分，去姜、枣，带热服，空心食前，入盐一捻，沸汤点服亦可(现代用法：散剂，每服6～10g，每日2次，姜、枣煎汤送下；汤剂，加姜、枣，水煎服)。

【功用】燥湿运脾，行气和胃。

【主治】湿滞脾胃证。脘腹胀满，不思饮食，口淡无味，呕吐恶心，嗳气吞酸，肢体沉重，怠惰嗜卧，常多自利，舌苔白腻而厚，脉缓。

【方解】本方为治湿滞脾胃之主方。脾主运化，胃主受纳，湿邪困阻中焦，则脾胃运化受纳失司，且气机受阻，故见脘腹胀满，食少无味；胃失和降，上逆则为恶心呕吐，嗳气吞酸；湿性重滞，湿多则身重嗜卧，甚则下注而为泄泻。治当燥湿运脾为主，兼以行气和胃。方中苍术苦温性燥，长于燥湿健脾，使湿去则脾运有权，脾健则湿邪得化，重用以为君。臣以厚朴，既善行气消满，又能苦燥芳化，行气燥湿两兼其功。佐以陈皮，理气和胃，燥湿醒脾，以助苍术、厚朴之力，佐使以甘草，调和诸药，甘缓和中。煎加姜、枣，以益调和脾胃之功。诸药合用，燥湿与行气并用，而以燥湿为主。使湿浊得化，气机调畅，脾胃自和。

【运用】

1. 本方为治疗湿滞脾胃证之基础方。以脘腹胀满、舌苔厚腻为辨证要点。阴虚气滞、脾虚胃弱者，不宜应用。

2. 本方常用于慢性胃炎、消化道功能紊乱、胃及十二指肠溃疡等属湿滞脾胃者。

【方论选录】

《医方考》：湿淫于内，脾胃不能克制，有积饮痞膈中满者，此方主之。此湿土太过之证。经曰敦阜是也。苍术味甘而燥，甘则入脾，燥则胜湿；厚朴味温而苦，温则益脾，苦则燥湿，故二物可以平敦阜之土。陈皮能泄气，甘草能健脾，气泄则无湿郁之患，脾强则有制湿之能，一补一泄，又用药之则也。是方也，惟湿土太过者能用之，若脾土不足及老弱阴虚之人，皆非所宜也。

【方歌】

平胃散是苍术朴，陈皮甘草姜枣佐；
除湿散满驱瘴岚，调胃诸方从此扩。

藿香正气散

《太平惠民和剂局方》

【组成】大腹皮 白芷 紫苏 茯苓去皮，各一两(5g) 半夏曲 白术 陈皮去白 厚朴去粗皮，姜汁炙 苦桔梗各二两(10g) 藿香去土，三两(15g) 甘草炙，二两半(12g)

【用法】上为细末，每服二钱，水一盏，姜钱三片，枣一枚，同煎至七分，热服。如欲汗出，衣被盖，再煎并服(现代用法：散剂，每服6～10g，每日2次，姜、枣煎汤送服；汤剂，加姜、枣，水煎服)。

【功用】解表化湿，理气和中。

【主治】外感风寒，内伤湿滞证。霍乱吐泻，恶寒发热，头痛，胸膈满闷，脘腹疼痛，舌苔白腻以及山岚瘴疟等。

【方解】本方是治疗霍乱吐泻的常用方。其证由外感风寒、内伤湿滞、清浊不分、挥霍变乱而成。风寒外束，卫阳被郁，正邪相争，则恶寒发热，头痛；湿浊内阻，脾胃不和，清阳不升，浊阴不降，则上吐下泻；湿浊内阻，气机不畅，则脘腹疼痛。治宜外散风寒，内化湿浊，兼以理气和中之法。方中以藿香为君，辛温芳香，既解在表之风寒，又能化在里之湿浊，且可辟秽和中而止呕，为治霍乱吐泻之要药。半夏曲、陈皮燥湿和胃以止呕，白术、茯苓健脾运湿以止泻，共助君药内化湿浊而止吐泻，俱为臣。湿浊中阻，气机不畅，故用大腹皮、厚朴行气化湿，畅中行滞，且寓"气行则湿化"之意；紫苏、白芷辛温发散，助藿香外散风寒，且紫苏兼可行气止呕，白芷且能燥湿化浊；桔梗宣肺利膈，既益解表，又助化湿；煎用生姜、大枣，内调脾胃，外和营卫，共为佐。甘草调和药性，并协姜、枣以和中，为佐使。诸药合用，具有表里双解、化湿辟秽、升清降浊、理气和中之功，使风寒外散，湿浊内化，清升浊降，脾胃调和，则寒热吐泻诸症自愈。

本方重在化湿和胃，而解表散寒之力稍逊，对夏月伤湿感寒、脾胃失和者最宜。若感触山岚瘴气以及水土不服，而发寒热吐泻者，用此方化浊辟秽，快气和中而调脾胃，故可一并治之。

【运用】

1. 本方主治外感风寒、内伤湿滞证。以恶寒发热、上吐下泻、舌苔白腻为辨证要点。湿热霍乱则非本方所宜。

2. 本方常用于急性胃肠炎或四时感冒属湿滞脾胃、外感风寒者。

【方论选录】

《医方考》：凡受四时不正之气，憎寒壮热者，此方主之。风寒客于皮毛，理宜解表。四时不正之气由鼻而入，不在表而在里，故不用大汗以解表，但用芬香利气之品以主之。白芷、紫苏、藿香、陈皮、腹皮、厚朴、桔梗，皆气胜者也，故足以正不正之气；白术、茯苓、半夏、甘草，则甘平之品耳，所以培养中气，而树中营之帜者也。

《医方集解》：此手太阴足阳明药也。藿香辛温，理气和中，辟恶止呕，兼治表里为君。苏、芷、桔梗，散寒利膈，佐之以发表邪。厚朴、大腹，行水消满；橘皮、半夏，散逆除痰，佐之以疏里滞。苓、术、甘草，益脾去湿，以辅正气为臣药也。正气通畅，则邪逆自除矣。

【方歌】

藿香正气大腹苏，甘桔陈苓术朴俱；
夏曲白芷加姜枣，感伤岚瘴并能驱。

第二节　清热祛湿

清热祛湿剂，适用于湿热外感，或湿热内盛，或湿热下注的湿温、黄疸、霍乱、热淋、痿痹等证。常以茵陈蒿、滑石、薏苡仁等清热利湿药或黄连、黄芩、黄柏等清热燥湿药为主组方。代表方如茵陈蒿汤、八正散、三仁汤、甘露消毒丹等。

茵陈蒿汤

《伤寒论》

【组成】茵陈六两(18g)　栀子十四枚(9g)　大黄二两(6g)

【用法】上三味，以水一斗二升，先煮茵陈，减六升，内二味，煮取三升，去滓，分三服(现代用法：水煎服)。

【功用】清热利湿退黄。

【主治】湿热黄疸。一身面目俱黄，黄色鲜明，发热，无汗或但头汗出，口渴欲饮，腹微满，小便短赤，舌苔黄腻，脉沉数。

【方解】本方为治湿热黄疸之常用方,《伤寒论》用其治瘀热发黄,《金匮要略》用其治谷疸,皆因湿邪与瘀热蕴结于里所致。湿热内蕴,无汗而热不得外越,小便不利则湿不得下泄,以致湿热熏蒸肝胆,胆汁外溢,浸渍肌肤,则一身面目俱黄,黄色鲜明;湿热内郁,熏蒸于上则但头汗出,不能布津上承则口渴,影响三焦决渎则腹微满、小便短赤。治宜清热利湿退黄。方中重用茵陈蒿为君,苦泄下降,功专清利湿热,为治黄疸要药。臣以栀子清热降火,通利三焦,引湿热自小便而出。佐以大黄泻热逐瘀,通利大肠,导瘀热从大便而下。三药合用,利湿与泄热并进,通利二便,前后分消,予湿以出路,使湿热得除,瘀热得下,则黄疸自退。

【运用】

1. 本方为治疗湿热黄疸之常用方,其证属湿热并重。以一身面目俱黄、黄色鲜明、舌苔黄腻、脉沉数有力为辨证要点。

2. 本方常用于急性黄疸性肝炎、胆囊炎、胆石症、钩端螺旋体病等所引起的黄疸,证属湿热内蕴者。

【方论选录】

《伤寒来苏集》:太阳阳明俱有发黄症,但头汗而身无汗,则热不外越;小便不利,则热不下泄,故瘀热在里而渴饮水浆。然黄有不同,症在太阳之表,当汗而发之,故用麻黄连翘赤豆汤,为凉散法。证在太阳阳明之间,当以寒胜之,用栀子柏皮汤,乃清火法。证在阳明之里,当泻之于内,故立本方,是逐秽法。茵陈……能除热邪留结,佐栀子以通水源,大黄以除胃热,令瘀热从小便而泄,腹满自减,肠胃无伤,仍合引而竭之之义,亦阳明利水之奇法也。

【方歌】

茵陈蒿汤治疸黄,阴阳寒热细推详;

阳黄大黄栀子入,阴黄附子与干姜。

八 正 散

《太平惠民和剂局方》

【组成】车前子　瞿麦　萹蓄　滑石　山栀子仁　甘草炙　木通　大黄面裹煨,去面,切,焙,各一斤(9g)

【用法】上为散,每服二钱,水一盏,入灯心,煎至七分,去滓,温服,食后临卧。小儿量力少少与之(现代用法:散剂,每服6～10g,每日2次,灯心草煎汤送服;汤剂,加灯心草,水煎服)。

【功用】清热泻火,利水通淋。

【主治】湿热淋证。尿频尿急,溺时涩痛,淋沥不畅,尿色浑赤,甚则癃闭不通,小腹急满,口燥咽干,舌苔黄腻,脉滑数。

【方解】本方为治疗热淋的常用方,其证乃由湿热下注膀胱所致。湿热下注蕴结于膀胱,水道不利,则尿频尿急,溺时涩痛,淋沥不畅,甚则癃闭不通,小腹急满;湿热在下,郁而不行,津液不布,则口燥咽干。治宜清热泻火,利水通淋。方中滑石性寒而滑,清热利湿,通淋利窍,为滑能去著之要药;木通善通水道,上清心火,下利湿热,为通可去滞之佳品,共为君药。瞿麦、萹蓄、车前子清热利水通淋,以助君药之力,共为臣药。栀子清泄三焦,导湿热从小溲而去;大黄泄热降火,使湿热从大便而出,共为佐药。甘草调和诸药,并缓急止痛,兼为佐使。煎加灯心草,以增利水通淋之力。诸药合用,集清热利水通淋于一方,善导湿热下行,使邪去淋通。

《太平惠民和剂局方》原以此方治大人、小儿心经邪热，口舌生疮，咽喉肿痛，烦躁不宁之证为主，乃取方中木通、栀子仁、大黄、灯心等皆入心经，上泻心火，下清小肠，使湿热从二便分消之功。

【运用】

1. 本方为治疗湿热淋证之常用方。以尿频尿急、溺时涩痛、舌苔黄腻、脉滑数为辨证要点。淋证日久，肾虚气弱者，不宜应用。

2. 本方常用于膀胱炎、尿道炎、急性前列腺炎、泌尿系结石、肾盂肾炎、术后或产后尿潴留等属湿热下注者。

【方论选录】

《医方集解》：此手足太阳、手少阳药也。木通、灯草清肺热而降心火，肺为气化之源，心为小肠之合也。车前清肝热而通膀胱，肝脉络于阴器，膀胱津液之府也。瞿麦、萹蓄降火通淋，此皆利湿而兼泻热者也。滑石利窍散结，栀子、大黄苦寒下行，此皆泻热而兼利湿者也。甘草合滑石为六一散，用梢者，取其径达茎中，甘能缓痛也。虽治下焦而不专于治下，必三焦通利，水乃下行也。

【方歌】

八正木通与车前，萹蓄大黄滑石研；

草梢瞿麦兼栀子，煎加灯草痛淋蠲。

三 仁 汤

《温病条辨》

【组成】杏仁五钱(15g) 飞滑石六钱(18g) 白通草二钱(6g) 白蔻仁二钱(6g) 竹叶二钱(6g) 厚朴二钱(6g) 生薏苡仁六钱(18g) 半夏五钱(15g)

【用法】甘澜水八碗，煮取三碗，每服一碗，日三服(现代用法：水煎服)。

【功用】宣畅气机，清利湿热。

【主治】湿温初起及暑温夹湿，湿重于热证。头痛恶寒，身重疼痛，面色淡黄，胸闷不饥，午后身热，苔白不渴，脉弦细而濡。

【方解】本方是治疗湿温初起、邪在气分、湿重于热的常用方剂。其证乃由外感时令湿热之邪，或内湿素盛者，再感外邪，内外合邪而酿成，皆属暑湿阻遏气机之证。暑湿客表，卫阳被遏，则见头痛恶寒；湿留肌肤则身重疼痛；湿热蕴于脾胃，气机不利，则胸闷不饥，面色淡黄；湿为阴邪，旺于申酉，邪正交争，则午后身热。治宜宣畅气机，清利湿热。方中杏仁宣利上焦肺气，气行则湿化；白蔻仁芳香化湿，行气宽中，畅运中焦；薏苡仁渗利湿热，疏导下焦。三仁合用，三焦分消，共为君药。滑石、通草、竹叶甘寒淡渗，助君药利湿清热，共为臣药。半夏、厚朴行气化湿，散结除满，为佐药。以甘澜水煎药，意在取其轻扬而不助水湿之性。诸药相合，宣上、畅中、渗下，三焦分消，使气畅湿行，暑解热清，诸症自除。

湿温初起，邪气留连气分，病势虽缓而缠绵难愈，且其证又颇多疑似，每易误治，故吴瑭于《温病条辨》中提出三点告诫：一者，不可见其头痛恶寒，以为伤寒而汗之，汗伤心阳，则神昏耳聋，甚则目瞑不欲言；二者，不可见其中满不饥，以为停滞而下之，下伤脾胃，湿邪乘势下注，则为洞泄；三者，不可见其午后身热，以为阴虚而用柔药润之，湿为胶滞阴邪，再加柔润阴药，两阴相合，遂有锢结而不解之势。惟以芳香苦辛、清宣淡渗之法，利湿清热，宣畅三焦气机，使气行湿化为宜。

【运用】

1. 本方主治属湿温初起、湿重于热之证。以头痛恶寒、身重疼痛、午后身热、苔白不渴为辨证要点。舌苔黄腻、热重于湿者，不宜应用。

2. 本方常用于肠伤寒、胃肠炎、肾盂肾炎、布氏杆菌病、肾炎及关节炎等属湿重于热者。

【方论选录】

《温病条辨》：湿为阴邪，自长夏而来，其来有渐，且其性氤氲黏腻，非若寒邪之一汗即解，温热之一凉即退，故难速已。世医不知其为湿温，见其头痛恶寒，身重疼痛也，以为伤寒而汗之，汗伤心阳，湿随辛温发表之药蒸腾上逆，内蒙心窍则神昏，上蒙清窍则耳聋目瞑不言。见其中满不饥，以为停滞而大下之，误下伤阴，而重抑脾阳之升，脾气转陷，湿邪乘势内溃，故洞泄。见其午后身热，以为阴虚而用柔药润之，湿为胶滞阴邪，再加柔润阴药，二阴相合，同气相求，遂有锢结而不可解之势。惟以三仁汤轻开上焦肺气，盖肺主一身之气，气化则湿亦化也。

【方歌】

三仁杏蔻薏苡仁，朴夏白通滑竹伦；
水用甘澜扬百遍，湿温初起法堪遵。

甘露消毒丹

《医效秘传》

【组成】飞滑石十五两(15g)　淡黄芩十两(10g)　绵茵陈十一两(11g)　石菖蒲六两(6g)　川贝母　木通各五两(5g)　藿香　连翘　白蔻仁　薄荷　射干各四两(4g)

【用法】生晒研末，每服三钱，开水调下，或神曲糊丸，如弹子大，开水化服亦可(现代用法：散剂，每服6～9g，每日2次；丸剂，每服9～12g，每日2次；汤剂，水煎服)。

【功用】利湿化浊，清热解毒。

【主治】湿温时疫，湿热并重证。发热倦怠，胸闷腹胀，肢酸咽痛，身目发黄，颐肿口渴，小便短赤，泄泻淋浊，舌苔白或厚腻或干黄，并主水土不服。

【方解】本方是治疗湿温、时疫，邪留气分，湿热并重的常用方剂。湿热交蒸，则发热倦怠、肢酸；湿邪中阻，则胸闷腹胀；湿热熏蒸肝胆，则身目发黄；热毒上壅，故口渴、咽颐肿痛；湿热下注，则小便短赤，甚或泄泻、淋浊。治宜利湿化浊，清热解毒。方中滑石清热利湿而解暑；茵陈蒿清热利湿而退黄；黄芩清热解毒而燥湿。三药重用而相伍，清热利湿两擅其功，恰合湿热并重之病机，共为君药。木通清热利水，导湿热从小便而出，益君药清热利湿之力；湿邪碍脾，气机阻滞，又用石菖蒲、藿香、白豆蔻行气化湿，悦脾和中，共为臣药。热毒上壅，并用连翘、射干、贝母、薄荷清热解毒，消肿利咽，共为佐药。诸药相伍，重在清热利湿，兼事芳化行气，解毒利咽，使湿邪得利，热毒得清，脾悦气行，诸症得愈。

本方与三仁汤均为清利湿热之剂，治疗湿温邪在气分之证。三仁汤以杏仁、白蔻仁、薏苡仁配伍滑石、通草、厚朴等，重在宣畅气机并祛湿，故宜于湿多热少、湿阻气机之证；本方则重用滑石、茵陈蒿、黄芩，配伍悦脾和中、清热解毒之品，清热与利湿并重，兼可化浊解毒，故宜于湿热并重、疫毒上攻之证。

【运用】

1. 本方治疗湿温时疫、湿热并重之证，为夏令暑湿季节的常用方。以身热肢酸、口渴尿赤，或咽痛身黄、舌苔白腻或微黄为辨证要点。

2. 本方常用于治疗肠伤寒、急性胃肠炎、黄疸性肝炎、钩端螺旋体病、胆囊炎、胰腺炎等证属湿热并重者。

【方论选录】

《温热经纬》：此治湿温时疫之主方也。六元正纪，五运分步。每年春分后十三日交二运，徵，火旺，天乃渐温；芒种后四日交三运，宫，土旺，地乃渐湿。温湿蒸腾，更加烈日之暑，烁石流金，人在气交之中，口鼻吸受其气，留而不去，乃成湿温疠疫之病，而为发热倦怠，胸闷腹胀，肢酸咽肿，斑疹身黄，颐肿口渴，溺赤便秘，吐泻疟痢，淋浊疮疡等证。但看病人舌苔淡白，或厚腻，或干黄者，是暑湿热疫之邪尚在气分，悉以此丹治之立效，并主水土不服诸病。

【方歌】

甘露消毒蔻藿香，茵陈滑石木通菖；

芩翘贝母射干薄，暑疫湿温为末尝。

连朴饮

《霍乱论》

【组成】制厚朴二钱（6g）　川连姜汁炒　石菖蒲　制半夏各一钱（3g）　香豉炒　焦山栀各三钱（9g）　芦根二两（60g）

【用法】水煎服。

【功用】清热化湿，理气和中。

【主治】湿热霍乱。上吐下泻，胸脘烦闷，小便短赤，舌苔黄腻，脉滑。

【方解】本方所治之霍乱吐利，乃由湿热蕴伏、清浊相混、胃失和降、脾失升清所致。治宜清热化湿，理气和中。方中重用芦根为君，清热利湿，和胃止呕。臣以黄连清热燥湿，石菖蒲芳香化湿，厚朴行气祛湿，半夏和胃燥湿，与君药相伍，令湿去热清，气机调和。佐以栀子、豆豉清宣胸脘郁热而除烦闷。诸药相伍，清热化湿，理气和中，使湿化热清，清升浊降，吐泻自止。

本方与藿香正气散均为治霍乱吐泻之常用方。藿香正气散功在解表化湿，理气和中，用治外感风寒、内伤湿滞之霍乱吐泻，并伴恶寒发热之表证；本方功在清热化湿，理气和中，用治湿热并重而蕴伏、清浊相干而失和之霍乱吐泻，以吐为主、并伴胸脘烦闷、小便短赤等湿热内蕴之证。

【运用】

1. 本方为治疗湿热并重之霍乱的常用方。以吐泻烦闷、小便短赤、舌苔黄腻、脉滑数为辨证要点。

2. 本方常用于治疗急性胃肠炎、肠伤寒、副伤寒等属湿热并重者。

【方论选录】

《温病纵横》：本证属湿热并重，治疗宜清热与燥湿并行。方中黄连、栀子苦寒，清热泻火燥湿。厚朴、半夏、石菖蒲三药相配，苦温与辛温并用，辛开苦泄，燥湿化浊。半夏又有和胃降逆止呕之功。豆豉宣郁透热。芦根清热生津。诸药配伍，为燥湿清热之良方。

【方歌】

连朴饮用香豆豉，菖蒲半夏焦山栀；
芦根厚朴黄连入，湿热霍乱此方施。

当归拈痛汤（拈痛汤）

《医学启源》

【组成】羌活 茵陈酒炒，各五钱(15g) 防风三钱(9g) 升麻一钱(3g) 葛根二钱(6g) 白术一钱(3g) 苍术三钱(9g) 当归身三钱(9g) 人参二钱(6g) 甘草五钱(15g) 苦参酒浸，二钱(6g) 黄芩炒，一钱(3g) 知母酒洗，三钱(9g) 猪苓三钱(9g) 泽泻三钱(9g)

【用法】上锉，如麻豆大。每服一两，水二盏半，先以水拌湿，候少时，煎至一盏，去滓温服。待少时，美膳压之（现代用法：水煎服）。

【功用】利湿清热，疏风止痛。

【主治】湿热相搏，外受风邪证。遍身肢节烦痛，或肩背沉重，或脚气肿痛，脚膝生疮，舌苔白腻微黄，脉弦数。

【方解】本方治证乃湿热内蕴，复感风邪，或风湿化热，而风湿热三邪合而为患，阻滞经脉所致，并以湿邪偏重为其特点。治宜以祛湿为主，辅以清热疏风止痛。方中重用羌活、茵陈蒿为君，羌活祛风胜湿，通痹止痛；茵陈蒿清热利湿，且能"通关节"(《本草拾遗》)。两药相合，祛湿疏风，清热止痛。臣以猪苓、泽泻利水渗湿；黄芩、苦参清热燥湿；防风、升麻、葛根解表疏风。共助君药除湿、清热、疏风之力。佐以白术、苍术燥湿健脾，运化水湿邪气；人参、当归益气养血，以防除湿诸药之苦燥伤及气血阴津；知母清热养阴，亦防苦燥伤阴，使祛邪不伤正。使以甘草调和诸药。诸药相合，共奏利湿清热、疏风止痛之功。

【运用】

1. 本方为治疗风湿热痹及湿热脚气属湿邪偏重之常用方。以肢节沉重肿痛、舌苔白腻微黄、脉数为辨证要点。

2. 本方常用于风湿性关节炎、类风湿性关节炎属湿热内蕴而兼风湿表证者。

【方论选录】

《医方集解》：此足太阳阳明药也。原文曰，羌活透关节，防风散留湿为君。升葛味薄引而上行，苦以发之；白术甘温和平，苍术辛温雄壮，健脾燥湿为臣。湿热相合，肢节烦痛，苦参、黄芩、知母、茵陈苦寒以泄之，酒炒以为因用；血壅不流则为痛，当归辛温以散之；人参、甘草甘温补养正气，使苦寒不伤脾胃；治湿不利小便，非其治也，猪苓、泽泻甘淡咸平，导其留饮为佐。上下分消其湿，使壅滞得宣通也。

【方歌】

当归拈痛羌防升，猪泽茵陈芩葛朋；
二术苦参知母草，疮疡湿热服皆应。

二 妙 散

《丹溪心法》

【组成】黄柏炒 苍术米泔水浸，炒(各15g)

【用法】上二味为末，沸汤，入姜汁调服（现代用法：散剂，每服3～5g，每日2次；丸剂，每服 6～9g，每日 2 次；汤剂，水煎服）。

【功用】清热燥湿。

【主治】湿热下注证。筋骨疼痛，或两足痿软，或足膝红肿疼痛，或湿热带下，或下部湿疮，小便短赤，舌苔黄腻。

【方解】本方治证，乃由湿热下注所致。湿热流注筋骨，着于下肢，痹阻筋脉，则筋骨、足膝红肿疼痛，或为脚气；湿热郁蒸，浸淫筋脉，使筋脉弛缓，则两足痿软；湿热下注带脉与前阴，则带下臭秽或下部湿疮。治宜清热燥湿。方中黄柏为君，苦寒沉降，清热燥湿，善祛下焦之湿热。臣以苍术，辛散苦燥，长于燥湿健脾，既祛已成之湿，又杜生湿之源。入姜汁调服，取辛散以助药力，增强通络止痛之功。君臣相配，清热燥湿，两擅其功，令湿热得除，诸症自解。

本方与当归拈痛汤均可治疗湿热内蕴之证。然当归拈痛汤以祛湿为主，清热为辅，兼以疏风，用于湿重热轻、外受风邪之痹证，脚气、疮疡等证；本方清热燥湿兼顾，用于湿热俱盛之痿证、痹证，脚气、带下、湿疮等证。

【运用】

1. 本方为治疗湿热下注所致痿、痹、脚气、湿疮等病证的基础方，其清热燥湿之力较强，宜于湿热俱重之证。以足膝肿痛、小便短赤、舌苔黄腻为辨证要点。湿多热少者不宜采用。

2. 本方适用于风湿性关节炎、阴囊湿疹、阴道炎等属湿热下注者。

【方论选录】

《医方考》：湿性润下，病则下体受之，故腰膝痛。然湿未尝痛，积久而热，湿热相搏。然后痛。此方用苍术以燥湿，黄柏以去热，又黄柏有从治之妙，苍术有健脾之功。一正一从，奇正之道也。

【方歌】

二妙散中苍柏兼，若云三妙牛膝添；
痿痹足疾堪多服，湿热全除病自痊。

第三节　利 水 渗 湿

利水渗湿剂，适用于水湿壅盛之水肿、癃闭、淋浊、泄泻等证。常以茯苓、猪苓、泽泻等淡渗利水药为主组方。代表方如五苓散、猪苓汤、防己黄芪汤等。

五　苓　散

《伤寒论》

【组成】猪苓十八铢，去皮(9g)　泽泻一两六铢(15g)　白术十八铢(9g)　茯苓十八铢(9g)　桂枝半两，去皮(6g)

【用法】捣为散，以白饮和服方寸匕，日三服，多饮暖水，汗出愈，如法将息(现代用法：散剂，每服 6～9g，每日 2 次；汤剂，水煎服，多饮热水，取微汗）。

【功用】利水渗湿，温阳化气。

【主治】

1. 蓄水证。小便不利头痛微热，烦渴引饮，甚则水入即吐，舌苔白，脉浮。

2. 水湿内停。水肿，泄泻，小便不利及霍乱等。

3. 痰饮。脐下动悸，吐涎沫而头眩；或短气而咳。

【方解】本方治证较多，《伤寒论》原治太阳表邪未解，循经传腑，致膀胱气化不利，遂成太阳经腑同病之蓄水证。太阳表邪未解，则头痛微热；膀胱气化失司，则小便不利；水蓄不化，郁遏阳气，气不化津，津液不得上承于口，则渴欲饮水；水蓄不化，饮入之水不得输布而上逆，致水入即吐，而成"水逆证"。在《伤寒论》中并用本方治疗水湿内停所致诸症。水湿内盛，泛溢肌肤，则为水肿；下注大肠，则为泄泻；积留肠胃，升降失常，清浊相干，则为霍乱吐泻。《金匮要略》还用本方治疗痰饮证，饮停于下，水气内动，则脐下动悸，水饮上犯，阻遏清阳，则吐涎沫而头眩；水饮凌肺，肺气不利，则短气而咳。总之，本方治证虽多，但均属水饮停蓄为患，故治宜利水渗湿为主，兼以化气解表。方中重用泽泻为君，甘淡渗利，直达肾与膀胱，利水渗湿。臣以猪苓、茯苓，同为淡渗之品，助君药利水渗湿之力。佐以白术，既可燥湿利水，又能健脾运湿；桂枝既可外解太阳之表，又能内助膀胱气化。若欲解其表，当服后多饮暖水，旨在以水热之气，助人体阳气，以资发汗。诸药相伍，甘淡渗利为主，佐以化气解表，使水行气化，表邪得解，脾气健运，则蓄水留饮诸证自除。

【运用】

1. 本方为利水化气之剂。以小便不利、舌苔白、脉浮或缓为辨证要点。湿热者忌用。

2. 本方常用于急慢性肾炎、水肿、肝硬化腹水、心源性水肿、急性肠炎、尿潴留、脑积水等属水湿内停者。

【方论选录】

《医宗金鉴·删补名医方论》：是方也，乃太阳邪热入府，水气不化，膀胱表里药也。一治水逆，水入则吐；一治消渴，水入则消……二证皆小便不利，故均得而主之。然小便利者不可用，恐重伤津液也。由此可知五苓散非治水热之专剂，乃治水热小便不利之主方也。君泽泻之咸寒，咸走水府，寒胜热邪。佐以二苓之淡渗，通调水道，下输膀胱，并泻水热也。用白术之燥湿，健脾助土，为之堤防以制水也。用桂之辛温，宣通阳气，蒸化三焦以行水也。泽泻得二苓下降，利水之功倍，小便利而水不蓄矣。白术须桂上升，通阳之效捷，气腾津化渴自止也。若发热表不解，以桂易桂枝，服后多饮暖水令汗出愈。是此方不止治停水小便不利之里，而犹解停水发热之表也。

【附方】

1. **四苓散**（《丹溪心法》） 白术 茯苓 猪苓各一两半(45g) 泽泻二两半(75g) 四味共为末，每次12g，水煎服。功用：渗湿健脾。主治：脾胃虚弱，水湿内停证。小便赤少，大便溏泄。

2. **胃苓汤**（《世医得效方》） 五苓散 平胃散(各6～10g) 上二药合，苏子、乌梅煎汤送下，未效，加木香、缩砂仁、白术、丁香煎服。功用：祛湿和胃，行气利水。主治：夏秋之间，脾胃伤冷，水谷不分，泄泻如水，以及水肿、腹胀、小便不利者。

3. **茵陈五苓散**（《金匮要略》） 茵陈蒿末十分(4g) 五苓散五分(2g) 上二物合，先食，饮方寸匕(6g)，日三服。功用：利湿退黄。主治：湿热黄疸，湿重于热，小便不利者。

四苓散即五苓散去桂枝，功专淡渗利水，主治水湿内停、小便不利诸证。胃苓汤系平胃散与五苓散合方，具有祛湿和胃、行气利水之功，用于水湿内盛之泄泻、水肿、小便不利等。茵陈五苓散即五苓散与倍量茵陈蒿相合而成，具有利湿清热退黄之功，适用于黄疸湿多热少、小便不利之证。

【方歌】

五苓散治太阳腑，白术泽泻猪茯苓；

温阳化气添桂枝，利便解表治水停。

猪　苓　汤

《伤寒论》

【组成】猪苓去皮　茯苓　泽泻　阿胶　滑石碎，各一两(9g)

【用法】上五味，以水四升，先煮四味，取二升，去滓，内阿胶烊消，温服七合，日三服(现代用法：水煎服，阿胶烊化)。

【功用】利水，清热，养阴。

【主治】水热互结证。小便不利，发热，口渴欲饮，或心烦不寐，或兼有咳嗽、呕恶、下利，舌红苔白或微黄，脉细数。

【方解】《伤寒论》以本方治疗伤寒之邪传入于里，化而为热，与水相搏，遂成水热互结、热伤阴津之证。水热互结，气化不行，热灼阴津，津不上承，则小便不利，发热而口渴欲饮；阴虚且邪热上扰，则心烦不寐；水气上逆于肺则咳，中攻于胃则呕，下渗于大肠则利。治宜利水清热养阴之法。方以猪苓为君，专以淡渗利水。臣以泽泻、茯苓，助猪苓利水渗湿之力，且泽泻兼可泄热、茯苓尚可健脾运湿。佐入滑石，利水、清热两彰其功；阿胶滋阴润燥，既益已伤之阴，又防渗利复伤阴血。诸药合用，渗利与清热养阴并进，利水而不伤阴，滋阴而不敛邪，使水去热清阴复，诸证自解。血淋而小便不利者，亦可用本方利水通淋，清热止血。

本方与五苓散以泽泻、猪苓、茯苓为共有药物，均以利水渗湿为主要功用，以治小便不利、身热口渴等。然五苓散证乃因水湿内盛、膀胱气化不利而致，故配伍桂枝温阳化气兼解太阳未尽之邪，白术燥湿健脾，共成温阳化气利水之剂；本方治证乃因邪气入里化热、水热互结、灼伤阴津所致，故配伍滑石清热利湿，阿胶滋阴润燥，共成利水、清热、养阴之方。

【运用】

1. 本方以利水为主，兼以养阴清热，主治水热互结而兼阴虚之证。以小便不利、口渴、身热、舌红、脉细数为辨证要点。若内热盛、阴津大亏者忌用。

2. 本方适用于泌尿系感染、肾炎、膀胱炎、产后尿潴留等属水热互结兼阴虚者。

【方论选录】

《古今名医方论》：仲景制猪苓汤，以行阳明、少阴二经水热，然其旨全在益阴，不专利水。盖伤寒在表，最忌亡阳，而里虚又患亡阴。亡阴者，亡肾中之阴与胃家之津液也。故阴虚之人，不但大便不可轻动，即小水亦忌下通。倘阴虚过于渗利，津液不致耗竭乎？方中阿胶养阴，生新去瘀，于肾中利水，即于肾中养阴。滑石甘滑而寒，于胃中去热，亦于胃家养阴。佐以二苓之淡渗者行之，既疏浊热，而又不留其瘀壅，亦润真阴，而不苦其枯燥，源清而流有不清者乎？顾太阳利水用五苓者，以太阳职司寒水，故急加桂以温之，是暖肾以行水也。阳明、少阴之用猪苓，以二经两关津液，特用阿胶、滑石以润之，是滋养无形以行有形也。利水虽同，寒温迥别，惟明者知之。

【方歌】

猪苓汤用猪茯苓，泽泻滑石阿胶并；

小便不利兼烦渴，利水养阴热亦平。

防己黄芪汤

《金匮要略》

【组成】防己一两(12g) 黄芪一两一分,去芦(15g) 甘草半两,炒(6g) 白术七钱半(9g)

【用法】上锉麻豆大,每抄五钱匕,生姜四片,大枣一枚,水盏半,煎八分,去滓温服,良久再服。服后当如虫行皮中,以腰下如冰,后坐被上,又以一被绕腰以下,温令微汗,瘥(现代用法:加生姜、大枣,水煎服)。

【功用】益气祛风,健脾利水。

【主治】表虚不固之风水或风湿证。汗出恶风,身重,小便不利,舌淡苔白,脉浮。

【方解】本方所治之风水、风湿,乃由表虚不固、外受风邪、水湿郁于肌腠所致。表虚不固,则汗出恶风;水湿郁于肌肉、经络,则身重;水湿内停,则小便不利。此虽邪郁肌腠,但又表虚不固,故治宜益气固表与祛风行水并用。方中防己祛风行水;黄芪益气固表,兼可利水。二者相伍,祛风行水而不伤正,益气固表而不恋邪,共为君药。白术益气健脾,燥湿利水,既助黄芪益气固表,又助防己祛湿行水,为臣药。佐用姜、枣调和营卫。甘草益气和中,调和药性,用为佐使。诸药相伍,益气祛风,健脾利水,邪正兼顾,使风湿得除,表气得固,脾气得健,诸症自除。

【运用】

1. 本方是治疗风湿、风水属表虚证之常用方。以汗出恶风、小便不利、苔白脉浮为辨证要点。若水湿壅盛、汗不出者,虽有脉浮恶风,亦非本方所宜。

2. 本方适用于慢性肾小球肾炎、心源性水肿、风湿性关节炎等属风水、风湿而兼表虚证者。

【方论选录】

《金匮要略心典》:风湿在表,法当以汗而解,乃汗不待发而自出,表尚未解而已虚,汗解之法,不可守矣。故不用麻黄出之皮毛之表,而用防己驱之肌肤之里。服后如虫行皮中,及以腰下如冰,皆湿下行之征也。然非芪、术、甘草,焉能使卫阳复振,而驱湿下行哉?

【方歌】

防己黄芪金匮方,白术甘草枣生姜;
汗出恶风兼身重,表虚湿盛服之康。

五 皮 散

《华氏中藏经》

【组成】生姜皮 桑白皮 陈橘皮 大腹皮 茯苓皮各等分(9g)

【用法】上为粗末,每服三钱,水一盏半,煎至八分,去滓,不计时候温服,忌生冷油腻硬物(现代用法:水煎服)。

【功用】行水消肿,理气健脾。

【主治】皮水。一身悉肿,肢体沉重,心腹胀满,上气喘急,小便不利,以及妊娠水肿,苔白腻,脉沉缓。

【方解】本方所治之皮水,乃由脾湿壅盛、泛溢肌肤而致。水湿泛溢,则一身悉肿,肢体沉重;湿阻气壅,则心腹胀满,上气喘急。治宜利水消肿,理气健脾。方中以茯苓皮为君,利水渗湿,健脾运湿,善治皮水。臣以大腹皮下气行水,消胀除满;橘皮理气和胃,醒脾化湿。佐以生姜皮散水消肿；桑白皮清降肺气，利水消肿。五药皆用其皮，取其善行皮间水气之功，利水消肿与利肺健脾同用，使气行水利，皮水自消。

【运用】

1. 本方药性平和，为治皮水之常用方。以一身悉肿、心腹胀满、小便不利为辨证要点。

2. 本方常用于肾炎水肿、心源性水肿、妊娠水肿等属脾湿壅盛者。

【方论选录】

《成方便读》：治水病肿满，上气喘急，或腰以下肿，此亦肺之治节不行，以致水溢皮肤，而为以上诸症。故以桑皮之泻肺降气，肺气清肃，则水自下趋。而以茯苓之从上导下，大腹皮宣胸行水，姜皮辛凉解散，陈皮理气行痰。皆用皮者，因病在皮，以皮行皮之意。然肺脾为子母之脏，子病未有不累及其母也。故肿满一证，脾实相关。否则，脾有健运之能，土旺则自可制水，虽肺之治节不行，决无肿满之患。是以陈皮、茯苓两味，本为脾药，其功用皆能行中带补，匡正除邪，一举而两治之，则上下之邪，悉皆涣散耳。

【方歌】

五皮饮用五般皮，陈茯姜桑大腹奇；
或用五加易桑白，脾虚腹胀此方司。

第四节　温化水湿

温化水湿剂，适用于阳虚不能化水或湿从寒化所致的痰饮、水肿等。常用附子、干姜、桂枝等温阳药与茯苓、白术等利湿药为主组方。代表方如苓桂术甘汤、真武汤、实脾散。

苓桂术甘汤

《金匮要略》

【组成】茯苓四两(12g)　桂枝三两(9g)　白术三两(9g)　甘草二两(6g)

【用法】上四味，以水六升，煮取三升，去滓，分温三服(现代用法：水煎服)。

【功用】温阳化饮，健脾利湿。

【主治】痰饮。胸胁支满，目眩心悸，或短气而咳，舌苔白滑，脉弦滑。

【方解】本方所治痰饮，乃由中阳不足、脾失健运、湿聚成饮、停于心下所致。痰饮随气升降，无处不到，停于胸胁，则胸胁支满；阻滞中焦，清阳不升，则头晕目眩；上凌心肺，则心悸，短气而咳。治当温阳化饮，健脾利湿。方中重用茯苓为君，健脾利水，渗湿化饮，既消已聚之饮，又杜饮生之源。桂枝为臣，温阳化气以温化痰饮，平冲降逆以平饮邪上逆。佐以白术健脾燥湿，使脾气健运，则湿去而不复聚，与茯苓相合，以治生痰之本。配以甘草，既合苓、术益气健脾，培土制水；又可调和诸药，以为佐使。四药合用，温阳健脾以助化饮，淡渗利湿以平冲逆，使脾健阳温，湿去饮化，其症自消。

本方与五苓散，同用茯苓、桂枝、白术，均有温阳化饮之功，皆可用治痰饮。然五苓散以泽泻为君，臣以茯苓、猪苓，则直达下焦，利下焦膀胱之水，其主症为小便不利，其所治之痰饮，乃饮停下焦，见脐下动悸，或吐涎沫而头眩等症。本方以茯苓为君，臣以桂枝，则健脾渗湿，温阳化饮，且四药皆归中焦脾胃，主治饮停中焦、胸胁支满、目眩心悸等症。

【运用】

1．本方为治疗中阳不足痰饮病之代表方。以胸胁支满、目眩心悸、舌苔白滑为辨证要点。若饮邪化热、咳痰黏稠者，非本方所宜。

2．本方适用于慢性支气管炎、支气管哮喘、心源性水肿、慢性肾小球肾炎水肿、美尼尔氏症、神经官能症等属水饮停于中焦者。

【方论选录】

《医宗金鉴·删补名医方论》：《灵枢》谓心包络之脉动则病胸胁支满者，谓痰饮积于心包，其病则必若是也。目眩者，痰饮阻其胸中之阳，不能布精于上也。茯苓淡渗，逐饮出下窍，因利而去，故用以为君。桂枝通阳输水走皮毛，从汗而解，故以为臣。白术燥湿，佐茯苓消痰以除支满。甘草补中，佐桂枝建土以制水邪也。

【方歌】

苓桂术甘化饮剂，温阳化饮又健脾；

饮邪上逆胸胁满，水饮下行悸眩去。

真武汤

《伤寒论》

【组成】茯苓三两（9g） 芍药三两（9g） 白术二两（6g） 生姜三两（9g） 附子炮去皮，一枚，破八片（9g）

【用法】上五味，以水八升，煮取三升，去滓，温服七合，日三服（现代用法：水煎服）。

【功用】温阳利水。

【主治】阳虚水泛证。小便不利，四肢沉重疼痛，腹痛下利，或肢体浮肿，或心下悸，头眩，身瞤动，振振欲擗地，苔白不渴，脉沉。

【方解】本方治证，乃由脾肾阳虚、水气内停或泛溢所致。《伤寒论》中用本方其证有二，一者为少阴病，肾阳亏虚，水气内停；二者为太阳病发汗太过，伤阳耗阴，水气内动。二者虽发病有别、症状有异，但皆属阳虚水泛之证。水之所制在脾，水之所主在肾，肾阳虚则不能化气行水，脾阳虚则不能运化水湿，以致水湿内停。肾中真阳衰微，不能化气行水，则小便不利；水湿泛溢于四肢，则四肢沉重疼痛，或肢体浮肿；水湿下注肠间，则腹痛下利。若太阳病发汗太过，伤阳耗阴，阳失温煦，阴失濡养，则身体筋肉瞤动，站立不稳；停水上逆则心下悸、头眩。治宜温阳利水。方中以附子为君，大辛大热，温肾助阳，以化气行水，兼暖脾土，以温运水湿。茯苓、白术为臣，健脾运湿，淡渗利水，使水邪从小便而去。伍以生姜之温散，既助附子温阳化气，行散水湿，又助苓、术温阳健脾，温运水湿；配用白芍，其义有四：一者利小便以行水气；二者柔肝缓急以止腹痛；三者敛阴舒筋以解筋瞤动；四者可防附子燥热伤阴，二味共为佐药。诸药合用，纳利水于温阳之中，使脾肾得温，水湿得利，诸症皆除。

【运用】

1．本方为温阳利水的基础方。以小便不利，肢体沉重或浮肿，舌质淡胖，苔白脉沉为辨证要点。

2．本方常用于慢性肾小球肾炎、心源性水肿、甲状腺功能低下、慢性支气管炎、慢性肠炎、肠结核等属脾肾阳虚、水湿内停者。

【方论选录】

《古今名医方论》：真武一方，为北方行水而设。用三白者，以其燥能制水，淡能伐肾邪而利水，酸能泄肝木以疏水故也。附子辛温大热，必用为佐者何居？盖水之所制者脾，水之所行者肾也，肾为胃关，聚水而从其类。倘肾中无阳，则脾之枢机虽运，而肾之关门不开，水虽欲行，孰为之主？故脾家得附子，则火能生土，而水有所归矣；肾中得附子，则坎阳鼓动，而水有所摄矣。更得芍药之酸，以收肝而敛阴气，阴平阳秘矣。若生姜者，并用以散四肢之水气而和胃也。

【方歌】

真武汤壮肾中阳，茯苓术芍附生姜；
少阴腹痛有水气，悸眩瞤惕保安康。

实　脾　散

《重订严氏济生方》

【组成】厚朴去皮，姜制，炒　白术　木瓜去瓤　木香不见火　草果仁　大腹子　附子炮，去皮脐　白茯苓去皮　干姜炮，各一两(6g)　甘草炙，半两(3g)

【用法】上㕮咀，每服四钱，水一盏半，生姜五片，枣子一枚，煎至七分，去滓，温服，不拘时候(现代用法：加入生姜、大枣，水煎服)。

【功用】温阳健脾，行气利水。

【主治】阳虚水肿。身半以下肿甚，手足不温，口中不渴，胸腹胀满，大便溏薄，舌苔白腻，脉沉弦而迟。

【方解】本方所治水肿，是谓阴水。由脾肾阳虚、阳不化水、水气内停所致。水为阴邪，其性下趋，水湿内盛，则腰以下肿甚；脾肾阳虚，失于温煦，则手足不温；水湿内阻，气机不畅，则胸腹胀满；脾阳不足，腐熟无权，则大便溏薄。治宜温阳健脾，行气利水。方中附子善温肾阳以化气行水；干姜善温脾阳以运化制水，二味相合，温肾暖脾，扶阳抑阴，共为君药。茯苓、白术健脾渗湿，使水湿从下而去，共为臣。木瓜化湿醒脾；厚朴、木香、大腹子(槟榔)、草果行气导滞，令气行湿化，气顺胀消，共为佐。甘草、生姜、大枣益脾和中，生姜兼能温散水气，甘草并能调和诸药，兼为佐使。诸药相合，共奏温暖脾肾、行气利水之效。然本方温补脾土之功偏胜，确有脾实则水治之功，而名曰"实脾"。

本方与真武汤同用附子、白术、茯苓、生姜，均具温补脾肾、助阳行水之功，皆可用于阴水证。然真武汤以附子为君，不用干姜，故偏于温肾，温阳利水中又佐芍药敛阴柔筋，主治阳虚水泛，肢肿并见腹痛下利或阴随阳伤之身瞤动；本方以附子、干姜共为君药，故温脾之力胜于真武汤，且佐行气导滞之品，主治阳虚水肿、兼胸腹胀满者。

【运用】

1. 本方为治疗脾肾阳虚水肿之常用方。以身半以下肿甚、胸腹胀满、舌淡苔腻、脉沉迟为辨证要点。若属阳水者，非本方所宜。

2. 本方常用于慢性肾炎、心源性水肿、肝硬化腹水等属脾肾阳虚气滞者。

【方论选录】

《医方考》：脾胃虚寒，不能制水，则水妄行，故肢体浮肿。以无郁热，故口不渴而大小便皆利。是方也，用白术、茯苓、甘草之甘温者补其虚；用干姜、附子之辛热者温其寒；用木香、草果之辛温者行其滞；用厚朴、腹子之下气者攻其邪，用木瓜之酸温者抑其所不胜。名曰实脾散者，实土以防水也。虽其药味不皆实土，然能去其邪，乃所以使脾气之自实也。

《医方集解》：此足太阴药也。脾虚故以白术、苓、草补之，脾寒故以姜、附、草蔻温之，脾湿故以大腹、茯苓利之，脾满故以木香、厚朴导之。然土之不足，由于木之有余，木瓜酸温，能于土中泻木，兼能行水，与木香同为平肝之品，使木不克土而肝和，则土能制水而脾实矣。

【方歌】

实脾苓术与木瓜，甘草木香大腹加；

草果附姜兼厚朴，虚寒阴水效堪夸。

第五节 祛湿化浊

祛湿化浊剂，适用于湿浊不化所致的白浊、妇女带下等证。常用祛湿化浊药如白术、苍术、萆薢、石菖蒲等，代表方如萆薢分清饮、完带汤。

萆薢分清散(萆薢分清饮)

《杨氏家藏方》

【组成】益智仁　川萆薢　石菖蒲　乌药各等分(9g)

【用法】上为细末，每服三钱，水一盏半，入盐一捻，同煎至七分，食前温服(现代用法：水煎服，入食盐少许)。

【功用】温肾利湿，分清化浊。

【主治】虚寒白浊。小便频数，浑浊不清，白如米泔，凝如膏糊，舌淡苔白，脉沉。

【方解】本方主治之白浊，乃由下焦虚寒、湿浊不化所致。下焦虚寒，气化不利，肾失封藏，膀胱失约，则小便频数，尿浊如米泔，或如脂膏。治宜温肾利湿，分清化浊。方中萆薢利湿化浊，为治白浊之要药，用以为君。石菖蒲既化湿浊以助萆薢之力，又性温而祛膀胱虚寒，用以为臣。益智仁补肾助阳，缩泉止遗；乌药温肾散寒，除膀胱冷气。二药合用，既温肾散寒治下焦虚寒之本，又缩泉止遗治尿频遗浊之标，用以为佐。入盐煎服，取其咸以入肾，引药直达下焦，用以为使。综观全方，利湿化浊以治其标，温暖下元以顾其本。原书方后云"一方加茯苓、甘草"，则其利湿分清之力益佳。

本方出自南宋医家杨倓的《杨氏家藏方》，原名"萆薢分清散"，及至元代《丹溪心法》引用此方，并改名为"萆薢分清饮"。

《医学心悟》另有萆薢分清饮，由萆薢、石菖蒲、黄柏、茯苓、白术、莲子心、丹参、车前子组成，其性偏寒凉，功以清热利湿，主治湿热白浊。

【运用】

1. 本方为主治下焦虚寒淋浊的常用方。以小便浑浊频数、舌淡苔白、脉沉为辨证要点。对于湿热白浊，则非本方所宜。

2. 本方适用于乳糜尿、慢性前列腺炎、慢性肾盂肾炎、慢性肾炎、慢性盆腔炎等属下焦虚寒、湿浊不化者。

【方论选录】

《医方考》：膀胱者，水渎之区也。胃中湿热乘之，则小便浑浊，譬之湿土之令行，而山泽昏瞑也。陶隐君曰，燥可以去湿，故萆薢、菖蒲、乌药、益智，皆燥物也，可以平湿土之敦阜。湿土既治，则天晴地明，万类皆洁矣，而况于膀胱乎？

《张氏医通》：精通尾膂，溲出膀胱，泾渭攸分，源流各异。详溲便之不禁，乃下焦阳气失职，故用益智之辛温以约制之，得盐之润下，并乌药亦不至于上窜也。独是胃中浊湿下渗，非萆薢无以清之，兼菖蒲以通九窍，利小便，略不及于收摄肾精之味，厥有旨哉！

【方歌】

萆薢分清石菖蒲，益智乌药标本顾；

温肾利湿分清浊，或益苓草盐煎服。

完　带　汤

《傅青主女科》

【组成】白术一两，土炒(30g)　山药一两，炒(30g)　人参二钱(6g)　白芍五钱，酒炒(15g)　车前子酒炒，三钱(9g)　苍术制，三钱(9g)　甘草一钱(3g)　陈皮五分(2g)　黑芥穗五分(2g)　柴胡六分(3～5g)

【用法】水煎服。

【功用】补脾疏肝，化湿止带。

【主治】脾虚肝郁，湿浊带下。带下色白，清稀如涕，面色㿠白，倦怠便溏，舌淡苔白，脉缓或濡弱。

【方解】本方所治白带，乃由脾虚肝郁、带脉失约、湿浊下注所致。肝郁伤脾，生湿下注，则带下色白，清稀如涕；脾虚化源不足，气血不荣其面，则面色㿠白；脾失健运，水湿内停，清气不升，则倦怠便溏。治宜补脾益气，疏肝解郁，化湿止带。方中白术、山药健脾祛湿，使脾气健运，湿浊得消，山药并有补肾止带之功，二药共为君药。人参补中益气，助君药补脾之功；苍术燥湿运脾，以增祛湿化浊之力；白芍柔肝理脾，抑木以扶土；车前子利湿清热，令湿浊从小便而去，四药共为臣药。佐以陈皮理气健脾，既令诸药补而不滞，又可行气以化湿；柴胡、荆芥穗之升散，伍白术则升发脾胃清阳，配白芍则疏肝解郁。甘草调药和中以为佐使之用。诸药相配，补散并用，使气旺脾健而湿化带止。

【运用】

1. 本方为治脾虚肝郁、湿浊下注带下的常用方。以带下清稀色白、舌淡苔白、脉濡缓为辨证要点。带下证属湿热下注者，非本方所宜。

2. 本方常用于阴道炎、宫颈糜烂、盆腔炎而属脾虚肝郁、湿浊下注者。

【方论选录】

《傅青主女科》：夫带下俱是湿证，而以带名者，因带脉不能约束而病此患，故以名之。然带脉通于任督，任督病而带脉始病……况加以脾气之虚，肝气之郁，湿气之侵，热气之逼，安得不成带下之病哉？妇人有经年累月下流白物，如涕如唾，不能禁止，甚则臭秽者，所谓白带也。夫白带者，乃湿盛而火衰，肝郁而气弱，则脾土受伤，湿土之气下陷，是以脾精不守，不能化荣血以为经水，而反变成白滑之物，由阴门直下，欲自禁而不可得也。治法宜大补脾胃之气，而稍佐以舒肝之品，使风木不闭塞于地中，则地气自升腾于天上，脾气健而湿气消，自无白带之患矣。此方脾、胃、肝三经同治之法，寓补于散之中，寄消于升之内，升提肝木之气，则肝血不燥，何致下克脾土。补益脾土之元，则脾气不湿，何难分消水气。至于补脾而兼以补胃者，由里及表也。脾非胃气之强，则脾之弱不能旺，是补胃正所以补脾耳。

【方歌】

完带汤中用白术，山药人参白芍辅；

苍术车前黑芥穗，陈皮甘草与柴胡。

小 结

1. **燥湿和胃** 平胃散燥湿与行气并用，为治疗湿滞脾胃的基础方剂，以脘腹胀满、舌苔厚腻为主症。藿香正气散外散风寒，内化湿浊，理脾和胃，升清降浊，主治外感风寒、内伤湿滞之霍乱吐泻证。

2. **清热祛湿** 茵陈蒿汤清泻瘀热，利湿退黄，主治一身面目俱黄的湿热黄疸。八正散集一派清热利水通淋药于一方，长于通淋，主治湿热淋证。三仁汤与甘露消毒丹皆可用治湿温，三仁汤利湿之力大于清热，适用于湿温初起、邪在气分之湿重于热证；甘露消毒丹清热与利湿并重，适用于湿温时疫邪在气分之湿热并重证。连朴饮清热、化湿、和胃并用，主治湿热并重而蕴伏之霍乱。当归拈痛汤与二妙散均可用治湿热痹证，当归拈痛汤利湿清热兼以疏风，主治湿热内蕴、外受风邪或风湿化热之痹证；二妙散清热燥湿，长于治疗湿热下注之痿、痹以及下部湿疮。

3. **利水渗湿** 五苓散与猪苓汤同为淡渗利水之剂，主治小便不利。五苓散利水之中兼能温阳化气并解表，适用于太阳经腑同病、膀胱气化不利之蓄水证等；猪苓汤利水之中兼能清热养阴，适用于水热互结、热邪伤阴之小便不利等证。防己黄芪汤固表祛风，利湿行水，主治风水或风湿证。五皮散利水消肿，理气健脾，主治脾虚湿盛、一身悉肿之皮水证。

4. **温化水湿** 苓桂术甘汤温阳化饮，是治疗中阳不足、饮停心下之痰饮病的基础方。真武汤与实脾散皆能温暖脾肾，助阳利水，为治阳虚水肿的常用方。真武汤偏于温肾，兼能敛阴缓急，主治阳虚水肿，兼见腹痛或身瞤动。实脾散重在温脾，兼能行气化滞，主治阳虚水肿，身半以下肿甚，见有胸腹胀满者。

5. **祛湿化浊** 萆薢分清饮温肾利湿，分清化浊，专治虚寒白浊。完带汤补脾、化湿、疏肝，主治脾虚肝郁、湿浊下注之带下证。

思 考 题

1. 防己黄芪汤主治何证？方中防己配伍黄芪的意义是什么？

2. 三仁汤主治何病证？方中配伍杏仁、白蔻仁、薏苡仁的作用是什么？《温病条辨》就此方治湿温提出的三点禁忌是什么？

3. 十灰散、茵陈蒿汤、八正散三方均配用了大黄、栀子之药对，其作用各是什么？

4. 四逆汤以生附子配伍干姜，真武汤以炮附子配伍生姜，其意义各是什么？

5. 大黄在大承气汤、温脾汤、复元活血汤、茵陈蒿汤、八正散中的作用各是什么？

6. 黄芪在玉屏风散、补中益气汤、当归补血汤、补阳还五汤、防己黄芪汤中的作用各是什么？

7. 桂枝在桂枝汤、小建中汤、当归四逆汤、炙甘草汤、肾气丸、温经汤、五苓散、苓桂术甘汤中的作用各是什么？

8. 五苓散、五皮散、真武汤、实脾散均治水肿，临床如何区别使用？

9. 理中丸、藿香正气散、五苓散、连朴饮均可治霍乱吐泻，临床如何区别使用？

10. 小蓟饮子、猪苓汤均可治血淋，临床如何区别使用？

11. 三仁汤、甘露消毒丹均治湿温邪在气分之证，临床如何区别使用？

12. 当归拈痛汤、二妙散均治湿热内蕴之证，临床如何区别使用？

13. 试述五苓散的配伍意义。

14. 试述真武汤的配伍意义。

15. 二妙散、完带汤、龙胆泻肝汤三方均可治妇女带下，其作用有什么不同？

16.《杨氏家藏方》萆薢分清散、《丹溪心法》及《医学心悟》萆薢分清饮在组成、功效、主治方面有何异同？

第二十一章 祛 痰 剂

凡以祛痰药为主组成，具有消除痰饮作用，治疗各种痰病的方剂，统称为祛痰剂。属于“八法”中的“消法”。

痰包括饮，两者异名同类，即稠浊者为痰，清稀者为饮，皆为水液代谢的病理产物，乃湿聚而成。痰、饮亦可成为一种致病因素，其发病每以咳嗽为主症。若流散于胸膈肠胃、经络四肢、头身关节，可导致胸痹呕吐、头痛眩晕、中风痰厥、癫狂惊痫，以及痰核瘰疬等多种疾病。

痰病极为复杂，成因很多，治法因之各异。如脾失健运、湿郁成痰者，治宜燥湿健脾化痰法；火热内盛、灼津为痰者，治宜清热化痰法；肺燥津亏、虚火烁液为痰者，治宜润燥化痰法；脾肾阳虚、寒饮内停，或肺寒留饮者，治宜温化寒痰法；痰浊内生、肝风内动、挟痰上扰者，治宜化痰息风法。据此，本章祛痰剂分为燥湿化痰、清热化痰、润燥化痰、温化寒痰、化痰息风五类。

应用祛痰剂当以祛痰药为主，以消除已生之痰，并常配伍健脾、补肾、理气药，以杜生痰之本。痰由湿生，而湿主要源之于脾，所以治痰剂中多配伍健脾祛湿药。然痰饮与肾亦密切相关，如肾不制水，则水泛为痰，故祛痰剂中亦配伍益肾之品。痰随气而升降，气壅则痰滞，气顺则痰消，故治痰剂中又常配理气药。至于痰流经络、肌腠而为瘰疬、痰核者，又常结合软坚散结之法等。临证应用祛痰剂当随其虚实寒热而调之。

运用祛痰剂时，应辨别痰之性质，还应注意病情，分清标本缓急。有咳血倾向者，不宜用燥烈之剂，以免引起大量咯血；表邪未解或痰多者，慎用滋润之品，以防壅滞留邪，病久不愈。

第一节 燥湿化痰

燥湿化痰剂，适用于湿痰证。症见咳嗽、痰多色白易咯，胸脘痞闷，呕恶眩晕，肢体困倦，舌苔白腻或白滑，脉缓或滑等。常用半夏、天南星及白术、陈皮等组方。代表方如二陈汤。

二 陈 汤

《太平惠民和剂局方》

【组成】半夏汤洗七次　橘红各五两(15g)　白茯苓三两(9g)　甘草炙，一两半(5g)

【用法】上㕮咀，每服四钱，用水一盏，生姜七片，乌梅一个，同煎六分，去滓。热服，不拘时候(现代用法：加生姜3g、乌梅1个，水煎服)。

【功用】燥湿化痰，理气和中。

【主治】湿痰咳嗽。痰多色白易咯，或呕吐恶心，或头眩心悸，或中脘不快，或发为寒热，或因食生冷，脾胃不和，舌苔白润，脉滑。

【方解】湿痰之证，多由脾肺功能失调所致。脾为生痰之源，肺为贮痰之器，脾失健运，则停湿生痰，湿痰犯肺，致令咳嗽痰多。湿浊内盛，阻碍清阳，或影响胃气失和，故见头眩心悸，恶心呕吐，中脘不快。治宜燥湿化痰、理气和中为法。方中以半夏为君，取其辛温性燥，善能燥湿化痰，且又降逆和胃。以橘红为臣，理气燥湿祛痰，燥湿以助半夏化痰之力，理气可令气顺则痰消。痰由湿生，湿自脾来，故佐以茯苓健脾渗湿，湿去脾旺，痰无由生；煎加生姜者，以其降逆化饮，既能制半夏之毒，又能助半夏、橘红行气消痰，和胃止呕；复用少许乌梅收敛肺气，与半夏相伍，散中有收，使祛痰而不伤正。以甘草为使药，调和药性而兼润肺和中。诸药合用，标本兼顾，燥湿化痰，理气和中，为治湿痰之主方，亦为祛痰的基础方。方中半夏、橘红以陈久者良，故方以“二陈”为名。

【运用】

1. 本方为治疗湿痰的常用方。以咳嗽痰多易咯，舌苔白腻或白润，脉缓、滑为证治要点。本方温燥之性较强，故阴虚肺燥及咳血者忌用。

2. 本方常用于慢性支气管炎、肺气肿、慢性胃炎、妊娠呕吐、神经性呕吐、耳源性眩晕等属湿痰或湿阻气机者。

【方论选录】

《医方考》：湿痰者，痰之原生于湿也。水饮入胃，无非湿化，脾弱不能克制，停于胸膈，中、下二焦之气熏蒸稠黏，稀则曰饮，稠则曰痰，痰生于湿，故曰湿痰也。是方也，半夏辛热能燥湿，茯苓甘淡能渗湿，湿去则痰无由以生，所谓治病必求其本也；陈皮辛温能利气，甘草甘平能益脾，益脾则土足以制湿，利气则痰无能留滞，益脾治其本，利气治其标也。

【附方】

1. **涤痰汤**（《证治准绳》）　南星姜制　半夏汤洗七次，各二钱半(8g)　枳实麸炒　茯苓去皮，各二钱(6g)　橘红一钱半(5g)　石菖蒲　人参各一钱(3g)　竹茹七分(2g)　甘草半钱(1.5g)　上作一服，水二盅，生姜五片，煎至一盅，食后服(现代用法：加姜枣水煎服)。功用：涤痰开窍。主治：中风痰迷心窍，舌强不能言。

2. **导痰汤**（《济生方》）　半夏汤洗七次，四两(12g)　天南星炮，去皮　橘红　枳实去瓤，麸炒　赤茯苓去皮，各一两(3g)　甘草炙，半两(2g)　㕮咀，每服四钱(12g)，水二盏，生姜三片，煎至八分，去滓，温服，食后。功用：燥湿祛痰，行气开郁。主治：一切痰厥，头目眩晕，或痰饮壅盛，胸膈痞塞，胁肋胀满，头痛吐逆，喘急痰嗽，涕唾稠黏，坐卧不安等。

【方歌】

二陈汤用半夏陈，益以茯苓甘草成；
利气调中兼祛湿，煎加梅姜消痰饮。

温　胆　汤

《三因极一病证方论》

【组成】半夏汤洗七次　竹茹　枳实麸炒去瓤，各二两(6g)　橘皮三两(9g)　甘草炙，一两(3g)　白茯苓一两半(4.5g)

【用法】上剉为散，每服四大钱(12g)，水一盏半，姜五片，枣一枚，煎七分，去滓，食前服(现代用法：加姜枣水煎服)。

【功用】理气化痰，清胆和胃。

【主治】胆胃不和，痰热内扰证。胆怯易惊，虚烦不宁，失眠多梦，呕吐呃逆，癫痫等证。

【方解】胆主决断，痰热内扰，则胆怯易惊，失眠多梦，甚或上蒙清窍，而发癫痫；胃主和降，胆胃不和，则胃气上逆，而为呕吐呃逆。治宜清胆和胃、理气化痰之法。方中以半夏为君，燥湿化痰，降逆和胃。竹茹为臣，清胆和胃化痰，止呕除烦。佐以枳实、橘皮理气化痰，令气顺则痰消，茯苓健脾渗湿，以杜生痰之源。三药与夏、茹相合，既化痰又有和胃之效。使以甘草，益脾和中，调和诸药。煎加生姜、大枣，和脾胃而兼制半夏之毒。综合全方，可使痰热消而胆胃和，则诸证自解。本方是为胆胃不和、痰热内扰而设，但以化痰为主，清热之力微，故适用于痰热内扰、热象较轻者。

【运用】

1. 本方为治疗胆胃不和、痰热内扰证的常用方。以舌苔白腻微黄，脉弦、滑或略数者为证治要点。

2. 本方常用于神经官能症、急慢性胃炎、慢性支气管炎、美尼尔氏症、妊娠呕吐、精神分裂症、脑血管意外、癫痫等属痰热内扰、胆胃不和者。

【方论选录】

《成方便读》：胆为清净之腑，无出无入，寄附于肝，又与肝相为表里。肝藏魂，夜卧则魂归于肝。胆有邪，岂有不波及于肝哉？且胆为甲木，其象应春，今胆虚即不能遂其生长发陈之令，于是土得木而达者，因木郁而不达矣。土不达则痰涎易生，痰为百病之母，所虚之处，即受邪之处，故有惊悸之状。此方纯以二陈、竹茹、枳实、生姜和胃豁痰，破气开郁之品，内中并无温胆之药，而以温胆名方者，亦以胆为甲木，常欲其得春气温和之义耳。

《张氏医通》：胆之不温，由于胃热不清，停蓄痰涎，沃于清静之府，所以阳气不能调畅，而失温和之性，故用二陈之辛温以温胆涤涎，涎聚则痰郁，故加枳实、竹茹以化胃热也。

【方歌】

温胆汤中苓半草，枳竹陈皮加姜枣；
虚烦不眠证多端，此系胆虚痰热扰。

第二节 清热化痰

清热化痰剂，适用于热痰证。症见以咳嗽痰黄，黏稠难咯，胸痛，眩晕，惊痫等。常用瓜蒌、胆南星等清热化痰药为主组方。代表方如清气化痰丸、小陷胸汤。

清气化痰丸

《医方考》

【组成】陈皮去白　杏仁去皮尖　枳实麸炒　黄芩酒炒　瓜蒌仁去油　茯苓各一两(30g)　胆南星　制半夏各一两半(45g)

【用法】姜汁为小丸，每服6g，温开水送下(现代用法：亦可做汤剂，水煎服)。

【功用】清热化痰，理气止咳。

【主治】痰热咳嗽。痰稠色黄，咯之不爽，胸膈痞满，甚则气急呕恶，舌质红，苔黄腻，脉滑数。

【方解】本方是为痰热壅肺之证而设。火热犯肺，灼津为痰，痰热互结，阻碍气机，故见咳嗽痰稠色黄、胸膈不快、气急呕恶诸症。治宜清热化痰、理气止咳为法。方中以胆南星为君，取其味苦性凉，清热化痰，治痰热之壅闭。以瓜蒌仁、黄芩为臣，瓜蒌仁甘寒，长于清肺化痰；黄芩苦寒，善能清肺泻火，两者合用，泻肺火，化痰热，以助胆南星之力。治痰当须理气，故佐以枳实下气消痞，橘红理气宽中，亦可燥湿化痰。脾为生痰之源，肺为贮痰之器，故又佐以茯苓健脾渗湿，杏仁宣利肺气，半夏燥湿化痰。且陈皮、半夏温燥之性，可防胆南星、黄芩、瓜蒌仁等寒凉太过。生姜汁为丸，取生姜汁辛散之力以豁痰开窍。诸药配伍，热清火降，气顺痰消，则诸症自愈。

本方系二陈汤加减化裁而成，但君药为胆南星，并臣以黄芩、瓜蒌仁，则变燥湿化痰之方为清热化痰之剂。其去乌梅者，因痰热壅肺，恐其酸收敛邪，故不可用。去甘草者，因其甘缓壅滞，对痰气不利，故可不用。

【运用】

1. 本方为治疗热痰的常用方。以咳嗽痰稠色黄、苔黄、脉数为证治要点。

2. 本方常用于肺炎、支气管炎等属痰热为患者。

【方论选录】

《成方便读》：治热痰。汪讱庵曰：热痰者，痰因火而成也，痰即有形之火，火即无形之痰，痰随火而升降，火引痰而横行，变生诸证，不可纪极。火借气于五脏，痰借液于五味，气有余则为火，液有余则为痰，故治痰者必降其火，治火者必顺其气，此方所由设也。方中半夏、胆星为治痰之君药。然由于火，故以黄芩之苦寒降之，瓜蒌之甘寒润之。火因于气，即以陈皮顺之，枳实破之。然脾为生痰之源，肺为贮痰之器，故以杏仁之苦温疏肺而降气，茯苓之甘淡渗湿而宣脾，肺脾肃清，则痰不存留矣。以姜汁糊丸者，用为开痰之先导耳。

【方歌】

清气化痰星夏橘，杏仁枳实瓜蒌子；

芩苓姜汁糊为丸，气顺火消痰自失。

小陷胸汤

《伤寒论》

【组成】黄连一两(6g)　半夏洗，半升(18g)　栝蒌实大者一枚(20g)

【用法】上三味，以水六升，先煮瓜蒌取三升，去滓，内诸药，煮取二升，去滓，分温三服（现代用法：水煎服）。

【功用】清热化痰，宽胸散结。

【主治】痰热互结证。胸脘痞闷，按之则痛，或咳痰黄稠，舌苔黄腻，脉滑数。

【方解】本方原治伤寒表证误下，邪热内陷，痰热结于心下的小结胸病。《伤寒论》说："小结胸病，正在心下，按之则痛，脉浮滑者，小陷胸汤主之。"痰热内结，气郁不通，故胸脘痞闷，按之则痛。治宜清热化痰，理气散结。方中以瓜蒌为君，清热化痰，理气宽胸，通胸膈之痹。以黄连、半夏为臣药，取黄连之苦寒，清热降火，开心下之痞；半夏之辛燥，降逆化痰，散心下之结。两者合用，一苦一辛，辛开苦降，与瓜蒌相伍，则润燥相得，清热消痰，共奏散结开痞之功。方仅三药，配伍精当，是为治疗痰热互结、胸脘痞痛之良剂。不仅用于伤寒之小结胸病，对内科杂证属于痰热互结者，亦甚有效。

【运用】

1. 本方为治疗痰热互结之名方。以胸脘痞闷、按之则痛、舌苔黄腻、脉滑数为证治要点。

2. 本方常用于急慢性胃炎、胸膜炎、胸膜粘连、急性支气管炎、肋间神经痛等属痰热互结者。

【方论选录】

《古今名医方论》：此热结未深者在心下，不若大结胸之高在心上。按之痛。比手不可近为轻。脉之浮滑，又缓于沉紧。但痰饮素盛，挟热邪而内结，所以脉见浮滑也。以半夏之辛散之，黄连之苦泻之，栝楼之苦润涤之，所以除热散结于胸中也。先煮栝楼，分温三服，皆以缓治上之法。

【方歌】

小陷胸汤连夏蒌，宽胸开结涤痰优；
膈上热痰痞满痛，舌苔黄腻服之休。

滚　痰　丸

《丹溪心法附余》

【组成】大黄酒蒸　片黄芩酒洗净，各八两(24g)　礞石一两(3g)捶碎，用焰硝一两(3g)放入小砂罐内盖之，铁线缚定，盐泥固济，晒干，火煅红，候冷取出　沉香半两(1.5g)

【用法】上为细末，水丸梧桐子大，每服四五十丸，量虚实加减服，清茶、温水送下，临卧食后服(现代用法：水泛小丸，每服8～10g，日1～2次，温开水送下)。

【功用】泻火逐痰。

【主治】实热老痰。癫狂惊悸，或怔忡昏迷，或咳喘痰稠，或胸脘痞闷，或眩晕耳鸣，或绕项结核，或口眼蠕动，或不寐，或梦寐奇怪之状，或骨节卒痛难以名状，或噎息烦闷，大便秘结，舌苔黄腻，脉滑数有力。

【方解】实热老痰，久积不去，变幻多端。上蒙清窍，则发为癫狂、昏迷；扰动心神，则为惊悸怔忡，梦寐怪状；内壅于肺，则为咳喘痰稠，甚则噎息烦闷；留于经络、关节，则为口眼蠕动，或骨节卒痛，或绕项结核等。治宜荡涤实热，攻逐顽痰。方中以礞石为君，取其燥悍重坠之性，善能攻坠陈积伏匿之老痰，与焰硝同煅，其攻逐下行之性尤强。《本草纲目》说："此药重坠，制以硝石，其性疏快，使木平气下，而痰积通利，诸证自除。"臣以大黄之苦寒降泄，荡涤实热，开痰火下行之路。佐以黄芩苦寒泻火，专清上焦气分之热；沉香降逆下气而平喘，乃治痰必先顺气之理。四药相伍，泻火逐痰之力峻猛，可使痰积恶物，自肠道而下。对于形气壮实、痰火胶固为病者，用之最宜。

本方药力较猛，非实热老痰，以及虚弱之人、孕妇等，均应慎用，以免损伤正气。

【运用】

1. 本方为治疗实热老痰的常用方。以舌苔黄厚、脉滑数有力为证治要点。因本方药力较峻，凡中气不足、脾肾阳虚、孕妇等，皆应慎用。

2. 本方常用于精神分裂症、癫痫、神经官能症、慢性支气管炎、肺感染、病毒性脑炎等属实热老痰患者。

【方论选录】

《医宗金鉴·删补名医方论》：治痰者，以清火为主，实者利之，虚者化之；治饮者，以燥湿为主，实者逐之，虚者温之。所以古人治饮有温补之法，而治痰则无之也。王隐君制礞石滚痰丸治老痰一方，用黄芩清胸中无形诸热，大黄泻肠胃有质实火，此治痰必须清火也。以礞石之燥悍，此治痰必须除湿也。以沉香之速降，此治痰必须利气也。二黄得礞石、沉香，则能迅扫直攻老痰巢穴，浊腻之垢而不少留，滚痰之所由名也。

《血证论》：服药后忌饮食半日，若喉间黏壅，乃病药相拒，少顷药力到即愈。方虽猛峻，然顽痰变见诸怪证，非此不治。

【方歌】

滚痰丸中用二黄，礞石硝煅与沉香；

百病皆因痰作祟，顽痰怪证力能匡。

第三节　润燥化痰

润燥化痰剂，适用于燥痰证。症见痰稠而黏，咯之不爽，咽喉干燥，甚则呛咳，声音嘶嗄等。常以贝母、瓜蒌等润肺化痰药为主组方。代表方如贝母瓜蒌散。

贝母瓜蒌散

《医学心悟》

【组成】贝母一钱五分(4.5g)　瓜蒌一钱(3g)　花粉　茯苓　橘红　桔梗各八分(2.5g)

【用法】水煎服。

【功用】润肺清热，理气化痰。

【主治】燥痰咳嗽。咯痰不爽，涩而难出，咽喉干燥，苔白而干等。

【方解】盖肺为娇脏，喜清肃而不耐寒热，一旦肺受火刑，不但灼津为痰，而且津伤液少，气道干涩，故而痰稠难咯，涩而难出。治当润其燥，清其热，化其痰。方中以贝母为君，取其润肺清热，化痰止咳，善治燥痰。臣以瓜蒌，润肺清热，理气化痰。佐以天花粉润燥生津，清热化痰；橘红理气化痰，使气顺痰消；茯苓健脾渗湿，以杜生痰之源；桔梗宣利肺气。如此配伍，润燥与理气合用，则肺得清润而燥痰自化，宣降有权则咳逆自止。本方主治证为燥痰，主证为咳痰难出，未见阴虚内热之干咳少痰或无痰，咽干口燥，潮热盗汗，五心烦热等，故治宜清润化痰之法，不可过用滋腻之品，亦不宜用滋阴润燥之法，如麦门冬汤、百合固金汤等，以防助湿生痰，碍气生满。

【运用】

1. 本方为治疗燥痰咳嗽的常用方。以咯痰难出、咽喉干燥、苔白而干为证治要点。对于虚火上炎及温燥伤肺之咳嗽，则非所宜。

2. 本方常用于肺结核、肺炎等属燥痰为病者。

【方论选录】

《医学心悟》：大抵痰以燥湿为分……湿痰滑而易出，多生于脾，脾实则消之，二陈汤，甚则滚痰丸；脾虚则补之，六君子汤。兼寒、兼热，随证加药。燥痰涩而难出，多生于肺，肺燥则润之，贝母瓜蒌散。

【方歌】

贝母瓜蒌花粉研，橘红桔梗茯苓添；

呛咳咽干痰难出，润燥化痰病自安。

第四节 温化寒痰

温化寒痰剂，适用于寒痰证。症见咳痰清稀色白、舌苔白滑等。常用干姜、细辛等温肺化饮药为主组方。代表方如苓甘五味姜辛汤。

苓甘五味姜辛汤

《金匮要略》

【组成】茯苓四两(12g) 甘草(9g) 干姜(9g) 细辛各三两(3g) 五味子半升(8g)

【用法】上五味，以水八升，煮取三升，去滓，温服半升，日三服(现代用法：水煎服)。

【功用】温肺化饮。

【主治】寒饮咳嗽。咳痰量多，痰稀色白，胸膈不快，舌苔白滑，脉弦滑。

【方解】寒饮乃因阳虚阴盛、水饮内停所致。脾阳不足，寒从中生，运化失司，则停湿而成饮。加之肺寒，津失敷布，则液聚为饮。进而肺失清肃，宣降失和，而致咳嗽气逆，痰多清稀，胸膈不快。治当温阳化饮。方中以干姜为君，取其辛热之性，既温肺散寒以化饮，又温运脾阳以化湿。臣以细辛，性味辛散，温肺散寒，助干姜散其凝聚之饮；以茯苓之甘淡，健脾渗湿，化既聚之痰，又能杜生痰之源。佐以五味子，性味酸温，敛肺气而止咳，与干姜、细辛相伍，散中有收，散不伤正，收不留邪，且能调和肺司开合之职。使以甘草润肺和中，调和诸药。综合全方，温散并行，开合相济，使寒饮得去，肺气安和。药虽五味，配伍严谨，为温肺化饮之良方。

【运用】

1. 本方为治疗寒饮咳嗽的常用方。以咳嗽痰稀色白、舌苔白滑为证治要点。

2. 本方常用于慢性支气管炎、肺气肿等属寒饮者。

【方论选录】

《金匮要略心典》：服前汤(桂苓五味甘草汤)已，冲气即低，而反更咳，胸满者，下焦冲逆之气即伏，而肺中伏匿之寒饮续出也，故去桂枝之辛而导气，加干姜、细辛之辛而入肺者，合茯苓、五味、甘草，消饮驱寒，以泄满止咳也。

【方歌】

苓甘五味姜辛汤，温阳化饮常用方；
半夏杏仁均可入，寒痰冷饮保安康。

第五节 化痰息风

化痰息风剂，适用于内风挟痰。症见眩晕头痛，或发癫痫，甚则昏厥，不醒人事等。常用化痰药与平肝息风药配伍组方。代表方如半夏白术天麻汤。

半夏白术天麻汤

《医学心悟》

【组成】半夏一钱五分(9g) 天麻 茯苓 橘红各一钱(6g) 白术三钱(18g) 甘草五分

(3g)

【用法】生姜一片，大枣二枚，水煎服。

【功用】燥湿化痰，平肝息风。

【主治】风痰上扰证。眩晕头痛，胸闷呕恶，舌苔白腻，脉弦滑等。

【方解】本方为治风痰眩晕的常用方剂。其病缘于脾湿生痰，痰阻清阳，加之肝风内动，风痰上扰清空所致。风性主动，肝风内起，则头眩物摇；复因湿痰上犯，浊阴上逆，故眩晕之甚，自觉天旋地转，遂作呕吐恶逆。治宜化痰息风之法。方中以半夏燥湿化痰，降逆止呕；天麻平肝息风，而止头眩，共为君药，奏化痰息风之效，为治风痰眩晕头痛之要药。如《脾胃论》所云："足太阴痰厥头痛，非半夏不能疗，眼黑头眩，风虚内作，非天麻不能除。"臣以白术健脾燥湿，与半夏、天麻配伍，祛湿化痰、止眩之功倍增。佐以茯苓健脾渗湿，与白术相伍，治生痰之本，橘红理气化痰，令气顺则痰消。使以甘草调药和中，煎加姜枣以调和脾胃。诸药合用，共奏燥湿化痰、平肝息风之效，俾风息痰消，眩晕自愈。

本方系二陈汤加味而成，在原方燥湿化痰的基础上，加入健脾燥湿之白术、平肝息风之天麻，而组成化痰息风之剂。

【运用】

1. 本方为治疗风痰眩晕的常用方。以眩晕、呕恶、舌苔白腻为证治要点。对于肝肾阴虚、气血不足所致之眩晕，不宜应用。

2. 本方常用于耳源性眩晕、神经性眩晕、高血压病等属风痰者。

【方论选录】

《医学心悟》：眩，谓眼黑；晕者，头旋也，古称头旋眼花是也。其中有肝火内动者，经云：诸风掉眩，皆属肝木是也，逍遥散主之。有湿痰壅遏者，书云：头旋眼花，非天麻、半夏不除是也，半夏白术天麻汤主之。有气虚挟痰者，书曰：清阳不升，浊阴不降，则上重下轻也，六君子汤主之。亦有肾水不足、虚火上炎者，六味汤。亦有命门火衰、真阳上泛者，八味汤。此治眩之大法也。

【方歌】

半夏白术天麻汤，苓草橘红大枣姜；
眩晕头痛风痰证，热盛阴亏切莫尝。

小　　结

祛痰剂按其功用分为燥湿化痰、清热化痰、润燥化痰、温化寒痰、化痰息风五类。

1. **燥湿化痰**　二陈汤燥湿化痰，理气和中，为治痰的基础方剂，主治湿痰内阻、咳嗽痰多等证。导痰汤、涤痰汤均以二陈汤为基础，其中导痰汤祛痰行气之功较二陈汤为著，主治痰厥及顽痰所致的咳嗽喘促、痰涎壅盛之证。涤痰汤又增开窍扶正之功，治中风痰迷、舌强不能言。温胆汤理气化痰，清胆和胃，主治痰热内扰、胆胃不和的虚烦不眠、呕吐恶逆及惊恐癫痫等证。

2. **清热化痰**　清气化痰丸清热化痰，理气止咳，主治痰热内结、咳嗽痰稠色黄之证。小陷胸汤清热化痰，宽胸散结，主治痰热互结胸脘的心结胸病。滚痰丸善能泻火逐痰，专治实热老痰所致的惊悸癫狂、怔忡昏迷及诸多怪证。

3. **润燥化痰** 贝母瓜蒌散润肺化痰，主治肺经燥痰所致的咳嗽痰稠、咯之不爽、涩而难出、咽喉干燥之证。

4. **温化寒痰** 苓甘五味姜辛汤为温阳化饮的代表剂，治寒饮内停、咳嗽痰多、清稀色白之证。

5. **化痰息风** 半夏白术天麻汤燥湿化痰，平肝息风，善治风痰上扰的眩晕呕吐，痰厥头痛。

思 考 题

1. 运用祛痰剂应注意些什么？

2. 二陈汤中半夏、陈皮配伍的意义是什么？方中为什么用酸敛之乌梅？

3. 温胆汤《三因极一病证方论》主治是什么？试述其组方意义。

4. 清气化痰丸主治证有何特点？是如何选药组方的？

5. 小陷胸汤中是如何体现"辛开苦降"治则的？

6. 滚痰丸中沉香的配伍意义是什么？

7. 贝母瓜蒌散中贝母、瓜蒌的配伍意义是什么？

8. 小青龙汤、十枣汤、苓桂术甘汤、五苓散、苓甘五味姜辛汤和肾气丸均可治疗痰饮证，请说明各自的组方意义及鉴别应用。

9. 半夏白术天麻汤以何方为基础组成？方中半夏、天麻的配伍意义是什么？

第二十二章　消　食　剂

凡是以消食药物为主组成，具有消食健脾、除痞化积等作用，用以治疗食积停滞的方剂，统称为消食剂。属“八法”中的“消法”。

消法应用范围较为广泛。根据“坚者削之”、“结者散之”的治疗原则，凡由气、血、痰、湿、食、虫等结聚壅滞而成积滞痞块者，均可使用。本章主要讨论饮食内停的治法与方剂，余者可参阅理气、理血、祛湿、祛痰、驱虫等章节。

因食积内停，气机失畅，致使脾胃升降功能失司，故临床常见脘腹胀满、恶食呕逆、泄泻等症。食积内停，易伤脾胃；脾胃虚弱，运化无力，又可导致食积内停。食积停滞，治宜消食化滞；脾虚食滞，治当健脾消食，消补兼施。因此将消食剂分为消食化滞和健脾消食两类。

消食剂与泻下剂均能消除体内有形之实邪，但临床当区别应用二者。消食剂多属渐消缓散之剂，适用于病势较缓的食积证；而泻下剂多属攻逐之剂，适用于病势较急、积滞较重之证。若应泻而用消，则病重药轻，其疾难瘳；若应消而用泻法，则病轻药重，易伤正气，病反深锢。此外，消食剂虽较泻下剂缓和，终属攻伐之品，不宜长期使用，纯虚无实者禁用。

第一节　消食化滞

消食化滞剂适用于食积内停之证。症见胸脘痞闷，嗳腐吞酸，恶食呕逆，腹痛泄泻等。常选用消食药物如山楂、神曲、麦芽、莱菔子等为主组方。食积易阻气机，又容易生湿化热，因此常配伍理气、祛湿、清热之品。代表方剂如保和丸、枳实导滞丸等。

保　和　丸

《丹溪心法》

【组成】山楂六两(18g)　神曲二两(18g)　半夏　茯苓各三两(9g)　陈皮　连翘　萝卜子各一两(6g)

【用法】上为末，炊饼丸如梧桐子大，每服七八十丸(9g)，食远白汤下。

【功用】消食和胃。

【主治】食积。脘腹痞满胀痛，嗳腐吞酸，恶食呕吐，或大便泄泻，舌苔厚腻，脉滑等。

【方解】食积之证，多因饮食不节、暴饮暴食所致。胃司纳谷，脾主运化，若饮食不节，或暴饮暴食，致脾胃运化不良，则饮食停滞而为食积。食积内停，气机受阻，故见脘腹胀满，甚则疼痛。食积中阻，损伤脾胃，脾失健运，清阳不升则泄泻，胃气失和，浊阴不降则呕吐。本证病机要点为饮食停滞，气机受阻，脾胃不和。治宜消食化滞，理气和胃。

方中重用山楂为君，其味酸甘，善能消除一切饮食停滞，而尤善消肉食油腻之积。神曲消食健脾，善化酒食陈腐之积；萝卜子下气消食，长于消谷面之积，两者并为臣药。三药相合，以消各种饮食积滞。因食阻气机，胃失和降，故用陈皮、半夏行气化滞，和胃止呕；食积内郁，易于生湿化热，故又以茯苓渗湿健脾，和中止泻；连翘清热散结，共为佐药。诸药相合，共奏消食和胃之功。由于本方药力缓和，药性平稳，故以“保和”为名。

【运用】

1．本方是消食化积之常用方，为消食轻剂，适用于食积不甚、正气未虚之证。若食滞较重者，可酌加枳实、槟榔等以增强其消食导滞之力；食积化热较甚者，可酌加黄芩、黄连以清热；大便秘结者，可加大黄以泻下通便；兼脾虚者，加白术以健脾。若脾胃虚弱、饮食内停者非本方所宜。

2．急慢性胃肠炎、消化不良、婴儿腹泻等，属食积内停者，均可用本方治之。

【方论选录】

《成方便读》：此为食积痰滞、内瘀脾胃、正气未虚者而设也。山楂酸温性紧，善消腥膻油腻之积，行瘀破滞，为克化之药，故以为君。神曲系蒸窨而成，其辛温之性，能消酒食陈腐之积；莱菔子辛甘下气而化面积。麦芽咸温消谷而行瘀积，二味以之为辅。然痞坚之处必有伏阳，故以连翘之苦寒散结而清热。积郁之凝，必多痰滞，故以二陈化痰而行气。此方虽纯用消导，毕竟是平和之剂，故特谓之保和耳。

【方歌】

保和神曲与山楂，陈翘莱菔苓半夏；
炊饼为丸白汤下，消食和胃效堪夸。

木香槟榔丸

《儒门事亲》

【组成】木香　槟榔　青皮　陈皮　广茂(莪术)烧　黄连麸炒，以上各一两(3g)　黄柏　大黄各三两(9g)　香附子炒　牵牛各四两(12g)

【用法】上为细末，水丸，如小豆大，每服三十丸(6g)，食后生姜汤下。

【功用】行气导滞，攻积泄热。

【主治】痢疾，食积。食积内停，脘腹胀满，大便秘结，或下痢赤白，里急后重，舌苔黄腻，脉沉实。

【方解】本方治证为饮食积滞内停、气机壅塞、生湿蕴热所致。湿热积滞内结，气机阻滞，故脘腹痞满胀痛，大便秘结等。若湿热不化，积热下迫，则下痢赤白，里急后重。积滞愈甚，气阻愈显，反之又加重积滞，两者互为因果。因此治法重在行气导滞，辅以攻积泻热。方中木香、槟榔行气导滞，消脘腹胀满，除里急后重，为君药。以大黄、牵牛子攻积导滞，泄热通便；青皮、香附行气化积，助木香、槟榔行气导滞，共为臣药。莪术疏肝解郁，破血中之气；陈皮理气和胃，健脾燥湿；黄连、黄柏清热燥湿而止痢，皆为佐药之用。综观全方，以行气导滞为主，配以清热、攻下、活血之品，共奏行气导滞、泄热攻积之功，使积滞下，湿热去，诸证自愈。

【运用】

1．本方主治饮食停滞、气机壅塞、湿热内蕴的食积，脾虚者忌用。

2．急慢性胆囊炎、急性胃肠炎等，属湿热积滞内停者，可以本方加减治疗。

【方论选录】

《医方集解》：湿热在三焦气分，木香、香附行气之药，能通三焦，解六郁，陈皮理上焦肺气，青皮平下焦肝气，枳壳宽肠而利气，而黑丑、槟榔又下气之最速者也，气行则无痞满后重之患矣。疟、痢由于湿热郁积，气血不和。黄柏、黄连燥湿清热之药，三棱能破血中气滞，莪术能破气中血滞，大黄、芒硝血分之药，能除血中伏热，通行积滞，并为摧坚化痞之峻品。湿热积滞去，则二便调而三焦通泰矣。盖宿垢不净，清阳终不得升，故必假此以推荡之，亦通因通用之意。然非实积，不可轻投。

【方歌】

木香槟榔青陈皮，黄柏黄连莪术齐；
大黄黑丑兼香附，泻痢后重热痢宜。

第二节　健脾消食

健脾消食剂适用于脾胃虚弱、食积内停之证。症见脘腹痞满，不思饮食，面黄体瘦，倦怠乏力，大便溏薄等。常选用消食药如山楂、神曲、麦芽等，配伍益气健脾药如人参、白术、山药等为主组方。代表方如健脾丸、肥儿丸等。

健　脾　丸

《证治准绳》

【组成】白术炒，二两半(15g)　木香另研　黄连酒炒　甘草各七钱半(5g)　白茯苓去皮，二两(12g)　人参一两五钱(9g)　神曲炒　陈皮　砂仁　麦芽炒　山楂取肉　山药　肉豆蔻面裹纸包煨去油，以上各一两(6g)

【用法】共为细末，蒸饼为丸，如绿豆大，每服五十丸(6～9g)，空心服，日二次，陈米汤下。

【功用】健脾和胃，消食止泻。

【主治】脾虚停食证。食少难消，脘腹痞闷，大便溏薄，苔腻微黄，脉虚弱。

【方解】本方所主治病证为脾虚食停、生湿化热所致。脾主运化，脾虚失运，食停生湿，故食少难消，大便溏薄；食积内停，阻碍气机，则脘腹痞闷、苔腻微黄乃食积化热之象。脾虚宜补，食积宜消，治宜健脾消食，兼以清热祛湿。方中以人参、白术、茯苓、甘草(即四君子汤方)益气健脾以补脾虚，其中白术、茯苓用量偏重，意在健脾渗湿以止泻；山楂、神曲、麦芽消食化滞以消食积；山药、肉豆蔻助其健脾止泻；木香、砂仁、陈皮理气和胃，助脾运以消痞闷；黄连清热燥湿以解湿热。本方补气健脾药与消食行气药同用，为消补兼施之剂，以达补而不滞、消不伤正之目的。因方中含四君子汤及山药等益气健脾之品居多，故补大于消，且食消脾自健，故方名“健脾”。

【运用】

1. 本方主治脾虚食积之证，若单纯食积证或脾肾虚寒所致的泄泻，均非本方所宜。

2. 适用于慢性胃肠炎、消化不良等，属脾虚食滞者。

【方论选录】

《医方集解》：此足太阴、阳明药也。脾胃者，仓廪之官，胃虚则不能容受，故不嗜食；脾虚则不能运化，故有积滞。所以然者，由气虚也。参、术补气，陈皮利气，气运则脾健而胃强矣。山楂消肉食，麦芽消谷食，戊己不足，故以二药助之使化。枳实力猛，能消积化痞，佐以参、术，则为功更捷，而又不致伤气也。夫脾胃受伤，则须补益；饮食难化，则宜消导，合斯二者，所以健脾也。

【方歌】

健脾参术苓草陈，肉蔻香连合砂仁；

楂肉山药曲麦炒，消补兼施此方寻。

肥 儿 丸

《太平惠民和剂局方》

【组成】神曲炒，十两(300g) 黄连去须，十两(300g) 肉豆蔻面裹煨，五两(150g) 使君子去皮(壳)，五两(150g) 麦芽炒，五两(150g) 槟榔细锉，晒，二十个(120g) 木香二两(60g)

【用法】上为细末，猪胆汁为丸，如粟米大，每服三十丸，量岁数加减，热水下，空心服(现代用法：丸剂，每服1～2g)。

【功用】健脾消食，清热驱虫。

【主治】小儿疳积。消化不良，面黄体瘦，肚腹胀满，发热口臭，大便溏薄，以及虫积腹痛。

【方解】本方所治小儿疳积为饮食不节，食滞脾胃，郁久化热，湿热生虫所致。脾虚失运，故面黄体瘦，大便溏薄；食积化热，故发热口臭；虫积食滞，气机失畅，则肚腹胀满。治宜健脾消食，清热驱虫。方中重用神曲、麦芽消食化积，健脾和中；黄连清热燥湿，治生虫之源；肉豆蔻、木香健脾止泻，行气止痛，合曲、麦健脾消食积；槟榔、使君子下气驱虫，化积消疳；更用猪胆汁和药为丸，与黄连为伍增其清热之力。诸药相合，标本兼顾，共奏驱虫消积、健脾清热之功。本方以杀虫、消积为主，兼以清热、健脾，照顾全面，使正气得复，则病愈而体肥，故名“肥儿丸”，但不得误作补药服用。

【运用】

1. 本方为主治小儿疳积、虫积的常用方。适用于饮食不节、食滞脾胃、郁久化热、湿热生虫所致之疳积。若疳证后期，脾胃衰败、气阴耗伤者，非本方所宜。

2. 适用于小儿肠道蛔虫症、小儿慢性消化不良等，属脾虚食积、虫积者。

【方论选录】

《医林纂要探源》：谷以养人，而过食成积，神曲、麦芽以变化之；食积则气郁，木香、槟榔以升降之；气郁则生湿热，黄连、川楝子以燥之、泄之；湿热则生虫蠹，使君子、黄连、川楝子以杀之。其肠胃薄而太阴未足也，君黄连以健之、厚之；要其本元火不足，而脾胃不能化食也，肉豆蔻以壮命门火而温之。此方本末条理，非他攻伐之方所可易也。

【方歌】

肥儿丸内用使君，豆蔻香连曲麦槟；

胆汁为丸热水下，虫疳食积一扫清。

小 结

1. **消食化滞** 保和丸长于消食和胃，主治食积，以脘腹胀满、恶食嗳腐为特征。木香槟榔丸治疗湿热积滞内蕴中焦证，集大量行气药于一方，行气导滞之功尤著。

2. **健脾消食** 健脾丸以补气健脾药与消食行气药同用，为消补兼施之剂，用于治疗脾虚食积证。肥儿丸为小儿疳积常用之方，方以杀虫消积为主，兼以清热、健脾。

思　考　题

1. 消食剂与泻下剂均能攻积导滞，二者应如何区别运用？
2. 试述保和丸的组成、功用、主治及配伍意义。
3. 试述木香槟榔丸的组成、功用、主治及配伍意义。
4. 健脾丸的配伍特点是什么？方中为何配用苦寒之黄连？
5. 试述肥儿丸的组成、功用、主治及方义。

第二十三章 驱 虫 剂

凡以安蛔、驱虫药物为主组成，具有驱虫或者杀虫等作用，用于治疗人体消化道寄生虫病的方剂，统称驱虫剂。

人体寄生虫病种类很多，其多由饮食不洁、虫卵随饮食入口而引起。多见脐腹作痛，时发时止，痛定能食，面色萎黄，或面白唇红，或面生干癣样的白色虫斑，或睡中龂齿，或胃中嘈杂，呕吐清水，舌苔剥落，脉象乍大乍小等证。

驱虫剂常选用乌梅、槟榔、使君子等驱虫药为主组方。根据临证需要，常配伍泻下药以助排除虫体。还应根据人体寒热虚实的不同，适当配伍黄连、黄柏等清热药；干姜、附子等温里药；神曲、麦芽等消导药；人参、当归等补益药。代表方剂如乌梅丸。

驱虫剂多宜空腹服药，应忌食油腻；驱虫药物多系攻伐或有毒之品，对年老、体弱、孕妇宜慎用或禁用。

乌 梅 丸

《伤寒论》

【组成】乌梅三百枚(30g) 细辛六两(3g) 干姜十两(9g) 黄连十六两(12g) 当归四两(6g) 附子六两，炮去皮(6g) 蜀椒四两，出汗(5g) 桂枝六两，去皮(6g) 人参六两(6g) 黄柏六两(6g)

【用法】上十味，异捣筛，合治之。以苦酒渍乌梅一宿，去核，蒸之五斗米下，饭熟，捣成泥，和药令相得，内臼中，与蜜杵二千下，丸如梧桐子大，先食饮，服十丸，日三服，稍加至二十丸。禁生冷、滑物、臭食等(现代用法：乌梅用50%醋浸一宿，去核捣烂，和入余药捣匀，炼蜜为丸，每服9g，日服2～3次，空腹温开水送下。亦可作汤剂，水煎服，用量按原方比例酌减)。

【功用】温脏安蛔。

【主治】蛔厥证。腹痛时作，手足厥冷，时静时烦，时发时止，得食而呕，常自吐蛔，亦治久利。

【方解】蛔厥之证，是因患者素有蛔虫，复由阳明肠胃虚寒，蛔上入膈所致，而成上热下寒、寒热错杂之证。蛔虫本寄生于肠内，喜温而恶寒，肠胃虚寒则蛔不安，为避寒就温，故蛔虫扰动，上入其膈，以少阳胆寓相火，故钻入胆道，而致腹痛时作；脏寒痛剧，有碍阳气运行，故手足厥冷；时静时烦，时发时止，是因虫动则发，虫伏则止，暂安而复动；蛔喜得食，闻及食臭则蛔动更甚，窜动上扰，胃气因而上逆，故得食而呕。蛔因呕吐而出，故其人常自吐蛔；至于久利，亦属久病寒热错杂而气血亏虚。方中重用乌梅为君，其性味酸平，收敛肝气，生津止渴，和胃安蛔，尤以苦酒(醋)渍之，益增其效。臣以蜀椒辛热下气，温脏安蛔；黄连苦寒下蛔，清泄肝胆。君臣相配，正合柯琴之谓："蛔得酸则静，得辛则伏，得苦则下。"然蛔厥之生，乃由内脏虚寒，蛔动不安，故又以细辛、桂枝、干姜、附子大队辛热之品佐蜀椒温脏祛寒，使蛔虫能安居肠内，不致上窜。黄柏苦寒，佐黄连清泄肝胆相火，且能制大队辛热之品，以免引动相火，消铄津液。肝主藏血，佐以当归补养肝血。如此寒热互用，苦辛酸并投，则药味错杂，气味不和，故又佐以人参甘温，调其胃气。加蜜为丸，以蛔得甘则动，略用甘味，从虫所好以诱蛔，使之更好地发挥药效，是为反佐药；且蜜能调和诸药，又为使药。合而成方，共奏温脏安蛔之功。

本方亦主寒热错杂，正气虚弱之久泻、久痢。方中乌梅涩肠止泻，连、柏清热燥湿止痢，附、姜、桂、椒之属温肾暖脾助运，参、归益气养血扶正。故具有温中补虚、清热燥湿、涩肠止痢止泻之功。

【运用】

1. 本方为治蛔厥证的常用方。其功用以安蛔为主，杀虫力较弱。临床运用时可酌加使君子、苦楝根皮、榧子、槟榔等以增强驱虫之力。若无寒者去附、姜；无热者去连、柏；无虚者可去参、归。热厥、寒厥、水厥、气厥、阳郁厥逆等，均非本方所宜。

2. 适用于胆道蛔虫症、肠道蛔虫症、慢性胃肠炎、慢性菌痢、慢性结肠炎等，属寒热错杂、正气虚弱者。

【方论选录】

《古今名医方论》：火旺则水亏，故消渴。气上撞心，心中疼热，气有余便是火也；木盛则克土，故饥不欲食。虫为风化，饥则胃中空虚，蛔闻食臭出，故吐蛔。仲景立方，皆以辛甘苦味为君，不用酸收之品，而此用之者，以厥阴主风木耳。《洪范》曰：木曰曲直作酸。《内经》曰：木生酸，酸入肝。君乌梅之大酸，是伏其所主也；配黄连泻心而除疼，佐黄柏滋肾以除渴，先其所因也；肾者，肝之母，椒、附以温肾，则火有所归，而肝得所养，是固其本；肝欲散，细辛、干姜辛以散之；肝藏血，桂枝、当归引血归经也；寒热杂用，则气味不和，佐以人参，调其中气；以苦酒渍乌梅，同气相求；蒸之米下，资其谷气；加蜜为丸，少与而渐加之，缓则治其本也。蛔，昆虫也，生冷之物与湿热之气相成，故药亦寒热互用，且胸中烦而吐蛔，则连、柏是寒因热用也。蛔得酸则静，得辛则伏，得苦则下，信为化虫佳剂。久利则虚，调其寒热，酸以收之，下利自止。

【方歌】

乌梅丸用细辛桂，黄连黄柏及当归；
人参椒姜加附子，清上温下又安蛔。

化　虫　丸

《太平惠民和剂局方》

【组成】胡粉（即铅粉）炒　鹤虱去土　槟榔　苦楝根去浮皮，各五十两（1500g）　白矾枯，十二两半（375g）

【用法】上为末，以面糊为丸，如麻子大。一岁儿服五丸，温浆水入生麻油一二点，调匀下之，温米饮下亦可，不拘时候。其虫细小者皆化为水，大者自下（现代用法：上药为末，面糊为小丸，每次 6g，一岁小儿服 1g，每日 1 次，空腹米汤送下）。

【功用】驱杀肠中诸虫。

【主治】肠中诸虫。发作时腹中疼痛，往来上下，时作时止，痛甚剧，甚至呕哕涎沫，或吐清水。

【方解】肠中有诸虫，每因脏腑寒热不和而使虫动不安。因虫攻动，故腹痛阵作；胃失和降，则呕哕涎沫或吐清水。虫病而正气尚未大虚者，当以驱虫为首治之法。方中胡粉，亦名铅粉、锡粉，辛寒有毒，性能杀虫，为君药。鹤虱苦辛平，有小毒，专杀蛔虫；苦楝根苦寒，有小毒，既可驱杀蛔虫，又可缓解腹痛；槟榔苦温，既能杀绦虫、姜片虫，又能行气导滞，其轻泻之功可促进虫体排出；枯矾酸咸而寒，能燥湿杀虫，以上共为辅佐药。合而成方则杀虫之力更强，凡肠内寄生诸虫，如蛔虫、绦虫、蛲虫、姜片虫等，皆可用以治疗。

【运用】

1. 本方为驱杀肠道诸虫的通用方剂。方中用药毒性较大，不宜久服，年老体弱及小儿应慎用，孕妇忌用。服本方后，宜调补胃气，以善其后。

2. 适用于蛔虫、绦虫、蛲虫、姜片虫等多种肠道寄生虫病。

【方歌】

化虫丸中用胡粉，鹤虱槟榔苦楝根；
少加枯矾面糊丸，专治虫病未虚人。

小　　结

驱虫剂具有驱虫作用。乌梅丸长于温脏补虚，清热安蛔，适用于寒热错杂之蛔厥证；化虫丸功能驱杀肠道诸虫，是治疗各种肠道寄生虫病之通剂，但有毒性，必须注意用量，并予加减化裁。

思考题

1. 内服驱虫剂应注意哪些事项？

2. 试述乌梅丸的组成及其用药意义。

3. 白虎汤、大承气汤、四逆汤、四逆散、当归四逆汤、乌梅丸六方皆治厥逆，其病机、病证、治法有何不同？

4. 试述肥儿丸、化虫丸、天台乌药散、芍药汤、四磨汤等配伍槟榔各有何意义？

第二十四章　涌　吐　剂

凡以涌吐药为主组成，具有涌吐痰涎、宿食、毒物等作用，用于治疗痰厥、食积、误食毒物等病证的方剂，统称涌吐剂。涌吐剂是"八法"中"吐法"的具体应用。

涌吐剂具有催吐作用，可使停留在咽喉、胸膈、胃脘之痰涎、宿食、毒物等从口中吐出，临床适用于某些病势急迫、又急需涌吐的病证。涌吐剂作用强峻而迅速，用之得当可使病情迅速得到缓解。临床中风、癫狂、喉痹等病证属痰涎壅盛，阻塞咽喉，痰声辘辘，呼吸急迫者；或过量饮食，停滞胃脘，壅塞气机，病情危急者；或误食毒物，为时不久，尚留胃中者，均可使用。此外，干霍乱属邪气壅塞中焦，欲吐泻不得者，也可服用本类方剂，使邪有出路，气机开通。

若服涌吐剂后呕吐不止者，可服少许姜汁或冷粥、冷开水以和胃止呕。倘若呕吐仍不止，应视所服药物的不同，采取针对性的治疗。服瓜蒂散而呕吐不止者，可服麝香0.03～0.06g，或丁香末0.3～0.6g解之；服三圣散而呕吐不止者，可用葱白煎汤解之。

本类方剂易伤胃气，应中病即止，不可久服。年老体弱、气血不足、孕妇、产后、吐血、咯血等患者均宜慎用。服涌吐剂后患者应避风寒，因吐后多气虚，易患感冒。呕吐之后不宜立即进食，特别是忌进油腻煎炸等不易消化的食物，应待胃肠功能恢复之后，再糜粥自养，调理脾胃。

瓜　蒂　散

《伤寒论》

【组成】瓜蒂一分，熬黄　赤小豆一分

【用法】上二味，各别捣筛，为散已，合治之，取一钱匕(2g)，以香豉一合(9g)，用热汤七合，煮作稀糜，去滓，取汁合散，温顿服之。不吐者，少少加，得快吐乃止。

【功用】涌吐痰涎宿食。

【主治】痰涎宿食，壅滞胸脘证。胸中痞鞕，烦闷懊侬不舒，欲吐不出，气上冲咽喉不得息，寸脉微浮。

【方解】本方病证或因痰涎壅滞胸膈，或因过量饮食停滞胃脘所致。痰涎、宿食停于胸膈胃脘，气机壅滞，升降不得，故胸中痞鞕，烦闷懊侬，欲吐不出，甚则逆气上冲咽喉而不得息；寸脉微浮，表明邪气在上，且有上冲之势。治疗当因势利导，采用吐法，导出痰涎宿食，使病证随吐而解。方中瓜蒂味极苦性寒，具有较强的催吐作用，善于涌吐痰涎宿食，用为君药。赤小豆味酸性平，能祛湿除满，用为臣药。君臣相配，酸苦涌泄，相须为用，催吐之力甚强。佐以淡豆豉煎汤调服，一则取其轻浮升散之性，宣越胸膈气机，助君臣药物涌吐胸脘之痰食；二则淡豆豉与赤小豆均为谷物，可安中和胃，与涌吐药物相配，使涌吐而不伤胃气，即"借谷气以保胃气"。三药相伍，为涌吐峻剂，服之可使胸膈痰食一吐而出，病证自除。

【运用】

1. 本方为涌吐法之首要方剂，方中瓜蒂苦寒有毒，易于伤气败胃，非形气俱实者慎用。若宿食已离胃入肠，痰涎不在胸脘者，均非本方所宜。

2. 适用于食物中毒、消化不良等，属毒物、宿食停于胃脘者。

【方歌】

瓜蒂散中赤豆入，香豉煮汁合散服；
形气俱实奏攻捷，胸脘痰涎宿食出。

盐汤探吐方

《备急千金要方》

【组成】食盐(炒)

【用法】用极咸盐汤三升，热饮一升，刺口令吐宿食使尽，不吐更服，吐迄复饮，三吐乃住，静止。

【功用】涌吐宿食。

【主治】宿食。饮食停留胃中，脘腹胀疼不舒。或干霍乱，欲吐不得吐，欲泻不得泻。

【方解】本方治证乃因宿食或秽浊之气中阻，气机升降窒塞，上下不通所致。治宜因势利导，涌而吐之。方用食盐制成极咸的溶液，以其极咸之味激起呕吐，《素问·至真要大论》说"咸味涌泄为阴"，《本草经》亦说"大盐，令人吐"，使病邪从吐而解。《金匮要略》亦早有盐汤吐法，以盐一升，水三升，煮令盐消，分三服。治贪食食多不消，心腹坚满痛，服后当吐出食，便瘥。至于干霍乱由于气机不利，上下不通，腹中大痛，服此汤吐之，则气机可通，腹痛可止。

【运用】

本方药性平和，应以见吐为度，亦可探喉助吐，"三吐乃住"，过之则伤胃气。

小 结

涌吐剂选方2首，其中瓜蒂散涌吐作用较强，擅长涌吐痰食，适用于痰食壅滞胸脘之实证。盐汤探吐方使用便利，疗效亦佳，为涌吐宿食及干霍乱之良方。

思 考 题

1. 瓜蒂散适用于何证？其组方意义是什么？
2. 瓜蒂散、盐汤探吐方的功用、适应证有何异同？

附　篇

一、方剂药理研究进展

麻　黄　汤

药效物质基础研究

有研究将高效薄层色谱(TLC)分离技术和表面增强拉曼散射技术(SERS)相结合，分析了麻黄汤冲剂麻黄碱光谱，研究表明，在TLC原位约8μg样品中可获得麻黄碱分子主要的震动特征谱带，并阐述了样品分子在表面增强基底吸附特征，阐明了TLC-SERS结合可对中成药主要化学成分进行高灵敏度的检测［臧永丽，等. 聊城师范学院学报，2002，13(2)：57］。

药理学研究

1. 解热作用：

如以1g/kg麻黄汤液给家兔耳静脉注射，用测家兔肛温法检测，结果在注射30min后，降低皮肤温度的63.8%，120min时下降最明显；以5g/kg注射于小鼠腹腔，结果小鼠皮肤温度降低迅速，于30min达最高值(平均降低5℃)［田安民. 中医杂志，1984，(8)：62］。

2. 发汗作用：

麻黄有发汗作用，其水溶性提取物可使大鼠脚底部水分发散，并在一定范围内呈量效关系；另有研究表明，给予麻黄的大鼠足跖汗腺上皮细胞内水泡数目有所增加，麻黄加桂枝时水泡明显扩大，数目也明显增加，提示麻黄合桂枝时发汗作用明显增强［刘志. 国外医学·中医中药分册，1981，(4)：12］。

3. 抗病毒作用：

日本学者以呼吸道合胞体病毒(RSV)培养过程中噬菌体噬斑数作为指标，观察麻黄汤对RSV增殖的抑制作用，结果证实，麻黄汤有抗呼吸道合胞病毒的作用［冈部信产. 国外医学·中医中药分册，1987，(6)：48］。

4. 抗炎作用：

研究表明，麻黄、桂枝、甘草均有显著的抗炎作用。麻黄的甲醇提取物能抑制炎症早期之毛细血管通透性亢进及水肿，并抑制肉芽形成［刘志. 国外医学·中医中药分册，1981，(4)：12］。

5. 镇咳、祛痰、平喘作用：

研究证明，麻黄汤可显著延长氨雾刺激所致小鼠咳嗽的潜伏期；显著促进小鼠对酚红的排泌；显著抑制蟾蜍口腔黏膜纤毛的运动。在小鼠肺支气管灌流实验中，可使灌注时间缩短20.4%，并能使抗乙酰胆碱所致灌流时间延长，表明其能显著扩张支气管，并能使抗乙酰胆碱所致的支气管收缩［田安民. 中医杂志，1984，(8)：62］。

桂 枝 汤

药效物质基础研究

实验研究表明：桂枝汤中主要含有桂皮醛、甘草酸、甘草次酸、芍药甙等物质［赵长琦，等. 西北大学学报(自然科学版)，1997，27(6)：515］。

药理学研究

1. 对家兔心肌血流量的影响：

灌胃桂枝汤后可增加家兔在体正常心肌的血流量，其中以给药后20min作用最明显［戴敏，等. 中国中药杂志，1995，20(7)：431］。

2. 对体温双向调节作用机理的探讨：

(1) 对下丘脑5-羟色胺(5-HT)的影响：脑室注射5-HT，1h内能诱致大鼠发热。测定发热大鼠和体温低下大鼠下丘脑组织的5-HT及其代谢产物5-羟吲哚醋酸(5-HIAA)的含量，发现在发热动物中5-HT含量升高，5-HIAA含量下降；在低体温大鼠中，5-HT及5-HIAA含量均较正常降低。桂枝汤口饲给药，既能抑制5-HT脑室注射引起的发热反应，在解热和提高低体温动物肛温的同时，能使发热大鼠下丘脑中5-HT含量显著降低，5-HIAA含量升高；使低体温大鼠下丘脑的5-HT含量上升，5-HIAA含量下降。实验结果提示，桂枝汤对体温的双向调节，部分是通过影响体温中枢神经递质5-HT实现的［富杭育，等. 中药药理与临床，1995，11(2)：1］。

(2) 对发热及低体温大鼠下丘脑PGE_2(前列腺素E_2)含量及COX(环加氧酶)活性的影响：采用放免法对下丘脑中PGE_2含量及COX活性进行同步检测，结果，在酵母诱导的发热大鼠中，桂枝汤可使下丘脑中PGE_2含量明显降低($P<0.05$)，而在安痛定诱导的低体温大鼠中，可使PGE_2含量明显增高($P<0.05$)。在两种模型中，桂枝汤对下丘脑细胞中COX活性的影响均不明显($P>0.05$)。提示桂枝汤对体温的双向调节作用可能部分是通过影响PGE_2含量来实现的，但PGE_2含量增减不依赖于下丘脑细胞中COX活性的变化［齐云，等. 中药药理与临床，2001，17(6)：1］。

(3) 对发热及低体温大鼠下丘脑中腺苷酸环化酶(AC)和磷酸二酯酶(PDE)活性的影响：采用放射性同位素方法测定模型动物下丘脑中AC及PDE活性，结果，在酵母诱导发热大鼠中，桂枝汤可使下丘脑中AC活性明显降低($P<0.05$)，而在安痛定诱导的低体温大鼠中，可使AC活性明显增强($P<0.05$)。在两种模型中，桂枝汤对PDE活性的影响均不明显($P>0.05$)。提示桂枝汤对体温的双向调节作用可能是部分通过影响AC活性来实现的［齐云，等. 中国中西医结合杂志，2001，21(3)：203］。

小青龙汤

药理学研究

对小青龙汤分煎与合煎的药理作用进行了对比研究，即研究该方分煎、合煎在等剂量下的平喘、止咳、抗炎作用，观察两者的量效关系。结果，分煎与合煎对所选指标均有一定作用，两者等剂量组比较，除在二氧化硫刺激致咳实验中，分煎止咳作用明显优于合煎外，其余数值虽有差别，但差异均无显著性。说明小青龙汤分煎在等剂量下与合煎效应相等，甚至优于合煎［廖永清，等．广东医学，1999，20(11)：829］。

银　翘　散

药效物质基础研究

对银翘散抗流感病毒作用的物质基础进行了研究，即对其抗流感病毒有效部位群化学成分进行了分离与鉴定，运用色谱技术进行分离、波谱等方法鉴定化合物的结构。

(1) 从其抗流感病毒有效部位群中分离得到11种成分，鉴定为牛蒡子苷(Ⅰ)、连翘苷(Ⅱ)、连翘酯苷(Ⅲ)、甘草苷(Ⅳ)、甘草素(Ⅴ)、染料木素(Ⅵ)、芒柄花素(Ⅶ)、大豆素(Ⅷ)、6甲氧基大豆素(Ⅸ)、3,3′,4三甲氧基鞣花酸(Ⅹ)和绿原酸(Ⅺ)。其中，染料木素、大豆素、6甲氧基大豆素和3,3′,4三甲氧基鞣花酸为首次从银翘散群药中获得［石钺，等．中国中药杂志，2003，28(1)：43］。

(2) 从其抗流感病毒有效部位群中分离得到4种黄酮二糖苷成分，鉴定为异甘草素-2′-O-芹糖(1→2)-葡萄糖苷(Ⅰ)、异甘草素-4′-O-芹糖(1→2)-葡萄糖苷(Ⅱ)、异甘草素-4-O-芹糖(1→2)-葡萄糖苷(Ⅲ)、甘草素-4′-O-芹糖(1→2)-葡萄糖苷(Ⅳ)。证明异甘草素-2′-O-芹糖(1→2)-葡萄糖苷为新化合物［石钺，等．中草药，2003，34(8)：676］。

药理学研究

(1) 近年来对银翘散的药效药理研究表明，其具有显著的解热镇痛、抗病毒、抗菌、抗炎、抗过敏、增强免疫力作用［陈巧谋，等．湖南中医药导报，2003，(9)：37］。

(2) 研究了银翘散浓缩袋泡剂、银翘散蜜丸和汤剂的药理作用，验证银翘散不同剂型的药效学效应。结果，浓缩袋泡剂的高、低两个剂量组，均显示出抗急性和增殖性炎症、抑制毛细血管通透性、解热、镇痛等有一定量-效关系的药理效应，作用强度略优于近等量的银翘解毒丸，但多不及汤剂［潘竞锵，等．广东药学，2003，13(1)：43］。

麻黄杏仁甘草石膏汤

药效物质基础研究

研究表明，该方含有麻黄碱、甲基麻黄碱及Ca、Fe、Mg、Mn、Zn等微量金属［汪洋，等．武警医学，1996，7(2)：111］。

大承气汤、小承气汤、调胃承气汤

药效物质基础研究

针对方药配伍对大承气汤、小承气汤及调胃承气汤君药大黄中有效成分蒽醌类衍生物溶出率的影响进行了研究，即用薄层色谱-紫外分光光度法分别测定大黄水煎液及3方的分煎液中游离大黄酸、游离大黄素、游离总蒽醌、结合型大黄酸、结合型大黄素、结合型总蒽醌的含量。结果，与大黄水煎液相比，大多数水煎液中游离蒽醌及结合型蒽醌含量存在显著性差异。合煎方中无论是结合型大黄酸还是结合型总蒽醌的含量均按如下顺序减少：大承气汤＞小承气汤＞调胃承气汤。提示大黄与不同剂量的不同药材配伍共煎是使大承气汤、小承气汤、调胃承气汤中游离蒽醌含量产生变化的重要原因。三承气汤中结合型大黄酸、结合型总蒽醌含量变化顺序与其泻下作用一致[席先蓉,等.中国医院药学杂志,2001,21(10):596]。

药理学研究

1. 用均匀设计法对大承气汤泻下作用进行了实验研究:

分析大承气汤的配伍规律,发现大黄、芒硝和厚朴是其泻下作用的主要成分,枳实在诸多方面作用不强。大黄和厚朴可明显增加小鼠排便数并明显提高大鼠大肠的推进速率。厚朴、芒硝可明显提高小鼠肠套叠的解除率,大黄作用相对弱些。大黄、芒硝可明显减少小鼠有形粪便排出量,但却明显提高大鼠大肠推进速率,增加腹泻小鼠的数量,并明显扩张小鼠小肠容积[余日跃,等.中药药理与临床,1999,15(5):7]。

2. 对大承气汤的药理作用进行了多方面的研究:

(1) 对消化系统的作用:

① 该方经十二指肠给药,对兔胃运动表现出先抑制后兴奋的作用特点[岳华,等.河北中医,1996,18(6):26]。

② 研究认为,该方调节结肠平滑肌的舒缩作用机理是阻断了豚鼠结肠平滑肌收缩依赖的T型电位依赖性钙通道,与β受体无明显关系,能提高环磷腺甙的水平并对神经具有一定作用[张保男.长春中医学院学报,1998,14(4):51]。

(2) 对免疫功能的影响:溶菌酶由巨噬细胞合成和释放,测定血清溶菌酶活性的高低可作为反应机体非特异性免疫功能的一个重要指标。经该方口服给药预防和治疗的家兔,血清溶菌酶活性较内毒素模型组明显降低($P<0.05$),且接近正常水平,说明该方可通过消炎、抗菌、抑制内毒素吸收及稳定细胞膜等作用使溶菌酶活性恢复正常[林秀珍,等.中国中西医结合外科杂志,1999,5(2):81]。

(3) 抗菌作用:对大承气汤及大黄的抗菌能力进行了研究,于建立细菌性腹膜炎模型前分别口服该方或大黄预防2天后,分别腹腔注射大肠杆菌或变形杆菌建立腹膜炎模型,再继续治疗2天。结果,治疗组小鼠死亡数及相应菌血症发生率明显低于对照组,表明该方有良好的抗菌作用[胡萍,等.中国中西医结合外科杂志,1999,5(1):7]。

(4) 抗内毒素作用:临床研究表明,大承气汤能减少急性胰腺炎患者肠道内毒素的吸收,阻断始动病因,从而抑制或减少发病后的连锁反应[黄宗文,等.实用中西医结合杂志,1998,11(11):994]。

大黄牡丹汤

药效物质基础研究

研究了大黄牡丹汤不同配伍对有效成分煎出的影响,用紫外可见分光光度法测定该方不同配伍煎煮液中有效成分总蒽醌、结合总蒽醌和丹皮酚的含量。结果,全方煎煮液中有效成分总蒽醌、结合总蒽醌和丹皮酚的含量最高[汪显阳.中国中医药科技,2002,9(3):161]。

小柴胡汤

药效物质基础研究

研究了小柴胡汤中黄芩苷在大鼠体内药代动力学参数,并探讨了心脏、肝脏、肾脏及尿液中黄芩苷代谢之间的相互关系。即给大鼠以 30g/kg 的剂量灌胃后，于不同时间收集尿液并取心、肝、肾，采用高效液相色谱法测定样品中黄芩苷的浓度。结果，灌胃给药后，黄芩苷在大鼠体内的代谢符合二室动物模型，并发现黄芩苷在心、肝中含量较高。提示小柴胡汤中其他成分基本不影响黄芩苷在体内的代谢，为制定临床用药方案提供了依据［王雪峰，等．中药新药与临床药理，2001，12(2)：84］。

药理学研究

1．抗炎作用：

(1) 小柴胡汤口服液及小柴胡汤煎液均有明显抑制角叉莱胶诱发的大鼠踝关节肿胀作用($P<0.05$)，对应激时 ACTH 分泌状态既增强又抑制，具有维持机体平衡的作用。

(2) 该方可抑制嗜中性白细胞产生活性氧，阻止血管内皮细胞损伤，浓度为 1～10μg/ml 时最为显著，不仅抑制血小板活化因子刺激血小板产生过氧化物，而且抑制嗜中性白细胞存在，具有抗炎作用，通过阻止细胞损伤，还有可能抑制机体的老化［齐藤纪子．国外医学・中医中药分册，1993，15(2)：34］。

(3) 该方作用于巨噬细胞，在直接抑制花生四烯酸游离的同时，还诱导脂皮质素或脂皮质素类物质，从而抑制磷脂酶 A_2 的活性，发挥抗炎作用［沟口靖纮．国外医学・中医中药分册，1992，14(1)：1］。

2．抗肝损害作用：

(1) 该方还可改善外科手术后的临床症状，使血液生化检查恢复正常，肝功能损害减轻［薄场彰．国外医学・中医中药分册，1991，13(5)：39］。动物实验发现，该方对二氯化二甲联吡啶(PQ)肝损害，可抑制 GOT 的逸出和肝切片中 LPO 的增高，并与浓度有关，也可抑制组织学的变化，说明其对肝损害有抑制作用，对 PQ 引起的肝微粒体的脂质过氧化反应所发生的 O_2^- 有消除作用，且是该方抑制 PQ 肝损害的机制之一［中村东一郎．国外医学・中医中药分册，1991，13(5)：40］。

(2) 通过测定胸苷激酶(TK)与 DNA 及肝损伤时血浆中各种酶，认为该方在促进肝再生的同时，有抑制肝损伤的作用，且有能延长细胞周期 G_1 的作用［米山良树．国外医学・中医中药分册，1993，15(1)：33］。对四氯化碳所致的大鼠肝损伤有保护作用，并有显著降低血清中 SGPT 和 LDH 的作用($P<0.01$)［杨军，等．中成药，1992，14(6)：26］。

(3) 日本学者在动物实验研究中发现，在阻塞性黄疸解除时，投与小柴胡汤和茵陈蒿汤对胆汁郁滞型肝损伤有迅速改善效果，并认为此作用是含柴胡皂甙、甘草皂甙、黄芩甙等的抗炎、抗变态反应化合物的小柴胡汤的效果［上辻章二，等．国外医学・中医中药分册，1992，14(2)：15］。

3．抑制乙肝病毒作用：

该方不同剂量对鸭乙肝病毒(DHBV-DNA)均有抑制作用，给药后 7d、14d 和停药后 5d，鸭血清 DHBV-DNA 水平均有所下降，其中 20 倍组、10 倍组在给药后 7d、14d，5 倍组在给药后 14d 与给药前的自身比较，有显著性差异($P<0.05$，$P<0.01$)，20 倍组在给药后 14d 和停药后 5d，与给药前及病毒对照组比较，均有显著性差异，并提示小柴胡汤全方组抗 DHBV-DNA 效果最佳［刘中景．中国中西医结合杂志，2000，11(20)：853］。

4．抗癌作用：

该方有预防致癌的作用，汤中所含的黄芩甙元和黄芩甙有抑制肝癌细胞繁殖的作用

[中田极．国外医学·中医中药分册，1991，13(5)：39]；方中甘草的有效成分之一甘草酸对癌细胞有较强的抑制作用；方中人参提取物人参皂甙可使大鼠 Morris 肝细胞转为正常细胞；柴胡皂甙也有抗肿瘤作用[山本祐夫．国外医学·中医中药分册，1992，14(2)：37]。

5. **对免疫系统的作用：**

(1) 该方小剂量(100mg/kg)组可增加小鼠 NK 细胞活性，大剂量(200mg/kg)组活性受到抑制；能增加胸腺嘧啶脱氧核苷的摄取；还可促进抗体的产生[落合宏，等．国外医学·中医中药分册，1991，13(4)：45]。

(2) 以 T 细胞集落为指标，发现该方对 T 细胞集落形成功能有增强作用，后经拆方研究表明，此作用不是以柴胡为主体，而是由人参、生姜及半夏的一部分为主体[川杉和夫．国外医学·中医中药分册，1991，13(4)：46]。

(3) 经该方处理的健康人末梢血单核细胞其培养上清液中 IL-1、IL-2、IL-4、IL-6 活性明显增加；该方能在短时间内使末梢血单核细胞活化，产生 IL-β，其结果激活淋巴细胞，诱导产生 IL-6 与 GM-CSF，可增强机体的防御机能；经该方处理的小鼠脾细胞，其 IL-3 反应性也明显增加。该方作用于 B 细胞，可增加多克隆抗体，可见小柴胡汤具有免疫激活作用[梁嵘，等摘译．国外医学·中医中药分册，1991，13(5)：39]。

(4) 在人体外周单核细胞(PBMC)单独培养上清液中添加该汤后，发现 IL-8 呈浓度依赖性增加，故认为该汤的作用与 IL-8 有关，但 IL-8 过度产生又是类风湿性关节炎、牛皮癣、哮喘发作、克隆氏病等伴有中性白细胞浸润的非感染性疾病的原因，而该方可以改善这些疾病的临床症状，故推测小柴胡汤在机体内存在着复杂的调节 IL-8 产生的机制[张志军摘译．国外医学·中医中药分册，1993，15(6)：27]。

(5) 研究表明，该方诱导抗体产生机制新生儿同于成人，故可作为新生儿期自动免疫疗法而用于新生儿感染[齐藤滋．国外医学·中医中药分册，1993，15(1)：34]。

(6) 该方还可明显提高小鼠碳粒廓清速率($P<0.05$)，增强细胞的吞噬作用，极显著增强小鼠迟发性过敏反应($P<0.001$)[杨军，等．中成药，1992，14(6)：26]。

6. **对中枢神经系统的作用：**

(1) 小柴胡汤合桂枝加芍药汤(TJ-960)是以小柴胡汤为基础方的新汉方。研究表明，该方有较强的抗癫痫作用，同时又有抗丙戊酸(VPA)致畸作用。它具有使所有的变异或异常(如由 VPA 引起的胸椎椎体骨核发育不全，胸椎的平椎、椎体分离等)发生的频度下降的倾向。其机理一是 TJ-960 能使骨骼异常降低，一部分是由于干扰了 PGE_2 的合成；二是与减少马脑内 cAMP 的浓度有关；三是对 VPV 阻碍骨骼原基的骨化有保护作用。而且 TJ-960 用至3 000mg/kg 时，也未发现有致畸作用，且急性或亚急性毒性试验也证实它是安全的抗癫痫药[姚石安，等摘译．国医论坛，1992，7(2)：48]。

(2) 用高效液相色谱电化学检测方法测定了小柴胡汤对大鼠不同脑区单胺类神经递质及其代谢产物含量的影响，结果，该方 200mg/kg，PO 1 日 2 次，给药 7 次可显著升高下丘脑 DOPAC(3，4-2 羟基苯乙酸)和 5-HIAA(5-羟基吲哚乙酸)的含量，降低下丘脑、大脑皮层中 5-HT(5-羟色胺硫酸肌酐)与 5-HIAA 比值和纹状体 DA/DOPAC 比值。提示小柴胡汤对上述脑区单胺类神经递质的更新率有一定促进作用，故认为小柴胡汤对大鼠脑中 5-羟色胺能神经元及多巴胺能神经元可能有激活作用，由此而影响机体的内分泌功能，在治疗与内分泌失调有关的肝郁证时发挥作用[吴春福，等．中药药理与临床，1992，8(1)：5]。

7. 其他方面：

（1）以小柴胡汤合五苓散对大鼠嘌呤霉素氨基核苷肾病变模型进行观察发现，3.75g/kg的柴苓汤对PAN肾病的蛋白尿和高脂血症有明显的抑制作用，且光学显微镜可见抑制肾小球袢壁和肾小球囊的粘连，可使肾病中水平低下的活性氧清除剂的活性增高，其作用机制是促进活性氧清除剂的上升［李翔译．国外医学·中医中药分册，1992，14(1)：7］。

（2）研究发现，当ddy小鼠接种Ehrlich瘤细胞前后，灌服1 600mg/kg小柴胡汤后，2周内与对照组相比，生存期显著延长，完全治愈率高，故该方有抑制肿瘤生长的作用［杜德极．中草药，1992，(2)：15］。

（3）小柴胡汤对伤寒、副伤寒混合菌苗致家兔实验性急性发热有明显的解热作用，而对正常家兔的降温作用不明显，故认为该方临床应用时其有关体温方面的副作用较小［史正刚，等．甘肃中医学院学报，1991，8(3)：39］。

（4）小柴胡汤对马传染性贫血病（EIAV）和人免疫缺陷病毒（HIV-1）逆转录酶活性都有抑制作用，对两种病毒感染细胞中抗原的表达和HIV引起细胞病变都有抑制作用，对HIV-1的抑制比EIAV强，故有望成为抗艾滋病的有效方药之一［张兴权，等．病毒学报，1992，8(3)：38］。

（5）小柴胡汤对牛磺胆酸钠所致大鼠胃黏膜损伤具有保护作用［赵伯友．中药药理与临床，1992，8(2)：10］。

8. 小柴胡汤单煎与合煎药理作用比较研究：

该方单煎与合煎均能显著抑制四氯化碳引起的小鼠血清SGPT增高，显著抑制蛋清引起的大鼠足肿胀，显著抑制酵母所致大鼠的体温升高，显著抑制醋酸引起的小鼠腹腔毛细血管通透性增加，显著延长热板法测得的小鼠痛阈，单煎与合煎的作用无显著差别［孙兰，等．中药药理与临床，2000，16(3)：5］。

四 逆 散

药理学研究

四逆散具有强心、升压、抗休克、改善微循环等多种药理效应。

（1）四逆散可使在体狗心脏收缩力加强，心率加快，血压升高［谢碧桃．泸州医学院学报，1980，(2)：9］。

（2）采用多导生理记录仪同步记录麻醉猫心功能指标及推算指标，发现心缩力（CO）、后负荷（MAP）及-dp/dtmax明显增高，推测该方通过增加心室舒张时心肌纤维收缩的最大速度及后负荷而加强心功能，此作用类似去甲肾上腺素，但作用持续时间长［龚传美，等．中药药理与临床，1985，(创刊号)：18］。

（3）以该方醇提液分别给兔、狗、猫静脉注射，可使动物血压升高，其升压效应较去甲肾上腺素（NA）弱，但持续时间长［龚传美，等．仲景学说研究与临床，1985，(1)：35］。

（4）对狗和家兔由大肠杆菌内毒素引起的内毒素性休克有明显的升压作用；对家兔心源性休克模型，可使血压急剧回升，并使存活时间较对照组明显延长，说明该方有抗实验性心源性休克作用［龚传美，等．中药药理与临床，1989，5(2)：1］。

（5）该方能扩张小鼠耳廓血管；可使人甲襞毛细血管襻数增加，球结膜动、静脉扩张，舌毛细血管饱满,乳头下静脉丛排数增加[龚传美,等.中药药理与临床,1991,7(2):6]。

(6)该方对胃肠功能、中枢神经系统有一定的调整作用[龚传美,等.中药药理与临床,1991,7(1):29]。

逍 遥 散

药效物质基础研究

(1)研究了逍遥散中使药薄荷的主要有效成分薄荷醇对柴胡镇痛成分生物利用度的影响,发现薄荷醇可增强柴胡镇痛成分的吸收,使吸收速率增大2.6倍,吸收相半衰期缩短近三分之一,达峰时间提前1.6倍。研究结果提示,薄荷醇增强柴胡作用的主要原因,与薄荷醇的药理作用关系不大,提高柴胡的表观生物利用度可能是其作用原理之一[王晖,等.中成药,1996,18(6):4]。

(2)对加味逍遥散(丹栀逍遥散)的三维高效液相色谱法鉴定和指标成分的定量进行了研究,定性实验结果表明,用三维高效液相色谱法鉴定该方中各单味中药,除茯苓外,其他9味中药均可得到满意鉴定;对该方中8种指标成分(柴胡皂甙b_1、柴胡皂甙b_2、甘草酸、牡丹酚、芍药甙、山栀子甙、苍术内酯Ⅱ、姜辣素)的含量测定结果表明,该法用于复方制剂的定量是可行的。另外,该方为汤剂,处方各单味中药中指标成分在水煎液中溶出度随水溶性大小而异,含量测定结果大多较实际含量低[陈发奎,等.药物分析杂志,1996,16(1):22]。

药理学研究

1. 对中枢神经系统的作用:

(1)逍遥散具有镇静、镇痛、抗惊厥作用。逍遥散口服液6g/kg、12g/kg灌胃给药可减少正常小鼠的自发活动,协同戊巴比妥钠的镇静催眠作用,对抗戊四氮所致小鼠惊厥,表现出明显的中枢抑制作用[訾晓梅.安徽中医学院学报,2000,19(6):39]。1.8g/kg~7.2g/kg逍遥散片能明显减少小鼠的扭体次数;1.8g/kg逍遥散在给药后60min时能明显延长小鼠舔足时间[王静怡,等.中国医院药学杂志,2002,22(8):489]。

(2)对逍遥散作了抗焦虑和抗抑郁的药理研究。抗焦虑实验用小鼠爬梯法,抗抑郁实验用小鼠悬尾法和大鼠未预知的长期应激刺激法。研究结果表明,逍遥散有减少运动的作用;有抗慢性抑郁的作用,与丙咪嗪相似。未观察到抗急性抑郁效果。可见逍遥散的疏肝理脾功效与其抗焦虑、抗抑郁的作用有关[王静怡,等.中国医院药学杂志,2002,22(8):489]。

2. 抗应激作用:

(1)对实验动物拘束水浸应激损伤模型给予3.5g/kg、7.5g/kg逍遥散,可显著升高模型小鼠腹腔巨噬细胞的吞噬率和吞噬指数以及模型小鼠溶血素水平[顿颖,等.中国实验方剂学杂志,1999,5(6):33]。束缚造成肝郁模型动物体液免疫和细胞免疫功能降低,用逍遥散治疗可提高模型动物溶血素水平,显著提高模型动物脾淋巴细胞转化率。提示逍遥散可显著提高损伤小鼠的细胞免疫和体液免疫功能[赵益业.山东中医药大学学报.1997,21(1):28]。

(2)有报道7.5g/kg的逍遥丸具有显著抗应激性溃疡的作用;3.5g/kg、7.5g/kg组逍遥丸对应激性损伤大鼠的心率具有显著的降低作用[顿颖,等.中国实验方剂学杂志,1999,5(6):33]。

3. 对内分泌的影响:

(1)实验发现,逍遥散具有调节雌激素样作用,6g/kg逍遥散口服液可使小鼠子宫重量明显增加，阴道角化细胞的观察证明，摘除卵巢后本药的雌激素作用消失，提示药物的雌激素作用可能是通过卵巢实现的[訾晓梅．安徽中医学院学报，2000，19(6)：39]。

(2) 通过阴道脱落细胞涂片检查表明，逍遥散对未成熟小鼠有一定的诱发动情作用[陶建生，等．中成药，1993，15(4)：16]。此外，本药6g/kg还能减轻雄鼠精囊重量，表明本药有雌激素样作用[訾晓梅．安徽中医学院学报，2000，19(6)：39]。

(3) 实验组用苯甲酸雌二醇致小鼠乳腺增生模型，观察到逍遥散3.6g/kg、7.2g/kg能明显降低模型动物体内过高的雌二醇(E_2)[杨玉峰．陕西中医学院学报，2000，23(5)：41]。

4. 保肝作用：

(1) 逍遥散能明显降低小鼠四氯化碳(CCL_4)急性肝损伤、盐酸D-半乳糖胺(D-GaLN)急性肝损伤以及小牛血清白蛋白(BSA)造成大鼠肝脏免疫损伤血清中的谷丙转氨酶(ALT)[赵国荣，等．湖南中医学院学报，1999，19(4)：9]。

(2) 用束缚大鼠或小鼠四肢限制其自由活动的方法造成动物"郁怒"，造模动物肝组织、血浆MDA升高、SOD活性下降，而肝郁服逍遥散组肝组织、血浆MDA明显下降、SOD活性明显升高[乔明琦．中国医药学报，1997，12(5)：42；吕志平．山东中医学院学报，1995，19(3)：199]。

(3) 通过病理组织切片检查结果表明，逍遥散丸剂和口服液可对抗CCL_4性肝损伤，减轻肝细胞变性、坏死，抑制炎细胞浸润，减轻肝损伤模型小鼠肝小叶内糖原的破坏[訾晓梅．安徽中医学院学报，2000，19(6)：39]。可以减轻CCL_4实验性肝炎肝细胞之脂肪变；使CCL_4造成的肝硬化模型动物肝内胶原蛋白含量降低，肝硬化发生率明显下降；在退行性病变恢复期中，能促使肝细胞再生。与对照组比较，给药组不仅在病理改变上较轻，而且死亡率也较低[马学惠，等．中草药，1990，11：28]。

5. 对微循环的影响：

用束缚造成肝郁大鼠模型进行实验研究，结果表明，逍遥散具有降低肝郁大鼠血浆TXB_2浓度，提高6/keto-PGF_{1a}水平，从而调节TXB_2/6/keto-PGF_{1a}平衡；并有提高肝郁大鼠红细胞膜流动性的作用，改善肝微区、胃微区微循环血流速度。这可能与抗脂质过氧化作用、升高血浆cAMP的含量有关。表明逍遥散对肝郁导致或诱发的血瘀倾向有防治作用[吕志平．中医杂志，2000，41(6)：367]。

6. 其他作用：

(1) 对胃肠功能的影响：

① 逍遥散可显著提高正常小肠推进率，可以增加小鼠体重与耗食量，还可明显降低生大黄煎液致脾虚小鼠胃排空作用。实验表明逍遥散可降低利血平造脾虚小鼠小肠推进作用，明显提高利血平造脾虚小鼠体温，还能明显延长正常小鼠或利血平致脾虚小鼠游泳的时间[黄莉．上海中医药杂志，2003，37(9)：61]。

② 体外抗幽门螺杆菌(Hp)的实验结果显示，当逍遥汤处理浓度达到55$mgml^{-1}$时，杀菌率在98.5%以上[刘波，等．中国新药杂志，2002，11(6)：457]。

(2) 合煎与分煎：

① 有研究比较了逍遥散合煎与分煎药理作用的异同。结果显示，在抑制ALT升高、抑制脾虚小鼠胃排空作用、促进RBC合成、抑制自主活动方面，合煎效应略优于分煎，但无显著差异。而在促进血红蛋白(Hb)合成方面，合煎效应优于分煎[陈玉兴．中国实验方剂学杂

志,2000,6(4):36]。

② 逍遥散水煎液中元素量较单味中药水煎液表现为增加的有 Zn、B、Ba、Ca、Mn、Na、Bi 等,而 Cd 则表现为减少[王水生.中草药,1993,24(1):19]。

大柴胡汤

药理学研究

1. 利胆作用:

大柴胡汤有明显的利胆和降低括约肌张力的作用,并不抑制括约肌运动机能,对解除胆汁、胰腺的淤滞极有利。因其能使括约肌放松,加上显著的利胆作用,通过内冲洗可助炎症、感染的消退。

2. 对胃的保护作用:

大柴胡汤对乙醇和阿司匹林引起的胃黏膜损伤有明显的保护作用,其效果优于西米替丁,能抑制组胺和五肽胃泌素引起的胃酸分泌过多,能抑制乙醇和阿司匹林引起的胃出血,有预防胃溃疡的作用[王振贵,等.中医药研究,1995,(3):60]。

3. 抗肝病作用:

大柴胡汤能防止 CCl_4 引起的大鼠急性肝损伤的发展和脂质过氧化的增长,改善肝损伤的氧代谢活性。该方对药物引起的肝损伤、自身免疫性肝炎有一定的治疗效果,也可作为糖皮质激素对脂肪肝并发症进行治疗,对慢性活动性肝炎、中毒性肝炎可作为氢化泼尼松进行治疗[Chat Y,et al. Am J China Med,1995,23(1):53]。

4. 降血脂作用:

大柴胡汤对血清脂质、脂蛋白和肝脂质有较好的作用,能明显降低高血脂豚鼠的甘油三酯、胆固醇、低密度脂蛋白,升高高密度脂蛋白[胡青懿,等.山东中医杂志,1995,14(1):12]。

5. 其他方面:

大柴胡汤还有治疗糖尿病,改善糖代谢、血液流变学、矿物质代谢等作用[胡青懿,等.山东中医杂志,1995,14(1):12]。

半夏泻心汤

药效物质基础研究

(1) 对半夏泻心汤不同配伍情况下干姜挥发性成分桉叶素的煎出量进行了测定。以毛细管气相色谱法,OV101 石英毛细管色谱柱,柱温 90℃,载气 N2,FID 检测。结果,复方按药物性味分组,各种组合时桉叶素煎出量均高于干姜单煎[马长华,等.中国中药杂志,2000,25(12):726]。

(2) 应用毛细管气相色谱—质谱联用法比较了半夏泻心汤不同配伍条件下干姜 15 种挥发性成分(6-甲基-5-庚烯-2 酮、α-水芹烯、桉叶素、β-水芹烯、马鞭草烯酮、龙脑、α-松油醇、马鞭草烯醇、牦牛儿醛、橙花醇乙酸脂、橙花椒醇、乙酸牦牛儿脂、α-姜黄烯、α-金合欢烯、β-甜没药烯)的含量变化。复方药物按性味分组,各种配伍组合对干姜有效成分的煎出量均有影响。以上两项研究以中医理论为指导,为从化学成分的角度研究中药复方组方与配伍的原理,作了有益的尝试[马长华,等.北京中医药大学学报,2001,24(1):43]。

(3) 对半夏泻心汤不同配伍情况下小檗碱、巴马丁及甘草酸的含量进行了研究测定。复方按药物性味分组，以高效液相色谱法测定，结果，不同组合中小檗碱、巴马丁及甘草酸的煎出量不同，为研究中医组方理论的化学基础作了初步探索和资料积累［段天璇，等．中国中药杂志，2002，27(5)：363］。

药理学研究

采用正交设计法拆方研究了半夏泻心汤对正常大鼠胃底条运动的影响。实验选用 $L_{16}(2^{15})$ 正交表，各味药用量均为 1 剂半夏泻心汤中之含量，且加药容量固定不变，将实验组随机化，重复 5 次实验，取平均值进行统计分析。结果，直观分析发现，使胃底条运动张力增加的作用大小依次为：党参＞大枣＞甘草；使张力减小的作用大小依次为：干姜＞黄芩＞黄连＞半夏。方差分析可见，党参和大枣对胃底条运动张力具有显著的增加作用（$P<0.01$）；干姜和黄芩则对运动张力具有明显的减小作用（$P<0.01$）；而黄连、甘草和半夏作用不明显；党参和大枣配伍可明显增加胃底条运动张力，干姜和黄芩配伍可明显减小胃底条运动张力。提示半夏泻心汤对胃肠运动的双项调节作用，与其作用相反的二类组分有关［张胜，等．中国中药杂志，2002，27(11)：866］。

犀角地黄汤

药理学研究

现代药理研究表明，犀角地黄汤具有抗菌解毒，清热消炎，镇静定惊，调整免疫功能，提高垂体-肾上腺应激能力，扩冠强心，疏通微循环，保护血管壁组织，改善血液促凝物质与抗凝物质之间的失衡，防止 DIC 形成的作用，并有保护肝脏、补充营养物质之功效［陈志宏．国医论坛，2002，17(1)：16］。

清　营　汤

药理学研究

在成功复制家兔实验性营热阴伤证动物模型的基础上，采用拆方研究的方法，测定了实验前后家兔脑脊液中肌磷酸激酶(CKP)、血清 Na^+、K^+，以及超氧化物歧化酶(SOD)、过氧化脂质代谢产物丙二醛(MDA)的变化，以进一步探讨清营汤治疗温病营分证的作用机理。结果，清营汤组、滋阴组和清解活化组血浆中 MDA 的含量皆明显降低，SOD 的活力提高，血清 Na^+、K^+的降低皆受到抑制，其中尤以清营汤组和滋阴组最为显著；清营汤组、滋阴组和清解活化组家兔脑脊液 CK 的活力明显都低于病理组，其中清营汤组与正常对照组无明显差异，而滋阴组和清解活化组与正常对照组之间差异显著并以清解活化组尤为明显。提示清营汤的药理作用是多方面的，具有保护脑组织损伤、维持电解质平衡、抗脂质过氧化的作用，其作用的产生与配伍中的滋养营阴药物密切相关［瞿玉祥，等．南京中医药大学学报，2001，17(4)：224］。

龙胆泻肝汤

药理学研究

龙胆泻肝汤药效学及毒理学实验研究表明，长期毒性实验结果未见明显毒性反应出现，药效学试验结果可见该方能明显增加胆汁分泌量，对四氯化碳、半乳糖胺造成的急性肝损伤有保护作用，并能降低毛细血管通透性，对抗二甲苯引起的炎症反应，提示龙胆泻肝汤具有保肝利胆、抗炎消肿的药理作用[武梅芳,等.河北中医学院学报,1996,11(1):1]。

清 胃 散

药效物质基础研究

(1) 对清胃散单煎后混合与合煎中黄连的有效成分盐酸小檗碱进行薄层扫描测定。结果,单煎混合后盐酸小檗碱的含量为2.76%;合煎的含量为1.83%,两种煎剂中盐酸小檗碱的含量单煎明显高于合煎[涂瑶生,等.中国中医基础医学杂志,2000,6(8):41]。

(2) 采用高效液相色谱法测定清胃散分煎与合煎中牡丹皮的有效成分芍药苷的含量变化。以十八烷基硅烷键合硅胶为填料,以甲醇-水(30∶70)为流动相,检测波长为230nm。结果,分煎剂中的芍药苷含量为0.20%;合煎剂中的芍药苷含量为0.18%,说明两种煎剂中芍药苷的含量无明显差别[范宋玲,等.中药新药与临床药理,2001,12(2):111]。

芍 药 汤

药效物质基础研究

对芍药汤加减方山丹芍药汤的化学成分进行的系列研究证实:

(1) 以水提醇沉法制备样品,氯仿、乙酸乙酯和水饱和正丁醇提取,硅胶、聚酰胺柱进行分离,物理、化学和光谱学方法鉴定化合物。结果,从氯仿和乙酸乙酯提取部分分得6个化合物,为丹参酮ⅡA、苯甲酸、阿魏酸、隐丹参酮、β-谷甾醇和熊果酸[文志明,等.中国中药杂志,2001,26(6):406]。

(2) 以水提醇沉法制备样品,氯仿、乙酸乙酯和水饱和正丁醇提取,大孔吸附树脂、硅胶、聚酰胺柱进行分离,物理、化学和光谱学方法鉴定化合物。结果,从水饱和正丁醇提取部分和水溶性部分分得9个化合物,鉴定为牡荆素、槲皮素、金丝桃苷、芦丁、芍药苷、原儿茶醛、儿茶素、丹参素和柠檬酸[文志明,等.中国中药杂志,2001,26(7):474]。

药理学研究

(1) 芍药汤具有抑菌作用。对大肠杆菌、绿脓杆菌、变形杆菌、金黄色葡萄球菌均有抑制效果,其中对变形杆菌效果更为明显。可消除巴豆油混合致炎剂所致的小鼠耳廓炎性肿胀,能使家兔离体肠管活动由急剧而短暂的张力上升,很快转为下降。急性毒性测定:小鼠按100g/kg口服给药,72小时小鼠死亡11～12只。

(2) 对芍药汤加减方山丹芍药汤调血脂药效作用及其活性成分进行追踪与评价。采用ig脂肪乳剂法复制大鼠高脂血症模型,观测山丹芍药汤全方水煎剂及其不同的提取部位对大鼠血清中血脂水平的影响,结合药理实验对其活性部位进行追踪与评价,并以TLC法初步分析有效化学成分。结果,该方能显著降低实验性高脂血症大鼠血清TC、TG及LDL-C,并可升高HDL-C;活性部位为醇溶部位,主要有效化学成分为黄酮类、酚类和有机酸等化合物。提示山丹芍药汤具有明显的调血脂作用,其药效是多种有效成分通过多途径协同作用的综合结果[文志明,等.中草药,2000,31(6):435]。

黄连解毒汤

药效物质基础研究

探讨了基因芯片技术在中药药理研究中应用的可能性和目前的局限性,以促进新的分子生物学技术在中药研究中的应用。即以黄连解毒汤及其成分黄芩苷和盐酸小檗碱灌胃LPS造型的Balbc小鼠，采用上海联合基因公司小鼠基因表达谱芯片（2 048个基因），检测中药对小鼠脾细胞基因表达的影响。结果，复方的作用明显优于有效成分的作用，但对具体基因表达影响的分析存在一定难度。提示基因芯片技术可以用于中药作用机理的研究，特别是其高通量有助于解决中药作用靶点多的问题，但目前此技术的广泛应用还存在一定困难，特别是如何正确分析所获得的大量信息［周联，等. 中药新药与临床药理，2002，13(6)：383］。

药理学研究

(1) 在实验研究中有两项成果得到肯定，一是以300mg/kg的黄连解毒汤提取物（日本的汉方制剂）喂养缺血性脑梗塞模型小鼠，14日后与对照组比较，虽然病灶中心区仍然都处于脑梗塞状态，但实验组病灶周围的血流有明显的改善，而对照组小鼠在觅食和精神活动方面都明显恶化；二是以该汤提取物300mg/kg持续喂养小鼠4周，结果发现实验组小鼠大脑的平均血流量有轻度增加，尤以海马回区的血流量增加有意义。临床研究表明，该汤提取物用于脑血管意外后遗症和脑血管性痴呆症，疗效优于苯噻嗪酸钙而无副作用［李华安. 山东中医学院学报，1995，19(5)：312］。

(2) 对黄连解毒汤与黄连素对2型糖尿病大鼠葡萄糖和脂质代谢的影响进行了比较研究，采用小剂量链尿佐菌素加高脂高热量饲料喂养的方法建立Wistar大鼠2型糖尿病模型，分别以黄连解毒汤与黄连素片干预性治疗8周，检测血糖和血脂代谢等指标，结果表明黄连解毒汤组与黄连素组大鼠总胆固醇、甘油三酯、载脂蛋白B、空腹血糖水平均比模型组明显降低，而高密度脂蛋白-胆固醇、载脂蛋白AⅠ水平显著升高，口服糖耐量试验改善，大鼠体重减轻，但两组之间各指标无显著性差异。含等量盐酸小檗碱的黄连解毒汤与黄连素片降血糖和调血脂作用强度相近，提示盐酸小檗碱是黄连解毒汤降血糖和调血脂的主要有效成分［陆付耳，等. 华中科技大学学报(医学版)，2002，31(6)：662］。

白头翁汤

药效物质基础研究

(1) 对白头翁汤的组成进行了研究，发现该方所含皂甙有5种以上，其中含量最多的为白头翁皂甙A_3（单糖链双糖甙）、皂甙B_4（双糖链三糖甙）。黄连、黄柏含有小檗碱、秦皮含有七叶甙和七叶内脂。并对小檗碱和七叶甙含量进行了测定，发现白头翁汤中小檗碱和七叶甙含量都较相应的单味药的含量低，尤其以小檗碱显著［黄燕. 中成药，1995，17(3)：35；丁林生，等. 中成药，1993，(1)：18］。

(2) 对白头翁汤汤剂化学成分的分离进行了研究。运用天然药物化学的分离精制方法，对该汤汤剂进行单体化合物的分离。结果表明，该汤剂主含4类化学成分，分别为：生物碱类、香豆素类、皂甙类、柠檬苦素类。分离并研究确定了其中14个化合物的结构［生物碱类：巴马汀(Palmatine，4)、小檗碱(berberine，6)、药根碱(jatrorrhizine，7)；香豆素类：七叶内酯(esculetin，3)、秦皮甙(fraxin，5)、七叶甙(esculin，8)；皂甙类：白头翁皂甙A_3(anemosideA_3，11)、白头翁皂甙B(PulchinenosideB，13)、白头翁皂甙B_4(anemosideB_4，14)；柠檬苦素类：黄柏内酯(obaculactone，2)；木脂素类：liriodendrin(Comp. 10)；甾醇类：β-谷甾醇(β-sitosterol，1)、胡萝卜甙(daucosterol，9)；其他：甜醇(D-glucitol，12)］。通过与单味药化学成分进行比较，确定了化合物的来源［朱华旭，等. 中成药，1999，21(6)：314］。

(3) 对白头翁汤沉淀的化学成分进行了研究。运用天然药物化学的分离精制方法进行单体化合物的分离，结果沉淀中分得6个单体化合物(药根碱、七叶苷、七叶内酯、小檗碱、白头翁皂苷 A_3、白头翁皂甙 B_4)，通过光谱解析鉴定了其结构，并与汤剂中的化学成分进行了比较，认为沉淀中化学成分为方剂中的主要成分［朱华旭，等. 中成药，2002，(4)：293］。

药理学研究

实验分别采用灌胃与灌肠两种给药途径作用于造模大鼠，观察白头翁汤对体液免疫、细胞因子、氧自由基的影响，并研究其在抗炎杀菌与修复溃疡方面的作用。结果表明，白头翁汤能显著降低血清中IgA，IgG及IL-6的含量，同时血清中及结肠组织中的NUM含量经白头翁汤治疗后显著降低而SOD含量明显升高；研究还表明白头翁汤具有显著的抗炎杀菌及修复溃疡的作用［韩捷. 河南中医药学刊，2001，16(3)：23］。

附子理中丸

药效物质基础研究

采用HPLC法测定了附子理中丸中新乌头碱、乌头碱、次乌头碱的含量，在碱性条件下用乙醚提取，以ODS-C(18)为固定相，甲醇-水-氯仿-二乙胺(70∶30∶3∶0.2)为流动相，用外标法进行定量分析，其平均回收率为：新乌头碱97.8%，RSD=1.69%；乌头碱96.0%，RSD=2.41%；次乌头碱96.7%，RSD=1.98%［朱瑞龙，等. 中成药，1996，18(10)：13］。

吴茱萸汤

药效物质基础研究

(1) 对吴茱萸汤药效物质基础的方法学进行了研究。通过对该汤进行组方药量变化，在原方基础上按正交试验法组成9个不同配比的处方，同时对其进行分析和镇痛与止呕两个指标的药理实验，对所得化学数据和药理数据进行逐步回归分析。结果，确定吴茱萸汤的药效物质基础主要为产生X4、X9、X10和X12号色谱峰中的化学成分(已确定X9为吴茱萸次碱)。此方法对其他复方中药的药效物质基础确定有一定的参考价值［宁黎丽，等. 药学学报，2000，35(2)：131］。

(2) 对吴茱萸汤醇提各组分止呕活性的研究和机制进行了初步探讨。采用硫酸铜诱导家鸽呕吐实验，小鼠胃排空实验，ACh和5-HT作用的离体大鼠胃条实验来确定其中具有止呕活性的组分，并观察有效组分对ACh、5-HT、组胺累积浓度效应曲线的影响。结果，50%醇洗脱液和70%醇洗脱液有十分显著的止呕效应，且副作用较小，对ACh、5-HT、组胺累积浓度效应曲线均有一定的作用。提示50%及70%醇可从该汤中提取较多止呕活性成分，止呕作用可能与拮抗ACh、5-HT、组胺受体有关［张婷，等. 中国中药杂志，2002，27(11)：862］。

药理学研究

从吴茱萸汤的君臣佐使配伍关系出发，以君药吴茱萸为核心，进行拆方设计，对不同药味组成的各处方水煎醇沉液进行药理实验和HPLC分析。选择镇痛、止呕和急性毒性三项指标进行了药理实验；采用反相高效液相色谱法实现了对处方的分离。采用逐步回归分析(SREG)与典型相关分析(CCOR)将所得的色谱数据与药理实验数据相关联，以确定各成分在处方中的作用。初步探讨了吴茱萸汤不同药味组成的各处方及单煎、合煎不同煎制情况下药效、毒性与化学成分的变化规律。结果：

(1) 不同处方的样品均有一定的镇痛作用，说明配伍生姜、人参、大枣均可不同程度地增强君药吴茱萸的镇痛作用，而生姜对吴茱萸的协同作用明显优于人参和大枣。吴茱萸汤全方合煎液的镇痛、止呕作用均为最佳［赵冬梅，等. 世界科技研究与发展，1999，21(5)：46］。

(2) 君药吴茱萸、单煎混合液和吴茱萸汤的药理实验表明，单煎混合液在药效方面与君药吴茱萸更为接近，吴茱萸汤则不仅在药效上显著优于单煎混合液，而且毒性亦明显减弱。分析比较后两者的 HPLC 数据和色谱图可见，化学成分的含量变化，使得吴茱萸汤的药效提高、毒性减弱，亦可说明其全方配伍合煎的科学性［赵冬梅，等. 世界科技研究与发展，1999，21(5)：46］。

四 逆 汤

药效物质基础研究

(1) 对四逆汤配伍作用的化学及药效学进行了研究。采用薄层扫描、原子吸收等分析技术和药理学研究方法，对不同配伍四逆汤的 3 种有机成分、13 种无机元素及抗失血性休克等多项指标进行了系统研究，发现随甘草剂量增加，四逆汤中三种毒性乌头生物碱含量减少，其回归方程为 $Y=18.7465-0.1094x$，$r=-0.9945$。干姜亦有与甘草相似的作用，但效力次之。不同配伍的四逆汤无机元素含量没有明显的变化规律，但煎出率随方中药味、药量的增大而降低。姜、草剂量最小的四逆汤组方抗兔失血性休克的效果最佳［裴妙荣，等. 中药药理与临床，1996，(3)：10］。

(2) 对四逆汤药物配伍后有效成分含量的变化进行了研究。即对方中附子与甘草、附子与干姜以及三味药配伍前后有效成分进行定性、定量分析，结果，附子与甘草配伍后乌头碱类生物碱的含量降低 28.68%；附子与干姜配伍后乌头碱类生物碱的含量升高 36.40%；附子与甘草、干姜配伍后乌头碱类生物碱的含量升高 17.54%［张宇，等. 中成药，1996，18(12)：9］。

(3) 对四逆汤有效成分不同组合抗心肌缺血再灌注损伤中的作用进行了研究。采用正交试验法，以超氧化物歧化酶(SOD)、丙二醛(MDA)及乳酸为指标，考察附子生物碱(A)、干姜挥发油(B)、甘草酸粗品(C)3 个因素。结果，3 种有效成分最佳剂量为 $A_4B_4C_4$，3 个因素对 SOD 和 MDA 影响的大小顺序为 A＞C＞B，对乳酸影响的大小顺序为 A＞B＞C。提示 3 种有效成分临床极量组合的疗效最佳。附子生物碱是四逆汤有效成分组合中的关键因素，干姜挥发油和甘草酸粗品也是组方中不可缺少的因素［孙慧兰，等. 中草药，2002，33(4)：333］。

药理学研究

(1) 抗休克、升压作用。对动物失血性休克、缺氧性休克、橄榄油所致栓塞性休克、冠状动脉结扎所致心源性休克均有显著对抗作用［谢人明. 中成药研究，1985，(9)：24］；对内毒素性休克有明显的升压作用，且发现单味附子虽有一定的强心升压效应，但其作用不如合方汤剂，并可致异位心律失常；单味甘草不能增加心脏收缩幅度，但有升压效应；单味干姜未显示有意义的生理效应，三味合成四逆汤强心升压作用优于各单味药，且能减慢窦性心率，避免异位心律失常［韩新民，等. 中成药研究，1983，(2)：26］。

(2) 改善微循环作用[天津南开医院.中医药学杂志,1974,(3):21]。

(3) 增强心肌收缩力。可使放血所致低血压家兔心肌收缩幅度增加7.46%±5.00%[韩新民,等.中成药研究,1983,(2):26]。

(4) 增加冠脉流量。对缺血性心肌营养性血流量(NBF)可增强其供血功能[吴伟康,等.中草药,1995,(3):141]。

(5) 兴奋垂体-肾上腺皮质功能[谢人明.中成药研究,1985,(9):24]。

当归四逆汤

药理学研究

(1) 镇痛抗炎作用:以当归四逆汤灌服小鼠,对酒石酸锑钾所致小鼠扭体反应和电刺激致痛嘶叫反应均能显著抑制,表明该方有镇痛作用;对巴豆油所致小鼠耳廓肿胀和角叉菜胶所致大鼠足跖肿胀,均有抗炎消肿作用[窦昌贵,等.中国实验方剂学杂志,1999,5(5):38]。

(2) 药理研究显示,当归四逆汤有明显的抗凝作用,能促进皮下血肿的吸收,降低全血比黏度,抑制动静脉旁路血栓的形成,并有良好的抗炎、镇痛作用[周丽娜.中成药,2000,22(7):518]。

四君子汤

药效物质基础研究

对四君子汤整体的化学成分的研究报道不多,拆方研究除外,整体讨论了四君子汤的多糖、人参皂甙、黄酮类、还原糖、甘草酸、总氮量、微量元素等[曹小玉,等.时珍国医国药,1999,10(12):949]。

药理学研究

四君子汤以组方严谨成为中药方剂配伍用药的典范,也因此成为中医复方药理研究最为广泛的方剂之一。现代药理研究揭示,四君子汤除具有健脾益气功效外,还具有抗变、抗肿瘤、补血活血、增强记忆的功效。比较集中在两个方面,一是对消化吸收功能的影响,二是免疫药理的研究。例如,对T细胞、巨噬细胞、NK和K细胞、中性粒细胞、体液免疫等方面,四君子汤均有广泛的药理作用,而且对处于不同免疫状态的机体显示不同的效应。

(1) 有报道环磷酰胺模型上四君子汤的药理研究,实验结果证实该汤能够改善环磷酰胺模型动物的"虚证"外观表现,对该模型动物的体重下降、血中白细胞数降低、游泳时间下降、血清溶血素水平降低及T、B淋巴细胞增殖反应下降均有不同程度的纠正作用[张建华,等.中国中医基础医学杂志,1973,(1):29]。

(2) 研究了四君子汤对动物肠道菌群失调及正常胃肠功能的药理作用。选用大黄灌胃制造肠道菌群失调模型,选用胃排空、小肠推进运动、胃液分析及离体肠肌实验。结果,该汤对肠道菌群失调的小鼠,能使肠道双歧杆菌和乳酸杆菌菌量明显增加;对正常动物的胃排空、小肠推进运动、胃液分析及离体肠肌具有明显的抑制作用。提示四君子汤能调节肠道菌群紊乱,能抑制正常动物的胃肠功能[任光友,等.中成药,2000,22(7):504]。

补中益气汤

药理学研究

1. 抗肿瘤作用：

(1) 将方中黄芪、党参、白术、当归、甘草、陈皮、升麻、柴胡按6∶6∶6∶4∶4∶4∶1∶1的重量比例，混合水煎3次合并滤液，浓缩至每ml含生药1g，以15～20g/kg/d的剂量灌胃。结果发现：对亚硝基肌氨酸乙酯诱发小鼠前胃磷癌无明显抑制作用；给接种宫颈癌($\mu4$)的小鼠口饲本方，半数动物死亡时间比对照组延长6天；对正常小鼠可明显降低血清谷丙转氨酶和丙种球蛋白水平[中医研究院中药研究所．中医药研究参考，1977，(3)：20]。

(2) 实验证明该方可以激活NK细胞、mΦ细胞，从而发挥其抗肿瘤的作用[赵重文．国外医学·中医中药分册，1992，(4)：39]。

(3) 该方对实体癌患者外周血淋巴细胞微核率影响的实验结果表明，实体癌患者淋巴细胞微核率明显高于正常人($P<0.01$)，而补中益气汤在一定程度上可以降低微核率($P<0.02$)，证明其在抗染色体损伤细胞突变方面的作用不可忽视，预防性投于该汤在抗肿瘤方面有较好的效果[韩冰虹，等. 黑龙江中医药，1992，(1)：44]。

2. 对环磷酰胺的抵抗作用：

(1) 实验研究表明：该方有明显对抗环磷酰胺所致小鼠染色体畸变的作用($P<0.01$)，使其所致的微核出现率降至正常水平[季宇彬，等. 中医药学报，1989，(4)：39]。

(2) 实验研究表明：对抗环磷酰胺所致的白细胞、红细胞下降，并可增强骨髓的造血机能。使红细胞总数有一定幅度的上升[季宇彬，等. 中医药学报，1989，16(4)：39]。

(3) 可显著控制环磷酰胺所致的胸腺、脾脏的萎缩，且可使脾脏重量有一定幅度的增加。对脾脏形态学观察的结果表明，该方有一定的促进免疫功能作用[季宇彬，等. 中医药学报，1989，16(4)：39]。

(4) 具有控制环磷酰胺所致的肾上腺与睾丸萎缩的作用[季宇彬，等. 中医药学报，1989，16(4)：39]。

3. 对子宫的作用：

补中益气汤对子宫及其周围组织有选择性的兴奋作用，能增强子宫收缩并加强子宫周围组织的张力。

4. 治疗男性不育症的机理：

根据实验研究和临床应用的结果，认为补中益气汤一是能为病人补充微量元素、维生素、蛋白质等，为精子的形成发育、成熟和维持其生理功能提供了物质基础；二是通过免疫、抗炎、调整体内激素的紊乱，为生殖过程提供良好的环境，并促进病人机体康复及改善性机能而发挥药理治疗作用[刘善庭，等. 中医研究，1995，8(1)：49]。

5. 免疫药理作用的研究：

大量的实验研究证实，补中益气汤具有调节细胞免疫、体液免疫的功能。有研究拆方检测了该方中黄芪、甘草及全方对病态机体的免疫调节作用。分7组对全方中黄芪、甘草及全方缺黄芪、缺甘草组方对利血平制备的脾虚小鼠的5项非特异性免疫功能的影响进行了检测研究。结果，黄芪能使Hb明显升高；单味甘草对某些免疫功能不起作用甚至起抑制作用；缺甘草组方作用低于全方；全方能明显提高机体的免疫功能。提示黄芪是方中主要升高Hb的药物；甘草在方中起到特殊的调节作用，全方各药通过良好的配伍关系达到全面调节机体免疫功能的作用，而非简单的相加作用［米娜，等. 皖南医学院学报，2002，21(1)：13］。

6. 免疫药理作用的配伍探讨：

采用正交设计法，对补中益气汤中药味的免疫药理效应进行析因研究。结果显示，对体液及细胞免疫作用最好的是人参和黄芪，最好的配伍是黄芪和当归。其他药如柴胡、升麻、陈皮的作用较小。另外，药物间的剂量配比在处方中具有一定的重要性［郭忻，等. 中国实验方剂学杂志，1999，5(1)：30］。

生 脉 散

药效物质基础研究

为探讨生脉散全方独特疗效作用的物质基础，对生脉散复方化学动态变化与药效关系进行了研究，即对其煎煮后的化学成分进行了研究。从生脉散合煎剂中分离得到一个复方产生的新成分，经 UV、IR、MS 及 NMR 谱鉴定为 5-羟甲基-2-糠醛。研究表明，复方独特疗效有其独特的物质基础，与单味药及其简单相加和在化学成分上有本质区别，从而阐明了中药配伍应用的合理性和科学性［夏云，等. 中国中药杂志，1998，23(4)：230］。

药理学研究

1. 抗脂质过氧化物作用：

氧自由基触发脂质过氧化反应是导致心肌缺氧性损伤及再给氧损伤的重要原因。生脉散具有抗氧自由基和脂质过氧化的作用，对心肌缺氧性损伤具有保护作用［王玉秋，等. 医药导报，2001，20(4)：249］。

2. 提高膈肌功能：

生脉散能提高家兔膈肌肌电的高、低频比值和中心频率及膈肌诱发电位幅度。生脉散中含有多种氨基酸和人体所需的微量元素，可以为组织供能，稳定肌细胞能量储备，改善细胞代谢，提高细胞对缺氧的耐受力［关宿东，等. 中国中西医结合杂志，1995，15(12)：732］。

3. 对微核的抑制作用：

生脉散具益气养阴之功，可治疗气阴两虚证。这些虚证可能与染色体断裂后形成的不正常结构——微核有关。研究发现，该方对环磷酰胺诱发的微核有抑制作用，可能对染色体起保护作用，使其免受损伤或促进损伤后的恢复［吴洁，等. 中成药，1998，20(8)：31］。

4. 对心肌 LDH 同工酶的影响：

复方生脉饮通过改变心肌细胞乳酸脱氢酶(LDH)同工酶谱，增加 $LDH_{1\text{-}2}$ 比活力，从而加速乳酸的清除代谢过程，具有抗疲劳作用［文镜，等. 中草药，1997，28(11)：671］。

5. 抗丁哌卡因毒性：

研究发现生脉注射液可显著延缓小鼠丁哌卡因中毒后心跳停止时间，增强小鼠抗丁哌卡因毒性的能力［汪小海，等. 中华麻醉杂志，1997，17(9)：549］。

6. 防治心血管疾病的药理研究：

(1) 强心作用：生脉散有增强心肌收缩力、改善左心室功能的作用［方静，等. 中华内科杂志，1987，(7)：403］，可使麻醉兔在位心脏的收缩幅度提高 1 倍，对巴比妥伤害的兔心也有较强的增强心肌收缩效果。其机理在于通过抑制心肌细胞 Na^+、K^+、ATP 酶的活性，增加心肌糖元和核糖核酸的含量，显著提高 DNA 的作用，改善缺血心肌的合成代谢，增加心肌 ATP 的含量，从而为缺血心肌收缩的能源和肌纤维蛋白、肌凝蛋白的合成提供物质基础。其强心作用的特点是收缩敏捷，心搏出量及心输出量增加，左室射血功能好转。这种强心作用与强心甙类作用类似［刘泽富. 中华传染病杂志，1987，(3)：134］。

(2) 对心肌耐缺氧作用：该方能降低心肌对氧和化学能量的消耗，提高心肌对缺氧的耐受性，延长心肌存活时间，此作用麦冬最强。人参能显著降低心肌耗氧指数，其所含人参二醇、三醇可通过增强超氧化物歧化酶的活性，促进自由基的清除［江军. 中成药，1994，16(7)：28］。研究表明，生脉散能增强缺氧机体摄氧、带氧的能力。能显著增加全血、红细胞及血红蛋白之 2，3-二磷酸甘油酸(2，3-DPG)，对人体血液中的 2，3-DPG 也有双项调节作用。2，3-DPG 增加，可使氧合血红蛋白释放氧增加而改善组织的缺氧状态［廖家桢，等. 中药药理与临床，1986，2(1)：257］。

(3) 对冠状血管的作用：众多实验表明，生脉散能显著扩张冠状动脉，增加冠脉血流量。对乏氧缺糖营养液所致离体大鼠停跳心脏，生脉液虽不能使其恢复至原有水平，但仍可保持较好的冠脉流量［赵连根，等. 天津医药，1979，(10)：463］。离体兔冠脉灌流实验表明，该方能显著扩张冠脉，平均增加冠脉流量 40.1%。^{86}铷示踪试验表明，生脉散能显著增加小鼠心肌对同位素的摄取，表明其能增加心肌营养性的血流量［李素琴，等. 天津医药，1983，(6)：6］。

(4) 抗心律失常作用：该方可使心肌自律性降低，不应期延长，提示可能有一定的抗心律失常作用［张作华，等. 中西医结合杂志，1987，7(3)：189］。参麦液对乌头碱诱发的大鼠心律失常及氯仿所致小鼠室颤均有显著的作用，麦冬对频发性早搏有明显的抑制作用［孙存序，等. 河北中医，1995，17(2)：26］。

(5) 对血小板聚集及血栓形成的影响：该方有抑制体外血栓形成的作用，使形成时间延长，重量减轻，并有一定的促纤溶作用［许青媛，等. 中西医结合杂志，1986，6(7)：428］，能抑制血小板聚集和释放［石琳，等. 苏州医学院学报，1987，7(2)：112］。

(6) 对血脂及动脉粥样硬化斑块的作用：研究表明，生脉散能抑制动脉粥样硬化斑块的形成［石琳，等. 苏州医学院学报，1987，7(2)：112］。人参能使胆固醇的代谢和排泄增加，使血中胆固醇下降，并能提高高密度脂蛋白(HDL-C)而降低低密度脂蛋白(LDL)，使过氧化脂质下降，对防治动脉硬化(AS)有积极意义［于英奇编译. 国外医学·中医中药分册，1986，8(2)：19］。

(7) 对血压的影响：生脉注射液对狗急性失血性休克有明显的升压作用，对正常血压无明显影响。其机理主要是通过增加心肌收缩力和输出量来升高血压。研究还表明，人参对血压有双向作用，小剂量升压，大剂量降压，治疗量对病人血压无明显作用［王浴生. 中药药理与应用. 人民卫生出版社，1983. 18］。另有研究也证明，人参有温和持久的降压作用，并能减慢心律；五味子既有血管舒张的作用，降低血压，又对循环衰竭有显著的升压作用。可见该方有双向调节血压的作用［朱瑞芬，等. 山东中医杂志，1995，14(5)：207］。

7. 抗应激及抗炎作用的研究：

对各种缺氧模型小鼠和炎症模型小鼠给予生脉散灌胃，观察小鼠的耐缺氧能力和抗炎能力。结果，生脉散能增加应激情况下小鼠对缺氧的耐受性，延长存活时间，提高小鼠对亚硝酸钠组织中毒性缺氧的耐受性($P<0.01$)，并具有显著抗炎作用($P<0.01$)。提示该方能增强心肌供氧能力，并能抑制小鼠肉芽肿炎症反应［乔为平. 基层中药杂志，2001，15(1)：8］。

玉屏风散

药理学研究

1. 对免疫功能的影响：

(1) 对IgA的影响：

① 玉屏风散水煎剂(黄芪、白术、防风药量之比为3∶2∶1)能使反复上呼吸道感染患儿治疗前后血清IgA显著上升($P<0.01$)；能使体弱小儿服该方后IgA显著增加($P<0.01$)。提示该方预防小儿反复呼吸道感染，可能与促进体内IgA升高有关[章惠陵，等.中药药理与临床，1995，11(4)：37]。

② 用乙酸纤维膜电泳法测定小鼠呼吸道免疫球蛋白的含量，发现该方可明显增加小鼠呼吸道免疫球蛋白的含量，但对正常小鼠及免疫抑制小鼠血清IgA均无明显影响[周然，等.中医药研究通讯，1990，(4)：6]。

(2) 对IgG的影响：

① 玉屏风散能提高正常小鼠血清IgG及其亚群IgG_1、IgG_2含量($P<0.05$)，而对其IgG亚群IgG_2b、IgG_3无明显影响($P>0.05$)[周然，等.中医药研究通讯，1990，(4)：6]。

② 对腹腔注射环磷酰胺(CTX)的免疫抑制小鼠，该方能提高其IgG、IgG_1数值($P<0.05$)，而对IgG_2、IgG_2b、IgG_3均无明显影响[周然，等.中医药研究通讯，1990，(4)：6]。

(3) 对IgE的影响：

研究表明，变态反应性鼻炎患者血清IgE明显高于健康人($P<0.01$)，经用该方治疗后，临床症状基本控制，血清IgE明显下降($P<0.01$)。提示该方可能抑制IgE的产生，抑制肥大细胞释放生物活性物质，从而对Ⅰ型变态反应性疾病有效[林文森，等.中西医结合杂志，1989，(5)：263]。

(4) 对单核巨噬细胞系统的影响：

① 实验证明，玉屏风散组的平均吞噬百分率和平均吞噬指数均比对照组高($P<0.01$)，提示该方能提高正常小鼠巨噬细胞的吞噬功能，并可见巨噬细胞体积增大，伪足和胞浆内空泡增多，呈现细胞被激活的现象[邹莉玲，等.中药材，1990，(1)：37]。

② 可完全对抗醋酸氢化泼尼松(HPA)所致的吞噬功能降低，使其恢复至正常水平。提示该方对巨噬细胞的吞噬功能不仅有明显的促进效应，还有较强的保护作用[李淑贞，等.中成药，1992，(3)：26]。

(5) 对溶血素和溶血空斑形成细胞的影响：

① 观察玉屏风散对小鼠溶血素值(HC_{50})的影响，每日灌胃该方0.3ml/10g，连续9日，发现该方可增加小鼠血清溶血素抗体的产生[周然，等.中医药研究通讯，1990，(4)：6]。

② CTX能使小鼠脾细胞总数的溶血空斑形成细胞(PFC)数显著降低，与对照组比较，玉屏风散组PFC数高于对照组($P<0.01$)，且对CTX所致的免疫抑制有明显的对抗作用，表明该方对体液免疫有一定的保护作用[章惠陵，等.新中医，1996，(1)：22]。

(6) 对T细胞的影响：

① 玉屏风散加味对正常小鼠和注射氢化可的松引起免疫低下小鼠可增加玫瑰花形成细胞数，提高淋巴细胞转化率，增加正常小鼠和注射CTX引起免疫低下小鼠的T淋巴细胞数[李树英，等.中医研究，1991，(1)：22]。

② 对正常小鼠外周血$ANAE^+$淋巴细胞数无明显影响，但可显著对抗HPA所致的外

周血 ANAE$^+$淋巴细胞减少($P<0.01$),说明其对 T 细胞功能有一定的保护作用[周然,等.中医药研究通讯,1990,(4):6]。

③ 应用流式细胞光度术(FCM)和形态学观察方法发现,该方加味对老龄小鼠脾淋巴细胞 DNA 合成及分裂增殖有促进作用,能减轻肺肝脾的老化性改变,降低老龄小鼠自发性肿瘤的发病率,具有增强免疫、延缓衰老的作用[甄彦君,等.中国老年学杂志,1994,(4):237]。

(7) 对免疫器官重量的影响:

① 该方口服液能使小鼠胸腺明显增重。提示该方有促进机体细胞免疫功能的作用,但脾脏重量与对照组无显著差异[邹莉玲,等.中药材,1990,(1):37]。

② HPA 能明显减轻小鼠胸腺和脾脏重量($P<0.05$),该方口服液能增加正常小鼠的脾脏重量($P<0.05$),而对 HPA 所引起的脾脏重量减轻无明显的对抗作用($P>0.05$)[李淑贞,等.中成药,1992,(3):26]。

(8) 对红细胞免疫的影响:

对 120 例反复上呼吸道感染患儿进行治疗前红细胞免疫受体花环率的测定,结果均较正常值低,90 例经该方治疗 2 个月后,该受体花环率有明显提高,与治疗前相比有非常显著性差异($P<0.01$)[章惠陵,等.新中医,1996,(1):22]。

2. 对流感病毒的抑制作用:

该方口服液由鸡胚尿囊腔(同途径)或卵黄囊(异途径)给药,对流感病毒 A/京科/1/86(H_3N_2)毒株 $15EID_{50}$、$30EID_{50}$感染量均有明显的抑制作用,且可灭活病毒[邹莉玲,等.江西中医药,1989,(6):40]。

3. 抗感染作用:

实验研究表明,玉屏风散加当归具有阻断绿脓杆菌对大鼠气管黏膜的黏附、阻止和减轻感染的作用。该方临床治疗慢性肾衰竭并发感染的有效率达 74%,与抗生素相似[徐锡鸿,等.浙江中医杂志,1991,(1):39]。

4. 对肾炎的病理修复作用:

用改良法造成兔实验性肾炎模型,每日给予相当于生药 14.67g 的玉屏风散浸膏,服药 7 周后病理学检查有显著好转,光镜及电镜检查均显示兔的肾脏病变显著减轻,好转率达 83.33%,对照组仅为 33.33%。两组相比,病理改善有显著差异($P<0.05$)。同时肾功能方面内生肌酐清除率回升较对照组快,尿蛋白定量较对照组低,但治疗组血液淋巴细胞转化率与对照组无明显差异。提示该方对实验性肾炎有一定的保护作用[陈梅芳,等.中西医结合杂志,1986,(4):229]。

5. 抗疲劳、耐低温、耐缺氧作用:

实验表明,古今该方均能提高实验小鼠的耐疲劳能力,降低耗氧量和单位耗氧量。古方能提高实验小鼠的耐寒能力,今方无此作用,乃因古今方中黄芪与白术用量比例不同所致。该方尚有类似人参样增强机体对有害刺激的防御能力,这种非特异性抵抗力,可能与垂体-肾上腺皮质系统功能有关[韩根生,等.宁夏医学杂志,1990,(4):212]。

6. 对自然杀伤细胞(NK)的影响:

观察 60 例病毒性心肌炎患者,治疗前 NK 细胞活性平均为(9.75 ± 5.44)%,服用以玉屏风散为主的中药 2～3 个月后复查,NK 细胞活性平均提高至(23.23 ± 10.88)%,差异非常显著($P<0.01$)[陈曙霞．中医杂志,1990,(12):22]。

7. 安全性限度检验：

将小鼠随机分为玉屏风散灌胃组、皮下注射组和腹腔注射组,结果小鼠均无死亡及不良反应,且小鼠对药液的最大耐受量为人体用量的188倍,说明该方安全性大,且无不良反应[汶医宁,等.中成药,1993,15(9):38]。

四 物 汤

药效物质基础研究

(1) 酒制方法对四物汤6种成分溶出效果的研究:比较了当归、熟地黄酒制及兑酒、酒煎等不同用酒方法对四物汤中还原糖、磷脂、总氮和游离氨基酸,Cu、Zn、Fe元素及总煎出物溶出效果的影响,结果,以黄酒作煎,还原糖、磷脂、总氮和游离氨基酸,Cu、Zn、Fe元素及总煎出物的含量,分别是酒制当归、熟地黄后水煎的7.57、15.49、3.33、2.12、2.04、3.44、6.08和5.53倍。说明煎煮溶媒对四物汤成分溶出有重要的影响和作用。将炮制当归、熟地黄的用酒量改为兑服,所测组分均高于酒制后水煎,并略优于无酒水煎者[吕文海,等.中成药,1996,18(9):20]。

(2) 煎煮时间对四物汤某些成分含量的影响:测定了不同煎煮时间的四物汤煎膏煎出率和还原糖、磷脂含量。结果,当煎煮时间达到30min时,煎出率、还原糖、磷脂含量最高,分别为33.1%、54.4mg/ml、42.06μg/ml[杜中惠．中国药业,2001,10(4):31]。

药理学研究

1. 免疫调节作用：

(1) 四物汤能促进细胞产生细胞因子,0.01~100μg ml四物汤和50μg ml刀豆球蛋白(ConA)与小鼠脾细胞共同培养3d,可促进ConA诱导的淋巴细胞增殖,增加T细胞功能,具有免疫激活作用。0.01~100μg ml四物汤尚可促进细胞脂多糖(LPS)激活巨噬细胞产生IL-1因子的活性,IL-1在抗感染免疫、抗肿瘤免疫及免疫自稳中起重要作用,并且IL-1可刺激造血功能,尤其是使中性粒细胞的数量增加[曹蔚蔚,等.第二军医大学学报,1998,19(1):91]。另有实验表明,不同剂量的四物汤还可促进ConA激活脾淋巴细胞分泌IL-6、IL-2,这可能也是四物汤增强机体免疫和造血功能的机制之一[郑钦岳,等.第二军医大学学报,1998,19(3):290]。用Wistar大鼠连续口服给予四物汤30d左右,取血清,用^{3}H-TdR骨髓细胞掺入法检测血清中集落刺激因子的活性,结果表明四物汤能提高血清中CSF活性,并有剂量依赖关系,四物汤的补血作用可能是通过刺激机体产生造血因子达到的[谢鸣.中医方剂现代研究.北京:学苑出版社,1997.591]。据研究,当归、白芍总甙能使免疫低下脾淋巴细胞产生IL-2能力恢复正常,故推测四物汤促进IL-2产生至少与当归、白芍的药理作用有关[路晓钦,等.军事医学科学院放射医学研究所]。

(2) 采用正交设计,观察了四物汤及其各组分对小鼠血清溶血素水平的影响。实验结果表明:四物汤中的熟地黄、当归能显著升高小鼠血清溶血素水平($P<0.001$);白芍、川芎可降低血清溶血素水平,但作用不显著($P>0.05$);并且四物汤中各组分的量不同,对小鼠血清溶血素水平的影响亦不同。提示四物汤对体液免疫的作用与其配方中各组分的量密切相关[郑钦岳,等.第二军医大学学报,1995,16(4):326]。

(3) 观察了四物汤对小鼠免疫功能的影响发现,25g/kg四物汤能使Balb/c小鼠胸腺和脾脏明显增重，提高抗体滴度和ANAE阳性细胞的百分率，从而提示四物汤对体液免疫和细胞免疫均有显著增强作用。通过计算巨噬细胞吞噬鸡红细胞的百分率表明，四物汤可显著提高Balb/c小鼠巨噬细胞吞噬功能［白树平，等．细胞与分子免疫学杂志，1998，14(3)：22］。当归煎剂的总酸部分（主要是阿魏酸）有增强吞噬功能，增强脾重和刺激抗体产生的作用；地黄水提液可显著促进外周T细胞增殖及抗绵羊红细胞抗体的产生，白芍亦可促进巨噬细胞吞噬功能［阴键，等．中药现代化研究与临床应用．北京：学苑出版社］。可见四物汤能促进T细胞增殖和巨噬细胞吞噬作用。

(4) 经过对电离损伤小鼠和血虚证家兔进行实验研究，结果表明，四物汤不仅使红细胞C_3b花环率及红细胞免疫复合物(IC)花环率均恢复到正常，甚至在IC环上还高于正常对照组，说明四物汤可使受损的红细胞C_3b受体得到修复或C_3b受体的再生能力得到提高，而且四物汤对于清除免疫复合物能力方面有明显增强作用［章亭．北京中医药大学学报，2000，23(1)：36 38.］。

2．对血液及造血系统的作用：

(1) 四物汤对家兔实验性血栓形成具有明显的抑制作用，其抗血栓形成机制可能与抗凝、抑制血小板活化和增加血管内皮细胞抗血栓形成能力有关［文志斌，等．中国危重病急救医学，1997，9(3)：139］。

(2) 血虚患者的红细胞膜，Na^+，K^+-ATPase和Ca^{2+}，Mg^{2+}-ATPase活性显著低于正常对照组，同时该酶的活性与患者血虚轻、中、重的不同程度密切相关。血虚患者经用四物汤治疗4周后，ATPase活性明显增高。这一结果提示四物汤补血的机理与引起红细胞膜ATPase活性增高有关［何东初．辽宁中医杂志，1996，23(11)：483］。

(3) 四物汤煎液和醇提液作灌胃和皮下注射给药均能明显提高大、小白鼠高密度脂蛋白-胆固醇(HDL-C)含量和降低低密度脂蛋白-胆固醇(LDL-C)含量。从而提示，四物汤不仅能减少胆固醇在肠道的吸收，加速胆固醇在体内的转化，可能还增加高密度脂蛋白(HDL)对血中胆固醇的转运和低密度脂蛋白(LDL)受体对LDL的摄取［黄世领，等．解放军医学高等专科学校学报，1999，27(1)：37］。

(4) 给大鼠喂缺铁饲料或放血处理制成贫血模型，反复给予四物汤及铁剂，结果发现，四物汤亦可增加血虚大鼠血液中的红细胞、血红蛋白和红细胞压积，且使细胞质丰富、轮廓不整得到改善的成红细胞增加。由此推测四物汤可促进红细胞的成熟。四物汤单方升高红细胞的强弱次序为：当归＞地黄＞川芎＞白芍［贺玉琢．国外医学中医中药分册，1997，19(5)：17］。另外，四物汤对乙酰苯肼所致G-6-PD缺乏小鼠诱发的溶血性贫血有防治作用，治疗后血红蛋白和红细胞数明显提高，白细胞数和脾指数明显下降，且呈剂量依赖关系［林娜，等，中国中医基础医学杂志，1998，(4)增刊（中）：217］。

(5) 四物汤能显著促进正常小鼠脾淋巴细胞产生集落刺激因子(CSFs)和混合脾淋巴细胞产生CSFs，四物汤也能明显刺激肺条件培养液(LCM)中CSFs的生成。结果提示，四物汤对粒系、单核系细胞的补益作用与其促进分泌CSFs有关［陈玉春，等．深圳中西医结合杂志，1999，9(3)：17］，四物汤对粒系、单核系细胞造血功能具有补益作用。

3．对心血管系统的作用：

(1) 四物汤增加心脏收缩性能：用四物汤给正常大鼠灌胃，与对照组比较，左心室收缩压峰值、左心室压力上升及下降最大速率、心内压5.33kPa(40mmHg)时心肌纤维收缩速度均显著增加，而平均动脉压、等容收缩压、心率等变化不显著。结果提示，四物汤可增加心脏收缩性能，从而增强心脏泵血功能［李铁军. 第二军医大学学报，1995，16(3)：241］。

（2）改善微循环作用：用 30g/kg，15g/kg 四物汤灌胃，发现其能显著扩张小白鼠耳廓和肠系膜动脉。四物汤直接滴于肠系膜，也明显扩张其动脉和静脉，且可能对动脉的作用更强；并对去甲肾上腺素引起的动脉收缩效应有拮抗作用［白树平，等. 微循环学杂志，1997，7(4)：37］。产科静脉回流障碍患者服用四物汤后，腹股沟部压痛均获改善，分娩后静脉曲张的只有 1 例，全部病例均未发现分娩及胎儿的异常，此作用可能与其改善骨盆静脉回流有关［李天庆. 国外医学·中医中药分册，1996，18(1)：24］。由此可见，四物汤有改善微循环的作用。

4. 抗辐射作用：

（1）抗 X 射线作用：四物汤 20mg/kg 连续 7d 给药后，用 X 射线照射小鼠，四物汤可增加受照小鼠的内源性脾结节，可增加受照小鼠外周血中的红细胞、白细胞、血小板和血细胞比容，有抗 X 射线的作用。［Hsue YinHsu. Journal of Ethnopharmacology，1996，52：113］。

（2）抗 γ 射线的作用：太田节子观察了四物汤对接受致死剂量 γ 射线照射的小鼠的防治作用，发现 γ 射线照射前注射四物汤甲醇或水提取物均有较强的防护作用，而在照射后给药则无此作用。这种作用和川芎有依存关系，当归和白芍有辅助效果［胡玉霞. 中成药，1995，17(5)：38］。实验研究表明：γ 射线照射小鼠引起体液免疫、细胞免疫和非特异性免疫功能下降；四物汤对这种免疫功能的损伤具有拮抗和纠正作用。四物汤对照射小鼠的抗体产生、外周血 T 及 B 细胞数、迟发型超敏反应、血清溶菌酶含量及小鼠体重均有明显的保护作用［谭允育，等. 中国实验临床免疫学杂志，1994，6(2)：40］。

（3）实验结果表明，四物汤对紫外线照射所致细胞损害有保护作用，并可抑制 PGE_2 释放，这种抑制作用呈浓度依赖性，认为四物汤对豚鼠紫外线红斑炎症的抑制作用与抑制 PGE_2 释放密切相关［怡悦. 国外医学中医中药分册，1993，15(6)：40］。

5. 其他作用：

（1）实验结果显示，四物汤可显著对抗利多卡因、氨基糖甙类药的毒性反应［王骅丽，等. 中药药理与临床，1997，13(3)：7］；对 CCl_4 和扑热息痛所致实验性肝损伤有一定的保护作用［黄世领，等. 中药药理与临床，1997，13(4)：11 12.］；并能抑制环磷酰胺诱导的骨髓微核细胞率增高的现象，具有良好的抗突变作用［周坤福，等. 四物汤抗突变作用的研究. 南京中医药大学学报，1998，14(1)：23］。

（2）结果表明，四物汤对亚硝酸钠、异丙肾上腺素、结扎双侧颈总动脉和常压下致缺氧的方法，所引起的动物缺氧现象有不同程度的对抗作用，本方可能是通过改善血液循环，增加氧的供应和降低肾上腺素的系统功能，减低动物整体耗氧量，增加心肌细胞耐缺氧能力，提高脑组织对缺氧的耐受力和降低脑组织耗氧量等药理作用来实现的，从而使急性缺氧的动物存活时间延长［谢鸣. 中医方剂现代研究. 北京：学苑出版社，1997. 591］。

（3）实验研究表明，四物汤中当归、川芎具有抗氧化、抑制自由基作用，该方对衰老模型出现的体力、御寒能力和缺氧耐受力下降等指标有明显的改善作用。该方可减弱体内脂质过氧化作用，使测得的脂质过氧化物(LPO)含量下降，脑 B 型单胺氧化酶(MAO-B)活力降低及血清超氧化物歧化酶(SOD)活力升高。证明四物汤具有明显抗自由基损伤的功能，能延缓衰老［曹长恩. 中成药，1999，21(6)：320；文志斌，等. 中国危重病急救医学，1997，9(3)：139］。

当归补血汤

药效物质基础研究

对当归补血汤促进造血功能成分及其作用进行了研究，探讨该方不同的组分或成分对血虚模型小鼠造血功能的作用及机理。采用整体实验法、MTT比色法、3HTdR参入法、半固体造血细胞集落形成技术等，测定血虚小鼠外周血象、骨髓有核细胞数和造血干、祖细胞集落水平。结果，当归补血汤的多糖与非多糖组分均有补血作用，多糖组分作用较强，尤以当归多糖的作用更为显著。非多糖组分中以阿魏酸作用最强，黄芪异黄酮等也有一定的作用。上述各成分可在不同的作用环节上促进造血细胞的形成。提示该方通过多成分、多环节改善血虚动物的造血功能［宁炼，等.中国中药杂志，2002，27(1)：50］。

药理学研究

1. 对外周血象和微循环的作用：

经过实验研究发现，乙酸苯阱注射液造成鼠及兔溶血性贫血、外周血象下降、微循环异常改变等，当归补血汤能使动物的红细胞、血红蛋白的含量明显增加；肝、脾的胆色素及脾脏的吞噬细胞减少，微循环得到一定程度的改善。可见本方对免疫造血、微循环等多系统损伤有一定的保护作用［丁杠熊.中草药，1986，17(5)：44］。另有报道，当归补血汤能改善小鼠细胞膜的流动性，且不同的用药比例对细胞膜流动性的影响不同［滕佳林.中药药理与临床，1991，7(3)：7］。

2. 促进骨髓造血功能：

当归补血汤能显著促进正常小鼠SCM，LCM及血虚小鼠SCM中CSFs的产生。研究结果提示，该方的补血活血作用与其刺激CSFS的分泌有关，且系当归作用所至［陈玉吞.中国中药杂志，1994，19(1)：43］。

3. 对免疫功能的影响：

当归补血汤可增强小白鼠的巨噬细胞吞噬功能，提高溶血素效价，且有促进抗体形成的作用。当归与黄芪的不同比例配合所致效果不同，研究结果表明当归与黄芪用量为1：5时作用最强［张蕴芬.中医杂志，1982，(10)：73］。该方还能加快老龄大鼠已减慢的血红蛋白电泳，并能减缓吞噬细胞的迁移过程，由此可提示本方有一定的抗衰老作用［张蕴芬.新医药学杂志，1979，(3)：6］。另有研究表明，当归补血汤能增强红细胞的免疫功能［马世平.中成药，1990，12(8)：23］且能对烧伤大鼠红细胞免疫功能的恢复起到一定的促进作用［陈玉林.第二军医大学学报，1990，11(2)：185］。

4. 对心肌细胞的保护作用：

实验研究发现，当归补血汤对缺糖缺氧性损伤的培养乳鼠心肌细胞有肯定的保护作用［李树英.中成药，1990，12(2)：25］。另有实验发现，本方具有抑制心肌细胞搏动、减慢频率、增强振幅，起到增强心肌收缩力，降低氧消耗，从而保护心肌细胞，减轻损伤程度的作用。说明该方能提高心肌细胞的代谢和补偿能力［李树英.中国医药学报，1988，(1)：27］。通过整体及器官的耐氧、缺氧实验探讨该方的补气作用，结果表明，该方对严重缺氧动物的心、脑功能有一定的保护作用，可降低缺氧动物的心、脑组织和血液乳酸的含量，减轻代谢性酸中毒；该方还能减少大鼠冠状动脉结扎后梗塞心肌组织的耗氧量，改善心肌的缺氧状态［刘计.中国药理与临床，1987(3)：7］。

5. 保肝作用：

用大剂量的氢化可的松造成大鼠肝损伤后，以当归补血汤加入人参制成“气血注射液”，给药后取动物肝脏观察治疗效果。结果提示，该方有对抗氢化可的松对核酸及蛋白质代谢的干扰作用，且能促进蛋白质的合成，对受伤动物的肝脏细胞线粒体有修复和恢复功能的作用［牛建昭.中医药信息，1986，(1)：32］。另有研究表明，在体外培养肝细胞内加该方后，肝细胞增生活跃，细胞体积增大，RNA 的合成率高［徐革华.中成药研究，1986(7)：44］。这些实验表明，该方具有促进损伤的肝细胞中 RNA 和蛋白质的合成的作用，因而有利于肝脏功能的恢复。

6. 对抗自由基作用的研究：

应用体外实验方法观察了当归补血汤抗自由基作用，发现当归补血汤对小鼠肝匀浆温浴后脂质过氧化物(LPO)的生成和小鼠肝匀浆在 Fe^{2+} 作用下 LPO 的生成均有明显的抑制作用，灌胃给药亦能明显降低小鼠肝组织 LPO 含量，提示该方可能通过抗氧化作用减少 LPO 的生成，减轻 LPO 对组织细胞的损害，从而发挥较广泛的药理作用［阴宏，等.中国实验方剂学杂志，1998，4(6)：59］。

归 脾 汤

药理学研究

(1) 对归脾汤单煎与合煎的药理作用进行了比较，单煎与合煎均可明显抑制小鼠自发活动次数，延长小鼠睡眠时间，且作用单煎优于合煎；两种煎剂可明显抑制由大黄所致脾虚小鼠的胃排空作用，表现为甲基橙残留率上升，合煎优于单煎；对失血性贫血小鼠，两种煎剂均明显提高 Hb 含量，单煎优于合煎；对小鼠网状内皮系统吞噬功能无明显影响。急性毒性实验表明两种煎剂均无明显毒副作用［崔景朝，等.中药药理与临床，1998，14(3)：6］。

(2) 观察了归脾汤对正常小鼠和东莨菪碱所致记忆障碍小鼠的记忆行为的影响。结果表明，归脾汤对正常小鼠记忆能力有增强作用，能改善或恢复东莨菪碱所致记忆障碍；能抑制小鼠脑、肝中过氧化脂质的生成，并且对脑内脂褐质的生成也有显著的抑制作用；能提高动物体内防御自由基酶系中两种主要酶——超氧化物歧化酶(SOD)和过氧化氢酶(CAT)的活性，从而提示归脾汤抑制过氧化脂质和脂褐质的生成，除药物本身可能具有抗氧化剂作用外，还能提高机体内 SOD 和 CAT 的活性，这也是归脾汤降低自由基诱发过氧化反应的重要机制［车月玖.河北中医，2002，24(4)：310］。

(3) 研究了归脾汤对抗胃溃疡的作用，观察归脾汤对小鼠胃溃疡模型的影响，结果表明归脾汤对急性应激性胃溃疡、利血平性胃溃疡有明显的抑制作用，对幽门结扎性溃疡无效。对胃液分泌量、胃蛋白酶排出量等无明显影响。抗胃溃疡机制可能与其对中枢神经系统的抑制作用有关［张仲一.天津中医，1995，12(4)：28］。

(4) 用复制小白鼠血虚模型。分别给试验组小白鼠灌服归脾汤和四物汤制剂，对照组小白鼠灌服 0.9%氯化钠注射液，7 日后测定小白鼠红细胞和血红蛋白含量。结果表明，归脾汤和四物汤都具有很好的补血作用，而且补血作用一致。二者间比较无显著性差异($P>0.05$)［魏吉全.青海畜牧兽医杂志，1996，(2)：23］。另有研究为了证实归脾汤和炙甘草汤的补血作用进行了动物实验。用复制小白鼠血虚模型，给小白鼠分别灌服归脾汤和炙甘草汤制剂，结果两方的补血作用比较无显著性差异($P>0.05$)。证明归脾汤和炙甘草汤确实都有很好的补血作用［郭显椿.中兽医医药杂志,1997,(5):12］。

(5) 用加味归脾汤对大鼠进行益智健脑的实验研究,结果表明,加味归脾汤对老龄大鼠能激活胆碱能神经系统功能低,从而能益智健脑［王平.中医药信息,1997,(4):43］。

六味地黄丸

药效物质基础研究

研究表明,六味地黄丸的化学成分有丹皮酚、熊果酸、甜菜碱、多糖、梓醇、马钱素、铁、铜、锌等微量元素。多糖、寡糖、甙类化合物等是其发挥免疫调节作用的主要物质基础［虞学军,等.成都中医药大学学报,2001,24(4):58］。

药理学研究

1. 对免疫系统的作用:

六味地黄方从多方面调节机体的免疫系统。

(1) 该方免疫调节活性成分化学分离的药理学导向评价:运用化学与药理结合的研究方法,以环磷酰胺(CY)处理小鼠为模型,抗体生成反应为活性评价指标,对每一步化学分离所得组合进行活性评价,结果,六味地黄汤及其醇液、醇沉部分对CY所致抗体生成反应低下具有明显的改善作用,后两项活性均高于其母体水煎剂;且醇沉部分活性强于醇溶部分。醇沉部分又以活性炭柱层析所得组分CA_4活性最强［聂伟,等.中国中西医结合杂志,1998,18(5):287］。

(2) 采用CY处理的小鼠及快速老化模型小鼠(SAM)观察了六味地黄汤有效部位CA对免疫功能的调节作用。结果表明,CA_4可明显增强SAM抗早衰亚系$SAMP_1$及早衰亚系$SAMP_8$的免疫功能,促进其脾细胞抗体生成反应,增强脾细胞的增殖反应能力。CA_4对CY所致小鼠脾细胞抗体生成反应低下具有明显的改善作用。研究还发现CA_4对CY所致胸腺$L_3^+T_4$细胞数目下降具有明显拮抗作用,但对LYt_2^+细胞数目的减少无改善作用。CA_4明显增强正常小鼠脾细胞的T辅助活性,增强CY处理小鼠脾脏特异性杀伤T细胞的活性,提高CA_4对Th及Tc的功能［聂伟,等.中国药理与临床,1998,14(2):1］。六味地黄汤能明显提高正常大鼠腹腔M_ϕ表面Ia抗原表达的阳性率,强度与阳性对照的人参皂苷组相似;该方还可使CORT肌肉注射所致"阴虚"模型大鼠的M_ϕIa抗原表达率的抑制得以明显改善。方中三味补药是该方促进M_ϕIa抗原表达的主要成分,三味泻药单用对正常及模型大鼠的M_ϕIa抗原表达均无直接影响,但与三味补药配伍后则能明显提高其对M_ϕIa抗原表达的阳性率［马健,等.中国实验方剂学杂志,1998,4(4):6］。

(3) 六味地黄丸对新城鸡瘟病毒(NDV)诱生人扁桃体细胞具有协同增强作用,同时也能直接促进扁桃体细胞产生干扰素,并初步证明其性质为干扰素,认为该方对免疫功能的影响及抗肿瘤作用可能与其α-干扰素诱生或协同增强诱生有关［石晓宏.兰州医学院学报,1998,(4):5］。

2. 对心血管系统的作用:

研究表明六味地黄方在防治心血管疾病方面有良好的前瞻性。

(1) 六味地黄煎剂对麻醉大鼠的正常血压有明显的降低作用,但对麻醉大鼠的心肌收缩力及心率无明显影响,其降压作用可能是通过扩张外周血管、降低外周阻力而产生的。同时该方还能明显提高常压下小鼠耐缺氧能力,明显降低高血脂蛋白胆固醇含量,且能明显降低高脂饲料组大鼠肝中的脂肪含量。其作用机制与其抗氧自由基有关。

(2) 通过形态学指标证实,该方能明显缩小心肌缺血再灌大鼠的梗塞面积,改善梗塞区边缘的血液供应,保护心肌,且血液流变学指标普遍降低。表明该方对动脉粥样硬化性疾病有良好的防治作用[赵长青,等.中国医药学报,1998,13(4):64]。

3. 对消化系统的作用:

六味地黄方对肝脏有保护作用,六味地黄汤煎剂对四氯化碳、硫代乙酰胺和强的松龙这三种以不同机理损伤肝细胞的造模药物引起的小鼠血清谷丙转氨酶(GPT)活性升高均有明显的降低作用。一般认为肝细胞的坏死范围与 GPT 活性呈正相关,而实验表明六味地黄汤降低 GPT 作用并非直接抑制 GPT 活性,而可能是间接抑制肝细胞内 GPT 酶的合成,另一方面作用于肝损伤的病理过程以减轻肝细胞的损伤。进一步的实验又证实拆方后六味地黄汤的"三补(熟地黄、山药、山茱萸)"、"三泻(泽泻、牡丹皮、茯苓)"的药物组成对 GPT 升高无作用且毒性增加[谢卓称,等.中国药科大学学报,1989,(6):351]。

4. 对泌尿生殖系统的作用:

现代药理研究表明,六味地黄方对肾脏有良好的药理作用,并具有明显的优势。

(1) 以该汤治疗实验性大鼠 Masugi 肾炎时,治疗组的血清尿素氮明显低于对照组,停药后又明显升高,但对尿蛋白及高胆固醇血症无影响[毛良.中成药研究,1985,(4):11]。

(2) 给健康老人服用六味地黄丸后,夜尿次量明显减少,低分子量蛋白及尿溶菌酶排泄量显著降低,证明其可改善健康老人的肾浓缩功能及肾小管的重吸收功能[黄世超.中华老年医学杂志,1992,(6):374]。

(3) 六味地黄丸能使正常小鼠附睾重量明显增加,对其他性器重量无影响,但能显著增加氢考造模小鼠的性器及附性器重量[禹志领,等.南京中医学院学报,1992,(2):99]。

(4) 六味地黄汤以 15g/kg 或 25g/kg 给雄性小鼠灌胃,能对抗雷公藤多苷以 20mg/kg 灌胃 14d 所造成的精子损伤。通过对生育力的研究发现,雷公藤多苷以 20mg/kg 灌胃雄性小鼠 14d 不能明显减少受孕雌性小鼠的只数,但能明显减少孕鼠的胎仔数,六味地黄汤分别以 15～25g/kg 灌胃均能对抗雷公藤多苷降低胎仔数的作用。拆方研究表明,该方全方与三泻、三补均有明显的对抗雷公藤多苷损伤精子的作用,三泻与全方作用相当,而三补作用稍弱[禹志领,等.时珍国医国药,1999,10(2):81]。

(5) 该方煎剂可以提高缺血肾中的超氧化物歧化酶(SOD),从而对缺血肾脏起到一定的保护作用。

5. 抗衰老作用:

自由基学说认为,衰老主要与自由基清除及 SOD 酶系统活性有关,自由基不能及时清除使细胞脂质过氧化,产生脂褐素,同时使蛋白质发生交联,以致可溶性蛋白含量下降。

(1) 有研究测定了家蝇 SOD、脂褐素及蛋白质含量,表明六味地黄汤有改善此三项指标的作用,并能延长家蝇寿命[李耐三.中国药科大学学报,1990,(4):246]。

(2) 免疫功能低下是衰老的重要标志之一,该方能增加老年小鼠 T、B 淋巴细胞的转化功能,增加巨噬细胞 Fc 及 C_3b 受体的活性[李顺成,等.中成药,1990,12(10):28]。

(3) 通过生物化学方法测量老龄小鼠血清中 SOD 的活性和过氧化脂质(LPO)的定额含量,研究六味地黄汤在衰老过程中的抗氧化作用,结果表明其能显著增强 SOD 的活性 (98.47 ± 16.32);能显著降低 LPO 的含量 (1.21 ± 0.58)。提示该方具有抗氧化和抗衰老作用，并进一步提示在该方抗衰老过程中，免疫调节有一定的作用［强世平，等．中医药研究，1998，14(6)：42］。

6．抗肿瘤作用：

肿瘤的发生与发展受多种因素的影响。通过提高机体的非特异性免疫和特异性免疫机能可能是六味地黄方防治肿瘤的重要原因之一。

(1) 该方对恶性程度高、生长迅速的瘤株无直接作用，但能抑制多种化学诱变剂的诱瘤作用，有助于荷瘤机体单核吞噬系统功能，促进骨髓干细胞和淋巴细胞组织的增生。同时在一定程度上维持荷瘤动物的甲状腺功能，降低蛋白分解，对物质代谢具有一定的影响。恶性细胞内 cAMP 含量较低，该方可增高癌细胞内 cAMP 含量，提示其可能对环苷酸这种生物调节系统有某种作用［姜延良．中医杂志，1983，(6)：71］。

(2) 在化疗的同时给予该方口服液能明显延长荷瘤小鼠的生存期，保护红、白细胞及血小板功能，防止心、肝、肾功能的损害，保护 NK 细胞活性及提高 T、B 淋巴细胞的转化功能［许继平，等．中西医结合杂志，1992，(12)：734］。

(3) 实验结果表明，六味地黄丸对环磷酰胺(CY)诱发的微核有拮抗作用。该方不但具有抗突变作用，而且其抗突变作用具有浓度效应，其微核率随药物浓度的降低而升高。该方能够显著降低氨基甲酸乙酯所致小鼠肺肿瘤的诱发率，且这种抑制作用在甲状腺素“阴虚”小鼠中表现得更为明显。诱发肺腺瘤率小鼠的肺组织中，肿瘤抑制基因 P_{53}，mRNA 表达比正常肺组织明显下降，给予该方治疗后，P_{53}基因表达明显回升［李惠，等．中国实验方剂学杂志，1997，3(3)：17］。

7．对糖代谢的作用：

(1) 六味地黄丸对实验性糖尿病动物有显著的降糖效果，但血糖超过 350mg/dl 时则难以控制，对胰腺全切除动物也有显著的降糖作用，证明其作用机制主要是对糖代谢某一环节的作用，没有刺激 β 细胞分泌胰岛素的作用［孟庆棣，等．中成药研究，1984，(11)：25］。

(2) 用四氧嘧啶诱导雄性 Wistar 大鼠为模型进行研究，经六味地黄汤治疗后，血糖明显下降，并且心、肝、肾组织中的过氧化脂质含量和过氧化脂质与过氧化氢酶比值明显降低［朴元林，等．延边大学医学学报，1998，21(3)：156］。

(3) 对链脲佐菌素所致大鼠糖尿病性白内障体内模型中晶体及血清中 SOD 活性和 LPO 含量进行了动态观察。结果表明，以六味地黄汤化裁的中药复方，能降低糖尿病大鼠空腹血糖，提高晶体及血清的 SOD 活性，降低其 LPO 含量，并在一定程度上延迟了白内障的发生、发展［周芸岩，等．山东中医杂志，1998，(10)：454］。

8．对阴虚动物的药理作用：

用甲状腺素和利血平建立阴虚动物模型，并用六味地黄丸进行治疗。结果，该方对阴虚动物能明显增加体重，降低体温，降低痛反应，并增强抗疲劳、耐低温和耐缺氧能力［任光友，等．中成药，1999，21(11)：586］。

9．其他作用：

(1) 由药物造成肾虚动物模型可加重牙周组织之损害，六味地黄汤有使其修复的作用［蔡家骏，等．中西医结合杂志，1990，(5)：25］；并可使实验动物对庆大霉素类药物的毒性反应下降，有减轻这类药物耳毒性的作用［阚天秀，等．中成药，1990，12(9)：26］。

(2) 以该方喂实验性佝偻病雏鸡 2 个月，结果，用药组血清钙、磷含量均高于不用药组，

X线证实，不用药组的佝偻病患病率为65.5%，用药组仅为16.7%［尹永洗，等.中西医结合杂志，1987，(7)：423］。

10. *六味地黄超微细粉药理学研究：*

观察六味地黄超微细粉药理作用与传统加工六味地黄细粉的差异。以急性毒性死亡率法估算药动学参数；抗疲劳、降糖、碳粒廓清、耐缺氧及溶血素生成实验测定药理活性。结果，超微细粉急性毒性量效关系明显；其他5项约与传统加工细粉3倍量相当。提示超微细粉在生物利用度及药理活性方面均优于传统加工细粉，可提高疗效，节省药源［宋丽丽，等.中国中药杂志，2002，27(6)：436］。

炙甘草汤

药效物质基础研究

(1) 观察了炙甘草汤主要有效成分及部位对大鼠离体心肌生理特性的影响。采用大鼠离体心房肌和心乳头肌，研究药物对心肌自律性、兴奋性和功能不应期的作用。结果，甘草酸、人参总皂苷和麦冬总皂苷合用能明显降低大鼠离体右心房肌自律性和左心房肌兴奋性，明显延长大鼠离体左心房肌功能不应期，明显抑制肾上腺素诱发大鼠离体乳头状肌自律性和心律失常，而缺少这三种成分的炙甘草汤作用明显低于炙甘草汤全方。提示甘草酸、人参总皂苷和麦冬总皂苷为炙甘草汤中抗心律失常的主要有效成分及部位［陈兰英，等.中草药，2001，32(2)：134］。

(2) 通过微量元素分析，发现炙甘草汤系列诸方中富含镁、锌、锰、铁、钴、硒等元素。其中，镁可直接强心复脉；锌、锰可益气滋阴潜阳；铁、钴及锌、硒分别与补血、补肾作用密切相关，形成了炙甘草汤系列诸方抗心律失常的物质基础［陈广源，等.中国中医药科技，1996，3(6)：29］。实验测试了炙甘草汤及其加减方，浓煎剂中19种氨基酸的含量，显示其中氨基酸含量丰富。其中9种人体必须氨基酸含量明显高于人乳、鸡蛋、肉、面粉和大米，且赖氨酸含量尤高［郭春雨，等.长春中医学院学报，2001，17(2)：63］。

药理学研究

1. *炙甘草汤中各味药对心血管系统的药理作用：*

炙甘草汤有对抗乙酰胆碱，增强肾上腺素的强心作用［石绍兰.天津中医，1999，16(6)：76］。桂枝含有桂枝皮醛，能扩张周围血管，促进血液循环，改善心肌血氧供应，促进传导。人参大补元气，能调节生理功能，增强机体抗病能力，又能强心，增强心肌收缩力，抗心肌缺血；阿胶能改善微循环，还能抗心肌缺血；麦冬、生地黄可调整植物神经功能，增强冠状动脉血流量，改善心肌供血情况，对早搏的治疗具有一定的效果。诸药相合，能较好地改善心肌供血及窦房传导功能，增强心肌收缩力，调节心律，起到抗心律失常的作用［郭莉.中成药，1998，20(3)：44；林君平.山东中医杂志，1995，14(4)：156；王倩.湖北中医杂志，1999，21(7)：316］。

2. *抗心肌缺血及缺血再灌注心律失常作用：*

炙甘草汤对结扎大鼠左冠状动脉前降支造成急性心肌缺血诱发大鼠心律失常有明显保护作用。降低结扎冠状动脉诱发的室早、室速及心律失常的总发生率［连晓媛.中药药理与临床，1993，9(6)：1］，对心肌缺血-再灌注诱发损伤，炙甘草汤能降低其心律失常的发生率，缩小再灌注后心肌梗塞面积，减少再灌注后心肌磷酸激酶(ck)和乳酸脱氢酶(LDH)的释放及脂质过氧化物丙二醛(MDA)的含量[连晓媛．中药药理与临床,1994(5):6;陈奇主编．中药药理研究方法学,北京:人民卫生出版社,1993.885]。对离体大鼠行心脏灌流,炙甘草汤注射液能减少结扎再灌注心律失常发生率,减少心肌 ck、LDH 和 MDA[胡因铭．中国实验方剂学杂志,1995,1(1):18]的含量。在体麻醉狗心脏冠状动脉结扎再灌注实验,炙甘草汤静脉注射能缩小心肌梗塞面积,减少心律失常发生率,降低 ck、LDH、MDA,改善心肌钙的平衡。

3. 抗药物引起的心律失常作用:

炙甘草汤灌胃给药能降低氯仿致小鼠室颤发生率,对快速静脉注射乌头碱诱发的大鼠心律失常,能降低心律失常持续时间[连晓媛．中药药理与临床,1994(1):1]。炙甘草汤对垂体后叶素所致大鼠实验性心肌缺血及心律失常有显著的对抗作用。能使心电图 ST 段抬高发生率减少,不出现 T 波振幅增高及心律失常现象[南京军区后勤部卫生部．炙甘草汤实验研究．医学资料,1981,(2):68]。炙甘草汤及加味炙甘草汤注射液可降低乌头碱、氯化钙所致室早及室速发生率[林秀珍．中国中西医结合杂志,1993,13(7):423]。实验发现,加味炙甘草汤(原方加苦参、茵陈蒿)可明显缩短川乌浸出液所造成的实验性家兔心律失常的持续时间,减轻心律失常的严重程度。以上作用可能是通过延缓钠内流,减慢心肌细胞膜的去极化,从而降低了心肌细胞的自律性而实现的[王文武．天津中医,1989,(5)20]。

4. 对心肌生理特性及动作电位的影响:

炙甘草汤及炙甘草汤加味方能降低大鼠离体右心房自律性,抑制律性和兴奋性;对豚鼠左心房的功能不应期也能明显延长。电生理实验证明,炙甘草汤、炙甘草汤加味及甘草酸单胺盐能延长豚鼠离体心肌有效不应期和动作电位,降低最大除极速率。这些作用呈剂量依赖性,但对静息电位无明显影响[沈玲,等.中药药理与临床,1994,(6):132]。

5. 镇静、增强体质、抗缺氧作用:

炙甘草汤灌胃给药能抑制小鼠自发活动,延长小鼠戊巴比妥钠睡眠时间和延长游泳时间。减少甲亢型"阴虚"小鼠的耗氧量及增加体重。该方能提高小鼠心室肌 3H-TdR 的掺入率,延长小鼠减压缺氧窒息死亡时间,降低小鼠缺氧死亡率[南京军区后勤部卫生部．炙甘草汤实验研究．医学资料,1981,(2):68]。

6. 抗组胺触发活动作用:

用标准微电极技术观察离体豚鼠乳头肌动作电位的变化,研究炙甘草汤及有效成分抗组胺触发活动的作用。结果,炙甘草汤(40mg/ml)及有效成分(136mg/ml)能防治组胺(200μmol/L)对 APD50 和 APD90 的缩短,并能防治组胺诱发的 EAD、DAD 和 TA 的发生[陈兰英,等.中国实验方剂学杂志,2002,(1):41]。

7. 其他作用:

炙甘草汤还对甲皱微循环各项积分均有不同程度的影响,改善末梢微循环[李政木．福建中医药,1998,29(5):1]。该方化裁还能增强骨干细胞的分化能力,具有提升白细胞的作用,治疗白细胞减少症[袁志光．广西中医药,1999,22(2):15]。炙甘草汤还有利尿、抗休克等多种作用[郭莉．中成药,1998,20(3):44]。

肾 气 丸

药理学研究

1. 对心血管系统的作用:

通过实验结果表明,八味地黄口服液可明显延长小鼠常压耐铁缺氧存活时间;明显保护垂体后叶素所致急性心肌缺血;显著降低氯仿所致小鼠室颤发生率;明显延长乌头碱所致心律失常出现的时间;明显抑制大鼠血小板聚集功能。为临床应用八味地黄口服液防治心血管疾病提供了药理实验依据[张建新,等.中成药,1994,16(3):32]。

2. 对生殖系统的作用:

对肾气丸恢复受损睾丸功能进行了实验研究,结果表明,肾气丸可使大鼠附睾重量、精子数、活动精子百分率及睾丸组织环磷酸腺苷量、血清睾丸酮量明显增加;组织学结果也显示对生精障碍有明显恢复作用,以上药理结果表明,肾气丸具有类性激素样作用[夏蓉西,等.中成药,1993,15(11):25]。

(1) 观察了肾气丸对大鼠性腺组织发育及对睾丸组织内去氧核糖核酸(DNA)和核糖核酸(RNA)含量的影响,结果发现肾气丸不仅可使睾丸组织明显增重,而且可显著提高大鼠睾丸组织内 DNA 和 RNA 含量,并能使大鼠血清睾酮含量增加。为临床应用肾气丸治疗男性不育提供了一定的生化依据[张柏丽,等.天津中医,1995,12(4):30]。另有研究观察了肾气丸对幼龄雄性大鼠生殖系统的影响,结果显示,肾气丸能够明显促进幼龄雄性大鼠睾丸、附睾组织发育($P<0.01$);能提高幼龄大鼠睾丸组织环磷酸腺苷(cAMP)水平($P<0.05$);并能促进糖元和 DNA 的合成($P<0.05$),说明肾气丸确能促进睾丸生精功能和性腺发育[刘红潮,等.天津中医,1997,14(6):270]。

(2) 利用 Colldege 效应使小鼠频繁交配,通过强迫小鼠游泳以造成劳倦过度,诱发了典型的肾虚模型,受试小鼠委靡不振,畏寒怕冷,拱背少动,反应迟钝,拥挤在一起,饮食减少,皮毛无光泽,竖毛现象明显,腹部皮毛潮湿,阴囊皱缩,睾丸回升,睾丸组织乳酸脱氢酶(LDH)总活性及 LDH-X 同工酶相对活性都有显著降低,使用金匮肾气丸治疗后,以上指标明显好转[李震,等.实用中西医结合杂志,1995,8(8):585]。

3. 对免疫及造血系统的作用:

(1) 采用放射免疫方法,测定了醋酸氢化可的松所致的肾阳虚大鼠模型动物胸腺和脾脏的环磷酸腺苷(cAMP)和环磷酸鸟苷(cGMP)含量,发现其变化趋势基本一致:cAMP 降低,cGMP 升高,以 cAMP/cGMP 比值降低更明显,使用肾气汤能明显改善阳虚的表现,并使上述环核苷酸的改变恢复至正常;并进一步认为,免疫器官环核苷酸的这种改变,是肾阳虚机体免疫功能异常的重要物质基础,肾气汤也能通过环核苷酸发挥其治疗作用[周联.广州中医学院学报,1992,9(2):76]。

(2) 经过实验研究表明,醋酸氢化可的松肾阳虚造型能使大鼠脾脏重量减轻及脾细胞之白细胞介素Ⅱ(IL-2)活性降低,而肾气汤能提高肾阳虚大鼠 IL-2 的产生能力,表明其可能因此而改善机体的免疫低下状态,这可能是肾气汤治疗肾阳虚证的药理基础之一[杜标炎,等.中药药理与临床,1996,12(4):9]。

(3) 研究了金匮肾气丸对环磷酰胺小鼠免疫和造血功能抑制的作用,结果表明该方能明显促进小鼠免疫造血功能的恢复[冯璞,等.中药药理与临床,1998,14(1):9]。

4. 对神经及内分泌系统的作用：

(1) 观察了金匮肾气丸对庆大霉素所致豚鼠肾和耳损害的影响，结果显示该方不仅可以保护听功能和减轻耳蜗听毛细胞损害作用，而且还具有保护肾功能和减轻肾脏肾小管细胞损害作用，认为该方可能是通过减轻庆大霉素肾毒作用，达到降低耳毒作用的［王东方，等. 南京中医药大学学报，1998，14(5)：278］。

(2) 实验结果表明，肾气丸能显著提高对氢化可的松造成的阳虚小鼠及老龄大鼠学习记忆能力；同时测定了脑组织线粒体的脂质过氧化物水平，结果显示，肾气丸能显著降低小鼠脑组织脂质过氧化的水平［程嘉艺，等. 中成药，1992，14(10)：33］。

(3) 进行了肾气丸对靶组织cAMP的含量测定，结果显示，肾气丸可使受损睾丸组织中cAMP水平明显提高，提示cAMP作为第二信使，通过cAMP蛋白激酶的作用，调整和恢复激素水平及内分泌功能［狄俊英，等. 天津中医，1998，15(4)：180］。

5. 对呼吸系统的作用：

观察了肾气丸对平阳霉素所致肺纤维化大鼠的影响，结果表明，肾气丸能降低模型大鼠的肺系数，减轻其肺泡炎及纤维化程度，为本药防治肺纤维化的研究提供了参考依据［宋建平，等. 国医论坛，2001，16(4)：40］。

6. 延缓衰老作用：

(1) 研究结果表明，加味肾气丸可明显提高老年和青年小鼠脑和肝超氧化物歧化酶(SOD)活性，降低肝、心、脾、肾丙二醛(MDA)含量，抑制脑和肝单胺氧化酶(MAO-B)活性，并有明显促性腺激素样作用及提高免疫功能等作用［张玉芳，等. 中成药，1996，18(7)：25］。

(2) 观察了金匮肾气丸抗DNA损伤的作用，结果显示该方对由环磷酰胺所致骨髓细胞DNA损伤具有良好的拮抗作用，认为提高机体抗骨髓细胞DNA损伤能力可能是该方延缓衰老作用的主要机理所在［周坤福，等. 南京中医药大学学报，1998，14(6)：351］。

(3) 选用24～36月龄的小白鼠进行了实验研究，发现金匮肾气丸对水分、电解质、糖类、脂质的代谢均有一定的影响，对防止血压上升、血糖值上升、脂肪积存有一定的效果［谢金龙. 中成药，1993，(11)：24］。

(4) 实验结果表明，金匮肾气丸能够显著提高大鼠血液SOD活性，抑制自由基生成并降低MDA水平，使细胞凋亡率显著降低。认为这些作用可能是该方抗衰老作用重要的机制之一［王新玲，等. 第四军医大学学报，2000，21(10)：1209］。

7. 抗突变作用：

研究了金匮肾气丸抗环磷酰胺诱导突变的作用，结果表明，该方能明显抑制环磷酰胺所致小鼠骨髓细胞微核率的增高($P<0.05$)，提示其具有良好的抗突变作用［吴海涛，等. 辽宁中医杂志，1998，25(7)：327］。

8. 对遗传的影响：

(1) 采用猫吓孕鼠(恐伤肾)，得到子代先天肾虚模型，测试子代初生鼠翻身率、子代少年鼠空地活动范围、子代成年饥鼠取食芝麻数量，与对照组比较，差异显著；而恐吓后又予肾气丸的反证组，4种测试结果均接近对照组($P>0.05$)，即先天肾虚本能行为失常者，肾气丸有助于康复，而未恐吓非肾虚的对照组，补肾药基本无作用［王米渠，等. 中医杂志，1998，39(9)：560］。

(2) 以猫恐吓孕鼠塑造恐伤肾的自然模型，对照观察了子代成年小鼠IL-2活性，结果表明，恐吓模型组 IL-2 活性显著高于正常对照组($P<0.01$)，模型反证组则低于恐吓模型组($P<0.05$)。提示"恐伤肾"使子代小鼠 IL-2 活性处于亢进状态，而经典补肾方药金匮肾气丸对其有一定的调节作用，为中医肾为先天之本的理论提供了科学依据[王宇，等. 成都中医药大学学报，1998，21(1)：29]。

9. 对骨骼的影响：

(1) 通过家兔实验性骨折后给予肾气丸，观察其骨痂生长过程形态学和组织学变化的情况，结果发现，肾气丸能加速胶原的合成与分泌，促进钙盐沉积，加快骨折局部凝血块的吸收速度[王学礼，等. 实用中西医结合杂志，1991，1(11)：683]。

(2) 采用连续酶消化法和机械分离法获得成骨细胞和破骨细胞，同等条件下制备金匮肾气丸血清和生理盐水对照血清，MTT 法测定成骨细胞增殖能力，骨吸收陷窝计数定量评价破骨细胞骨吸收活性。结果显示，金匮肾气丸有恒定的促进成骨细胞增殖作用，并能明显地减少骨吸收陷窝数[石印玉，等. 中医杂志，2001，42(10)：621.]。

一 贯 煎

药效物质基础研究

1. 微量元素的测定：

用原子吸收光谱等分析法对一贯煎粉剂、粉煎剂、饮片剂不同剂型进行 Zn、Fe、Cu、Mn、Sr、Co、Mb、Se 8 种微量元素测定，其中 Zn、Fe 含量高，Mn、Cu、Sr 次之。粉剂中含量明显高于煎剂，粉煎剂中微量元素溶出率均高于饮片煎剂，其中 Mn、Sr、Co 溶出率更高[余文俊，等. 贵阳中医学院学报，1990，12(3)：63]。

2. 游离氨基酸测示分析：

用日产 Lc-6A 高效液相色谱仪测定煎剂中的氨基酸，至少有 18 种游离氨基酸存在[陈永祥，等. 贵阳中医学院学报，1993，15(4)：23]。

3. 多糖成分的分析：

(1) 煎剂中多糖含量高(含中性多糖、酸性多糖等)。单味药枸杞子、当归、生地黄、麦门冬、沙参所含多糖具有增加小鼠胸腺重量、提高机体免疫力、抗肿瘤、保肝、抗溃疡等作用，因而推测一贯煎提取多糖可能也有类似功能[陆钦尧，等. 益寿中草药选解. 人民卫生出版社，1985. 26]。

(2) 另据研究，从一贯煎煎剂中提取的多糖不论口服或腹腔注射，均能降低 CCl_4 诱发的小鼠中毒性肝炎血清中的转氨酶活力，减轻肝细胞损害，提示该方多糖可能是一贯煎滋阴保肝的重要药效学成分之一[陈永祥，等. 贵阳中医学院学报，1998，20(3)：60]。

4. 其他化学成分测示：

测定煎剂中皂苷的总含量，煎剂中还含有鞣质、植物甾醇、三萜类、内酯、香豆素及黄酮类化合物。研究表明，一贯煎煎剂中复杂的化学成分是该方显示多种药效学的物质基础。

药理学研究

1. 对实验性肝病的防治作用：

(1) 用 CCl_4 诱发小鼠急性肝损伤，或用甲状腺素和利血平致小鼠"阴虚"，再用 CCl_4 引起肝损伤模型观察一贯煎煎剂 ig 小鼠，结果，可降低小鼠血清中升高的 ALT，减轻肝组织的病理损害($P<0.05$)，有明显的保肝作用[陈永祥，等. 贵阳中医学院学报，1996，18(3)：62]，

并能改善小鼠出现的躁动、大便干结、消瘦、口干等阴虚症状。进一步研究发现，ig 一贯煎煎剂对大鼠慢性实验性肝病也有明显的防治作用［陈永祥，等.中药药理与临床，1993，(特刊)：2］，可减轻肝细胞变性坏死和肝小叶结构损害，对肝纤维组织的增生有抑制作用($P<0.05$)，遏制肝硬化的发生、发展。

(2) 用 CCl_4 中毒性肝损伤动物模型观察该方加减对肝损伤小鼠血清 ALT、血清尿酸、肝脏甘油三酯、肝糖原的影响，也提示加减一贯煎组除肝糖原比 CCl_4 造型组为高外，其余生化值均比之低，有显著性差异，说明该方有保护肝细胞、减轻有毒物质损害的作用［周广耀，等.中药药理与临床，1989，5(6)：14］。

2. 对实验性胃炎、胃溃疡的防治作用：

(1) 以酸度计测示一贯煎煎剂 pH 为 4.77，浓缩后 pH 变化不大，煎剂偏酸；单味药煎剂仅麦门冬偏碱(pH 为 7.49)，其余各味药 pH 在 4.36～5.60 之间［余文俊，等.贵阳中医学院学报，1990，12(3)：63］。观察大鼠 ig 一贯煎煎剂后的胃液分泌，提示胃液量和总酸排出量均比对照组减少，而胃酸度略有增高，胃蛋白酶活性和总分泌量均比对照组降低，但无显著性差异，因而推测一贯煎抗溃疡病与增强防御因子有关［陈永祥，等.贵阳中医学院学报，1986，8(2)：42］。

(2) 进一步实验研究证明，动物 ig 一贯煎煎剂能对四种实验性胃溃疡有防治作用，对实验性大鼠慢性醋酸性、幽门结扎性、小鼠消炎痛性及利血平性胃溃疡的溃疡抑制率(%)分别为 57、76、67、72，光镜下所见胃黏膜损伤较轻，并能促进黏膜修复及上皮再生。提示一贯煎在不影响胃液分泌的情况下，可能通过多种机制发挥抗溃疡作用［陈永祥，等.中药药理与临床，1990，6(4)：1］。

(3) 一贯煎对乙酰胆碱所致家兔离体肠肌的痉挛有拮抗作用，其作用部位与胆碱能受体无关；对小鼠 ig 一贯煎煎剂后肠道推进运动无显著影响［陈永祥，等.中成药研究，1987，(1)：45］。

3. 对小鼠组织中 SOD 活性和 LPO 含量的影响：

采用邻苯三酚自氧化法测 SOD，TBA 比色分析法测 LPO，小鼠 ig 一贯煎煎剂后，能明显升高红细胞及肝、脑组织中 SOD 活性，减少 LPO 含量，提示一贯煎有清除自由基、防止细胞生物膜脂质过氧化，有增强组织和细胞抗损伤、延缓衰老的功能［陈永祥，等.贵阳中医学院学报，1996，18(3)：62］。

4. 其他作用：

(1) 给小鼠 ig 一贯煎煎剂 7d，结果：能明显增加小鼠游泳耐力($P<0.01$)；对二甲苯所致耳廓炎症有抑制作用($P<0.02$)；可明显增加小鼠腹腔巨噬细胞的吞噬指数及吞噬百分率($P<0.01$)。用药 5d 能明显提高小鼠常压缺氧和异丙肾上腺素引起缺氧的耐受力($P<0.05$)。用药 1h 后合并戊巴比妥钠，有提高睡眠阈剂量的作用；热板法与醋酸扭体法 1 次用药 1h 后，前者表现镇痛作用($P<0.01$)，后者无作用。

(2) 一贯煎煎剂对大肠杆菌、伤寒杆菌、金黄色葡萄球菌和毛霉菌、管蝶法均有显著的抑制作用［陈永祥，等.中国中药杂志，1989，14(9)：42］。

(3) 急性毒性试验分别按 $40g \cdot kg^{-1}$、$50g \cdot kg^{-1}$ 分别 1 次 ig 小鼠，观察 72h，结果，小鼠饮食、活动良好，未见死亡，LD_{50} 无法测得，提示一贯煎口服安全［陈永祥，等.中药药理与临床，1992，8(4)：4］。

四 神 丸

药效物质基础研究

(1) 建立超临界流体萃取(SFE)技术和毛细管气相色谱(CGC)非在线联用技术测定四神丸中的主要成分。以SFE法样品前处理,采用含5%苯基硅氧烷交联毛细管柱,蒽作为内标进行定量试验。结果,四神丸中的补骨脂素和异补骨脂素的含量分别为0.89mg/g和1.03mg/g。提示SFE-CGC法是四神丸质量控制快速可靠、准确灵敏的方法[陈伟,等.海峡药学,1999,11(2):35]。

(2) 梯度洗脱变换波长HPLC测定四神丸中的有效成分。建立反相HPLC法测定四神丸中补骨脂素、异补骨脂素、吴茱萸碱和吴茱萸次碱的含量,以乙醇为溶剂,水浴回流提取,过滤后直接进行测定。LUNAC18色谱柱,柱温36℃,流动相甲醇,水梯度洗脱,流速0-8ml·min^{-1},检测波长296 290 360nm程序变换。结果,4种成分的理论板数,分离度,线性关系和回收率等均达到定量测定要求。提示用HPLC法同时测定四神丸中上述4种成分的含量,操作简便,结果准确[谭生建.中国药学杂志,1999,34(12):839]。

药理学研究

实验结果表明,四神丸加味方能对抗寒凉药物大黄的致泻作用,减少泄泻稀粪点数;能降低小肠推进率,减慢小肠对炭乳的排空速度,故认为其临床治疗慢性泄泻有一定的疗效[孙世晓.中医药学报,2001,29(2):13]。

朱砂安神丸

药理学研究

采用多导睡眠描记技术研究朱砂安神丸对猫睡眠-觉醒的影响。结果表明,该方能明显缩短清醒期(W)、延长慢波睡眠Ⅰ期(SWSⅠ)及总睡眠时间,但对慢波睡眠Ⅱ期(SWSⅡ)及异相睡眠(PS)无明显影响;且能缩短SWSⅠ、SWSⅡ及PS的潜伏期,能翻转对氯苯丙胺酸的睡眠剥夺效应。故认为该方有明显的安神作用[孙兵,等.中成药,1995,17(7):30]。

天王补心丹

药理学研究

通过观察天王补心丹对小鼠记忆障碍作用的实验研究,进一步验证该方对提高学习记忆能力的作用。分别应用东莨菪碱、亚硝酸钠、乙醇建立小鼠记忆获得障碍、巩固障碍和再现障碍模型,以小鼠跳台法观察该方对改善记忆障碍的作用。结果,该方对小鼠记忆获得障碍、巩固障碍和再现障碍均有明显的改善作用[李东腾,等.中成药,2001,23(4):296]。

酸枣仁汤

药效物质基础研究

通过正交试验,以酸枣仁汤浸膏得率及酸枣仁汤浸膏中酸枣仁皂苷A的含量为考察指标,优化该方制备工艺为:选用药材粗粉,按处方比例混匀,先用水蒸气蒸馏法提取川芎挥发油,再加入总量为药材8倍量的水,维持温度95℃回流提取2次,每次1h。此方法有效成分提取率高,稳定性好[李会军,等.时珍国医国药,2001,12(7):600]。

药理学研究

对酸枣仁汤镇静催眠的药理作用进行了研究。采用镇静催眠实验观察该方对小鼠自主活动的影响，协同戊巴比妥钠对小鼠的催眠作用。结果，该方能明显减少小鼠自主活动的次数，增加阈下剂量戊巴比妥钠致小鼠睡眠只数，延长阈上剂量戊巴比妥钠致小鼠睡眠时间。提示该方有明显的镇静、催眠作用［李玉娟，等．沈阳药科大学学报，2002，19(2)：115］。

安宫牛黄丸

药理学研究

1．解热作用：

安宫牛黄丸对由细菌毒素引起的家兔发热有明显的解热作用，给药后1h与对照组相比有显著性差异（($P<0.001$)，1次给药后可维持5～6h以上［刘启泰．中成药研究，1982，(5)：231］。用1.0g·kg^{-1}安宫牛黄丸腹腔注射给药，给药后0.5～4.0h，家兔由三联菌苗引起的体温升高明显低于对照组($P<0.01$)［靳桂贞．中药通报，1987，12(1)：2］。

2．镇静作用：

研究表明，用安宫牛黄混悬液给小鼠灌胃或腹腔注射均明显减少小白鼠自主活动次数，出现安静现象。安宫牛黄注射液且具有增强戍巴比妥对小白鼠的中枢抑制作用［康毅，等．天津医学院学报，1981，(5)：231］。

3．抗惊厥作用：

安宫牛黄丸可对抗苯丙胺对小鼠的兴奋作用，并能明显地延缓小鼠戍四氮性阵挛发作，降低小鼠的惊厥和死亡率，表明安宫牛黄丸对小鼠大脑皮层的抑制作用是非常显著的，对生命中枢有一定的保护作用［刘启泰．中成药研究，1982.5：231］。

4．消炎作用：

安宫牛黄丸对小鼠巨噬细胞有明显的吞噬作用，对大鼠蛋清性关节肿胀有显著抑制作用，一般在致炎后1～4.5作用最显著，对二甲苯所致小鼠耳部炎症有显著抑制作用，证明该药对血管通透性增加有显著抑制作用［刘启泰．中成药研究，1982，(5)：231］。

5．降压作用：

(1) 给家兔静注安宫牛黄丸注射液后，立即出现血压下降，下降幅度为10～40mmHg，降压作用可维持3～5min，给药后10 min血压仍低于给药前水平［康毅，等．天津医学院学报，1981，(5)：231］。

(2) 对麻醉狗在体心脏的心率有减慢作用，血压虽持续下降，而冠状动脉血流量增加，心肌收缩力加强，提示该方对心功能有改善作用；此外安宫牛黄丸可明显延长小鼠在常压缺氧状态下的存活时间。安宫牛黄丸的上述药理作用可能有益于脑中风的治疗［高俊玉，等．中国中医基础医学杂志，1998，4(3)：30］。

6．复苏及脑保护作用：

(1) 关于安宫牛黄丸对兔脑脊液乳酸脱氢酶和脑组织化学乳酸脱氢酶的研究表明，安宫牛黄丸混悬液1.0ml/kg (0.4g/kg)口服能明显降低百日咳杆菌(0.5ml/kg)和美国大肠杆菌内毒素(lμg/kg)混合液兔耳缘静注所致的脑脊液LDH活性的升高，提示安宫牛黄丸对细菌、内毒素性脑损害细胞有一定的保护作用，对脑组织细胞的保护作用可能是其开窍醒神作用的机理之一［刘涛．江苏中医，1987，6：33］。

(2) 通过实验研究，采用激光共聚焦细胞显微镜，以 $Flura_3$荧光染料为探针，观察安宫牛黄丸及其简化方对体外培养的大鼠乳鼠大脑皮层神经细胞的影响，结果发现安宫牛黄丸可使大鼠乳鼠大脑皮层神经细胞内钙离子浓度明显增高[叶祖光，等.中国中药杂志，2003，28(7)：636]。上述结果提示，安宫牛黄丸对脑神经细胞确有明显的保护作用。

(3) 用氯化铵诱导家兔氨昏迷，安宫牛黄丸对氨昏迷动物能减轻或抑制其精神症状和皮层电图的恶化，并降低动物的死亡率[朱承喜，等.中西医结合杂志，1989，9(12)：739]。

(4) 研究了安宫牛黄丸对大鼠中枢神经元的活化作用，结果提示，安宫牛黄丸能将脑干、丘脑及皮层等脑区的神经元活化[高俊玉，等.中国中医基础医学杂志，1998，4(3)：30]。

7. 对血清乳酸脱氢酶同工酶的影响：

对安宫牛黄丸对脑梗塞造型大鼠血清乳酸脱氢酶同工酶的影响进行了研究，即研究生理、病理状态下该方对机体作用的不同特点，从复方配伍减毒的角度探讨复方中朱砂、雄黄的药理作用机制。将 SD 大鼠随机分为正常组、正常＋安宫牛黄丸组、脑梗塞造型组(光化学诱导大鼠大脑中动脉闭塞)、脑梗塞造型＋安宫牛黄丸组。采用琼脂糖凝胶电泳法测定正常组和脑梗塞造型组大鼠不给药和给药(剂量为 0.13gkg)后 7d 的血清中乳酸脱氢酶同工酶 LDH1～5 的含量。结果，与正常对照组比较，脑梗塞造型组大鼠血清 LDH1、LDH2 含量明显升高($P<0.01$)；正常＋安宫牛黄丸组大鼠血清 LDH1～3 含量均显著升高($P<0.01$)。结果表明，在正常生理状态下较长时间服用安宫牛黄丸后，对心肌、肾、红细胞、脾等有一定的损伤作用，而在局灶性脑梗塞病理状态下，该方对机体的损伤作用比在正常生理状态下小，显示安宫牛黄丸在生理、病理状态下对机体的作用方式和途径可能存在差异[汤毅珊，等.中药新药与临床药理，2002，(5)：296]。

8. 保肝作用：

(1) 实验证明，安宫牛黄丸对实验性细菌毒素引起的肝损伤有预防和治疗作用，通过增强酶的活性，促进肝细胞氧化、呼吸、能量代谢及核酸代谢达到保护肝脏的作用[何原慧，等.江苏中医.1992，(12)：38]。

(2) 对实验性氨昏迷动物皮层电图的影响研究表明，安宫牛黄丸能减轻或抑制氨昏迷动物的精神症状和 ECOG 的恶化，并降低死亡率。氨中毒昏迷主要是肝脏和脑组织解毒功能受到障碍，提示安宫牛黄丸可降低血氨，增加肝脏解毒功能[朱承喜，等.中西医结合杂志，1989，(12)：739]。

苏合香丸

药效物质基础研究

以 HPLC 法为测定苏合香丸中丁香酚含量的方法。固定相：WatersSYMMETRYC18 柱(4.6mmid×250mm，5μm)，流动相甲醇：水(65：35)，流速 0.8ml·min^{-1}，检测波长 280nm，选用丹皮酚作为内标物。结果，平均加样回收率为 96.8%，RSD＝1.0%(n＝5)，线性范围 5～160μg·ml^{-1}，r＝0.9992。提示该方法操作简便，结果准确，适合于测定苏合香丸中丁香酚的含量[赵阳，等.中国中药杂志，2001，26(3)：175]。

半夏厚朴汤

药效物质基础研究

对半夏厚朴汤抗抑郁活性部位进行了筛选研究。选用小鼠行为绝望模型评价抗抑郁作用;用荧光分光光度法测定单胺类神经递质。结果,该方提取物(AE)和其4个部位均不同程度地降低绝望模型中小鼠游泳和悬尾的不动时间,具有一定的时效关系。其中以半夏厚朴汤提取物(AE)、石油醚提取物(AE-1)和水溶性部分(AE-4)最为显著,相互间无显著性差异。AE可显著提高纹状体中5-HT含量和皮层中NE含量,而对其他脑区中神经递质无显著性影响。AE-1可显著提高纹状体中5-HT含量和皮层中NE、DA含量,氯仿提取物(AE-2)能极显著提高皮层中DA含量。提示半夏厚朴汤具有抗抑郁作用,其活性成分主要分布在石油醚和水溶性部位。该方可能是部分地通过对单胺类神经递质系统的整合而达到抗抑郁目的[王业民,等.中国中药杂志,2002,27(12):932]。

药理学研究

采用小鼠强迫游泳、悬尾、高剂量阿扑吗啡拮抗等实验动物模型,研究了半夏厚朴汤的抗抑郁作用。结果表明,半夏厚朴汤200mg/kg、500mg/kg能显著缩短小鼠强迫游泳、悬尾不动时间,50mg/kg、200mg/kg、500mg/kg能增强育亨宾对小鼠的毒性作用,500mg/kg能拮抗阿扑吗啡降低小鼠体温的作用。表明半夏厚朴汤具有显著的抗抑郁作用[傅强,等.中国药科大学学报,2002,33(6):514]。

苏子降气汤

药理学研究

对苏子降气汤的镇咳平喘作用进行了研究。结果,该方对小鼠及豚鼠均有镇咳作用,对组胺引起的豚鼠哮喘有抑制作用,且对组胺引起的豚鼠离体气管条收缩有明显的抑制作用[胡国胜,等.湖北省卫生职工医学院学报,1999,(2):36]。

定　喘　汤

药理学研究

(1) 对定喘汤及其拆方的药理作用进行了研究。采用平喘、解痉、镇咳、急性毒性等动物实验,拟从定喘汤的9味药中筛选出3～4味药组成新方,使其平喘、止咳作用与原方相似,而不良反应较小。结果,定喘汤拆方1号(苏子15g,杏仁15g,白果27g)、拆方2号(白果27g,苏子15g,杏仁15g,麻黄10g)皆有较强的平喘、止咳作用,与氨茶碱组比较,无显著性差异($P>0.05$);与生理盐水组比较,有非常显著性差异($P<0.01$);3个用药组之间无显著性差异($P>0.05$);定喘汤、拆方1号、拆方2号对豚鼠离体气管平滑肌皆有较强的松弛作用,与氨茶碱组比较,无显著性差异($P>0.05$);定喘汤、拆方1号、拆方2号皆有较强的镇咳作用,与可待因组比较,无显著性差异($P>0.05$);与生理盐水组比较有显著性差异($P<0.05$,$P<0.01$);定喘汤、拆方1号、拆方2号不良反应都很小。提示拆方1号、拆方2号的平喘、止咳作用与定喘汤皆相似,且不良反应都很小,完全可以取代原方[徐长化,等.中国医院药学杂志,2002,22(4):202]。

(2) 对定喘汤及其拆方化痰平喘抗炎作用进行了实验研究。分别采用气管段酚红法、喷雾致喘法、炎性肿胀及TXB_2、6-K-$PGF_{1a}\alpha$定量的方法,以证实定喘汤及其分别去掉麻黄、白果后化痰、平喘、抗炎的药理作用。结果，定喘汤具有化痰、平喘、抗炎作用，能上调 6-K-PGF_{1a}，下调 TXB_2，分别去掉麻黄、白果后，作用均有不同程度下降，二者共为君药是合理的［李家发，等. 中国实验方剂学杂志，2002，8(5)：40］。

(3) 实验结果证明，定喘汤可改善因绿脓杆菌而导致细支气管的慢性炎症并能缓解 DPB 所出现的呼吸困难［姜欣．中国微生态学杂志，2001，13(1)：60］。

旋覆代赭汤

药理学研究

(1) 该方对硫酸铜致家鸽的呕吐潜伏期及频率有明显的抑制作用，与冷水组比较有显著性差异($P<0.05$)，从基础理论上证实了该方确有较好的止呕作用［邱明义．时珍国药研究，1996，7(1)：21］。

(2) 该方能促进正常小鼠胃排空，对芬氟拉明、左旋麻黄碱造成的小鼠胃排空抑制有明显的拮抗作用，提示该方具有一定的促胃动力作用。方中旋覆花、代赭石、党参、大枣对胃底肌条收缩运动及小肠运动有显著的促进作用，生姜和半夏则作用相反，甘草可明显缓解胃肠平滑肌痉挛［陈多．中药药理与临床，1997，13(1)：4］。

(3) 该方对食管运动功能紊乱有明显的双向调节作用，故认为该方独特的药理作用源于其能调节复杂的病理状态，维持和恢复机体的正常状态［郑瑞燕．浙江中西医结合杂志，1998，8(6)：345］。

(4) 生姜的止呕作用常反映它的多巴胺 D_2 受体拮抗活性，研究表明其中二萜成分 Galanolactone 有抗 5-HT_3 作用，可显著抑制 5-HT_3 诱导的豚鼠回肠收缩反应。大枣、半夏、甘草具有抗组织胺作用，并可相互协同，有一定止呕作用［Huang Q. Chem Pham Bull，1991，39(2)：397］。

(5) 该方中几乎所有的药物均可保护胃黏膜，故其可预防化疗呕吐延迟性发作。半夏、生姜可抑制大脑皮层兴奋性，使其对呕吐中枢易化作用减弱，对呕吐中枢与催吐化学感受区有直接抑制作用，现已提取出旋覆花中镇吐活性物质［秋田康彦．国外医学·中医中药分册，1995，17(6)：41］。

瓜蒌薤白白酒汤

药理学研究

考察了 4 种不同配比组方瓜蒌薤白白酒汤(处方 1、2、3、4 中瓜蒌：薤白的配比分别为 1.5：1，1：1，2：1，1：2，每克浸膏含药材量分别为 3.33g，3.64g，3.81g，3.41g)提取物抗心肌缺氧缺血的效果并进行了最佳处方的筛选。采用异丙肾上腺素致小鼠常压缺氧模型，垂体后叶素致大鼠急性心肌缺血模型。结果，4 种不同配比组方瓜蒌薤白白酒汤提取物均能延长异丙肾上腺素作用的小鼠常压缺氧存活时间，并能对抗垂体后叶素所致的大鼠急性心肌缺血。应用正规几率单位法计算 4 种组方的半数有效量(ED_{50})，处方 1 两个实验 ED_{50} 都最小，提示 4 种不同配比组方瓜蒌薤白白酒汤的提取物均能抗心肌缺氧缺血，且处方 1 为最佳处方［吴波，等. 中草药，2000，31(11)：844］。

枳实消痞丸

药理学研究

（1）研究了枳实消痞丸治疗功能性消化不良的作用机理，即进行了正常小鼠及肾上腺素负荷小鼠胃排空及肠推进的实验，以及对大鼠胃酸、胃蛋白酶分泌影响的实验。结果，枳实消痞丸能促进正常小鼠胃排空，对肾上腺素负荷小鼠胃排空亦有明显的促进作用；能抑制大鼠胃酸、胃蛋白酶的分泌。这可能是其治疗功能性消化不良的作用基础［邹燕琴，等. 中药新药与临床药理，2001，12(3)：221］。

（2）观察了枳实消痞丸对大鼠胃排空作用的影响，并从红细胞乙酰胆碱酯酶活性和胃动素两方面探讨其作用机制。结果认为，该方可能通过增强胆碱能神经功能和提高血浆胃动素水平来促进胃的液体排空，枳实和厚朴可能是方剂中起主要作用的药物［林江，等. 中华消化杂志，1999，19(1)：45］。

桃核承气汤

药理学研究

1．对免疫机能的影响：

（1）小鼠灌服该方水煎剂 20g/kg、10g/kg，能提高脾脏和胸腺指数、抗体滴度、T 淋巴细胞酯酶染色阳性率和吞噬率。该方对机体的特异性和非特异性免疫机能均有增强作用［郝赤萍．中成药，1997，19(12)：27］。

（2）研究了该方对免疫功能低下模型鼠免疫功能的调节作用及机理。结果表明该方能明显提升免疫低下鼠的 T 细胞亚群数值，并能平衡 T 淋巴细胞各亚群，提高免疫低下鼠细胞因子 IL-2 分泌水平，并趋于正常，对正常小鼠则无影响；全面增强免疫低下鼠免疫功能状态，其机理可能为：增加 T 淋巴细胞数量，提高 CD_4^+ 细胞比例，刺激机体体液免疫和细胞免疫功能增强；促进 $CD_8{}^+$ 细胞活化和 IL-2 分泌，增强免疫效应；发挥 Th 细胞及 IL-2 的免疫调节作用，使低下的免疫状态上调［王雅贤，等. 中医药学报，2001，29(6)：54］。

2．对血液系统的影响：

（1）该方能降低大白鼠血黏度、血胆固醇、纤维蛋白原和血糖，但对其白细胞及血小板计数无影响［龚传英．中成药，1997，19(11)：29］。

（2）该方加黄芪、生地黄等组成的加味桃核承气汤对糖尿病大鼠血流变学的影响表现为全血比黏度、血浆比黏度、还原血黏度等指标都有明显的改善作用［苗理平．新中医，1990，22(7)：51］。

3．对糖尿病的作用：

（1）加味桃核承气汤能明显改善胰腺微循环，表现为微血管结构型破坏基本恢复，毛细血管数增多，出血减轻等。其差异较对照组有高度显著性，故认为该方可改善糖尿病鼠的胰腺微循环障碍，从而提高胰腺功能［熊曼琪．新疆中医药，1992，(3)：4］。

（2）对实验性糖尿病大鼠有降血糖、改善症状、控制病情发展的作用。认为在增加胰岛素分泌的同时，抑制胰高糖素分泌是该方降糖作用的重要机理之一。同时，可提高Ⅱ型糖尿病鼠靶细胞对胰岛素的敏感性和反应性，即可使受体和受体后胰岛素抵抗减轻，但不能使之完全逆转；还能降低其血清甘油三酯和总胆固醇浓度，降低动脉硬化指数［张国梁．中国医药学报，1991，6(2)：28］。

4. 对人胎肾小球系膜细胞外基质的作用：

采用血清药理学的方法，探讨了该方对人胎肾小球系膜细胞外基质(ECM)不同成分含量的影响。结果，该方具有明显降低ECM成分中纤维连结蛋白(FN)、层黏连蛋白(LN)和Ⅳ型胶原(ColⅣ)含量的作用。推测其作用机理可能与减少细胞外基质产生或增加其降解、改善细胞外基质的异常环境有关。为进一步防治慢性肾功能衰竭(CRF)提供依据［卢燕，等.陕西中医，2002，23(11)：1045］。

血府逐瘀汤

药理学研究

1. 对经皮腔内冠状动脉成形术(PTCA)术后再狭窄的作用：

(1) 采用血清药理学的方法观察到血府逐瘀浓缩丸对实验性动脉粥样硬化家兔主动脉动脉内膜平滑肌细胞(SMC)有抑制作用［张群豪，等.中国中西医结合杂志，1996，16(3)：156］。

(2) 血府逐瘀浓缩丸可以改善微循环，舒张血管，调节凝血和抗凝系统，防止血栓形成，抑制结缔组织增生［于蓓，等.中国中西医结合杂志，1998，18(10)：585］。

(3) 血府逐瘀浓缩丸有抑制血小板黏附聚集、抑制SMC增生及相关基因表达的作用［于蓓，等.中国中西医结合杂志，1998，18(10)：585］。

2 抗缺氧作用：

研究了血府逐瘀汤及其成分对小鼠整体耗氧量及心肌和脑对缺氧的耐受力等方面的作用。用物理、化学、药物等方法制备急性缺氧动物模型，对该方抗缺氧作用进行研究。结果，该方及其成分对物理、化学、药物等方法制备的急性缺氧动物模型均有抗缺氧作用($P<0.01$)，其中全方的抗缺氧作用优于单味用药($P<0.05$)［王茂盛，等.山西中医学院学报，2001，2(2)：1］。

补阳还五汤

药效物质基础研究

1. 有效成分部位的研究：

(1) 该方所含的主要有效成分部位分为7大类：总苷类、总苷元类、总多糖类、挥发油类、总生物碱类、氨基酸类和蛋白质类；并发现多数有效成分部位均可显著延长小鼠脑缺血后的存活时间，其中抗脑缺血作用较强的为总生物碱、总多糖、总苷和总苷元［邓常青.湖南中医学院学报，1999，19(4)：1］。

(2) 沙鼠脑缺血再灌注实验发现，由该方有效成分部位组成的复方可减轻脑缺血后迟发性神经元损伤，减轻海马区神经元水肿，同时可提高脑Na^+、K^+-ATP酶活性，拮抗兴奋性氨基酸活性，促进再灌注后期NO的产生。提示该方对缺血性脑损伤的致伤因素有对抗作用，对脑组织神经细胞有良好的保护作用［邓常青.中药药理与临床，1999，15(5)：3］。

2. 补阳还五汤及单味药材多糖成分含量的比较研究：

采用酚硫法(PSM)对该方及单味药材多糖成分进行含量测定，分析两者的含量差异。结果，本法λmax为490nm，显色在4.5h稳定，RSD为3.351%，回收率为96.4%，全方多糖成分含量为(44.40±1.49)mg/g，各单味药分别为(mg/g)：黄芪50.34±1.70，当归124.50

±4.17，川芎 23.57±0.79，赤芍 41.74±1.40，桃仁 16.16±0.54，红花 16.90±0.57，地龙 1.37±0.05，全方的多糖含量为单味药材之和，提示复方用水混提对多糖成分影响不大［张珊珊，等.湖南中医学院学报，2001，21(1)：13］。

3. 抗血栓有效部位及其活性成分研究：

采用多种色谱和光谱方法对补阳还五汤水煎液乙酸乙酯萃取部位的化学成分进行分离和结构鉴定。结果，分离了 4 个异黄酮化合物和 1 个紫檀烷类化合物，分别为芒柄花素（Ⅰ）、毛蕊异黄酮（Ⅱ）、芒柄花素-7-O-β-D-葡萄吡喃苷（Ⅲ）、毛蕊异黄酮-7-O-β-D-葡萄吡喃苷（Ⅳ）及(6aR，11aR)9，10-二甲氧基紫檀烷-3-O-β-D-葡萄吡喃苷（Ⅴ）。这些化合物均为首次从补阳还五汤中分离得到［吴军，等.中草药，2001，32(7)：583］。

药理学研究

1. 补阳还五汤及其有效成分体外给药对脑细胞膜流动性的影响：

采用大鼠颈总动脉结扎 30min 再灌 2h 作为脑中风模型，用自旋标记电子顺磁共振方法(ESR)测脑细胞膜流动性，比较研究了补阳还五汤及其有效成分黄芪甲苷、阿魏酸、川芎嗪、芦丁、绿原酸、紫檀烷苷、毛蕊异黄酮、芒柄花素、毛蕊异黄酮苷、芍药苷、丹皮酚、槲皮素体外给药对缺血-再灌损伤大鼠脑细胞膜流动性的影响。结果，病理切片证实模型鼠脑组织发生脑中风的典型病变，损伤大鼠脑细胞膜流动性较正常大鼠减低；该方及其有效成分对正常细胞无影响，但可使损伤大鼠脑细胞膜流动性增大，不同程度地恢复到接近于正常细胞膜流动性水平。该实验表明，细胞膜流动性是一个敏感而重要的生物学指标，反映细胞的活性状态，可用这一新的技术方法研究补阳还五汤及其组方的分子机理［李晨旭，等.中国药学杂志，2001，36(8)：528］。

2. 抗缺血研究：

(1) 对脑循环的影响：

① 以脑电图为指标，发现给家兔注射该汤后，不但能扩张其脑血管，还有对抗去甲肾上腺素收缩脑血管的作用［张子彬.中成药研究，1982，(7)：34］。

② 以电磁流量计直接测量麻醉狗颈总动脉血流量，发现注射补阳还五汤还能显著持久增加脑血流量，同时降低脑血管阻力。提示该方具有增加脑血流量的作用［谢人明.上海中医药杂志，1986，(12)：29］。

(2) 对血液流变学的影响：研究发现，该方可改善全血比黏度、全血还原黏度，尚可显著改善红细胞电泳、血沉及血沉方程 K 值［张鹤年.上海中医药杂志，1981，(8)：8］。

(3) 抑制血小板聚集和抗血栓作用：实验研究表明，该方有抗凝血酶、抑制血小板聚集、促进血栓溶解的作用，对血液凝固有较强的抑制作用，可对抗缺血性脑血管疾病的高凝状态，防止血栓形成［贺石林.湖南中医学院学报，1989，9(4)：212］。

(4) 抗脑缺血及脑损伤作用：

① 该方能抗脑缺血后再灌注损伤，能改善脑组织水钠代谢，其机理可能是抗自由基毒性作用，调节脑内花生四烯酸代谢，防止脑组织钙积聚，保护 Na^+、K^+-ATP 酶而发生作用［邓常青，等.湖南中医学院学报，1991，12(2)：48］。

② 该方可明显减少脑水肿时鼠脑组织丙二醛含量，使降低的脑组织 SOD、GSH-Px 活性增高，减轻因氧自由基连锁反应而引起的血脑屏障与脑细胞的损害［谭峰.中国中西医结合杂志，1992，12(9)：538］。

③ 该方能减少脑缺血大鼠的皮层梗塞面积，显著降低血浆内皮素-1的浓度。

④ 该方能明显降低血液β_2-微球蛋白(β_2-mG)及过氧化脂质(LPO)，提高SOD含量，是一种较理想的脑组织保护剂和自由基清除剂［莫孙炼．中药药理与临床，1997，13(1)：1］。

3. 对经皮腔内冠状动脉成形术(PTCA)术后再狭窄的作用：

仿PTCA术后再狭窄的兔模型，以原位引物标记法观察到PTCA术后7d，补阳还五汤组手术部位内皮的铜-锌超氧化物歧化酶(SOD-1)基因表达增强，而血小板的衍性生长因子受体(PDGFR)mRNA的表达减弱，两项指标均与对照组有显著差异。提示该方增强动脉内皮SOD-1的基因表达，改善再灌注的供氧，同时可抑制PDGFR mRNA表达，从而抑制细胞的病理增殖［谢全锦，等.中国中西医结合杂志，1997，17(10)：611］。

温 经 汤

药理学研究

实验研究表明，温经汤能减少醋酸所致小鼠扭体反应次数，延长扭体反应出现的时间，有一定的镇痛作用；能显著延长小鼠在冷水中的游泳时间；能显著降低血瘀动物模型的RBC压积、全血黏度、纤维蛋白黏度、血浆黏度；对小鼠急性大出血引起的“血虚”模型有较强的补血作用［刘强，等.中药药理与临床，1995，11(3)：10］。

生 化 汤

药效物质基础研究

采用反相HPLC法测定了生化汤中不同溶媒煎煮对阿魏酸含量的影响。结果，煎煮的最佳方法为第1次加水200ml，黄酒100ml，浸泡10min，煎煮，沸后20min，过滤，残渣加水100ml煎煮，沸后10min。提示煎煮时不同溶媒对制剂活性成分含量有影响［夏勤．时珍国医国药，2001，12(4)：306］。

药理学研究

比较了加味生化汤饮片共煎与单煎的效应差异，就该方共煎与单煎制剂对正常鼠离体子宫肌的收缩、止血等药理作用进行了比较研究。结果表明，二者均能促进小鼠子宫肌的收缩强度，有显著的止血作用；共煎组在止血方面优于单煎组，其余未见明显差异。提示共煎与单煎的效应大体一致，其有效成分及各成分之间的比例可能大体相似［王明军，等.南京中医药大学学报，1998，14(5)：284］。

复元活血汤

药理学研究

以创伤小白鼠为模型，探讨了创伤后肾上腺皮质醇的分泌量与昼夜节律的变异，并观察了复元活血汤的疗效。结果表明，外伤不仅引起小白鼠的组织损害，而且其血清皮质醇的昼夜均值、峰值明显降低，相位变异，谷值升高，峰谷比值降低，引起肾上腺皮质醇分泌的昼夜节律紊乱。经复元活血汤治疗后，外伤部位的体征日见好转，皮质醇的相位复原，振幅增大，谷值降低，峰谷比值升高，昼夜节律曲线日趋恢复［周仕明，等.山东中医药大学学报，1998，22(1)：70］。

镇肝熄风汤

药理学研究

（1）以降血压药理指标探讨了该方的体内药物动力学过程与参数：该方对内分泌型高血压大鼠模型有一定的降压作用，并呈量效关系。最低起效剂量为0.24g/kg，相当于临床等效剂量的效应消退半衰期为1.69h，效应维持时间为12.05h，体存血药浓度达峰时间为2.05h［赵智强，等. 中药药理与临床，1999，15(4)：12］。

（2）以镇静药理指标探讨了该方的体内药物动力学过程与参数：该方对小鼠自发活动有一定的抑制作用，并呈显著的量效关系。最低起效剂量为0.18g/kg，相当于临床等效剂量的效应消退半衰期为0.67h，效应维持时间为4.36h，体存血药浓度达峰时间为1.82h［赵智强，等. 中药药理与临床，1999，15(1)：6］。

（3）以催眠药理指标探讨了该方的体内药物动力学过程与参数：该方对戊巴比妥钠小鼠催眠效应有协同作用，并呈显著的量效关系。最低起效剂量为0.53g/kg，相当于临床等效剂量的效应消退半衰期为0.32h，效应维持时间为10.61h，体存血药浓度达峰时间为1.58h［赵智强，等. 中药药理与临床，1999，15(1)：12］。

（4）以药物累积法（将药物动力学中多点动态测定的原理与动物死亡率测定药物蓄积性的方法结合起来，即用多组动物，按不同的间隔时间给药，求出不同时相下的体存百分率以观察方药中毒性成分在体内的动态变化，进而求出相关药代动力学参数）探讨了该方的毒效动力学参数：结果，该方属二房室模型分布，基本按一级动力学消除。半数致死量为100.22g/kg，表观消除速率常数为0.011，表观消除半衰期为61.49h，表观分布速率常数为0.069，表观分布半衰期为10.08h。提示该方似具有明显的毒性作用，这可能与毒效法测定时的腹腔给药途径有关［赵智强，等. 南京中医药大学学报，2000，16(5)：284］。

天麻钩藤饮

药理学研究

1. 处方药理研究：

对比研究了天麻钩藤饮分煎与合煎对大鼠血液流变性、血小板聚集、小鼠毛细血管通透性、自主活动、戊巴比妥钠睡眠时间的影响，结果表明，除对血瘀大鼠血浆比黏度的改善作用分煎明显优于合煎外，其余指标分煎、合煎作用虽有差别但均无显著性意义［陈玉兴，等. 中药药理与临床，2000，16(1)：9］。

2. 药效学研究：

用“两肾一夹”法制高血压大白鼠模型，进行了针刺足三里和灌服天麻钩藤饮的实验治疗比较，分别治疗10d，测尾动脉血压及心率。结果，治疗组与模型对照组比较，血压有显著差异（$P<0.01$），与正常组比较差异不显著（$P>0.05$），推断其降压作用可能与扩张外周血管有关［潘克英. 中医研究，1999，12(3)：53］。

3. 药物动力学研究：

（1）镇痛作用：

① 该方对醋酸所致小鼠扭体反应有一定的抑制作用，并呈明显量效关系。最低起效剂量为0.42g/kg，消退半衰期为0.51h，效应维持时间为4.3h，体存血药浓度达峰时间为0.94h［赵智强，等. 中药药理与临床，1999，15(3)：13］。

② 该方对肝阳上亢证头痛患者具有镇痛与提高痛阈的作用，并在一定剂量范围内呈量效关系。镇痛反应的最低起效剂量为0.098g/kg，效量消退半衰期为0.637h，消退进率常数为1.008，效应维持时间为3.69h，提高痛阈的最低起效剂量为0.142g/kg。提示为维持有效血药浓度，提高该方镇痛疗效，应缩短给药间隔时间［赵智强，等．中药药理与临床，2000，16(2)：41］。

(2) 镇静作用：

① 该方对戊巴比妥钠小鼠催眠效应有协同作用，并呈显著的量效关系。最低起效剂量为0.26g/kg，消退半衰期为0.77h，效应维持时间为16.06h，体存血药浓度达峰时间为2.10h［赵智强，等．中药药理与临床，1999，15(1)：12］。

② 以镇静药理指标探讨了该方的体内药物动力学过程与参数：该方对小鼠自发活动有一定的抑制作用，并呈显著的量效关系，且起效剂量较低，作用半衰期亦较短。提示在用于临床镇静治疗时，可降低给药量，并缩短给药间隔时间［赵智强，等．中药药理与临床，1999，15(1)：12］。

(3) 改善脑血管作用：研究了该方对肝阳上亢证患者脑血流作用的临床药效动力学。结果，该方能增加血液流速并降低血管阻力，并在一定剂量范围内呈量效关系。对左侧大脑中动脉平均血流流速作用的最低起效剂量为0.16g/kg，相当于临床等效剂量的效应消退半衰期为1.72h，消除速率常数为0.40，效应维持时间为6.08h，降血管阻力作用的最低起效剂量为0.19g/kg［赵智强，等．中药药理与临床，1999，15(2)：38］。

(4) 毒效动力学研究：以药物累积法(同上方)探讨了该方的毒效动力学参数：结果，该方属二房室模型分布，基本按一级动力学消除。半数致死量为58.04g/kg，表观消除速率常数为0.018，表观消除半衰期为39.13h，表观分布速率常数为0.092，表观分布半衰期为7.52h。提示该方似具有明显的毒性作用，这可能与毒效法测定时的腹腔给药途径有关［赵智强，等．南京中医药大学学报，2000，16(5)：284］。

麦门冬汤

药理学研究

观察了该方对平阳霉素所致肺纤维化的影响。该方能降低平阳霉素所致肺纤维化模型(Wistar大鼠)的肺系数，减轻其肺泡炎及纤维化程度［宋建平，等．国医论坛，2001，16(4)：40］。

养阴清肺汤

药理学研究

采用浓氨水诱导法，小鼠气管段酚红排泄法和小鼠耳肿胀法，对该方进行了镇咳、祛痰、抗炎作用的实验观察，结果，该方有明显的镇咳、祛痰($P<0.01$)及抗炎($P<0.05$)作用。该方加入鱼腥草素后，镇咳作用增强［赵子凯，等．中医药研究，1998，14(3)：28］。

增 液 汤

药理学研究

1. 免疫作用：

观察预防性应用增液汤注射剂对幼鼠胸腺细胞凋亡及其相关基因的影响。给4～5周龄

Wistar 大鼠腹腔注射增液汤注射剂和地塞米松，采用原位末端标记(TUNEL)法分析不同处理组的凋亡细胞，同时采用免疫组化方法检测幼鼠胸腺细胞 bcl-2 和 bax 基因蛋白表达情况。用 TUNEL 法标记凋亡细胞，荧光显微镜下，地塞米松组可见致密浓染的黄绿色荧光，呈局灶状分布；而增液汤组只有散在的荧光。光镜观察地塞米松组 TUNEL 阳性细胞数目较多，其凋亡指数为 0.41±0.01；增液汤组 TUNEL 阳性细胞数目较少，凋亡指数为 0.07±0.004，与地塞米松组比较，有显著性差异($P<0.01$)。免疫组织化学结果表明，地塞米松组 bcl-2 基因蛋白呈低表达，其蛋白阳性率为(0.1960±0.0060)%，bax 蛋白过度表达，蛋白阳性率为(0.4315±0.0165)%，bcl-2/bax<1；相反，增液汤组细胞 bcl-2 基因蛋白呈高表达，bax 基因蛋白仅有少量表达，其蛋白阳性率为(0.5010±0.0170)%和(0.1854±0.009)%，bcl-2/bax >1。两组比较，差异有显著性($P<0.01$)。通过调控凋亡基因 bcl-2/bax 表达，增强胸腺细胞对地塞米松的抵抗，进而抑制细胞凋亡，可能是增液汤抑制幼鼠胸腺细胞凋亡的重要作用环节之一[王君，等.中国中西医结合杂志，2003，23(1)：35]。

2. 抗炎作用：

通过实验研究表明，增液汤对小鼠二甲苯所致耳廓肿胀有显著的抗炎作用；对小鼠小肠蠕动有促进作用，并能增加大鼠的唾液分泌[苏简单，等.中医药研究，1995，11(4)：49]。

平　胃　散

药效物质基础研究

(1) 陈皮挥发油的气相色谱质谱(GC/MS)分析：采用 GC/MS 分析平胃散中陈皮的挥发油化学成分及其相对含量，对色质联用仪产生的二维数据借助直观推导式演进特征投影(HELP)法来分辨以得到组分的纯色谱和质谱，根据组分的色谱保留时间和质谱对组分进行定性，继而用总体积积分法定量。研究分离出 53 个组分，其中鉴定了 33 个组分，化合物名称为：3-甲基-丁烯醇、三环烯、顺罗勒烯、1，1-二甲基-2-[3-甲基-1，3-丁二烯]-环丙烷、β-蒎烯、β-月桂烯、β-水芹烯、2-皆烯、D-柠檬烯、[+]-香荟烯、3，7-二甲基-1，3，7-辛三烯、间-伞花烯、β-松油烯、异松油烯、3，7-二甲基-1，6 辛二烯、正葵醛、4-松油醇、β-松油醇、[R]-[+]-香茅醇、3-炔-2-壬醇、[+]-马鞭草烯醇、顺式香叶醇、十一炔、2-[2-丁炔]-环己酮、2，7-二甲基-2，6-辛二烯-1-醇、β-律草烯、β-榄香烯、3，3，7，7-四甲基-5-[2-甲基-1-丙烯基]-三环 4.1.0.02，4-庚烷、十氢-1，1，4，7-四甲基-1-氢环丙烯-4-醇、[-]-蓝桉醇、β-桉油醇、桉油醇、邻苯二甲酸二乙酯，约占其挥发油总量的 96.08%[龚范，等.分析化学，2000，28(7)：860]。

(2) 厚朴挥发油的色质联用(GCMS)分析：利用 GCMS 技术对平胃散中厚朴挥发油成分进行测定(方法同陈皮)，结果，分离出 98 个组分，其中鉴定了 44 个组分，约占其挥发油总量的 58.74%[龚范，等.高等学校化学学报，2001，22(9)：1481]。

茵陈蒿汤

药效物质基础研究

对茵陈蒿汤保肝作用的有效成分进行了分析。用 75%乙醇分别提取茵陈蒿、栀子、大黄及茵陈蒿汤，观察其对 D-GalN 诱导的大鼠肝细胞损伤的保护作用。结果，茵陈蒿汤醇提物对 D-GalN 诱导的大鼠肝细胞损伤 ALT 升高的降低作用优于茵陈蒿醇提物、栀子醇提物及大黄醇提物，提示茵陈蒿汤保肝作用可能是茵陈蒿、栀子、大黄共同作用的结果[董自波.中国中医药科技，2002，9(2)：91]。

药理学研究

1．调血脂、抗动脉粥样硬化作用：

该方能明显降低高脂乳剂造型小鼠血清 TG、TC、LDL-C 和 LDL-C/HDI-C，升高 HDL-C 和 HDL-C/TC，该方的降脂作用略逊于安妥明，但提高 HDL-C 及 HDL-C/TC 作用优于后者。提示该方有较强的调血脂作用[潘竞锵，等.中成药，1997，19(10)：46]。

2．抗炎镇痛作用：

实验研究表明，茵陈蒿汤可显著抑制醋酸诱发血管通透性增加；显著抑制角叉菜所致大鼠足肿胀；显著抑制棉球肉芽组织增生；显著抑制醋酸诱发的小鼠扭体反应。提示该方有显著的抗炎镇痛作用[朱江，等.中草药，1999，30(2)：120]。

3．保肝作用：

研究了茵陈蒿汤醇提物的保肝作用与肿瘤坏死因子(TNF)的关系。TNF 以 MTT 法检测。结果，茵陈蒿汤醇提物 0.2～20μg 直接加入小鼠腹腔巨噬细胞培养液可抑制 TNF 的释放；血清药理学表明，含茵陈蒿汤醇提物的小鼠血清 100、150、200、250min 对 TNF 也有抑制作用，且有时效关系，效应高峰在 200min。提示茵陈蒿汤醇提物保肝途径之一是调节巨噬细胞释放 TNF 的功能[洪敏，等.中药药理与临床，1999，15(1)：3]。

五 苓 散

药理学研究

利尿作用：

五苓散的利尿实验结果表明，该方对正常状态的小鼠几乎不显示利尿作用；对水负荷状态的小鼠显示出较强的利尿作用；对脱水状态的小鼠不但不显示利尿作用，反而显示抗利尿作用；乙酰唑胺和速尿对前述 3 种状态的小鼠都显示很强的利尿作用，且能使小鼠体内电解质丢失；在小鼠水负荷状态下五苓散的利尿作用远比乙酰唑胺和速尿的利尿作用弱，但是不伴有体内电解质丢失；将该方视为类似西药的利尿药是不恰当的[朱海峰，等.时珍国医国药，1998，9(6)：542]。

真 武 汤

药理学研究

1．对心肌的作用：

用正交设计法研究真武汤对动物实验性心力衰竭的作用，结果表明，真武汤原方组合为最佳配伍，能显著提高在体心衰犬的心肌收缩力，改善缺血心肌的血氧供应，促进血液循环，而对心肌耗氧量和传导系统无明显影响[王均宁，等，中成药，1997，19(3)：27]。有研究证明该方药能增强机体对氧自由基的清除能力，从而防止心肌细胞进一步被氧自由基损伤[龙新生，等.实用中西医结合杂志，1998，11(1)：42]。同时，该方可明显降低血浆内皮素水平，是对充血性心力衰竭治疗的作用机制之一[龙新生，等.中国中医药科技，1998，5(3)：136]。

2．降血脂和抗动脉硬化作用：

实验表明，该方能明显降低食饵性高脂血症动物的血清总胆固醇、甘油三酯、高密度脂蛋白

-胆固醇水平，显著降低动脉硬化指数，升高抗动脉粥样硬化比值。组织学观察显示，该方对动脉粥样硬化的形成有明显的对抗作用。提示该方能降低脂质含量，并能改善脂蛋白成分，因此对高脂血症及动脉硬化有良好的防治作用［王均宁. 中国中医药科技，1996，3(3)：44］。

3. 利尿作用：

经过实验证实，该方能调整实验大鼠的渗透压调定点。促进 Na^{+}、K^{+}的排泄，使动物体内液电解质含量保持在正常水平，发挥正常"保钠排钾"的作用。能够通过兴奋受抑下丘脑—垂体—肾上腺轴，增加机体有效循环血容量，明显改善肾阳虚大鼠的肾功能，改善肾小球滤过膜的通透性，促使代谢产物 Bcr、BUN 的排出，减少血浆白蛋白丢失［梁华龙. 北京中医药大学学报，1999，22(2)：68］。

4. 改善肾功能作用：

(1) 以 0.75%腺嘌呤喂饲大白鼠建立肾毒性肾功能衰竭动物模型进行实验研究，发现该方对改善实验动物的摄食量，增加尿量，降低 BUN、S、Scr，调节电解质和氨基酸代谢平衡方面皆有明显作用。病理切片表明，真武汤组肾小球、肾小管病理改变的改善较对照组明显，证实该方对慢性肾衰确有良效［杜雨茂. 中国医药学报，1991，6(4)：10］。

(2) 研究发现，该方的疗效与血浆蛋白代谢的关系较小，而与肾脏血液动力学关系较大，单用利水药治疗无效之患者，加用温肾药即见尿量增多，而单用温肾药利尿并不明显，表明温肾药本身并不利水，但能加强利水药的作用［陈梅芳. 中医杂志，1981，22(11)：835］。

(3) 研究证实，真武汤对肾小球系膜细胞外基质的增殖具有明显的抑制作用，为该方防治肾小球硬化的临床应用提供实验依据［顾武军，等. 中医杂志，2000，41(11)：686］。

(4) 研究发现，该方可明显改善和降低慢性肾功能不全所致的尿中微量蛋白的增高，说明该方药对肾单位损伤有明显的改善作用［汪军. 中国中医药科技，1995，2(4)：46］。

5. 对肾上腺皮质醇的调节及壮阳作用：

以肾上腺皮质醇的分泌量与昼夜节律变异为小白鼠阳虚模型指标，喂饲真武汤后观察到其分泌量与节律变异恢复，证实其对阳虚小鼠有恢复肾上腺皮质醇的分泌量与昼夜节律的疗效及壮阳作用［周仕明. 山东中医学院学报，1996，20(1)：46］。

6. 抗衰老作用：

研究表明，该方能提高机体抗氧化活性，减轻自由基对生物膜的损害，从而保护机体及免疫器官受自由基攻击，具有抗氧化及抗应激作用，从而达到延缓衰老的目的［王钰霞. 辽宁中医杂志，2000，27(12)：565］。

7. 调节下丘脑—垂体单位功能状态：

实验研究表明，真武汤能够纠正醋酸氢化考的松致肾阳虚模型大鼠(小鼠)下丘脑-垂体-肾上腺轴的受抑状态，拮抗肾上腺皮质及各带细胞的萎缩和退行性改变，提高肾小球系膜细胞和内皮细胞功能；通过兴奋下丘脑-垂体单位，改善下丘脑渗透压感受器的敏感性，提高神经内分泌细胞的阈值，促进肾上腺皮质分泌醛固酮、心房细胞分泌心钠素，改善肾功能，提高肾小球滤过膜的通透性，多系统、多环节、多层次地发挥其温阳利水的作用［李珊珊. 河南中医药学刊，1998，13(1)：10］。

8. 对人胎肾小球系膜细胞外基质(ECM)的影响：

采用血清药理学方法，进行了真桃汤(真武汤与桃核承气汤合方)和苯钠普利对 ECM 影响的细胞生物学方面的实验研究。结果，真桃汤具有明显抑制 ECM 成分中纤维连结蛋白

(FN)、层黏连蛋白(LN)和Ⅰ型胶原(Col)的作用[耿建国,等.山东中医杂志,2002,(9):551]。

苓桂术甘汤

药理学研究

采用正交试验设计对该方中的组成药味进行药味与药量同时加减拆方,选择小鼠常压耐缺氧、对抗氯仿所致小鼠心律失常和3项药理指标,对所得16个处方进行药理实验;采用方差分析、逐步回归分析(SREG)与典型相关分析(CCOR)将所得药理数据和组方药味及药量相关联,探讨了苓桂术甘汤的配伍机制。结果,确定了方中以茯苓为君,以桂枝为臣,佐以白术,使以甘草的配伍关系,与对该复方中药的传统诠释相一致[宋宗华,等.中国中药杂志,2002,27(10):760]。

二 陈 汤

药效物质基础研究

采用氨基酸分析仪测定方法,对二陈汤配方颗粒与传统煎剂中氨基酸成分的分析进行了比较研究。结果,配方颗粒总氨基酸含量比传统煎剂略高,提示中药颗粒配方准确、简便[余子川,等.湖北中医学院学报,2002,4(3):34]。

药理学研究

对二陈汤粗粉与二陈汤提取物镇咳祛痰作用进行了比较。观察应用二陈汤粗粉与二陈汤提取物对小鼠氨水致咳作用及呼吸道酚红排泄作用的影响。结果,粉剂和提取物均能抑制氨水的致咳作用及增加小鼠呼吸道酚红的排泄,表明二陈汤具有镇咳祛痰作用;在含生药量近似的情况下,提取物的上述药理作用较显著。提示二陈汤剂型改革可提高其药理效应[梁中琴,等.苏州医学院学报,2000,20(9):802]。

温 胆 汤

药理学研究

对温胆汤降脂作用进行了研究。运用药理学方法,观察温胆汤对急性和慢性高血脂成年小鼠血清总胆固醇(TC)、总甘油三酯(TG)、低密度脂蛋白(LDL-c)、高密度脂蛋白(HDL-c)、超氧化物歧化酶(SOD)、丙二醛(MDA)、体重增长、粪便脂质含量的影响,并与西药吉非罗齐进行比较。结果表明,温胆汤可有效降低急性高脂血症小鼠血清TC、TG、LDL-c的含量,提高SOD活性,降低MDA含量,控制体重增长,降低粪便中的脂质含量,且疗效优于吉非罗齐,同时,温胆汤可有效降低慢性高脂血症小鼠血清TC、TG、LDL-c的含量,且疗效优于吉非罗齐,但对HDL-c含量的升高无明显效果。提示温胆汤能有效调节机体脂质代谢,预防和治疗高脂血症引起的疾病[李佳楠,等.华中科技大学学报(医学版),2002,31(6):666]。

保　和　丸

药理学研究

对保和丸及其新剂型无糖颗粒剂的助消化作用进行了比较研究，发现两种剂型均能显著增加肠蠕动频率，无糖颗粒剂还能显著加速小肠推进运动。无糖颗粒剂促进胃酸分泌，提高胃蛋白酶和胰淀粉酶的活性作用比丸剂更佳[宋必卫，等.安徽医科大学学报，1996，31(3):165]。

二、常用中成药选录

方名	药物组成	剂型	功效主治	备注
一捻金	大黄 牵牛子(炒) 槟榔 人参 朱砂	散剂	消食导滞,祛痰,通便。用于小儿停乳停食,腹胀便秘,痰盛喘咳。	
一清颗粒	黄连 大黄 黄芩	颗粒剂	清热泻火解毒,化瘀凉血止血。用于火毒血热所致的身热烦燥,目赤口疮,咽喉、牙龈肿痛,便秘,吐血衄血等。	出现腹泻时可酌情减量。
二冬膏	天冬 麦冬	膏剂	养阴润肺。用于肺阴不足引起的燥咳痰少,痰中带血。	
二至丸	女贞子(蒸) 墨旱莲	丸剂	补益肝肾,滋阴止血。用于肝肾阴虚,眩晕耳鸣,咽干鼻燥,腰膝酸痛,月经量多。	
十滴水软胶囊	樟脑 干姜 大黄 小茴香 肉桂 辣椒 桉油	胶囊剂	健胃,祛暑。用于因中暑引起的头晕,恶心,腹痛,胃肠不适。	孕妇忌服。
七味广枣丸	广枣 肉豆蔻 丁香 木香 枫香脂 沉香 牛心粉	丸剂	养心益气,安神。用于胸闷疼痛,心悸气短,心神不安,失眠健忘。	蒙古族验方。
七味都气丸	五味子(制) 山茱萸(制) 茯苓 牡丹皮 熟地黄 山药 泽泻	丸剂	补肾纳气,涩精止遗。用于肾虚不能纳气,呼多吸少,喘促胸闷,久咳咽干气短,遗精盗汗,小便频数。	外感咳嗽、气喘者忌服。
七味铁屑丸	铁屑(诃子制) 寒水石(奶制) 土木香 木香 甘青青蓝 红花 五灵脂膏	丸剂	行气活血,平肝清热止痛。用于肝区疼痛,肝脏肿大。	藏族验方。
七味葡萄散	白葡萄干 石膏 红花 甘草 香附 肉桂 石榴	散剂	清肺,止嗽,定喘。用于虚劳咳嗽,年老气喘,胸满郁闷。	蒙古族验方。
七珍丸	僵蚕(炒) 全蝎 麝香 朱砂 雄黄 胆南星 天竺黄 巴豆霜 寒食曲	丸剂	定惊豁痰,消积通便。用于小儿急惊风,身热、昏睡、气粗、烦躁,痰涎壅盛,停乳停食,大便秘结。	
七厘散	血竭 乳香(制) 没药(制) 红花儿茶 冰片 麝香 朱砂	散剂	化瘀消肿,止痛止血。用于跌扑损伤,血瘀疼痛,外伤出血。	外用。孕妇禁用。
八味沉香散	沉香 肉豆蔻 广枣 石灰华 乳香 木香 诃子(煨) 木棉花	散剂	清心热,养心,安神,开窍。用于热病攻心,神昏谵语;冠心病心绞痛。	藏族验方。
八味清心沉香散	沉香 广枣 檀香 紫檀香 红花 肉豆蔻 天竺黄 北沙参	散剂	清心肺,理气,镇静安神。用于心肺火盛,胸满不舒,心悸气短。	蒙古族验方。
八味檀香散	檀香 石膏 红花 甘草 丁香 北沙参 拳参 白葡萄干	散剂	清热润肺,止咳化痰。用于肺热咳嗽,痰中带脓。	蒙古族验方。
八宝坤顺丸	熟地黄 地黄 白芍 当归 川芎 人参 白术 茯苓 甘草 益母草 黄芩 牛膝 橘红 沉香 木香 砂仁 琥珀	丸剂	养血调经。用于气血两虚,月经不调,经期腹痛,腰腿酸痛,足跗浮肿。	

续表

方名	药物组成	剂型	功效主治	备注
人参养容丸	人参　白术(土炒)　茯苓　炙甘草　当归　熟地黄　白芍(麸炒)　炙黄芪　陈皮　远志(制)　肉桂　五味子(酒蒸)	丸剂	温补气血。用于心脾不足,气血两亏,形瘦神疲,食少便溏,病后虚弱。	
人参健脾丸	人参　白术(麸炒)　茯苓　山药　陈皮　木香　砂仁　黄芪(蜜炙)　当归　酸枣仁(炒)　远志(制)	丸剂	健脾益气,和胃止泻。用于脾胃虚弱引起的饮食不化,倒饱嘈杂,恶心呕吐,腹痛便溏,不思饮食,体弱倦怠。	
儿康宁糖浆	党参　黄芪　白术　茯苓　山药　薏苡仁　麦冬　何首乌(制)　大枣　焦山楂　炒麦芽　桑枝	糖浆剂	益气健脾,和中开胃。用于儿童身体瘦弱,消化不良,食欲不佳。	
九一散	石膏(煅)　红粉	散剂	提脓,拔毒,去腐,生肌。用于疮疡痈疽溃后,流腐未尽,或已渐生新肉的疮口。	外用。凡肌薄无肉处不能化脓,或仅有稠水者忌用。
九气拈痛丸	香附(醋制)　木香　高良姜　陈皮　莪术(醋制)　郁金　延胡索(醋制)　槟榔　甘草　五灵脂(醋炒)	丸剂	理气,活血,止痛。用于气滞血瘀导致的胸胁胀满疼痛,痛经。	孕妇禁用。
九分散	马钱子粉(调制)　乳香(制)　没药(制)　麻黄	散剂	活血散瘀,消肿止痛。用于跌打损伤,瘀血肿痛。	含毒性,孕妇禁用;小儿及体弱者遵医嘱;破伤出血者忌外敷。
九圣散	苍术　黄柏　紫苏叶　苦杏仁　薄荷　乳香　没药　轻粉　红粉	散剂	解毒消肿,除湿止痒。用于湿毒瘀结所致的湿疮、臁疮、黄水疮、足癣。	不可内服。
三七伤药片	三七　草乌(蒸)　雪上一枝蒿　冰片　骨碎补　红花　接骨木　赤芍	片剂	舒筋活血,散瘀止痛。用于跌打损伤,风湿瘀阻,关节痹痛;急慢性扭挫伤,神经痛。	药性强烈,孕妇忌用;心血管患者慎用。
三子散	诃子　川楝子　栀子	茶剂	清热凉血,解毒。用于温热,血热,新久热。	蒙古族验方。
三妙丸	苍术(炒)　黄柏(炒)　牛膝	丸剂	燥湿清热。用于湿热下注,足膝红肿热痛,下肢沉重,小便黄少。	孕妇慎用。
三金片	金樱根　菝葜　羊开口　金沙藤　积雪草	片剂	清热解毒,利湿通淋,益肾。用于下焦湿热,热淋,小便短赤,淋沥涩痛;急、慢性肾盂肾炎,膀胱炎,尿路感染属肾虚湿热下注者。	
三黄片	大黄　盐酸小檗碱　黄芩浸膏	片剂	清热解毒,泻火通便。用于三焦热盛,目赤肿痛,口鼻生疮,咽喉肿痛,牙龈出血,心烦口渴,尿赤便秘;急性胃肠炎,痢疾等。	孕妇慎用。
大山楂丸	山楂　六神曲(麸炒)　麦芽(炒)	丸剂	开胃消食。用于食积内停所致的食欲不振,消化不良,脘腹胀闷。	
大黄流浸膏	大黄加工制成	膏剂	刺激性泻药,苦味健胃药。用于便秘及食欲不振。	孕妇慎用。

续表

方 名	药 物 组 成	剂 型	功 效 主 治	备 注
万氏牛黄清心丸	牛黄 朱砂 黄连 黄芩 栀子 郁金	丸 剂	清热解毒,镇惊安神。用于邪热内闭,烦躁不安,神昏谵语,小儿高热惊厥。	孕妇慎用。
万应锭	胡黄连 黄连 儿茶 冰片 香墨 熊胆 麝香 牛黄 牛胆汁	锭 剂	清热,镇惊,解毒。用于小儿邪毒内蕴,高热烦躁,易惊,口舌生疮,牙龈、咽喉肿痛。	孕妇慎用。
山楂化滞丸	山楂 麦芽 六神曲 槟榔 莱菔子 牵牛子	丸 剂	消食导滞。用于停食停滞,食少纳呆,大便秘结,脘腹胀满。	孕妇忌服。
千柏鼻炎片	千里光 卷柏 羌活 决明子 麻黄 川芎 白芷	片 剂	清热解毒,活血祛风,宣肺通窍。用于风热犯肺、内郁化火、凝滞气血所致的伤风鼻塞,鼻痒气热,流涕黄稠,或鼻塞无歇,嗅觉迟钝;急、慢性鼻炎;鼻窦炎见上述证候者。	
川贝枇杷糖浆	川贝母流浸膏 桔梗 枇杷叶 薄荷脑	糖浆剂	清热宣肺,化痰止咳。用于风热犯肺、内郁化火所致的咳嗽痰黄或吐痰不爽,咽喉肿痛,胸闷胀痛,感冒咳嗽及慢性支气管炎见上述证候者。	
川贝雪梨膏	梨清膏 川贝母 麦冬 百合 款冬花	膏 剂	润肺止咳,生津利咽。用于阴虚肺热,咳嗽,喘促,口燥咽干。	忌辛辣。
小儿化毒散	牛黄 珍珠 雄黄 大黄 黄连 甘草 天花粉 川贝母 赤芍 乳香(制) 没药(制) 冰片	散 剂	清热解毒,活血消肿。用于小儿疹后余毒未尽,烦躁,口渴,口疮,便秘,疖肿溃烂。	
小儿化食丸	六神曲(炒焦) 山楂(炒焦) 麦芽(炒焦) 槟榔(炒焦) 莪术(醋制) 三棱(制) 牵牛子(炒焦) 大黄	丸 剂	消食化滞,泻火通便。用于小儿胃热停食,肚腹胀满,恶心呕吐,烦躁口渴,大便干燥。	忌食辛辣油腻。
小儿肝炎颗粒	茵陈 栀子(姜炙) 黄芩 黄柏 山楂(炒焦) 大豆黄卷 郁金 通草	颗粒剂	清肝热,利水,止痛。用于小儿黄疸型或无黄疸型肝炎,肝区疼痛,腹胀发热,身体倦怠,呕恶,皮肤黄染。	
小儿热速清口服液	柴胡 黄芩 板蓝根 葛根 金银花 水牛角 连翘 大黄	合 剂	清热解毒,泻火利咽。用于小儿外感高热,头痛,咽喉肿痛,鼻塞,流涕,咳嗽,大便干结。	病情较重者可酌情增加剂量。
小儿惊风散	全蝎 僵蚕(炒) 雄黄 朱砂 甘草	散 剂	镇惊息风。用于小儿惊风,抽搐神昏。	
小儿清热止咳口服液	麻黄 苦杏仁(炒) 石膏 甘草 黄芩 板蓝根 北豆根	合 剂	清热,宣肺,平喘,利咽。用于小儿外感,邪毒内盛,发热恶寒,咳嗽痰黄,气促喘息,口干音哑,咽喉肿痛。	
小儿清热片	黄柏 灯心草 栀子 钩藤 雄黄 黄连 朱砂 龙胆 黄芩 大黄 薄荷素油	片 剂	清热解毒,祛风镇惊。用于小儿风热,烦躁抽搐,发热口疮,小便短赤,大便不利。	
小儿感冒茶	广藿香 菊花 连翘 大青叶 板蓝根 地黄 地骨皮 白薇 薄荷 石膏	茶 剂	疏风解表,清热解毒。用于小儿风热感冒,发热重,头胀痛,咳嗽痰黏,咽喉肿痛;流感见上述证候者。	

续表

方　名	药　物　组　成	剂　型	功　效　主　治	备　注
小儿腹泻外敷散	吴茱萸　丁香　白胡椒　肉桂	散　剂	温里散寒，燥湿健脾，止痛止泻。用于胃肠虚寒性及消化不良性腹痛、腹泻。	
小金丸	麝香　木鳖子（去壳去油）　制草乌　枫香脂　乳香（制）　没药（制）　五灵脂（醋炒）　当归（酒炒）　地龙　香墨	丸　剂	散结消肿，化瘀止痛。用于阴疽初起，皮色不变，肿硬作痛，多发性脓肿，瘿瘤，瘰疬，乳岩，乳癖。	孕妇禁用。
小活络丸	胆南星　制川乌　制草乌　地龙　乳香（制）　没药（制）	丸　剂	祛风除湿，活络通痹。用于风寒湿痹，肢体疼痛，麻木拘挛。	孕妇禁用。
马应龙麝香痔疮膏	麝香　牛黄　珍珠　炉甘石（煅）　硼砂　冰片	软膏剂	清热解毒，活血化瘀，去腐生肌。用于各类痔疮、肛裂、肛周湿疹等病症。	孕妇慎用或遵医嘱。
开胸顺气丸	槟榔　牵牛子（炒）　陈皮　木香　厚朴（姜制）　三棱（醋制）　莪术（醋制）　猪牙皂	丸　剂	消积化滞，行气止痛。用于饮食内停、气郁不舒导致的胸胁胀满，胃脘疼痛。	孕妇禁用；年老体弱者慎用。
天麻丸	天麻　羌活　独活　杜仲（盐炒）　牛膝粉　萆薢　附子（制）　当归　地黄　玄参	丸　剂	祛风除湿，舒筋通络，活血止痛。用于肝肾不足，风湿瘀阻，肢体拘挛，手足麻木，腰腿酸痛。	孕妇慎用。
天麻首乌片	天麻　白芷　何首乌　熟地黄　丹参　川芎　当归　炒蒺藜　桑叶　墨旱莲　女贞子　白芍　黄精　甘草	片　剂	养血息风，滋补肝肾。用于肝肾阴虚所致的头痛，头晕，目眩，口苦咽干，舌红苔少，脉弦，视力、听力减退，腰酸乏力，脱发、白发；脑动脉硬化，早期高血压，血管神经性头痛；脂溢性脱发等病见上述证候者。	
元胡止痛片	延胡索（醋制）　白芷	片　剂	理气，活血，止痛。用于气滞血瘀的胃痛、胁痛、头痛及痛经等。	
木瓜丸	木瓜　当归　川芎　白芷　威灵仙　狗脊（制）　牛膝　鸡血藤　海风藤　人参　制川乌　制草乌	丸　剂	祛风散寒，活络止痛。用于风寒湿痹，四肢麻木，周身疼痛，腰膝无力，步履艰难。	孕妇禁用。
五子衍宗丸	枸杞子　菟丝子（炒）　覆盆子　五味子（蒸）　车前子（盐炒）	丸　剂	补肾益精。用于肾虚腰痛，尿后余沥，遗精早泄，阳痿不育。	
五虎散	当归　红花　防风　天南星（制）　白芷	散　剂	活血散瘀，消肿止痛。用于跌打损伤，瘀血肿痛。	孕妇慎用。
五味沙棘散	沙棘膏　木香　白葡萄干　甘草　栀子	散　剂	清热祛痰，止咳定喘。用于肺热久嗽，喘促痰多，胸胁作痛；慢性支气管炎见上述证候者。	蒙古族验方。
五味清浊散	石榴　红花　豆蔻　肉桂　荜茇	散　剂	开郁消食，暖胃。用于食欲不振，消化不良，胃脘冷痛，满闷嗳气，腹胀泄泻。	蒙古族验方。
牙痛一粒丸	蟾酥　朱砂　雄黄　甘草	丸　剂	镇痛消肿。用于风火牙痛，牙龈肿痛，龋齿引起的肿痛。	将含药后渗出的唾液吐出，不可咽。

续表

方名	药物组成	剂型	功效主治	备注
止喘灵注射液	麻黄　洋金花　苦杏仁　连翘	注射剂	平喘，止咳，祛痰。用于哮喘，咳嗽，胸闷痰多；支气管哮喘，喘息性气管炎。	青光眼禁用；严重高血压、冠心病、前列腺肥大、尿潴留者遵医嘱。
少腹逐瘀丸	当归　蒲黄　五灵脂(醋炒)　赤芍　小茴香(盐炒)　延胡索(醋制)　没药(炒)　川芎　肉桂　炮姜	丸剂	活血逐瘀，祛寒止痛。用于血瘀有寒引起的月经不调，小腹胀痛，腰痛，白带。	孕妇忌服。
贝羚胶囊	川贝母　羚羊角　猪去氧胆酸　麝香　沉香　人工竺黄(飞)　青礞石(煅，飞)　硼砂(炒)	胶囊剂	清热化痰，止咳平喘。用于痰热阻肺，气喘咳嗽；小儿肺炎、喘息性气管炎及成人慢性支气管炎见上述证候者。	大便溏薄者不宜使用。
牛黄千金散	全蝎　僵蚕(制)　牛黄　朱砂　冰片　黄连　胆南星　天麻　甘草	散剂	清热解毒，镇痉定惊。用于小儿惊风高热，手足抽搐，痰涎壅盛，神昏谵语。	
牛黄抱龙丸	牛黄　胆南星　天竺黄　茯苓　琥珀　麝香　全蝎　僵蚕(炒)　雄黄　朱砂	丸剂	清热镇痉，祛风化痰。用于小儿风痰壅盛，高热神昏，惊风抽搐。	
牛黄解毒丸	牛黄　雄黄　石膏　大黄　黄芩　桔梗　冰片　甘草	丸剂	清热解毒。用于火热内盛，咽喉肿痛，牙龈肿痛，口舌生疮，目赤肿痛。	孕妇禁用。
化积口服液	茯苓(去皮)　海螵蛸　鸡内金(炒)　三棱(醋制)　莪术(醋制)　红花　槟榔　雷丸　鹤虱　使君子仁	合剂	消积治疳。用于小儿疳气型疳积，腹胀腹痛，面黄肌瘦，消化不良。	
风湿骨痛胶囊	制川乌　制草乌　红花　甘草　木瓜　乌梅　麻黄	胶囊剂	温经散寒，通络止痛。用于寒湿痹所致的手足四肢腰脊疼痛；风湿性关节炎见上述证候者。	含毒性药，不可多服；孕妇忌服。
乌贝散	海螵蛸(去壳)　浙贝母　陈皮油	散剂	制酸止痛，收敛止血。用于胃痛泛酸，胃及十二指肠溃疡。	
乌鸡白凤丸	乌鸡(去毛爪肠)　鹿角胶　鳖甲(制)　牡蛎(煅)　桑螵蛸　人参　黄芪　当归　白芍　香附(醋制)　天冬　甘草　地黄　熟地黄　川芎　银柴胡　丹参　山药　芡实(炒)　鹿角霜	丸剂	补气养血，调经止带。用于气血两虚，身体瘦弱，腰膝酸软，月经不调，崩漏带下。	
六应丸	丁香　蟾酥　雄黄　牛黄　珍珠　冰片	丸剂	解毒，消肿，止痛。用于火毒内盛，乳蛾，喉痹，疖痈疮疡，咽喉炎及虫咬等。	
六味木香散	木香　栀子　石榴　闹羊花　豆蔻　荜茇	散剂	开郁行气，止痛。用于脾胃气滞，胃痛，腹痛，嗳气呕吐。	蒙古族验方。
双黄连口服液	金银花　黄芩　连翘	合剂	辛凉解表，清热解毒。用于外感风热引起的发热，咳嗽，咽痛。	
玉真散	生白附子　防风　白芷　生天南星　天麻　羌活	散剂	祛风，解痉，止痛。用于破伤风；外治跌扑损伤。	

续表

方名	药物组成	剂型	功效主治	备注
甘草浸膏	甘草经加工制成	浸膏剂	缓和药，常与化痰止咳药配伍应用，能减轻对咽部黏膜的刺激，并有缓解胃肠平滑肌痉挛与去氧皮质酮样作用。用于支气管炎，咽喉炎，支气管哮喘，慢性肾上腺皮质功能减退症。	连续服用较大剂量时，可出现水肿、高血压等症状，停药后渐消。
艾附暖宫丸	艾叶(炭)　香附(醋制)　吴茱萸(制)　肉桂　当归　川芎　白芍(酒炒)　地黄　黄芪(蜜炙)　续断	丸剂	理气补血，暖宫调经。用于子宫虚寒，月经不调，经来腹痛，腰膝带下。	
石淋通片	广金钱草浸膏片	片剂	清除湿热，利尿排石。用于湿热蕴结所致的淋沥涩痛；尿路结石、肾盂肾炎见上述证候者。	
戊己丸	黄连　吴茱萸(制)　白芍(炒)	丸剂	泻肝火，和脾胃。用于肝胃不和，口苦嘈杂，呕吐吞酸，腹痛泻痢。	
北豆根片	北豆根中提取的总生物碱片	片剂	清热解毒，消肿利咽。用于火毒内结所致的咽喉肿痛；急性咽炎、扁桃体炎见上述证候者。	
生血丸	鹿茸　黄柏　山药　白术(炒)　桑枝　白扁豆(炒)　稻芽　紫河车	丸剂	补肾健脾，填精补髓。用于失血血亏，放、化疗后全血细胞减少及再生障碍性贫血。	阴虚内热，舌质红、少苔者慎用。
白带丸	黄柏(酒炒)　椿皮　白芍　当归　香附(醋制)	丸剂	清湿热，止带下。用于湿热下注，赤白带下。	
乐脉颗粒	丹参　川芎　赤芍　红花　香附　木香　山楂	颗粒剂	行气活血，化瘀通脉。用于气滞血瘀所致的头痛、眩晕、胸痛、心悸；冠心病心绞痛、多发性脑梗塞见上述证候者。	
玄麦甘桔颗粒	玄参　麦冬　甘草　桔梗	颗粒剂	清热滋阴，祛痰利咽。用于阴虚火旺，虚火上浮，口鼻干燥。	
老鹳草软膏	老鹳草加工制成的软膏	软膏剂	除湿解毒，收敛生肌。用于湿毒蕴结所致的湿疹、痈、疔、疮、疖及小面积水、火烫伤。	外用。
耳聋左慈丸	磁石(煅)　熟地黄　山茱萸(制)　牡丹皮　山药　茯苓　泽泻　竹叶柴胡	丸剂	滋肾平肝。用于肝肾阴虚，耳鸣耳聋，头晕目眩。	
西瓜霜润喉片	西瓜霜　冰片　薄荷素油　薄荷脑	片剂	清音利咽，消肿止痛。用于防治咽喉肿痛，声音嘶哑，喉痹，喉痈，口糜，口舌生疮，牙痈。	
当归龙荟丸	当归(酒炒)　龙胆(酒炒)　芦荟　青黛　栀子　黄连(酒炒)　黄芩(酒炒)　黄柏(盐炒)　大黄(酒炒)　木香　麝香	丸剂	泻火通便。用于肝胆火旺，心烦不宁，头晕目眩，耳鸣耳聋，胁肋疼痛，脘腹胀痛，大便秘结。	孕妇禁用。

续表

方名	药物组成	剂型	功效主治	备注
当归养血丸	当归 白芍(炒) 地黄 炙黄芪 阿胶 牡丹皮 香附(制) 茯苓 杜仲(炒) 白术(炒)	丸剂	养血调经。用于气血两虚,月经不调。	
当归流浸膏	当归加工制成的流浸膏	流浸膏	调经。用于月经不调,痛经。	
仲景胃灵丸	肉桂 延胡索 牡蛎 小茴香 砂仁 高良姜 白芍 炙甘草	丸剂	温中散寒,健胃止痛。用于脾胃虚弱,食欲不振,寒凝胃痛,脘腹胀满,呕吐酸水或清水。	
华山参片	华山参浸膏制成	片剂	温肺平喘,止咳祛痰。用于寒痰停饮犯肺所致的气喘咳嗽,吐痰清稀;慢性气管炎、喘息性气管炎见上述证候者。	青光眼患者忌服;孕妇及前列腺极度肥大者慎用。
血脂宁丸	决明子 山楂 荷叶 制何首乌 白糖	丸剂	降低血脂,软化血管。用于增强冠状动脉的血液循环,提高心肌对强心苷作用的敏感性,抗心律失常及高脂血症。	严重胃溃疡、胃酸分泌多者禁用或慎用。
血康口服液	肿节风浸膏粉制成	合剂	活血化瘀,消肿散结,凉血止血。用于血热妄行,皮肤紫斑;原发性及继发性血小板减少性紫癜。	如有轻度恶心、嗜睡现象,继续服药后可自行消失。
全天麻胶囊	天麻加工成细粉制成	胶囊剂	平肝,息风,止痉。用于头痛眩晕,肢体麻木,癫痫抽搐。	
冰硼散	冰片 硼砂(煅) 朱砂 玄明粉	散剂	清热解毒,消肿止痛。用于热毒蕴结所致的肝肾咽喉疼痛,牙龈肿痛,口舌生疮。	外用。
壮骨关节丸	狗脊 淫羊藿 独活 骨碎补 续断 补骨脂 桑寄生 鸡血藤 熟地黄 木香 乳香 没药	丸剂	补益,养血活血,舒筋活络,理气止痛。用于肝肾不足,气滞血瘀,经络痹阻;各种退行性骨关节痛,腰肌劳损等。	
产复康颗粒	益母草 当归 人参 黄芪 何首乌 桃仁 蒲黄 熟地黄 香附(醋制) 昆布 白术 黑木耳	颗粒剂	补气养血,排瘀生新。用于产后出血过多,气血俱亏,腰腿酸软,倦怠无力等。	
羊胆丸	羊胆干膏 百部 白及 浙贝母 甘草	丸剂	止咳化痰,止血。用于痰火咳嗽,痰中带血,百日咳。	
安胃片	延胡索(醋制) 白矾(煅) 海螵蛸(去壳)	片剂	行气活血,制酸止痛。用于气滞血瘀所致的胃脘刺痛,吞酸嗳气,脘闷不舒;胃及十二指肠溃疡、慢性胃炎见上述证候者。	
安神补心丸	丹参 五味子(蒸) 石菖蒲 合欢皮 菟丝子 墨旱莲 首乌藤 地黄 珍珠母	丸剂	养心安神。用于阴血不足引起的心悸失眠,头晕耳鸣。	

续表

方名	药物组成	剂型	功效主治	备注
如意金黄散	姜黄　大黄　黄柏　苍术　厚朴　陈皮　甘草　生天南星　白芷　天花粉	散剂	消肿止痛。用于疮疡肿痛，丹毒流注，跌扑损伤。	外用。
远志酊	远志流浸膏加工制成	酊剂	祛痰药。用于咳痰不爽。	
芩连片	黄芩　连翘　黄连　黄柏　赤芍　甘草	片剂	清热解毒，消肿止痛。用于脏腑蕴热，头痛目赤，口鼻生疮，热痢腹痛，湿热带下，疮疖肿痛。	
医痫丸	生白附子　天南星(制)　半夏(制)　猪牙皂　僵蚕(炒)　乌梢蛇(制)　蜈蚣　全蝎　白矾　雄黄　朱砂	丸剂	祛风化痰，定痫止搐。用于诸痫时发，二目上窜，口吐涎沫，抽搐昏迷。	含毒性药，不宜多服；孕妇禁用。
抗骨增生丸	熟地黄　肉苁蓉(蒸)　狗脊(盐制)　女贞子(盐制)　淫羊藿　鸡血藤　莱菔子(炒)　骨碎补　牛膝	丸剂	补腰肾，强筋骨，活血，利气，止痛。用于增生性脊柱炎(肥大性胸椎炎，肥大性腰椎炎)，颈椎综合症，骨刺。	
抗感颗粒	金银花　赤芍　绵马贯众	颗粒剂	清热解毒。用于外感风热引起的发热，头痛，鼻塞，喷嚏，咽痛，全身乏力、酸痛等症。	孕妇慎服。
护肝片	柴胡　茵陈　板蓝根　五味子　猪胆粉　绿豆	片剂	疏肝理气，健脾消食。有降低转氨酶作用。用于慢性肝炎及早期肝硬化等。	
利胆排石片	金钱草　茵陈　黄芩　木香　郁金　大黄　槟榔　枳实(麸炒)　芒硝(精制)　厚朴(姜制)	片剂	清热利湿，利胆排石。用于胆道结石，胆道感染，胆囊炎。	体弱、肝功能不良者慎用；孕妇禁用。
龟甲胶	龟甲经煎煮、浓缩制成	胶剂	滋阴，养血，止血。用于阴虚潮热，骨蒸盗汗，腰膝酸软，血虚萎黄，崩漏带下。	
沉香化气丸	沉香　木香　广藿香　香附(醋制)　砂仁　陈皮　莪术(醋制)　六神曲(炒)　麦芽(炒)　甘草	丸剂	理气疏肝，消积和胃。用于肝胃气滞，脘腹胀痛，胸膈痞满，不思饮食，嗳气泛酸。	孕妇慎用。
启脾丸	人参　白术(炒)　茯苓　甘草　陈皮　山药　莲子(炒)　山楂(炒)　六神曲(炒)　麦芽(炒)　泽泻	丸剂	健脾和胃。用于脾胃虚弱，消化不良，腹胀便溏。	
灵宝护心丹	麝香　蟾酥　牛黄　冰片　红参　三七　琥珀　丹参　苏合香油	丸剂	强心益气，通阳复脉，芳香开窍，活血镇痛。用于心动过缓型病态窦房结综合症及冠心病心绞痛，对某些心功能不全及部分心律失常患者也有一定疗效。	孕妇禁用。初期偶见轻度腹胀、口干，继续服药后可自行消失。
阿胶	驴皮经煎煮、浓缩制成	胶剂	补血滋阴，润燥，止血。用于血虚萎黄，眩晕心悸，肌痿无力，心烦不眠，虚风内动，肺燥咳嗽，劳嗽咯血，吐血尿血，便血崩漏，妊娠胎漏。	

续表

方 名	药 物 组 成	剂 型	功 效 主 治	备 注
青果丸	青果 金银花 黄芩 北豆根 麦冬 玄参 白芍 桔梗	丸 剂	清热利咽，消肿止痛。用于咽喉肿痛，失音声哑，口干舌燥，肺燥咳嗽。	忌食辛辣。
青娥丸	杜仲(盐炒) 补骨脂(盐炒) 核桃仁(炒) 大蒜	丸 剂	补肾强腰。用于肾虚腰痛，起坐不利，膝软乏力。	
枇杷叶膏	枇杷叶加工制成	煎膏剂	清肺润燥，止咳化痰。用于肺热燥咳，痰少咽干。	
板蓝根茶	板蓝根加工制成	茶 剂	清热解毒，凉血利咽，消肿。用于热毒壅盛，咽喉肿痛；扁桃体炎、腮腺炎见上述证候者。	
刺五加片	刺五加浸膏制成	片 剂	益气健脾，补肾安神。用于脾肾阳虚，体虚乏力，食欲不振，腰膝酸痛，失眠多梦。	
明目地黄丸	熟地黄 山茱萸(制) 牡丹皮 山药 茯苓 泽泻 枸杞子 菊花 当归 白芍 蒺藜 石决明(煅)	丸 剂	滋肾，养肝，明目。用于肝肾阴虚，目涩畏光，视物模糊，迎风流泪。	
固经丸	黄柏(盐炒) 黄芩(酒炒) 椿皮(炒) 香附(醋制) 白芍(炒) 龟甲(制)	丸 剂	滋阴清热，固经止带。用于阴虚血热，月经先期，经血量多、色紫黑，赤白带下。	
乳块消片	橘叶 丹参 皂角刺 王不留行 川楝子 地龙	片 剂	疏肝理气，活血化瘀，消散乳块。用于肝气郁结，气滞血瘀，乳腺增生，乳房胀痛。	
夜宁糖浆	合欢皮 灵芝 首乌藤 大枣 女贞子 甘草 浮小麦	糖浆剂	安神养心。用于神经衰弱，头昏失眠，血虚多梦。	
河车大造丸	紫河车 熟地黄 天冬 麦冬 杜仲(盐炒) 牛膝(盐炒) 黄柏(盐炒) 龟甲(制)	丸 剂	滋阴清热，补肾益肺。用于肺肾两亏，虚劳咳嗽，骨蒸潮热，盗汗遗精，腰膝酸软。	
降糖丸	红参 黄芪 黄精 茯苓 白术 葛根 五味子 黄连 大黄 甘草	丸 剂	益气养阴，生津止渴。用于糖尿病。	
驻车丸	黄连 炮姜 当归 阿胶	丸 剂	滋阴，止痢。用于久痢伤阴，赤痢腹痛，里急后重，休息痢。	湿热积滞、痢疾初起者忌服。
珍视明滴眼液	珍珠层粉 天然冰片 硼砂 硼酸	滴眼剂	明目去翳，清热解痉。用于青少年假性近视，轻度青光眼及缓解眼疲劳。	
枳术丸	枳实(炒) 白术(炒)	丸 剂	健脾消食，行气化湿。用于脾胃虚弱，食少不化，脘腹痞满。	
枳实导滞丸	枳实(炒) 大黄 黄连(姜汁炒) 黄芩 六神曲(炒) 白术(炒) 茯苓 泽泻	丸 剂	消积导滞，清利湿热。用于脘腹胀痛，不思饮食，大便秘结，痢疾里急后重。	
柏子养心丸	柏子仁 党参 炙黄芪 川芎 当归 茯苓 远志(制) 酸枣仁 肉桂 五味子(蒸) 半夏曲 炙甘草 朱砂	丸 剂	补气，养血，安神。用于心气虚寒，心悸易惊，失眠多梦，健忘。	

续表

方名	药物组成	剂型	功效主治	备注
栀子金花丸	栀子　黄连　黄芩　黄柏　大黄　金银花　知母　天花粉	丸剂	清热泻火，凉血解毒。用于肺胃热盛，口舌生疮，牙龈肿痛，目赤眩晕，咽喉肿痛，吐血衄血，大便秘结。	
胡蜂酒	胡蜂的虫体酒浸液(景颇族验方)	酒剂	祛风除湿。用于急性风湿病，风湿性关节炎。	偶有皮肤瘙痒，可自行消失。
胃肠安丸	木香　沉香　枳壳(麸炒)　檀香　大黄　厚朴(姜制)　朱砂　麝香　巴豆霜　大枣(去核)　川芎	丸剂	芳香化浊，理气止痛，健胃导滞。用于消化不良引起的腹泻，肠炎，菌痢，脘腹胀满，腹痛，食积，乳积。	
复方丹参滴丸	丹参　三七　冰片	滴丸剂	活血化瘀，理气止痛。用于胸中憋闷，心绞痛。	孕妇慎用。
复方皂矾丸	皂矾　西洋参　海马　肉桂　大枣(去核)　核桃仁	丸剂	温肾健髓，益气养阴，生血止血。用于再生障碍性贫血，白细胞减少症，血小板减少症，骨髓增生异常综合征及放疗和化疗引起的骨髓损伤、白细胞减少属肾阳不足、气血两虚证者。	忌茶水。
复方鸡血藤膏	滇鸡血藤膏粉　川牛膝　续断　红花　黑豆　糯米　饴糖	膏剂	补血，活血，调经。用于血虚，手足麻木，关节酸痛，月经不调。	孕妇慎用。
复方鱼腥草片	鱼腥草　黄芩　板蓝根　连翘　金银花	片剂	清热解毒。用于外感风热引起的咽喉疼痛；急性咽炎、扁桃体炎有风热证候者。	
复方草珊瑚含片	肿节风浸膏　薄荷脑　薄荷素油	片剂	疏风清热，消肿止痛，清利咽喉。用于外感风热引起的咽喉肿痛，声哑失音；急性咽喉炎属风热证者。	
复方牵正膏	白附子　地龙　全蝎　僵蚕　川芎　白芷　当归　赤芍　防风　生姜　樟脑　冰片　薄荷脑　麝香草酚	橡胶膏剂	舒经活络，调和气血。用于风邪中络，口眼歪斜，肌肉麻木，筋骨疼痛。	外用。有皮肤过敏者暂停用；开放性创伤忌用。
复方黄连素片	盐酸小檗碱　木香　吴茱萸　白芍	片剂	清热燥湿，行气止痛，止痢止泻。用于大肠湿热，赤白下痢，或暴注下泻，肛门灼热；肠炎、痢疾见上述证候者。	
香连丸	黄连(吴茱萸制)　木香	丸剂	清热燥湿，行气止痛。用于湿热痢疾，里急后重，腹痛泄泻；菌痢，肠炎。	
香附丸	香附(醋制)　当归　川芎　白芍(炒)　熟地黄　白术(炒)　砂仁　陈皮　黄芩	丸剂	理气养血。用于气滞血虚，胸闷胁痛，经期腹痛，月经不调。	
香砂养胃丸	木香　砂仁　白术　陈皮　茯苓　半夏(制)　香附(醋制)　枳实(炒)　豆蔻(去壳)　厚朴(姜制)　广藿香　甘草	丸剂	温中和胃。用于不思饮食，呕吐酸水，胃脘满闷，四肢倦怠。	
保妇康栓	莪术油　冰片	栓剂	行气破瘀，生肌，止痛。用于霉菌性阴道炎，老年性阴道炎，宫颈糜烂。	

续表

方名	药物组成	剂型	功效主治	备注
保赤散	六神曲(炒) 巴豆霜 天南星(制) 朱砂	散剂	消食导滞,化痰镇惊。用于小儿冷积,停乳停食,大便秘结,腹部胀满,痰多。	泄泻者忌服。
独一味胶囊	独一味经加工制成	胶囊剂	活血止痛,化瘀止血。用于多种外科手术后的刀口疼痛、出血,外伤骨折,筋骨扭伤,风湿痹痛及崩漏、痛经、牙龈肿痛、出血等。	孕妇慎用。
急支糖浆	鱼腥草 金荞麦 四季青 麻黄 紫菀前胡 枳壳 甘草	糖浆剂	清热化痰,宣肺止咳。用于治疗急性支气管炎,感冒后咳嗽,慢性支气管炎急性发作等呼吸系统疾病。	
姜酊	姜流浸膏加工制成	酊剂	健胃祛风药。	
养心定悸膏	地黄 麦冬 红参 大枣 阿胶 黑芝麻 桂枝 生姜 炙甘草	煎膏剂	养血益气,复脉定悸。用于气虚血少,心悸气短,心律不齐,盗汗失眠,咽干舌燥,大便干结。	腹胀便溏、食少苔腻者忌服。
养血生发胶囊	熟地黄 当归 羌活 木瓜 川芎 白芍 菟丝子 天麻 制何首乌	胶囊剂	养血补肾,祛风生发。用于斑秃,全秃,脂溢性脱发,头皮发痒,头屑多,油脂多及病后、产后脱发。	
活血止痛散	当归 三七 乳香(制) 冰片 土鳖虫 自然铜(煅)	散剂	活血散瘀,消肿止痛。用于跌打损伤,瘀血肿痛。	孕妇禁用。
首乌丸	制何首乌 地黄 牛膝(酒制) 桑椹 女贞子(酒制) 墨旱莲 桑叶(制) 黑芝麻 菟丝子(酒蒸) 金樱子 补骨脂(盐炒) 豨莶草(制) 金银花(制)	丸剂	补肝肾,强筋骨,乌须发。用于肝肾两虚,头晕目花,耳鸣,腰酸肢麻,须发早白;高脂血症。	
洋参保肺丸	罂粟壳五味子(醋炙) 川贝母 陈皮 砂仁 枳实 麻黄 苦杏仁 石膏 甘草 玄参 西洋参粉	丸剂	滋阴补肺,止嗽定喘。用于阴虚肺热,咳嗽痰喘,胸闷气短,口燥咽干,睡卧不安。	感冒咳嗽者忌服。
穿心莲片	穿心莲经加工制成	片剂	清热解毒,凉血消肿。用于感冒发热,咽喉肿痛,口舌生疮,顿咳劳嗽,泄泻痢疾,热淋涩痛,痈肿疮疡,毒蛇咬伤。	
祛风止痛片	老鹳草 槲寄生 续断 威灵仙 独活 制草乌 红花	片剂	祛风止痛,舒筋活血,强壮筋骨。用于四肢麻木、腰膝疼痛、风寒湿痹等症。	孕妇忌服。
桂林西瓜霜	西瓜霜 硼砂(煅) 黄柏 黄连 山豆根射干 浙贝母 青黛 冰片 无患子果(炭) 大黄 黄芩 甘草 薄荷脑	散剂	清热解毒,消肿止痛。用于咽喉肿痛,口舌生疮,牙龈肿痛或出血,乳蛾口疮,小儿鹅口疮及轻度烫火伤与创伤出血。	
夏天无片	夏天无经加工制成	片剂	活血通络,行气止痛。用于中风偏瘫,跌扑损伤;风湿性关节炎,坐骨神经痛。	
夏枯草膏	夏枯草经加工制成	膏剂	清火,明目,散结,消肿。用于头痛,眩晕,瘰疬,瘿瘤,乳痈肿痛;甲状腺肿大,淋巴结结核,乳腺增生症。	

续表

方名	药物组成	剂型	功效主治	备注
热炎宁颗粒	蒲公英　虎杖　北败酱　半支莲	颗粒剂	清热解毒。用于风热感冒，发热，咽喉肿痛，口苦咽干，咳嗽痰黄，尿黄便结；化脓性扁桃体炎，急性咽炎，急性支气管炎，单纯性肺炎。	
柴胡口服液	柴胡经加工制成	合剂	退热解表。用于外感发热。	
健民咽喉片	玄参　麦冬　蝉蜕　诃子　桔梗　板蓝根　胖大海　地黄　西青果　甘草　薄荷素油　薄荷脑	片剂	清利咽喉，养阴生津，解毒泻火。用于咽喉肿痛，失音及上呼吸道炎症。	
健步丸	黄柏(盐炒)　知母(盐炒)　熟地黄　当归　白芍(酒炒)　牛膝　豹骨(制)　龟甲(制)　陈皮(盐炒)　干姜　锁阳　羊肉	丸剂	补肝肾，强筋骨。用于肝肾不足，腰膝酸软，下肢痿弱，步履艰难。	
脏连丸	黄连　黄芩　地黄　赤芍　当归　槐角　槐花　荆芥穗　地榆炭　阿胶	丸剂	清肠止血。用于肠热便血，肛门灼热，痔疮肿痛。	
脑乐静	甘草浸膏　大枣　小麦	糖浆剂	养心，健脑，安神。用于精神忧郁，易惊失眠，烦躁及小儿夜不安寐。	
脑立清丸	磁石　赭石　珍珠母　清半夏　酒曲　酒曲(炒)　牛膝　薄荷脑　冰片　猪胆汁(或猪胆粉)	丸剂	平肝潜阳，醒脑安神。用于肝阳上亢，头晕目眩，耳鸣口苦，心烦难寐；高血压见上述证候者。	孕妇及体弱虚寒者忌服。
脑得生片	三七　川芎　红花　葛根　山楂(去核)	片剂	活血化瘀，疏通经络，醒脑开窍。用于脑动脉硬化，缺血性脑中风及脑出血后遗症等。	
疳积散	石燕(煅)　石决明(煅)　使君子仁　鸡内金(炒)　谷精草　威灵仙　茯苓	散剂	消积治疳。用于小儿疳积，面黄肌瘦，腹部膨胀，消化不良，目翳夜盲。	
烧伤灵酊	虎杖　黄柏　冰片	酊剂	清热燥湿，解毒消肿，收敛止痛。用于各种原因引起的Ⅰ度、Ⅱ度烧伤。	外用。
益元散	滑石　甘草　朱砂	散剂	清暑利湿。用于感受暑湿，身热心烦，口渴喜饮，小便短赤。	
益心酮片	山楂叶经提取总黄酮制成	片剂	活血化瘀，宣通心脉，理气舒络。用于气结血瘀，胸闷憋气，心悸健忘；冠心病，心绞痛，高脂血症，脑动脉供血不足见上述证候者。	
益母草流浸膏	益母草经加工制成	流浸膏	调理月经，子宫收缩药。用于月经不调及产后子宫出血，子宫复原不全等。	孕妇禁用。
益肾灵颗粒	枸杞子　女贞子　附子(制)　芡实(炒)　车前子(炒)　补骨脂(炒)　覆盆子　五味子　桑椹　沙苑子　韭菜子(炒)　淫羊藿　金樱子	颗粒剂	益肾壮阳。用于肾亏阳痿，早泄，遗精，少精，死精。	
消咳喘糖浆	满山红经加工制成	糖浆剂	止咳，祛痰，平喘。用于寒痰咳嗽，慢性支气管炎。	

续表

方 名	药 物 组 成	剂 型	功 效 主 治	备 注
消食退热糖浆	柴胡 黄芩 知母 青蒿 槟榔 厚朴 水牛角浓缩粉 牡丹皮 荆芥穗 大黄	糖浆剂	清热解毒，消食通便。用于小儿瘟疫时毒，高热不退，内兼食滞，大便不畅；小儿呼吸道、消化道急性感染。	脾虚腹泻者忌服。
消栓通络片	川芎 丹参 黄芪 泽泻 三七 槐花 桂枝 郁金 木香 冰片 山楂	片 剂	活血化瘀，温经通络。用于血脂增高、脑血栓引起的精神呆滞、舌质发硬、言语迟涩、发音不清、手足发凉、活动疼痛。	禁食生冷、辛辣、动物油脂。
消银片	地黄 牡丹皮 赤芍 当归 苦参 金银花 玄参 牛蒡子 蝉蜕 白鲜皮 防风 大青叶 红花	片 剂	清热凉血，养血润燥，祛风止痒。用于白疕血热、血虚风燥证，皮疹点滴状，基底鲜红色，表面有银白色鳞屑，或鳞屑较厚，干燥，瘙痒。	
消渴灵片	地黄 五味子 麦冬 牡丹皮 黄芪 黄连 茯苓 红参 天花粉 石膏 枸杞子	片 剂	滋阴补肾，生津止渴，益气降糖。用于成年非胰岛素依赖性轻型、中型糖尿病。	孕妇忌服，忌食辛辣。
消瘿丸	昆布 海藻 蛤壳 浙贝母 桔梗 夏枯草 陈皮 槟榔	丸 剂	散结消瘿。用于瘿瘤初起；单纯型地方性甲状腺肿。	
通关散	猪牙皂 鹅不食草 细辛	散 剂	通关开窍。用于突然气闭昏厥，牙关紧闭，不醒人事。	每用少许，吹鼻取嚏。孕妇慎用。
黄氏响声丸	薄荷 浙贝母 连翘 蝉蜕 胖大海 酒大黄 川芎 儿茶 桔梗 诃子肉 甘草 薄荷脑	丸 剂	疏风清热，化痰散结，利咽开音。用于急、慢喉瘖，声音嘶哑，咽喉肿痛，咽干灼热，咽中有痰，或寒热头痛，或便秘尿赤；急、慢性喉炎及声带小结、息肉初起见上述证候者。	胃寒便溏者慎用。
控涎丸	甘遂(醋制) 红大戟 白芥子	丸 剂	涤痰逐饮。用于痰涎水饮停于胸膈，胸胁隐痛，咳喘痛甚，痰不易出，瘰疬，痰核。	孕妇忌服；体虚者慎用。
蛇胆川贝散	蛇胆汁 川贝母	散 剂	清肺，止咳，除痰。用于肺热咳嗽，痰多。	
蛇胆陈皮散	蛇胆汁 陈皮(蒸)	散 剂	顺气化痰，祛风健胃。用于风寒咳嗽，痰多呕逆。	
银黄口服液	金银花提取物 黄芩提取物	合 剂	清热解毒，消炎。用于上呼吸道感染，急性扁桃体炎，咽炎。	
得生丸	益母草 当归 白芍 柴胡 木香 川芎	丸 剂	养血化瘀，调经止痛。用于血瘀气滞，月经不调，经期腹痛，癥瘕痞块。	孕妇忌服。
清开灵口服液	胆酸 珍珠母 猪去氧胆酸 栀子 水牛角 板蓝根 黄芩苷 金银花	合 剂	清热解毒，镇静安神。用于外感风热时毒、火毒内盛所致的高热不退，烦躁不安，咽喉肿痛，舌质红降、苔黄，脉数者；上呼吸道感染，病毒性感冒，急性化脓性扁桃体炎，急性咽炎，急性气管炎，高热见上述证候者。	久病体虚如出现腹泻时慎用。

续表

方名	药物组成	剂型	功效主治	备注
清肺抑火丸	黄芩　栀子　知母　浙贝母　黄柏　苦参　桔梗　前胡　天花粉　大黄	丸剂	清肺止咳，化痰通便。用于肺热咳嗽，痰黄稠黏，口干咽痛，大便干燥。	孕妇慎用。
清胃黄连丸	黄连　石膏　桔梗　甘草　知母　玄参　地黄　牡丹皮　天花粉　连翘　栀子　黄柏　黄芩　赤芍	丸剂	清胃泻火，解毒消肿。用于口舌生疮，齿龈、咽喉肿痛。	孕妇慎用。
清音丸	桔梗　寒水石　薄荷　诃子（去核）　甘草　乌梅（去核）　青黛　硼砂（煅）　冰片	丸剂	清热，利咽。用于声哑失音。	忌烟、酒、辛辣。
清眩丸	川芎　白芷　薄荷　荆芥穗　石膏	丸剂	散风清热。用于风热头晕目眩，偏正头痛，鼻塞牙痛。	
清脑降压片	黄芩　夏枯草　槐米　磁石（煅）　牛膝　当归　地黄　丹参　水蛭　钩藤　决明子　地龙　珍珠母	片剂	平肝潜阳，清脑降压。用于肝阳上亢，血压偏高，头昏头晕，失眠健忘。	孕妇忌服。
清喉咽合剂	地黄　麦冬　玄参　连翘　黄芩	合剂	养阴，清咽，解毒。用于局限性的咽白喉，轻度中毒型白喉，急性扁桃体炎，咽峡炎。	
紫草膏	紫草　当归　防风　地黄　白芷　乳香　没药	膏剂	化腐生肌。用于疮疡、痈疽已溃。	外用。
蛤蚧定喘丸	蛤蚧　瓜蒌子　紫菀　麻黄　鳖甲（醋制）　黄芩　甘草　麦冬　黄连　百合　紫苏子（炒）　石膏　苦杏仁（炒）　石膏（煅）	丸剂	滋阴清肺，止咳定喘。用于虚劳久咳，年老哮喘，气短发热，胸满郁闷，自汗盗汗，不思饮食。	
舒心口服液	党参　黄芪　红花　当归　川芎　三棱　蒲黄	合剂	补益心气，活血化瘀。用于气虚血瘀所致的胸闷胸痛，气短乏力；冠心病、心绞痛见上述证候者。	孕妇慎用。
舒肝和胃丸	香附（醋制）　白芍　佛手　木香　郁金　白术（炒）　陈皮　柴胡　广藿香　炙甘草　莱菔子　槟榔（炒焦）　乌药	丸剂	舒肝解郁，和胃止痛。用于两胁胀满，食欲不振，打嗝呕吐，胃脘疼痛，大便失调。	
痧药	丁香　苍术　天麻　麻黄　大黄　甘草　冰片　麝香　蟾酥（制）　雄黄　朱砂	丸剂	祛暑解毒，辟秽开窍。用于夏令贪凉饮冷，猝然闷乱烦躁，腹痛吐泻，牙关紧闭，四肢逆冷。	不宜多服；孕妇禁用。
痛经宝颗粒	红花　当归　肉桂　三棱　莪术　丹参　五灵脂　木香　延胡索（醋制）	颗粒剂	温经化瘀，理气止痛。用于寒凝气滞血瘀，妇女痛经，少腹冷痛，月经不调，经色暗淡。	
槐角丸	槐角（炒）　地榆（炭）　黄芩　枳壳（炒）　当归　防风	丸剂	清肠疏风，凉血止血。用于肠风便血，痔疮肿痛。	
暖脐膏	当归　白芷　乌药　小茴香　八角茴香　木香　香附　乳香　母丁香　没药　肉桂　沉香　麝香	膏剂	温里散寒，行气止痛。用于寒凝气滞，少腹冷痛，脘腹痞满，大便溏泻。	孕妇禁用。

续表

方名	药物组成	剂型	功效主治	备注
愈风宁心片	葛根经加工制成的浸膏片	片剂	解痉止痛，增强脑及冠脉血流量。用于高血压头晕，头痛，颈项疼痛，冠心病，心绞痛，神经性头痛，早期突发性耳聋等。	
新清宁片	熟大黄经加工制成	片剂	清热解毒，活血化瘀，缓下。用于内结实热，喉肿，牙痛，目赤，便秘，下痢，感染性炎症，发烧等症。	
槟榔四消丸	槟榔 大黄(酒炒) 牵牛子(炒) 猪牙皂(炒) 香附(醋制) 五灵脂(醋炒)	丸剂	消食导滞，行气泻水。用于食积痰饮，消化不良，脘腹胀满，嗳气吞酸，大便秘结。	孕妇忌服。
橘红丸	化橘红 陈皮 半夏(制) 茯苓 甘草 桔梗 苦杏仁 紫苏子(炒) 紫菀 款冬花 瓜蒌皮 浙贝母 地黄 麦冬 石膏	丸剂	清肺，化痰，止咳。用于咳嗽痰多，痰不易出，胸闷口干。	
颠茄酊	颠茄草经加工制成	酊剂	抗胆碱药，解除平滑肌痉挛，抑制腺体分泌。用于胃及十二指肠溃疡，胃肠道、肾、胆绞痛等。	青光眼患者忌服。
癃清片	泽泻 车前子 败酱草 金银花 牡丹皮 白花蛇舌草 赤芍 仙鹤草 黄连 黄柏	片剂	清热解毒，凉血通淋。用于热淋所致的尿频、尿急、尿痛、尿短、腰痛、小腹坠胀等症。	体虚胃寒者不宜服用。
避瘟散	檀香 零陵香 白芷 香榧草 姜黄 玫瑰花 甘松 丁香 木香 麝香 冰片 朱砂 薄荷脑	散剂	祛暑避秽，开窍止痛。用于夏季暑邪引起的头目眩晕，头痛鼻塞，恶心，呕吐，晕车晕船。	
黛蛤散	青黛 蛤壳	散剂	清肝利肺，降逆除烦。用于肝肺实热，头晕耳鸣，咳嗽吐衄，肺痿肺痈，咽膈不利，口渴心烦。	
藿胆丸	广藿香叶 猪胆粉	丸剂	清热化浊，宣通鼻窍。用于风寒化热，胆火上攻引起的鼻塞欠通，鼻渊头痛。	
癣湿药水	土荆皮 蛇床子 大风子仁 百部 防风 当归 凤先透骨草 侧柏叶 吴茱萸 花椒 蝉蜕 斑蝥	合剂	祛风除湿，杀虫止痒。用于鹅掌风，灰指甲，湿癣，脚癣。	切忌入口，严防触及眼、鼻、口腔等黏膜处。
麝香祛痛搽剂	麝香 红花 樟脑 独活 冰片 龙血竭 薄荷脑 地黄 三七	搽剂	活血祛瘀，疏通经络，消肿止痛。用于各种跌打损伤，瘀血肿痛，风湿瘀阻，关节疼痛。	孕妇慎用；乙醇过敏者慎用。

方名索引

六 画

七 画

八 画

九画

十画

十一画

十二画

十三画

十四画

十五画

十六画

十七画

十九画

二十一画